志意辨证方药辑

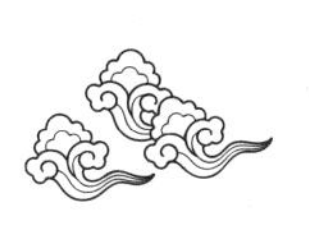

韩涛 阎兆君 主编

山东科学技术出版社
·济南·

图书在版编目（CIP）数据

志意辨证方药辑 / 韩涛，阎兆君主编 . -- 济南：山东科学技术出版社，2024.10

ISBN 978-7-5723-1981-5

Ⅰ . ①志… Ⅱ . ①韩… ②阎… Ⅲ . ①中药配伍 Ⅳ . ① R289.1

中国国家版本馆 CIP 数据核字（2024）第 046625 号

志意辨证方药辑

ZHIYI BIANZHENG FANGYAO JI

责任编辑：马 祥
装帧设计：孙 佳

主管单位：山东出版传媒股份有限公司
出 版 者：山东科学技术出版社
地址：济南市市中区舜耕路 517 号
邮编：250003 电话：（0531）82098088
网址：www.lkj.com.cn
电子邮件：sdkj@sdcbcm.com
发 行 者：山东科学技术出版社
地址：济南市市中区舜耕路 517 号
邮编：250003 电话：（0531）82098067
印 刷 者：山东联志智能印刷有限公司
地址：山东省济南市历城区郭店街道相公庄村文化产业园 2 号厂房
邮编：250100 电话：（0531）88812798

规格：16 开（170 mm × 240 mm）
印张：38 **字数**：580 千 **印数**：1～1000
版次：2024 年 10 月第 1 版 **印次**：2024 年 10 月第 1 次印刷
定价：128.00 元

编委会

主　编　韩　涛　阎兆君

副主编　刘西建　刘建民　郭珊珊　孙志其

编　委　李　灵　王　雪　祖国秀　袁少静

宋安然　董成达　姜韫贇　鲁婷婷

孙克允　周梓洋　李亚星　白亭文

前言

PREFACE

近年来，精神动作行为异常疾病呈不断增长的趋势，但中医相关证治指导理论零珠碎玉，辨证方法不尽相宜，成为制约中医药治疗特色充分彰显与疗效提高的瓶颈。遵循中医学理论方法，阎兆君教授创建并开展了志意辨证理论架构与方药研究，充分发挥中医药治疗特色。

本书分上、中、下三篇。上篇两章，在中医学志意辨证理论体系重建与构设的背景和学说源流缕析基础上，重点介绍了志意辨证理论体系的基本辨证路径和框架。中篇六章，主要是根据志意辨证理论及药物性味归经、功效主治进行归纳的常用精神志意魂魄属性的药物集合；通过对近百味中药依据其性味归经及功效主治进行精、神、志、意、魂、魄类药物分组，每味药物下列药名、性味归经、功效主治、本草沿革等内容，力求从药物层面科学解释志意辨证理论对精神动作行为异常病证诊疗的指导价值与疗效。下篇六章，是对中医相关精、神、志、意、魂、魄方剂文献进行了较为系统的分类辑录和整理。根据精、神、志、意、魂、魄疾病的临床表现及形成机制不同，将方剂分为调精剂、调神剂、调志剂、调意剂、调魂剂和调魄剂 6 类，精选正方 170 首。每首正方下列方名、方源、组成、用法、功用、主治、证治机制、组方原则、方论选录、临床应用、使用注意、现代研究、验案举例、附方等内容，其中临床应用中包含用方要点、临床加减等，力求简单实用。

《志意辨证方药辑》旨在探索与中医学精神动作行为异常病证相宜的辨治法则，从临床用药角度出发，在中医志意辨证理论体系渊源及辨证体系构建基础上，彰显中医药优势特色，使中医药更好地服务于临床，为振兴中医药事业锦上添花。

因古代用药剂量与现代差别较大，不可单纯按照换算用药，故书中方剂部分用药剂量建议参考《中华人民共和国药典》，并在医师指导下使用。

编者

2024年5月

目录

CONTENTS

上篇

中 篇

下　篇

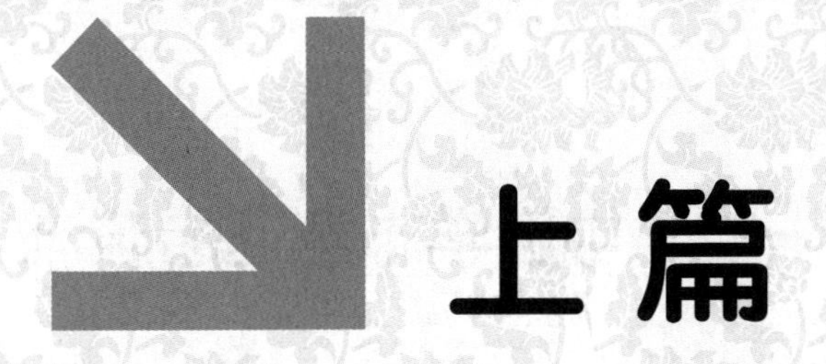

上篇

中医学志意辨证理论学说源流

第一节 中医学志意证治源流

一、《黄帝内经》奠定志意辨证的基础

中医学中的志意一说首见于《灵枢·本脏》："志意者，所以御精神，收魂魄，适寒温，和喜怒者也……志意和则精神专直，魂魄不散，悔怒不起，五脏不受邪矣。"说明"志意"可驾驭控制其他心理活动或过程，并且能融御精神、收魂魄、适寒温、和喜怒等多种功能于一体，足见其对精神动作行为调控的重要性。

（一）《黄帝内经》对于志意及其病证的论述

《灵枢·本神》云："所以任物者谓之心，心有所忆谓之意，意之所存谓之志，因志而存变谓之思，因思而远慕谓之虑，因虑而处物谓之智。"心的任物功能是注意力的表现。"心有所忆谓之意"体现意识的诱导作用。"意之所存谓之志"，《说文解字》言"志者，心之所之也"，是意识在大脑中的储存，即意识信息的输入和整合功能；"因志而存变谓之思"，即心神对记忆的加工整合功能；"因思而远慕谓之虑"，即重复记忆以致深思熟虑，谋虑深长以及智慧输出能力；"因虑而处物谓之智"，即通过深思熟虑之后，理智地对感触的事物做出分析决策和处理举措的能力。

《灵枢·本神》记载五志病变："是故怵惕思虑者则伤神，神伤则恐惧流淫而不止。因悲哀动中者，竭绝而失生。喜乐者，神惮散而不藏。愁忧者，气闭塞而不行。盛怒者，迷惑而不治。恐惧者，神荡惮而不收。

“心，怵惕思虑则伤神，神伤则恐惧自失。破䐃脱肉，毛悴色夭，死于冬。

“脾，愁忧而不解则伤意，意伤则悗乱，四肢不举，毛悴色夭，死于春。

“肝，悲哀动中则伤魂，魂伤则狂妄不精，不精则不正，当人阴缩而挛筋，两胁骨不举，毛悴色夭，死于秋。

“肺，喜乐无极则伤魄，魄伤则狂，狂者意不存人，皮革焦，毛悴色夭，死于夏。

“肾，盛怒而不止则伤志，志伤则喜忘其前言，腰脊不可以俯仰屈伸，毛悴色夭，死于季夏。

“恐惧而不解则伤精，精伤则骨酸痿厥，精时自下。是故五脏主藏精者也，不可伤，伤则失守而阴虚；阴虚则无气，无气则死矣。是故用针者，察观病人之态，以知精神魂魄之存亡得失之意，五者以伤，针不可以治之也。

“肝藏血，血舍魂，肝气虚则恐，实则怒。

“脾藏营，营舍意，脾气虚则四肢不用，五脏不安，实则腹胀，经溲不利。

“心藏脉，脉舍神，心气虚则悲，实则笑不休。

“肺藏气，气舍魄，肺气虚，则鼻塞不利少气，实则喘喝胸盈仰息。

“肾藏精，精舍志，肾气虚则厥，实则胀。五脏不安。必审五脏之病形，以知其气之虚实，谨而调之也。”

喜、怒、忧、思、悲、惊、恐七情，是环境与生命体作用中的反映类型，即感物而动，属于个体体验，具有外显性。神、魂、魄、意、志五志，是生命体潜在的特性、本能，具有内在性。

（二）《黄帝内经》强调“形与神俱”

《素问·上古天真论》从精神内守与全形两方面，论述了动作行为与“形与神俱”的关系。保持动作不衰的条件为持满、御神、养心收心、顺生乐、起居有常，强调动作行为调控的两大要素，即通过“心安不惧”“御神”“闲志”“少欲”“从欲”“顺意”“得愿”“气顺”等因素以“精神内守”，通过“法阴阳”“和术数”“节饮食”“常起居”“不妄作劳”等措施以使“形全”。

《黄帝内经》集春秋战国时期医学之大成，认为形与神俱，乃成为人；形与神离，则形骸独居而终。《素问·五脏别论》指出：“凡治病必察其下，适其脉，观其志意与其病也。”《素问·疏五过论》更倡明：“论裁志意，必有法则。”

“故生之来谓之精，两精相搏谓之神，随神往来者谓之魂，并精而出入者谓之魄，所以任物者谓之心，心有所忆谓之意，意之所存谓之志”（《灵枢·本神》），“志意者，所以御精神，收魂魄，适寒温，和喜怒者也”（《灵枢·本脏》）。“御”，有统率、支配与协调的意思。“收魂魄”，就是志意主动驾驭魂魄的过程，同时，在志意的调节下，人体还能主动地适应自然界的种种变化，并自觉地调整精神情绪使之平衡协调，即所谓“志意和则精神专直，魂魄不散，悔怒不起，五脏不受邪”（《灵枢·本脏》）。病理的志意理论，志意过用或志意不治则会导致魂魄散乱、神机失运、六情失度、动作行为异常。《素问·汤液醴醪论》曰：“精神不进，志意不治，故病不可愈。”《灵枢·大惑论》曰：“神劳则魂魄散，志意乱。”《素问·调经论》更是确立了志证辨证的雏形，将志证分为有余、不足两类，“志有余则腹胀飧泄，不足则厥。血气未并，五脏安定，骨节有动。”“所言节者，神气之所游行出入也，非皮肉筋骨也。”进而接受五行学说渗透，形成了《黄帝内经》生理心理思想体系的核心，即“五脏藏五神生五志”，五志分属五脏，各种职能各有分工，各司其职，各有其所宅。《素问·宣明五气》云：“心藏神，肺藏魄，肝藏魂，脾藏意，肾藏志。”《灵枢·本神》云：“肝藏血，血舍魂……脾藏营，营舍意……心藏脉，脉舍神……肺藏气，气舍魄……肾藏精，精舍志。”这种分工是对精、神活动不同侧面或阶段的概括，但总在心神主导下进行，《素问·灵兰秘典论》云：“心者，君主之官也，神明出焉。”神总统魂魄，并赅意志，心藏神，肺藏魄，肝藏魂，脾藏意，肾藏精与志。怵惕思虑，伤神，神伤表现恐惧自失、流淫不止、破䐃脱肉、色夭毛悴、死于冬；悲哀动中，伤魂，魂伤表现狂妄不精、不精则不当、当人阴缩而挛筋、两胁骨不举、色夭毛悴、死于秋；喜乐无极，伤魄，魄伤表现狂、意不存人、皮革焦、色夭毛悴、死于夏；忧愁不解，伤意，意伤表现懑乱、四肢不举、色夭毛悴、死于春；盛怒不止，伤志，志伤表现喜忘其前言、腰脊不可以俯仰曲伸、色夭毛悴、死于季夏。这便是《黄帝内经》的五脏－五志理论。

二、《神农本草经》志意用药的萌芽

《神农本草经》全书载药365种，所载药物至今仍是临床常用药。在“凡欲治病，先察其源，先候病机。五脏未虚，六腑未竭，血脉未乱，精神未散，服药必活。若病已成，可得半愈。病势已过，命将难全”等治则理念指导下，《神农本草经》萌芽了精、神、志、意、魂、魄病证的药治雏形。《志意辨证论裁》文献研究显示，《神农本草经》中调志意类药物有增志类、益志类、强志类、安志类、定志类和心志类等调志类20味和强意类1味；调精神类药物有安神类、益精类、养精神类、通神类、养精类、养神类16味；调魂魄类药物有安魂类、安魄类、安魂魄类、强魂类、定魂魄类8味。调志意类药物，如白芝“味辛，平”，可“强志意勇悍，安魄。久食轻身不老，延年神仙”；木香“味辛，温。主治邪气，辟毒疫温鬼，强志，主淋露。久服不梦寤魇寐”；巴戟天“味辛，微温。主治大风邪气，阴痿不起。强筋骨，安五脏，补中，增志，益气”。调魂魄、调精神类药物，如龙眼“味甘，平。主治五脏邪气，安志，厌食。久服强魂，聪明，轻身不老，通神明”；茯苓“味甘，平。主治胸胁逆气，忧恚惊恐，心下结痛，寒热烦满咳逆，口焦舌干，利小便。久服安魂养神，不饥延年”。人参“味甘，小寒。主补五脏，安精神，定魂魄，止惊悸，除邪气，明目，开心益智”。

三、晋、隋、唐时期志意辨治的发展

晋至隋唐时期，陶弘景、孙思邈两位中医史上的纪元大医将志意辨证理论丰富发展并致力于临证实践运用。

《名医别录》将神、魂、魄、意、志相关药物范围进一步扩大，该书中调精神类药物有益神类、保神类、定神类、通神类、镇神类、养神类、利神类

32 味；调魂魄类药物有安魂类、定魂类、治失魄类、安魄类、定魄类 15 味；调意类药物有强意类 3 味；调志类药物有高志类、益志类、定志类、少志类、立志类、增志类、强志类 27 味。如“干姜，微温，辛，归五脏。去淡，下气，止呕吐，除风邪寒热。久服小志少智，伤心气”。

在《千金翼方》中的神、魂、魄、意、志相关药物，更注重实用，调志类药物有增志类、益志类、强志类、安志类、定志类、高志类 33 味；调精神类药物有安神类、益精类、养精神类、利精神类、镇精神类、安精神类、通神明类、保神类、定神类、养精类、养神类 67 味。调魂魄类药物有安魂类、安魄类、安魂魄类、强魂类、定魂魄类 10 味。尤其需要指出的是《千金要方》《千金翼方》中已存在志意辨证的实践，仅《千金翼方》就有相关志意辨证立方 28 方，如用人参丸治心中畏恐夜不得眠的志意不安证，用人参方论治恍恍忽忽、言语错乱的志意不定证。

《千金要方·风虚惊悸第六》可谓志意辨证篇，风经五脏，大虚惊悸，辨证为神不安志不定证，治法安神定志，处方安神定志方茯神汤；奄奄忽忽，朝愈暮剧，惊悸，心中憧憧，胸满，不下食，不欲闻人声，辨证为志不定证，治法定志下气，处方定志下气方补心汤；心气虚悸，恍惚多忘或梦寤惊魇，辨证为志少不足证，治法益志定心，处方志少不足方大定心汤；风虚劳冷，心气不足，喜忘恐怖，辨证为神志不定证，治法定神志，处方神志不定方镇心汤；风虚心气惊弱，恍惚失常，忽怒愤悲，辨证为志意不乐证，治法和志悦意，处方志意不乐方大镇心散；以及惊劳失志方施治失志证、小镇心散施治心神不定证等。

此外，王焘《外台秘要方》致力于志意辨证实践，堪与《千金方》媲美，该书卷十五《风狂及诸风下二十四门》中志意论治理法方药渐备。“风狂方九首”，认为风狂的发病，一是血气虚，风邪入血，致阴阳二气，虚实不调，血气相并，气并于阳，则为狂发，或欲走，或自夸高贤、狂言鬼语、恍惚、悲泣呻吟，或狂走瘛搐、骂詈斫人。“风惊恐失志喜忘及妄言方六首”，对症见忽忽善忘，小便赤黄，喜梦见死人，或梦居水中，惊恐惕惕如怖，目视茫茫，不欲闻人声，饮食不得味，神情恍惚不安者，辨证为志不定魂不足证，治以定志养魂，方选人参汤，并嘱“安卧当小汗弥佳。忌海藻、菘菜、羊肉、芜荑”。对症见忽忽喜忘，悲伤不乐，阳气不起者，辨证为宿惊失志证，治以强志却惊，方选龙骨汤，嘱“忌海藻、菘菜、酢物生葱”。对惊劳失志证，用《千金》疗惊劳失志方，对惊悸，心神错乱，或是或非，言语无度者，则治以茯神汤；对风邪狂乱失心，治以《广济》安神定志方；对心气不定，五脏不足，甚者忧愁悲伤不乐，忽忽喜忘，朝愈暮剧，暮愈朝发，发则狂眩的心志不定证，治以定志小丸；对五惊，喜怒不安者，治以定志紫葳丸。“风邪方八首”，治胃气厥实，风邪入脏，喜怒忧愁，恍惚喜忘，夜不得寐的心意不定证，以镇心丸。“五邪方五首”，对五邪气入人体中，鬼语诸妄有所语，闷乱恍惚不定，发作来往有时的意志不定证，治以五邪汤等。

四、宋金元时期志意辨治的应用

宋代医家沿用《黄帝内经》及隋唐时期有关志意理论，但此时更多的是将其理论付诸于临床运用。

《三因极一病证方论》有“意者记所往事”。将“意”类同于“忆”，即记忆。

《太平圣惠方》对失志证成因病机及与动作行为异常的关系做出了自己的阐释：“然阳维维于阳，阴维维于阴。阴阳不能相维，则怅然失志，容容不能自收持。夫怅然者，其人惊，惊即病。维脉缓，故令人不能自收持，惊即失志，喜忘恍惚也。”

《圣济总录》认为“健忘之病，本于心虚。若血气衰少，神精昏愦，故心志动乱而多忘也。盖心者，君主之官，神明出焉”，不认为“肾藏天一，以悭为事，志意内治，则精全而啬出”。该书对心中风，恍惚惊悸，辨证为神志不安，治以安神志化痰涎，方用人参丹砂丸；脚气风经五脏，夜卧不安，心中惊悸，小便频数，辨证为志意不安证，治以强志安意的木香丸；治肝劳热，恐畏不安，精神恍惚，不能独外的志气错越证，治以茯苓丸。

《太平惠民和剂局方》志意论治方证则更丰富，牛黄清心丸“治诸风缓纵不随，语言謇涩，心怔健忘，恍惚去来，头目眩冒，胸中烦郁，痰涎壅塞，精神昏愦。又治心气不足，神志不定，惊恐怕怖，悲忧惨戚，虚烦少睡，喜怒无时；或发狂癫，神情昏乱。”宁志膏“治心脏亏虚，神志不守，恐怖惊惕，常多恍惚，易于健忘，睡眠不宁，梦涉危险，一切心疾。”心气不定，五脏不足，恍惚振悸，忧愁悲伤，差错谬忘，梦寐惊魇，恐怖不宁，喜怒无时，朝差暮剧，暮差朝剧，或发狂眩的志弱不定证，治以益心强志的定志丸；心气不足，神情恍惚，语言错妄，忪悸烦郁，愁忧惨戚，喜怒多恐，健忘少睡，夜多异梦，寐即惊魇，或发狂眩，暴不知人，辨证为志意不定证，治以益气养心、安定志意的预知子丸；男子、妇人心气不足，惊悸恐怖，悲忧惨戚，虚烦少睡，喜怒不常，夜多盗汗，饮食无味，头目昏眩，辨证为志意不定证，治以补益气血、安神镇心的妙香散等。

《传信适用方》增减定志丸，养心肾、安魂魄、滋元气、益聪明，治疗健忘差谬、梦寐不宁、怔忡恍惚、精神昏瞀证。

《类编朱氏集验医方》既有清思全志、宽神、通神明的养心丹，益心志、壮心肾、除恍惚惊悸的固心丹；又有壮真元、益心气、使水火既济的既济玉关丸，用治忧思过多，心肾不足，水火不能交养的神志不宁证；也有强志丸益心血活肾水用治白浊。

不难发现，宋代随着志意证治范围的扩展，精神行为动作与形体脏腑病证各有相宜辨证方法的理念实已显露趋于模糊端倪。宋代的儿科代表作《小儿药证直诀》对儿科各种病证近乎概做脏腑辨证施治，只字不提志意，即是例证。

五、明清时期侧重于血气形体损伤

自宋金元时期以来，人们对志意辨证仍有不少论述，如《类经·藏象类》所谓“一念之生，心有所向，而未定者，曰意”，将“意”类同于“意向”。《医宗金鉴》“意是心机动未形”中的“意”即“意向”之意。《类经·藏象类》所谓“志为意已决而卓有所立者”，将“志”类同于“动机”或“意志”；而王肯堂《证治准绳》则云：“志意并称者，志是静而不移，意是动而不定。”将志意进行比较，明确了志意的关系是由动而不定的“意”发展到静而不移的“志”的过程。《医宗金鉴》认为“意之所专谓之志”。尽管如此，明代以后，尤其是清代中末期，随着西学东渐，人们开始重视血气形体结构。在临证实践中，形体与精神、生理与心理、精与神、情与志以及五志之间渐以模糊，乃至精神动作行为异常“万病木郁，百病肝风，动只筋急”，志意辨证理论终究被血气形体所代替。

中医学志意辨证理论体系被血气形体所取代，其原因一方面有五行学说的固化，使神、魂、魄、意、志与五脏关系特定化、具体化，同时也导致对神魂意志具体内涵的探讨多停留在表层，渐致欲、情、性、志、精、神等概念不分。长期以来，各家虽然对五神的探讨多有论述，但尚缺乏对志意学说及证治理论的系统深入研究。五行归纳的过早渗入，以至于志意辨证理论未至深化形成，先已公式化表形固定，人们不知不觉地淡化了心、肝、肺、脾、肾与神、魂、魄、意、志，以及精神动作行为调控与心神、肝魂、肺魄、脾意、肾志呈非线形关系的特征。另一方面仲景（伤寒）六经、（内伤杂病）脏腑辨证理论体系的发明和迅速壮大，经临床验证了的良好疗效及指导作用的深远影响，已找到了方法和思维方式的人们，更多地是将之试用于新出现的疾病谱，而不再积极地探寻更多与时俱进的相宜方法。正如《本经疏证》所云：“举凡身体五脏百病，养精神、安魂魄、益气、明目诸大用尽遗之，何也？是固古今医学分合所系，不可不知者也。考班氏《艺文志》方技之别有四：一曰医经，二曰经方，三曰房中，四曰神仙。太古之医，有岐伯、俞拊，中世有扁鹊、秦和，汉兴有仓公，咸能尽通其旨。迨汉中叶，学重师承，遂判而为四。自是各执一端，鲜能相通。即天纵仲景，于医几圣，其所深慨，亦止在不求经旨。斯须处方，是明明融治医经、经方合为一贯，故于六淫之进退出入、阴阳之盛衰错互，皆辨极黍铢，于房中、神仙则咸阙焉。《本经》则太古相承，师师口授，该四而一焉者也。故仲景非特于精神魂魄等义，不备细研究以示人。即所谓轻身益寿、不老神仙者岂复一言述及耶，仅于《五脏风寒积聚》篇曰：邪入使魂魄不安者，血气少也。血气少者属于心，心气虚者其人则畏，目合欲眠，梦远行，而精神离散，魂魄妄行，是归结其旨于气血，但使气血充盈，精神魂自然安贴耳。”孙思邈晚年始获读《伤寒论》，叹江南人秘仲景方不传，或许这也是《千金方》中志意辨证思维得以残存的原因之一。还有后天失养的原因，首先金元争鸣，君相、心命理论大受推崇，其部分理论能用于精神行为疾病的临床解释；其次明清以后结构还原论思维的干预，也有一定的影响；再次，学界对精神动作行为病证由“志意神魂魄不足、血气未并”至“志意神魂伤、血气并”进而“血气伤、形损”病理阶段性特点的忽视，也使适宜于血气形体损伤阶段的辨证模式用作辨治所有精神动作行为异常病证的全过程。

以上原因导致人们将精神、心理、动作行为疾患当作身躯形体疾病看待，对生理的东西与心理的东西不加严格区分。使用适宜形体疾病的辨证模式来辨治精神动作行为异常病证，始终在七情致病、五脏神的圈内周旋，却使已形成的与精神动作行为异常相宜的志意辨证锥形，被渐渐丢失。

第二节 志意精神魂魄的内涵辨析

一、“志”的广义与狭义

“志”有广义与狭义之分。广义的“志”，与神同义，泛指各种精神情绪活动。“心藏神”“心主神志”，“五志”“元志”中的“心”均与“神”同义。狭义的“志”，主要含义可以说是有着明确目标的意向性心理过程，即动机和意志，亦与伎巧有联系。《推求师意·卷上》曰：“心以神为主，阳为用；肾以志为主，阴为用。阳者气也，火也；阴者精也，水也。及乎水火既济，全在阴精上承以安其神，阳气下藏以定其志。”《本草通玄·卷上》曰：“盖精与志皆肾所藏者，精不足则志衰，不能上交于心故善忘，精足志强则善忘愈矣。”《素问·灵兰秘典论》曰：“肾者，作强之官，伎巧出焉。”《中西汇通医经精义下卷》曰：“肾藏志，志定则足以御肾精，御心神，使不得妄动；志定则足以收肝魂，收肺魄，使不得妄越。”

“意”即肾中精气充盈与否、肾志强弱与否，与人的毅力、坚韧性、意志坚定与否及动作行为的自觉与调控有关。意，大多与注意记忆思维和推测等心理活动有关。其主要包含以下几种含义。一为记忆，如《灵枢·本神》"心有所忆谓之意"；《三因极一病证方论》"意者记所往事"。二指注意，表现为对某事物或动作行为的指向和集中，和记忆有着内在联系，如《类经·藏象类》"一念之生，心有所向，而未定者，曰意"；《医宗金鉴》"意者，心神之机动而未行之谓也"。含有注意性质，可理解为进行思维活动或动作行为的初始状态；思即思考、思虑，《黄帝内经》"脾藏意""脾在志为思""脾为谏议之官"；《三因极一病证方论》"脾主意与思，意者记所往事，思者兼心之所为也"；《难经》"脾藏意与智"。意还有推测臆度分析之义，《说文解字》"意者，志也。从心察言而知意也"；《医先》"医者，意也。度病之起意而治之"。注意、记忆、思虑、推测与分析均属前后相贯的思维组成过程；另外，意不仅是思维活动之不同过程，亦是情感欲念赖以萌生的前提，如《诸真语录》"心有所从谓之情，情有所属谓之意"。《类经·藏象类》"志为意已决而卓有所立者"。《证治准绳》更明确指出"志意合称者，志是静而不移，意是动而不定"。

"神"亦有广义与狭义之分。《灵枢·天年》云："帝曰：何者为神？岐伯曰：血气已和，荣卫已通，五脏已成，神气舍心，魂魄毕具，乃成为人。"又云："百岁，五脏皆虚，神气皆去，形骸独居而终矣。"《素问·上古天真论》云："故能形与神俱，而尽终其天年，度百岁乃去。"广义的"神"，指人的生命活力。狭义的"神"是各类心理活动的总称，有元神、欲神、识神之分。张景岳认为"神有元神，气有元气"，"元神见则元气生，元气生则元精产"，元神是来自先天的，是生命的主宰。"欲神者气禀之性"，主要涉及个体和种系延续等源自本能的生物功能，它或自主萌动，外界刺激所诱（通过识神）而发动。识神是元神基础上的一种后天的高级精神心理活动，却能干扰元神。神的表现形式有多种，如《灵枢·本神》"故生之来谓之精，两精相搏谓之神"的生命的萌芽，《素问·六节藏象论》"五味入口，藏于肠胃，味有所藏，以养五气，气和而生，津液相成，神乃自生"的新陈代谢，《灵枢·小针解》"神者，正气也"、《素问·六节藏象论》"心者，生之本，神之变也"、《灵枢·大惑论》“目者，五脏六腑之精也，营卫魂魄之所常营也，神气之所生也。故神劳则魂魄散，志意乱。是故瞳子黑眼法于阴，白眼赤脉法于阳也。故阴阳合传而精明也。目者，心使也，心者，神之舍也”的精神动作行为机制；还有《素问·上古天真论》“昔在黄帝，生而神灵，弱而能言，幼而徇齐，长而敦敏，成而登天”、《灵枢·邪气脏腑病形》“色脉形肉不得相失也，故知一则为工，知二则为神，知三则神且明矣”的天资与才干。病机证候表现为“怵惕思虑者则伤神，神伤则恐惧流淫而不止。因悲哀动中者，竭绝而失生。喜乐者，神惮散而不藏。愁忧者，气闭塞而不行。盛怒者，迷惑而不治。恐惧者，神荡惮而不收。”另外，《灵枢·本神》还有“心，怵惕思虑则伤神，神伤则恐惧自失，破䐃脱肉，毛悴色夭，死于冬”的说法可见，广义的志意辨证是针对所有精神、心理类疾病而言的。

喜、怒、忧、思、悲、惊、恐七情，是环境与生命体作用中的反映类型，即感物而动，属于个体体验，具有外显性。神、魂、魄、意、志五志，是生命体潜在的特性、本能，具有内在性。性是天生的，“性者，天之就也”；情是性的组成，“情者，性之质也”，是偏于主观的一种心理冲动，“情有价”；欲是情对事物的反应，“欲者，情之应也”，欲是基于情而向客观转化的确定倾向，“欲无穷”，追求欲望的过程中必然产生情绪活动。在环境与生命体作用过程中，通过识神的感知，心为之择，志意的调控，从而个体产生不同类型情的反应和适宜的动作行为。从一定意义上讲，七情发生的重点不在肝郁内伤，而在生命个体对外界的感应特点的不同，重点在于外感。五志虽属生命体潜在的特性、本能，多为“天之就也”，与气质、体质紧密关联，既与禀赋有关因禀气偏秉成就，又有某种习得的特点，可以因习染或药物干预而改变和调控。

二、五志的具体内涵

神、魂、魄、意、志是《黄帝内经》借五行五脏说所进行的分类，《素问》称五脏为“神脏五”，即心藏神，肺藏魄，肝藏魂，脾藏意，肾藏志。《素问集注》注释“五志”为神魂魄意志。“魂魄具有先天性、自然性、内向性、本能性的特性，以自律性的生理功能、无意识的本能活动为主要内容；志意则具有后天性、社会性、外向性、精神性的特性，以语言、行为、表情、人际交往、社会适应为主要内容”。

关于魂，《灵枢·本神》指出“随神往来者谓之魂。”《左传疏注》“精神性识，渐有所知，此则附气之神。”“附气之神曰魂。”唐容川《血证论》“魂者，阳之精，气之灵也。”表现形式多样，舍于血，《灵枢·本神》“肝藏血，血舍魂。”《灵枢·大惑论》“目者，心之使也。心者，神之舍也。”唐容川所谓：“昼则魂游于目而能视。”游于目与视觉关系密切。《素问·宣明五气》“肝藏魂。”“肝为语。”王冰：“语宜委曲，故出于肝。”张介宾：“魂之为言，如梦寐恍惚，变幻游行之境皆是也。”为语词，为梦幻神游，与睡眠、夜梦、言语发声有关。唐宗海认为“魂不强者虚怯”。《灵枢·论勇》：“勇士者，目深以固，长衡直扬，三焦理横，其心端直，其肝大以坚，其胆满以傍，怒则气盛而胸张，肝举而胆横，眦裂而目扬，毛起而色苍，此勇士之由然者也。”“怯士者，目大而不减，阴阳相失，其焦理纵，䯏骬短而小，肝系缓，其胆不满而纵，肠胃挺，胁下空，虽方大怒，气不能满其胸，肝肺虽举，气衰复下，故不能久怒，此怯士之所由然者也。”勇怯与魂的强弱有关。《纬书·孝经授神契》：“魂，芸也。芸芸动也。”与动作行为及随意运动的调控有关。《辨证论治研究七讲·藏象论》：“魂的作用就是人体在心的指挥下所表现出来的正常兴奋或抑制作用。”与精神情绪的调节有关。病机证候即《灵枢·本神》所载“肝，悲哀动中则伤魂，魂伤则狂忘不精，不精则不正，当人阴缩而挛筋，两胁骨不举，毛悴色夭，死于秋。”《普济本事方》所云“肝经因虚，内受风邪，卧则魂散而不守，状如惊悸。”

关于魄，《灵枢·本神》“并精而出入者谓之魄。”《左传》“人之生也，始变为形，形之灵曰魄。”表现形式有《灵枢·本神》“肺藏气，气舍魄”。《素问·宣明五气》“肺藏魄”，舍于气；《史记正义》“初生之时，耳目心识，手足运动，啼呼为声，此则魄之灵也”。张景岳“魄之为用，能动能作，痛痒由之而觉也”，为先天本能。病机证候即为《灵枢·本神》所谓的“肺，喜乐无极则伤魄，魄伤则狂，狂者意不存人，皮革焦，毛悴色夭，死于夏”。

魂魄常并称，有着一些共同特点，即与生俱来，基于形气，自然形成；

与形体功能强弱有关。形气既殊，魂魄各异，遗传或禀赋不同，可造成魂魄各异，亦有着某种遗传特性。“用物精多，则魂魄强”，有后天习性差别。病理状态下，其病证表现有某些相似之处，即《灵枢·本神》所云“肝，悲哀动中则伤魂，魂伤则狂妄不精”“肺，喜乐无极则伤魄，魄伤则狂”。魂魄虽并称，但又有不同，属于两类既有联系但本质又有区别的心理活动。①魄，属阴神，属精的表现，具有抑制性、被动性，是与身俱来的、本能性的，一旦形体出现便基本具备，具有“魄属形体”“并精出入”等义，后世有“体魄”之说，即指的是“肺藏魄”。魄是较低级的神经精神活动，如新生儿啼哭等非条件反射动作和四肢运动、耳听、目视、冷热痛痒等感知觉及记忆等。②魂，属阳神，必附着于神，属神的分支，是后天发展而成的，具有兴奋性、主动性，指一些非本能的、较高级的精神心理活动，是建立在神气活动基础上的，是逐步发展完善的、活跃的，故有“魂属精神”“随神往来”，后世的“灵魂”之说，即“肝藏魂”。魂以魄的活动为基础，是比魄更高级的精神心理活动，类似所谓思维、想象、评价、决断和情感、意志等心理活动。③“运用动作底是魂，不运用动作底是魄”“动以营身谓之魂；静以镇形谓之魄”“魂强者多寤；魄强者多眠”（《朱子类语·卷八十七》）。中国传统文化常以阴阳动静来区分之。即《左传》所云“魂阳而魄阴，魂动而魄静。”

关于志、意，《灵枢·本神》：“所以任物者谓之心，心有所忆谓之意，意之所存谓之志，因志而存变谓之思，因思而远慕谓之虑，因虑而处物谓之智。”表现形式为意识功能。心神的任物功能，注意力的表现。“心有所忆谓之意”的注意力意识诱导作用，记忆能力。“意之所存谓之志”，志者，读也，即意识在大脑中的储存，也就是意识信息的输入功能。记忆的整合功能。“因志而存变谓之思”，即心神对记忆的加工整合功能。重复记忆能力。“因思而远慕谓之虑”，即重复记忆以致深思熟虑，谋虑深长。智慧输出能力。“因虑而处物谓之智”，即通过深思熟虑之后，理智地对感触的事物作出决策分析和处理举措，调控意志动作行为活动。病机证候为“脾，愁忧而不解则伤意，意伤则悗乱，四肢不举，毛悴色夭，死于春”；“肾，盛怒而不止则伤志，志伤则喜忘其前言，腰脊不可俯仰屈伸，毛悴色夭，死于季夏。”（《灵

枢·本神》)

志意有时合称,《灵枢·本脏》:“志意者,所以御精神,收魂魄,适寒温,和喜怒者也”;“志意和则精神专直,魂魄不散,悔怒不起,五脏不受邪”。说明“志意”可驾驭控制其他心理活动或过程。但这里的“志意”,实际上主要指“志”的含义之一。

三、七情的区别及具体内涵

七情即喜、怒、忧、思、悲、惊、恐七种情感,是环境与生命体作用中感物而动的反应类型。中医认为“七情人之常性”,它既是一种本能冲动,又是一种行为,既是一类体验,又是一种反应,是人类所有的情感复合状态。《荀子·正名》:“性之好、恶、喜、怒、哀、乐谓之情。”“性者,天之就也,情者,性之质也,欲者,情之应也。”欲同样与自然质性相关,为性的一个组成部分。人的欲求具体表现不一,凡主观上企求的满足或驱使人们为达到某一目的而进行的各种努力的心理动因,均属于欲的范畴。由于“人之情欲无涯”,一些欲望满足后,又会产生新的更高层次的欲求,所以情与欲对健康的维护有着利与弊的双重性特点。正如《道藏精华录》所云:“人之禀气必有情性。性之所感者,情也;情之所安者,欲也。情出于性而情违性,欲由于情而欲害情。”朱熹所谓“喜怒哀乐,情也;其未发则性也”,性是静也,其发动为情。脏有强弱、腑有脆薄、情性偏秉、欲恶嗜好,具有一定气质、体质、自然禀性的生命体,感触外界刺激,“感物而动”,“知与物接,而好憎生焉”。“情”不是一种单纯的反应或体验,它涉及内外多个心理生理层次,心神的知止、魂魄的兴抑、志意的驭制、形体动作行为的转释、脏腑气血的代偿与反馈等,对“情”的“感－知－应－发－动”过程起到非常重要调控作用。七情由于人的个体特点,具有外显性、指向性、诱发性、深刻性、协调性、稳定性、适当性、效能性、反馈性、自觉性的差异。情的表现形式多样不一而复杂,但归结而言为“情虽有七,而喜也,爱也,皆欲之别;怒也,哀也,惧也,皆恶之别也。故七情欲恶可以赅之”。

1. 喜　肯定性情绪,归之于阳。笑是喜的表现,《增韵》曰:“笑,喜而解颜启赤也。”《论语》言：“乐然后笑。”喜为心之志，是人类独特的感情表现和流露。喜笑使心神畅、心志达、营卫气血通利，有益健康。但过度或过长时间地喜笑，就成了致病因素，“喜乐者，神惮散而不藏”（《灵枢·本神》），“喜则气缓”（《素问·举痛论》），心气散而不收，神无所归藏。“乐极生悲”，喜乐无极，火克金，害肺伤魄，表现为狂，意不存人；皮革焦，毛悴色夭。暴喜过度或人体心气内虚，难以承受强烈的喜乐情绪时，便会形成喜的致病情况，心藏血舍神，若其太过则心气涣散不收，神不守舍，出现心神散越的种种变端——一为损伤心气，一为致病狂乱。

2. 怒　以性情急躁易怒或无故善怒为主要表现，是一种积极性情绪。郁怒是一种极不愉快的情感，也是胸无大志的表现。郁怒因人格受到压抑或侮辱，苦衷难言，郁气不得舒，怨气不得伸，久久存之于心，怏怏郁之于肝，进一步发展而成。或缺乏修养，不能容忍或自尊心受到嘲弄，利害不得调解，积怨成恨超越了自持力的忍受限度，“怒则气上”“怒则气逆”，勃然大怒可以使气机逆乱，阳气升发，气血上逆。由于肝主疏泄，“在志为怒”，故“怒伤肝”，同时肝气升泄太过，血随气逆，甚而呕血、昏厥及飧泄等。从怒的病证表现及其发病机制来看，不难推论怒之病因，其性属于阳，乃向上、向外导致气机升发太过之病。“盛怒者迷惑不治”，盛怒不止，土克水，害肾伤志，表现为喜忘其前言，腰脊不可俯仰屈伸，毛悴色夭。

3. 忧　以担忧愁郁为主要表现，是一种消极性情绪。持续日久的不合心意，或处于逆境中的不良心境，如社会生活中预感到前景不妙而担忧，思想焦虑，情志沉郁。“忧则气聚”“愁忧者，气闭塞而不行”，忧愁不解，木克土，则害脾伤意，表现为悗乱，四肢不举，毛悴色夭。

4. 思　以思绪不宁、脘闷不适为主要表现，是一种积极性情绪。思可以凝神定志、意守中宫、唤起欲情，但“思则心有所存，神有所归，正气留而不行故气结矣”。怵惕思虑，水克火，则害心伤神，表现为恐惧自失，破䐃脱肉，毛悴色夭。思为思虑，乃长期持久地专注于某一事物，或所求不遂以致太过。思虑太过则志凝神聚，久之出现气机运行滞碍的种种表现。因脾“在志为思”，故“思伤脾”，从而多见运化无力、运化失常的病变。气结不行，脾运受阻则见脘腹痞胀，纳食不佳，甚则泄泻等，由于思则气机结滞，还可见辗转不眠、嗜卧倦怠、头晕神疲等临床表现，严重的还可影响生殖功能，出现男子滑精、女子白带和筋肉失养。因脾与思的形神关系，思虑过度致病以脾运不健之变为主。

5. 悲　以心境凄楚为主要表现，是一种消极性情绪。忧与悲的程度有所不同，但同属于肺志，二者均为不良刺激的情绪反映。过度的忧愁悲哀容易导致气机收敛，闭塞不行，终而导致宣发肃降失常、肺气消损诸证。悲忧致病，从其病因性质而言属于阴性病邪，为病多影响心系、肺系，出现心急肺举病证。症见悲伤欲哭、神情郁闷、胸闷不舒、善太息以及肺气亏虚诸变，严重者出现上下隔塞不通的噎嗝证。

6. 惊恐　惊以神情紧张惊骇为主要表现，是一种被动性情绪。恐，以胆怯恐吓为主要表现，也是一种被动性情绪。恐是过度惧怕，惊是突然受惊的一种精神刺激，其区别是恐为自知，而惊为不自知，二者均属不良刺激，能使机体的气机运行紊乱或者肾气摄纳无权，同时大惊卒恐又会伤及心神，故惊亦有属心志之说。其病甚者，可见癫狂、喜笑、歌乐、妄行不休息及狂言诸症，《黄帝内经》认为其病皆由于“得之大恐”。恐则气下，惊则气乱，其为病伤气机，伤气血，伤五脏，伤精神者，确乎其然。二者阴阳有别，恐为气机内敛向下，故属于阴；惊则气机散乱，精神动荡，故属于阳。

参考文献

[1] 阎兆君·志意辨证论裁.上海：上海科学普及出版社，2006，1：1-106.

第二章

志意辨证

第一节　志意辨证路径与架构

一、志证辨证路径

（一）志行辨证

志为心之所志，为心之所之，心之所向，心之所期，指向于一定目标。有志之行，才是有志之为；无志之行，不能称“为”，即“志行修，临官治，上则能顺下，下则能保其职”，“行法志坚，不以私欲乱所闻，如是，则可谓劲士矣”。只有行为合法、志意坚强，才能不被各种私欲干扰，才能称之为志坚意定之士。这里把“行法”和“志坚”紧密联系在一起。因此，可以从行为辨志。

1. 动作行为，目的性、指向性强，志行相谐——志坚；
2. 动作行为，目的性、指向性差，志少乎行——志不足；
3. 动作行为，目的性、指向性过强，志大于行——志有余（志亢）；
4. 动作行为，目的性、指向性不稳定，不持久，志行互胜——志摇。

（二）志功辨证

即把人的行为动机（志）与行为效果（功）联系起来考察，所谓“志善不效成功，义至不谋就事，义有余效不足，志巨大而功细小，智者赏之，愚者罚之”。因此，可以从行为的能力辨志。

1. 动作行为，能力强，志功相谐——志坚；

2. 动作行为，能力差，志少于功——志不足；

3. 动作行为，能力过强，志大于功——志有余（志亢）；

4. 动作行为，能力不稳定，不持久，志功互胜——志摇。

（三）志敢辨证

把志与勇敢联系起来，把勇敢顽强视为志意的重要特点。因此，可以从行为的勇怯辨志。

1. 动作行为，勇敢顽强，志敢相谐——志坚；

2. 动作行为，怯弱、恐惧、畏缩，志少于敢——志不足；

3. 动作行为，果敢过强，志大于敢——志有余（志亢）；

4. 动作行为，勇敢顽强性不稳定、不持久，志敢互胜——志摇。

（四）志气辨证

人的志与情感，此消彼长、相互制约。志意与情感行为的这种关系，也是志意的本质特点之一。所谓“夫志，气之帅也”，“志壹则动气”，志专注于某一方面，则情感动作会随之而转移，志可以统御情感动作行为，因此，从行为控制力方面可以志气相胜来辨志。

1. 动作行为，控制力强，志气相谐——志坚；

2. 动作行为，控制力弱，志少于气，气胜志——志不足；

3. 动作行为，控制力过强，志大于气，志过胜气——志有余（志亢）；

4. 动作行为，控制力不稳定、不持久，志气互胜——志摇。

（五）志觉辨证

志是人的心理行为活动的主宰，具有自觉能动性。所谓“志者，人心之主，胜者，相为有功之谓”。因而，可以从志的自觉能动性辨志。

1. 动作行为，自觉能动性强，志觉相谐——志坚；

2. 动作行为，自觉能动性差，志少于觉——志不足；

3. 动作行为，自觉能动性过强，志大于觉——志有余（志亢）；

4. 动作行为，自觉能动性不稳定、不持久，志觉互胜—志摇。

（六）志辨证架构

1. 志坚　动作行为，目的性、指向性强，志行相谐；能力强，志功相谐；勇敢顽强，志敢相谐；控制力强，志气相谐；自觉能动性强，志觉相谐等。

2. 志不足证　动作行为，目的性、指向性差，志少于行；能力差，志少于功；怯弱、恐惧、畏缩，志少于敢；控制力弱，志少于气，气胜志；自觉能动性差，志少于觉等。

治法：益志，增志，强志。

参考方药：益志方（人参、巴戟天、当归、百合、柏子仁、生地黄、牡丹皮、赤石脂）、强志散（人参、巴戟天、山药、茯神、远志、大枣）、强志丸（鹿茸、淫羊藿、杜仲、桑螵蛸、芡实、蜂蜜）、增志丸（淫羊藿、巴戟天、山药、石菖蒲）。

3. 志有余证　动作行为，目的性、指向性过强，志大于行；动机过强，志大于功；果敢过强，志大于敢；控制力过强，志大于气，志过胜气；自觉能动性过强，志大于觉等。

治法：小志，抑志，清志，开志，安志。

参考方药：小志扶意丸（独活、石斛、半夏、生姜、甘草）、抑志散（生姜、柴胡、合欢皮、丹参、石菖蒲、牛黄）、安志散（人参、龙眼肉、天麻、龙骨、丹参、茯神、生姜）。

4. 志摇证　动作行为，目的性、指向性不稳定，不持久，志行互胜；能力不稳定、不持久，志功互胜；勇敢顽强性不稳定、不持久，志敢互胜；控制力不稳定、不持久，志气互胜；自觉能动性不稳定、不持久，志觉互胜等。

治法：坚志，定志。

参考方药：坚志方（五加皮、远志、山药、木香、茯神、天麻、苍耳子、乌头、大枣）。

二、意证辨证路径

（一）意向辨证

“意是主张要恁地……所以去爱那物是意”；“意是有主向，如恶是情，好好恶恶色便是意”。意是有主向的心理活动，即它具有明确目的与方向，是“百般计较做底”，因此，可以从意的指向性来辨意。另外，意是心上发起一念，情动是全体上论，意是就起一念处论。“合数者而观，才有应接事物时，便都呈露在面前。且如一件事物来接著，在内主宰者是心，动出来或喜或怒是情；里面有个物，能动出来底是性；运用商量，要害那人要怒那人是意。”因而可以从意的选择性来辨意。

1. 精神行为，指向性、选择性适度——意定；

2. 精神行为，指向性、选择性差——意不足；

3. 精神行为，指向性、选择性过强——意有余（意亢）；

4. 精神行为，指向性、选择性不确定、不保持——意任。

（二）意恒辨证

“恒，常久之意。”张子曰：有恒者，不贰其心。”指出了意与恒的关系。朱熹提出的“常久之意”概念，说明意也有坚持不懈、有恒心的意思。意“因时之感动”，随着时间的变化而变化，带有相当的随意性。意是“心所偶发”“乍随物感而起，旋起旋易”。能自行分配、自觉转移。因此，可以从意的维持、分配、转移来辨意。

1. 精神行为，注意、记忆、臆度推测的广度、强度的维持、分配、转移适度——意定；

2. 精神行为，注意、记忆、臆度推测的广度、强度的维持、分配、转移差——意不足；

3. 精神行为，注意、记忆、臆度推测的广度、强度的维持、分配、转移过强——意有余（意亢）；

4. 精神行为，注意、记忆、臆度推测的广度、强度的维持、分配、转移不稳定、不持久——意任。

（三）意营辨证

意规定了行为的方向，但不等于行动本身，它只是心理的“未动而欲动”状态。《语类》卷十五：“知则主于别识，意则主于营为。”“营为”就是行动，意“主子营为”，即在人的行动中发挥主导作用，但并不是“营为”本身。这与志行说的实质是一致的。因此，可以从意在人的行为中发挥好的主导作用的强弱来辨意。

1. 精神行为，意行相谐——意定；

2. 精神行为，意行不相谐，意少于行——意不足；

3. 精神行为，意行不相谐，意大于行——意有余（意亢）；

4. 精神行为，意行不相谐，意行关系不确定——意任。

（四）意欲辨证

“未动而能动者，理也；未动而欲动者，意也。”“意者，心之所发。”这里所说的“发”，不是“动”，更不是“已动”，而是“未动而欲动”的状态，显然，“意”含有现代心理学所说的动机的含义。动机与目的一样，是意志活动的一个重要因素，没有强烈的动机“意”，就不可能有真正的意志行为。意属于动机范畴，它是隐蔽的、非公开的。意是心与身的媒介，行动必须以“意”这种心理活动为基础，而心理的东西转化为身体的活动，必须“以意为之传送”，即心→意→身，由心理至行为的轨迹。因此，可以从意欲关系及意的隐蔽性强弱来辨意。

1. 精神行为，意欲相谐，隐蔽适度——意定；

2. 精神行为，意欲不相谐，意少于欲，隐蔽不足——意不足；

3. 精神行为，意欲不相谐，意大于欲，隐蔽过强——意有余（意亢）；

4. 精神行为，意欲不相谐，意欲关系不确定、外显不定——意任。

（五）意辨证架构

1. 意定　精神行为，指向性、选择性适度；注意、记忆、臆度推测的广度、强度的维持、分配、转移适度；意行相谐；意欲相谐，隐蔽适度等。

2. 意不足证　精神行为，指向性、选择性差；注意、记忆、臆度推测的广度、强度的维持、分配、转移差；意行不相谐，意少于行；意欲不相谐，意少于欲，隐蔽不足等。

治法：补意，升意，强意。

参考方药：升补意气方（柴胡、淫羊藿、五加皮、柏子仁）。

3. 意有余证　精神行为，指向性、选择性过强；注意、记忆、臆度推测的广度、强度的维持、分配、转移过强；意行不相谐，意大于行；意欲不相谐，意大于欲，隐蔽过强等。

治法：小意，安意。

参考方药：强志小意散（人参、半夏、独活、泽泻、白芥子、竹茹、钩藤、菊花、玄参）。

4. 意任证　精神行为，指向性、选择性不确定、不保持；注意、记忆、臆度推测的广度、强度的维持、分配、转移不稳定、不持久；意行不相谐，意行关系不确定；意欲不相谐，意欲关系不确定、外显不定等。

治法：强志，定意。

参考方药：强志定意扶相散（人参、远志、补骨脂、半夏、茯神、琥珀、竹茹等）。

（三）志意失谐辨证架构

1. 志不御意证　志意失谐，志弱意亢。动作行为，目的性、指向性差、志少于行；能力差，志少于功；怯弱、恐惧、畏缩，志少于敢；控制力弱，志少于气，气胜志；自觉能动性差，志少于觉等。精神行为，指向性、选择性过强；注意、记忆、臆度推测的广度、强度的维持、分配、转移过强；意行不相谐，意大于行；意欲不相谐，意大于欲，隐蔽过强等。

治法：强志定意，小意。

参考方药：强志定意安养散（山药、生地黄、地骨皮、车前子）。

2. 意不谐志证　志意失谐，意弱志亢。精神行为，指向性、选择性差；注意、记忆、臆度推测的广度、强度的维持、分配、转移差；意行不相谐，意少于行；意欲不相谐，意少于欲，隐蔽不足等。动作行为，目的性、指向性过强，志大于行；动机过强，志大于功；果敢过强，志大于敢；控制力过强，志大于气，志过胜气；自觉能动性过强，志大于觉等。

治法：强意益意，定志小志。

参考方药：定志益意安宁散（防风、柏子仁、五味子）、强意定志煎（柴胡、白术、天麻、胆南星）。

3. 志意分离证　志意失谐，志弱意衰。动作行为目的性、指向性差，志少于行；能力差，志少于功；怯弱、恐惧、畏缩，志少于敢；控制力弱，志少于气，情胜志；自觉能动性差，志少于觉等。精神行为，指向性、选择性差；注意、记忆、臆度推测的广度、强度的维持、分配、转移差；意行不相谐，意少于行；意欲不相谐，意少于欲，隐蔽不足等。

治法：坚志强意。

参考方药：坚强志意方（淫羊藿、五加皮、远志、柏子仁）。

第二节　志意辨证的精神、脏腑、躯体症状架构

通过对《黄帝内经》及历代著作中志意病证文献的分析整理，可以大致分为精神类症状、脏腑功能病变、躯体症状三大类症状，几乎涵盖所有生命体征。因此在以魂神意魄志相关疾病为框架的方剂分类中，本书着重对相关方剂的此三部分症状进行分析。

一、神病的基本症状表现

1. 实证

[精神症状] 精神亢奋，嬉笑无常，狂躁不安，精神分裂，失眠多梦。

[脏腑症状] 心悸动数，胸中烦躁。

[躯体症状] 病起急骤，面红目赤，言语声亮而不休，甚或有瘀血斑疹，小便赤涩，大便干结，舌红，脉洪大或滑数。

2. 虚证

[精神症状] 精神淡漠，反应迟钝，目光呆滞，昏昏欲睡，易悲伤。

[脏腑症状] 神志不宁而易惊悸，阴虚血少、气血两亏。

[躯体症状] 虚烦神疲，健忘，口舌生疮，舌红少苔，脉细而数。

二、志病的基本症状表现

1. 实证

[精神症状] 小腹胀满，四肢正黑，耳聋，骨热，小便赤黄，腰脊离解。

[脏腑症状] 腰脊痛，舌干，咽肿。

[躯体症状] 小腹胀，小便赤，尿余沥，茎中痛。

2. 虚证

[精神症状] 健忘，遇事缺乏信心和毅力，精细动作笨拙、不协调。

[脏腑症状] 肾气、肾精亏虚。

[躯体症状] 腰膝酸软，身体乏力，失精，脱发，脉细弱。

三、意病的基本症状表现

1. 实证

[精神症状] 情意不乐，烦扰不得卧，舌本强，体重，足寒胫热，腹胀满，头痛。

[脏腑症状] 口唇干，呕唠，烦闷，大小便秘涩，四肢发热，口渴，胸满，无汗。

[躯体症状] 四肢不和，胀满，肩息，气急不安。

2. 虚证

[精神症状] 思虑过度，神思恍惚不清，言语无力。

[脏腑症状] 脾虚湿盛，运化无力。

[躯体症状] 腹部胀满，食欲不振，面色无华，身体四肢乏力，舌淡苔白腻，脉濡弱。

四、魂病的基本症状表现

1. 实证

[精神症状] 脾气急躁、易冲动、易兴奋过度，甚者狂躁不安、言语混乱。

[脏腑症状] 肝阳上亢。

[躯体症状] 头目眩晕，胸胁疼痛不适，失眠多梦，口苦，脉弦滑。

2. 虚证

[精神症状] 情绪低落，抑郁不舒，对事缺乏兴趣。

[脏腑症状] 肝血虚，肝气虚。

[躯体症状] 脉细弦或细弱。

五、魄病的基本症状表现

1. 实证

[精神症状] 上气，喘逆，咳嗽，咽塞。

[脏腑症状] 腹胀不通，夹脐痛，食不化，喘不能久立，口生疮。

[躯体症状] 气喘，鼻张，面目苦肿。

2. 虚证

[精神症状] 遇事犹豫不决，记忆力减退。

[脏腑症状] 肺阴虚，肺气不足。

[躯体症状] 气逆咳喘，胸满胁痛，咽喉干燥如有异物，皮肤干燥无光泽。

中篇

志意病证常用药物

本篇选择文献范围为秦汉至清末，记载志意相关中药的中医专书、综合性医著、方书、类书、本草著作、医案、医话等，覆盖大多数古典文献。根据文献记载，凡明确指出志意属性的药物，分别列入五志分类；五志属性多于一项的，如“安魂定魄”，以第一位属性“安魂”为主。

调精类常用药物

第一节　养精药

女贞子

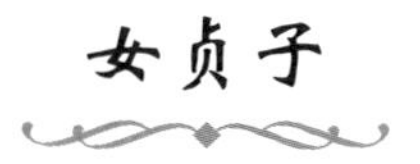

【性味归经】甘、苦，凉。归肝、肾经。

【功效主治】滋补肝肾，明目乌发，养精神。用于肝肾阴虚，眩晕耳鸣，腰膝酸软，须发早白，目暗不明，内热消渴，骨蒸潮热。

【本草沿革】

《神农本草经》：味苦、平。主补中，安五脏，养精神，除百疾。

《神农本草经疏》：女贞实禀天地至阴之气，故其木凌冬不凋。《神农》：味苦气平。《别录》加甘无毒。观今人用以为变白多效者，应是甘寒凉血益血之药。气薄味厚，阴中之阴，降也。入足少阴经。夫足少阴为藏精之脏，人身之根本，虚则五脏虽无病而亦不安，百疾从生矣。经曰：精不足者，补之以味。盖肾本寒。因虚则热而软，此药气味俱阴，正入肾除热补精之要品。肾得补则五脏自安，精神自足，百疾去而身肥健矣。其主补中者，以其味甘，甘为土化，故能补中也。所主如上功能，则轻身不老盖有自矣。此药有变白明目之功，累试辄验，而经文不载，为阙略也。

《本草蒙筌》：女贞实即冬青树子，味苦、甘，气平。无毒。……黑发黑须，强筋强力。安五脏补中气，除百病养精神。多服补血去风，久服健身不老。

《本经续疏》：贞者定也，精定不动惑也，定于中而不动惑于外，犹之湛然朗照之中，自有道以御夫物，任物之奔驰变幻而无容心焉。则所耗遂不能敌其所生，病虽百变，不能为人大害，是之谓补中安五脏养精神，何夸诞之有哉！自于精而言，则当日之剥削，不能碍今日之充益，自于火而言，则今日之充盈，正以供他时之朗照，女贞实全体大纲具于是矣。

《本草乘雅半偈》：不曰士贞，而曰女贞，谓主居中之藏阴故也。则凡藏室萎顿，以及精神魂魄意志，离败而为百病者，靡不相宜。故久服则散精于肝，而淫气于百骸，肥健轻身不老，其外征也。

《雷公炮制药性解》：女贞实，味甘苦，性平。无毒，入心、肝二经。主安五脏，养精神，补阴分，益中气，黑须发，强筋力，去风湿，除百病。……按：女贞子苦走心，甘走脾，性用平和，经冬不凋，诚补阴之上剂也，今罕有能用之者，亦未既其功耳。

《本草崇原》：三阳为男，三阴为女，女贞禀三阴之气，岁寒操守，因以为名。味苦性寒，得少阴肾水之气也。凌冬不凋，得少阴君火之气也。作蜡坚白，得太阴肺金之气也。结实而园，和太阴脾土之气也。四季常青，得厥阴肝木之气也。女贞属三阴而禀五脏五行之气，故主补中，安五脏也。水之精为精，火之精为神，禀阴水火之气，故养精神。人身百病，不外五行，女贞备五脏五行之气，故除百病。

《本草经解》：女贞气平，秉天秋收之金气，入手太阴肺经；味苦无毒，得地南方之火味，入手少阴心经。气味俱降，阴也。中者阴之守也，五脏者藏阴者也，女贞气平益肺，肺为津液之化源，所以补中而脏安也。心者神之居，肺者水之母，入心肺而益阴，阴足气充，气足神旺精生，所以主养精神也。气失其平则为病，女贞气平益肺，肺主气，气得其平，则百病皆除矣。人身有形之皮肉筋骨，皆属阴者也，女贞苦平益阴，则肌肉自丰，筋骨自强也。

《本经疏证》：《本经》于女贞实既谓中虚可补，五脏可安，精神可养矣，更谓百疾可除，似近夸诞。试于凡中之虚，五脏之不安，精神之失养，百疾之不可名状者，咸不究而投之，鲜不败事，又何能冀其有功！予则谓不揣本而齐末，即目之为夸诞也，亦何不可。夫女贞之放蜡虫也，惟恐虫不在树，甚且树下不得有寸草，有则虫居草间，不肯复上，须栖止叶底，偏树周行而啮其皮，咂其脂液，乃得生花剔蜡以为用。设使他树遭此蠹蚀，不及一载，定致枯槁，惟女贞则能经三年，只须停放三年，又复如故，且其所成之蜡，遇火遂热，盖烛不淋，而其光之清，迥非他膏他脂能及，则所用之实，全具此理，不即可寿思其功用乎！自春夏秋当生长之会，乃常蚀肌吮血，身无完肤，仍不废开花结实。至严寒古飙烈，他草木剥落无余，犹独逞翠扬华，挺然繁秀，是所补之中，必被火气剥蚀之中，所安之五脏，必被热气骚扰之五脏，所养之精神，必气被火耗不能化育之精神，而所除之百疾，必火热游行无定，或内或外，或上或下，变幻无方之百疾。夫相火之下，阴精承之，故凡火之病人，赖有阴精相应，以为康复之阶，苟所病不止一处，则阴精虽欲应而不能偏及，于是得之东又失之西，向乎南又遗夫北。苏长公云：使人左手连斤，右手报削，目数飞鸿，耳节鸣鼓，首肯旁人，足识梯级，虽大智有所不暇，及夫燕坐，心念凝默，湛然朗照，纵物无不接，接则有道以御之，而女者如也。《大戴记·本命》贞者定也，精定不动惑也，定于中而不动惑于外，犹之湛然朗照之中，自有道以御夫物，任物之奔弛变幻而无容心焉。则所耗遂不能敌其所生，病虽百变，不能为人大害，是之谓补中，安五脏养精神，何夸诞之有哉！自于精而言，则当日之剥削，不能碍今日之充盈，自于火而言，则今日之充盈，正以供他时之朗照，女贞实全体大纲具于是矣。

《本草新编》：女贞子，味苦、甘，气平，无毒。入肾经。黑须乌发，壮筋强力，安五脏，补中气，除百病，养精神。多服，补血祛风，健身不老。近人多用之，然其力甚微，可入丸以补虚，不便入汤以滋益。与熟地、枸杞、南烛、麦冬、首乌、旱莲草、乌芝麻、山药、桑椹、茄花、杜仲、白术同用，真变白之神丹也。然又为丸则验，不可责其近效也。或问女贞既善黑须，又有诸益，自宜入汤剂中，以收其功，何以不宜乎？夫女贞子功缓，入在汤剂中，实无关于重轻，无之不见损，有之不见益。若必欲入汤剂，非加入一两不可，然而过多，则又与胃不相宜。盖女贞少用则气平，多用则气浮也。……或疑女贞子为长生之药，而子以为无足重轻，何以又誉之为变白之神丹乎？曰：余前言其有功者，附之于诸补阴药中为丸，以变白也，后言其无足重轻者，欲单恃之作汤，难速效也。女贞子缓则有功，而速则寡效，故用之速，实不能取胜于一时；而用之缓，实能延生于永久，亦在人用之得宜耳。

《本草思辨录》：《本经》女贞主治，张石顽谓咸指枸骨，诸家误列于此。观邹氏之疏，则知张氏实误矣。女贞当春夏秋生长之会，被蜡虫蚀肌吮血，身无完肤，仍不废开花结实，而其所成之蜡，非他膏脂可及。是故中之所以补，五脏之所以安，精神之所以养，百疾之所以除，皆人于热气耗败之余之大效，非《本经》无端加以隆誉。然则用女贞者，当知苦平非温补之品，而功与温补埒者，其故自有在矣。

桂 枝

【性味归经】辛、甘，温。归心、肺、膀胱经。

【功效主治】发汗解肌，温通经脉，助阳化气，平冲降气，养精神。用于风寒感冒，脘腹冷痛，血寒经闭，关节痹痛，痰饮，水肿，心悸，奔豚。

【本草沿革】

《神农本草经百种录》：味辛，温。主百病，言百病用之得宜，皆有益也。养精神，通达脏腑，益在内也。和颜色，调畅血脉，益在外也。为诸药先聘通使，辛香四达，引药以通经络。久服轻身不老，血脉通利之效。面生光华，媚好常如童子。血和则润泽也。

《长沙药解》：入肝家而行血分，定经络而达营郁。善解风邪，最调木气。升清阳之脱陷，降浊阴之冲逆，舒筋脉之急挛，利关节之壅阻。入肝胆而散遏抑，极止痛楚，通经络而开痹涩，甚去湿寒。能止奔豚，更安惊悸。

《医学衷中参西录》：辛微甘，性温。力善宣通，能升大气（即胸之宗气），降逆气（如冲气肝气上冲之类），散邪气（如外感风寒之类）。仲景苓桂术甘汤用之治短气，是取其能升也；桂枝加桂汤用之治奔豚，是取其能降也；麻黄、桂枝、大小青龙诸汤用之治外感，是取其能散也。而《本经》论牡桂（即桂枝），开端先言其主咳逆上气，似又以能降逆气为桂枝之特长，诸家本草鲜有言其能降逆气者，是用桂枝而弃其所长也。

大 蓟

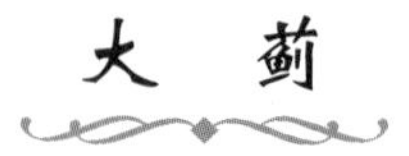

【性味归经】甘、苦，凉。归心、肝经。

【功效主治】凉血止血，散瘀解毒消痈，养精。用于血热吐血、衄血、尿血、血淋、便血、崩漏，外伤出血，痈肿疮毒。

【本草沿革】

《名医别录》：味甘，温。主养精，保血。大蓟主治女子赤白沃，安胎，止吐血、翻鼻，令人肥健。

《本草求真》：大、小蓟（专入肝）。虽书载属甘湿，可以养精保血（《别录》）。然究精之养，血之保，则又赖于血荣一身，周流无滞。若使血瘀不消，而致见有吐衄、唾咯、崩漏之症，与血积不行，而致见有痈疼肿痛之病，则精血先已不治，安有保养之说乎？用此气味温和，温不致燥，行不过散，瘀滞得温则消，瘀块得行斯活。恶露既净，自有生新之能，痈肿潜消，自有固益之妙，保养之说，义由此起，岂真具有补益之力哉。

小 蓟

【性味归经】甘、苦，凉。归心、肝经。

【功效主治】凉血止血，散瘀解毒消痈，养精。用于血热吐血、衄血、尿血、血淋、便血、崩漏，外伤出血，痈肿疮毒。

【本草沿革】

《名医别录》：味甘，温。主养精，保血。

《开宝本草》：味甘，温。主养精保血。

《本草备要》：小蓟力微，能破瘀生新，保精养血，退热补虚，不能如大蓟之消痈毒。

第二节 安精药

绿 豆

【性味归经】甘，寒。归心，胃经。

【功效主治】清热解毒，消暑，利水，安精神。用于痈肿疮毒，药食中毒，暑热烦渴，水肿。

【本草沿革】

《景岳全书》：味甘，性凉。能清火清痰下气，解烦热，止消渴，安精神，补五脏阴气，去胃火吐逆，及吐血衄血，尿血便血，湿热泻痢肿胀，利小水，疗丹毒风疹，皮肤燥涩，大便秘结，消痈肿痘毒，汤火伤痛，解酒毒鸩毒，诸药食牛马金石毒，尤解砒霜大毒。或用囊作枕，大能明耳目，并治头风头痛。

人 参

【性味归经】甘、微苦，微温。归脾、肺、心、肾经。

【功效主治】大补元气，复脉固脱，补脾益肺，生津养血，安精神益智。用于体虚欲脱，肢冷脉微，脾虚食少，肺虚喘咳，津伤口渴，内热消渴，气血亏虚，久病虚羸，惊悸失眠，阳痿宫冷。

【本草沿革】

《神农本草经》：味甘，微寒。主补五脏，安精神，定魂魄，止惊悸，除邪气，明目，开心益智。

《本草蒙筌》：味甘，气温、微寒。气味俱轻，升也，阳也，阴中微阴。无毒。反藜芦，恶卤咸，畏五灵脂。诸虚兼调，五脏俱补。……健脉理中，生津止渴。开心益志，明目轻身。却惊悸，除梦邪，消胸胁逆满；养精神，安魂魄，苏心腹鼓疼。肠胃积冷温平，霍乱吐泻止息。定喘嗽，通畅血脉；泻阴火，阴虚生内热尔。

《本草备要》：益土，健脾。生金，补肺。明目，开心益智，添精神，定惊悸，邪火退，正气旺。

《本草崇原》：人参气味甘美，甘中稍苦，故曰微寒。凡属上品，俱系无毒。独人参禀天宿之光华，钟地土之广厚，久久而成人形，三才俱备，故主补人之五脏。脏者藏也。肾藏精，心藏神，肝藏魂，肺藏魄，脾藏智。安精神，定魂魄，则补心肾肺之真气矣。夫真气充足，则内外调和，故止惊悸之内动，除邪气之外侵。明目者，五脏之精，上注于目也。开心者，五脏之神绵主于心也。又曰益智者，所以补脾也。

《神农本草经百种录》：味甘，微寒。主补五脏，安精神，定魂魄，止惊悸，有形无形，无一之不补也。除邪气，正气充则邪气自除。明目，五脏六腑之精皆上注于目，此所云明，乃补其精之效，非若他药，专有明目之功也。开心益智。人参气盛而不滞，补而兼通，故能入心孔而益神明也。久服轻身延年。补气之功。

《汤液本草》：《本草》云主补五脏，安精神，定魂魄，止惊悸，除邪气，明目，开心益智。疗肠胃中冷，心腹鼓痛，胸胁逆满，霍乱吐逆，调中，止消渴，通血脉，破坚积，令人不忘。

《本草乘雅半偈》：人参功力，安定精神魂魄意志，于仓忙纷乱之际，转危为安。定亡为存。……生处背阳向阴，当入五脏，以类相从也。人身卫气，日行于阳道则寤，夜入于五脏则寐。则凡病剧张惶，不能假寐者，人参入口，便得安寝，此即入脏养阴，安精神，定魂魄之外征矣。……天资万物之始，地资万物之生，人则参天两地，禀万物之灵，人参虽质依于草，而克肖乎人，是具足三才，乃精英之气，融结所成也。色白属金，气寒喜阴属水，花色纯紫，及生处上有紫气属火，三极属木，味甘五叶属土，五行周备，是补五脏，而奠安神舍，则邪僻自除，窍穴明彻，济弱扶倾，运用枢纽者也。顾彼命名之义，功德作用可知。

《本草经解》：人参气微寒，秉天秋令太阴之气，入手太阴肺金；味甘无毒，秉地中正之土味，入足太阴脾经。气厚于味，阳也。肺为五脏之长，百脉之宗，司清浊之运化，为一身之橐龠，主生气。人参气寒清肺，肺清则气自旺，而五脏俱补矣。精者，阴气之光华；神者，阳气之英灵也。微寒清肺，肺旺则气足而神安。脾统血，人身阴气之源，味甘益脾，脾血充，则阴足而精安。“随神往来者谓之魂，并精出入谓之魄”，精神安，魂魄自定矣。

《本经疏证》：肺藏魄，肝藏魂，心藏神，肾藏精，此脏气之藏守也。唯人参为阴中之阳，其力厚，其性醇，故举安精神，安魂魄，而补五脏之征验具矣。然人自有生已后，皆赖后天以培先天。精神魂魄，禀于先天者也，转输变化，得于后天者也，人参虽力厚气醇，终不能越后天直入先天，且其色黄味甘，气凉质润正合中土脾脏之德，故首入脾而仓禀崇矣，次入肺而治节行矣，次入肾而作强遂矣，次入肝而谋虑定、惊悸除、目明矣，次入心而神明固、心开智益矣。愈传效愈著者，则以先得者尚粗，弥久而益精也。

人参之治，《别录》以《本经》除邪气一语宣译之，在仲景书，则如茯苓四逆汤、吴茱萸汤、附子汤、乌梅丸之主肠胃中冷也；黄连汤、大建中汤、柴胡桂枝汤、九痛丸之主心腹鼓痛也；厚朴生姜甘草半夏人参汤、人参汤之主胸胁逆满也；四逆加人参汤、理中丸之主霍乱也；干姜黄连黄芩人参汤、竹叶石膏汤、大半夏汤、橘皮竹茹汤、麦门冬汤、干姜半夏人参丸、竹叶汤之主吐逆也；半夏生姜二泻心汤、薯蓣丸之主调中也；白虎加人参汤、小柴胡加人参汤之主消渴也；炙甘草汤、通脉四逆汤、温经汤之主通血脉也；旋覆花代赭石汤、鳖甲煎丸之主破坚积也。似尽之矣，而未也，如桂枝新加汤、小柴胡汤、小柴胡诸加减汤、侯氏黑散、泽漆汤，终不可不谓之除邪气耳。然有邪气而用人参者，其旨甚微，故小柴胡汤证，若外有微热，则去人参，又桂枝汤加人参生姜，不曰桂枝汤加人参，而曰新加，则其故有在矣。徐洄溪曰：古人曲体病情，至精至密，知病有分有合，合者邪正并居，当专于攻散，分者邪正相离，有虚有实，实处宜泻，虚处宜补，一方之中，兼有无碍，且能相济。观论中发汗后，身疼痛，脉沉迟，及外有微热二语，则执其两端，病情已无可逃矣，夫始本不用人参，以下后虚甚邪微，邪因虚陷而用之，是始合而终分也，本应用人参，因外有微热而不用，是尚合而未分也。虽然，小柴胡汤证，何以知为邪与正分，盖亦以外有微热知之。夫寒时但寒不热，热时但热不寒，寒热分明，谓之往来寒热，若外有微热，则寒时仍有微热，热时仍有微寒，此所谓表证不罢，邪气尚混合不分，邪气混合不分而可用人参哉！此表证用参之微旨所当深察明辨者。

第三节　益精药

决明子

【性味归经】甘、苦、咸，微寒。归肝、大肠经。

【功效主治】清肝明目，润肠通便，益精止惊。用于目赤涩痛，羞明多泪，目暗不明，头痛眩晕，肠燥便秘。

【本草沿革】

《本草经疏》：决明子得水土阴精之气，而兼禀乎清阳者也。故其味咸平。《别录》：益以苦甘，微寒而无毒。咸得水气，甘得土气，苦可泄热，平合胃气，寒能益阴泄热，足厥阴肝家正药也。亦入胆肾。肝开窍于目，瞳子神光属肾，故主青盲，目淫肤、赤白膜，眼赤痛泪出。《别录》：兼疗唇口青，《本经》：久服益精光，轻身者益阴泄热，大补肝肾之气所致也。亦可作枕，治头风，明目。

《本草备要》：泻肝明目。甘苦咸平，入肝经。除风热。治一切目疾，故有决明之名。又曰益肾精。瞳子神光属肾。日华曰：明目甚于黑豆，作枕治头风。

肉苁蓉

【性味归经】甘、咸，温。归肾、大肠经。

【功效主治】补肾阳，益精血，润肠通便。用于肾阳不足，精血亏虚，阳痿不孕，腰膝酸软，筋骨无力，肠燥便秘。

【本草沿革】

《神农本草经》：味甘，微温。生山谷。治五劳七伤，补中，除茎中寒热痛，养五脏，强阴，益精气，多子；妇人癥瘕。

《药性论》：臣。治女人血崩，壮阳，日御过倍，大补益，主赤白下。补精败，面黑劳伤。

《本草衍义补遗》：属土而有水与火。峻补精血，骤用反致动大便滑。

《本草蒙筌》：味甘、酸、咸，气微温。无毒。忌经铁器，切勿犯之。治男子绝阳不兴，泄精尿血遗沥；疗女人绝阴不产，血崩带下阴疼。助相火补益劳伤，暖腰膝坚强筋骨。丹溪云：虽能峻补精血，骤用反动大便。

《雷公炮制药性解》：肉苁蓉，味甘酸咸，性微温，无毒，入命门经。兴阳道，益精髓，补劳伤，强筋骨，主男子精泄尿血，溺有遗沥，女子癥瘕崩带、宫寒不孕，润而肥大者佳。

《药鉴》：气温，味甘酸咸。属土而有水与火。峻补精血，骤用反致动大便，脾泄者不宜用。酒洗用之。阳事不举，必须用之，不可缺也。

《景岳全书》：味甘咸，微辛酸，气微温。味重阴也，降也，其性滑。以其味重而甘温，故助相火，补精与阳，益于嗣，治女人血虚不孕，暖腰膝，坚筋骨，除下焦寒痛；以其补阴助阳，故禁虚寒遗沥泄精，止血崩尿血。

《本草备要》：补肾命，滑肠。甘酸咸温，入肾经血分。补命门相火，滋润五脏，益髓强筋。治五劳七伤，绝阳不兴，绝阴不产，腰膝冷痛，崩带遗精。峻补精血。

《本草崇原》：得太阴坤土之精，故补中。得少阴水火之气，故除茎中寒热痛。阴阳水火之气，归于太阴坤土之中，故养五脏。强阴者，火气盛也。益精者，水气盛也。多子者，水火阴阳皆盛也。

《神农本草经百种录》：味甘，微温。主五劳七伤，补中，补诸精虚之证。除茎中寒热痛，茎中者精之道路也。精虚则有此痛，补精则其病自已矣。养五脏，强阴，益精气，多子，五脏各有精，精足则阴足，而肾者又藏精之所也，精足则多子矣。妇人癥瘕。精充则邪气消，且咸能软坚也。久服轻身。精足之功。

石 斛

【性味归经】甘，微寒。归胃、肾经。

【功效主治】益胃生津，滋阴清热，益精定志。用于热病津伤，口干烦渴，胃阴不足，食少干呕，病后虚热不退，阴虚火旺，骨蒸劳热，目暗不明，筋骨痿软。

【本草沿革】

《名医别录》：无毒。主益精，补内绝不足，平胃气，长肌肉，逐皮肤邪热痱气，脚膝疼冷痹弱。久服定志，除惊。

《药性论》：君。益气，除热，主治男子腰肚软弱，健阳，逐皮肌风痹，骨中久冷虚损，补肾，积精，腰痛，养肾气，益力。

《开宝本草》：味甘，平，无毒。益精，补内绝不足，平胃气，长肌肉，逐皮肤邪热痱气，脚膝疼冷痹弱。

《本草备要》：平补脾肾理元气。甘淡入脾而除虚热，咸平入肾而涩元气。益精强阴，暖水脏，平胃气，补虚劳，壮筋骨。疗风痹脚弱，发热自汗，梦遗滑精，囊涩余沥。

《本经逢原》：石斛足太阴，少阴脾肾之药。甘可悦脾，故厚肠胃而治伤中；咸能益肾，故益精而补虚羸，为治胃中虚热之专药。又能坚筋骨，强腰膝，骨痿痹弱，囊湿精少，小便余沥者宜之。

《神农本草经疏》：石斛禀土中冲阳之气，兼感春之和气以生，故其味甘平而无毒。气薄味厚，阳中阴也。入足阳明、足少阴，亦入手少阴。甘能除热，甘能助脾，甘能益血，平能下气，味厚则能益阴气，故主伤中，下气，补五脏虚劳羸瘦，强阴益精，补内绝不足，平胃气，长肌肉，久服厚肠胃、轻身延年、定志除惊者，以其入胃，入肾，入心、脾，补益四经，则四经所生病皆得治疗。盖皆益脾、益胃、益肾、益心之功力也。又主除痹，逐肌肤邪热痱气，脚膝疼冷痹弱者，兼能除脾胃二经之湿故也。……简误：宜入汤酒，不宜入丸。其味不苦而带甘，其形长而细，中坚实者良。酒洗蒸晒干用，慎毋误用木斛，味太苦，饵之损人，亦不入上焦药。

《本草蒙筌》：味甘，气平，无毒。……却惊定志，益精强阴。壮筋骨，补虚羸，健脚膝，驱冷痹。皮外邪热堪逐，胃中虚火能除。厚肠胃轻身，长肌肉下气。

《雷公炮制药性解》：石斛，味甘，性平，无毒，入胃、肾二经。补虚羸，暖水脏，填精髓，强筋骨，平胃气，逐皮肤邪热，疗脚膝冷痹。久服厚肠胃，定志除惊。……恶寒水石、巴豆，畏僵蚕、雷丸。按：石斛入肾，则专主下部矣；而又入胃者，盖以其味甘耳。助肾而不伤于热，平胃而不伤于燥故也。

《景岳全书》：此药有二种，力皆微薄，圆细而肉实者，味微甘而淡，其力尤薄。《本草》云：圆细者为上。且谓其益精强阴，壮筋补虚，健脚膝，祛冷痹，却惊悸，定心志。但此物性味最薄，焉能滋补如此？惟是扁大而松，形如钗股者，颇有苦味，用除脾胃之火，去嘈杂善饥，及营中蕴热。其性轻清和缓，有从容分解之妙，故能退火养阴除烦，清肺下气，亦止消渴热汗。而诸家谓其厚肠胃，健阳道，暖水脏，岂苦凉之性味所能也？不可不辨。

《本经疏证》：凡水土媾乃生木，草木类也，未有草藉水石而生，不资纤土者，有之则石斛是。凡水石相渍，纵千百年，水不烂石，石不耗水，惟既生斛，则若石挹水以灌斛，斛因石以引水，石属金，内应乎肺，水则内应乎肾。是石斛者，引肾阴以供肺，通调下降者也，斛以五月生，其时则阴姤后于下而势浸长，阳拔队而浮于土。以十月实，其时则阳复于下而力颇厚，阴连引而际于天，是其功用，究竟为助肺降而泄阳使下，引肾升而交阴于天。夫阴沉于下而不动，阳痹于中而不散，气结于上而不降，其中之伤为何如？但使阴济于上，相和而下交，阳归于下，成化而上济，斯可谓主伤中除痹下气否耶。脾肺肾既受益，则心与肝自不能不受益，五脏皆受益，斯虚劳羸瘦，何能不复。而其归著则尽由于强阴，盖斛固得金水之专精，而茎生青干黄花红，原具五脏之全也。益精补内绝不足除脚膝冷疼痹弱，此其故皆在肺肾不连，平胃气长肌肉逐皮肤邪热痱气定志除惊，此其故皆在热气中痹，得《别录》一证，《本经》益明，而用者遂有可遵循，此古人用意深处，所宜细绎者也。要之石斛自是补剂，然其调处阴阳，交联上下，有扶危定倾之概，遂不得但目为补剂，故施之于外感，凡火痹于中，气结于上，阴伏于下者，尤见收功莫测，以意消息而用之也可。

《本草新编》：金钗石斛，味甘、微苦，性微寒，无毒。不可用竹斛、木斛，用之无功。石斛却惊定志，益精强阴，尤能健脚膝之力，善起痹病，降阴虚之火，大有殊功。今世吴下之医，颇喜用之，而天下人尚不悉知其功用也。盖金钗石斛，生于粤闽岩洞之中，岩洞乃至阴之地，而粤闽又至阳之方也。秉阴阳之气以生，故寒不为寒，而又能降虚浮之热。夫虚火，相火也，相火宜补，而不宜泻。金钗石斛妙是寒药，而又有补性，且其性又下行，而不上行。若相火则易升，而不易降者也，得石斛则降而不升矣。夏月之间，两足无力者，服石斛则有力，岂非下降而兼补至阴之明验乎。故用黄柏、知母泻相火者，何如用金钗石斛之为当乎。盖黄柏、知母泻中无补，而金钗石斛补中有泻也。或问金钗石斛降阴虚之火，乃泻阴之物也，何以能健脚膝之力，其中妙义，尚未畅发。曰：肾有补而无泻，何以金钗石斛泻肾，而反补肾，宜子之疑也。余上文虽已略言之，而今犹当罄言之。夫肾中有水、火之分，水之不足，火之有余也；火之有余，水之不足也。是水火不能两平者，久矣。脚膝之无力者，肾水之不足也。水不足则火觉有余，火有余则水又不足，不能制火矣。不能制火，则火旺而熬干骨中之髓，欲其脚膝之有力也，必不得之数矣。金钗石斛，本非益精强阴之药，乃降肾中命门虚火之药也，去火之有余，自然益水之不足，泻肾中之虚火，自然添骨中之真水矣，故曰：强阴而益精。此脚膝之所以健也。然则黄柏、知母亦泻肾火之药，何以不能健脚膝？不知肾中之火，大寒则泻而不补，微寒则补而能泻。此金钗石斛妙在微寒，以泻为补也。或问子恶用黄柏、知母之泻火，何又称金钗石斛？不知金钗石斛，非知母、黄柏可比。知母、黄柏大寒，直入于至阴，使寒入于骨髓之中。金钗石斛不过微寒，虽入于至阴，使寒出于骨髓之外，各有分别也。或疑金钗石斛使寒出于骨髓，实发前人之未发，但无征难信耳。曰：石斛微寒，自不伤骨，骨既不伤，则骨中之热自解，骨中热解，必散于外，此理之所必然，不必有征而后信也。

麦冬

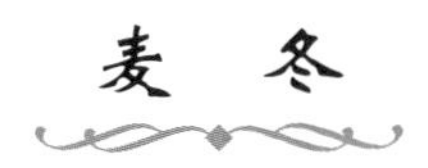

【性味归经】甘、微苦，微寒。归心、肺、胃经。

【功效主治】养阴润肺，益胃生津，清心除烦，益精保神。用于肺燥干咳，阴虚痨嗽，喉痹咽痛，津伤口渴，内热消渴，心烦失眠，肠燥便秘。

【本草沿革】

《名医别录》：微寒，无毒。主治身重目黄，心下支满，虚劳、客热，口干、燥渴，止呕吐，愈痿蹶，强阴，益精，消谷调中，保神，定肺气，安五脏，令人肥健，美颜色，有子。

《本草衍义补遗》：甘，微寒，阳中微阴。治肺气伏火，主肺保神，强阴益精；又补肺中元气不足，及治血妄行。《衍义》云：治肺热及虚劳客热。若与地黄、麻仁、阿胶，润经益血，复脉通心。

《景岳全书》：味甘寒苦，性微寒，降也，阳中阴也。去心用，恐令人烦。其味甘多苦少，故上行心肺，补上焦之津液，清胸膈之渴烦，解火炎之呕吐，退血燥之虚热；益精滋阴，泽肌润结；肺痿肺痈，咳唾衄血；经枯乳汁不行，肺干咳嗽不绝；降火清心，消痰补怯。复脉须仗人参，便滑中寒者勿设。

《本草崇原》：麦门冬气味甘平，质性滋润，凌冬青翠，盖禀少阴冬水之精，上与阳明胃土相合。主治心腹结气者，麦冬一本横生。能通胃气于四旁，则上心下腹之结气皆散除矣。伤中者，经脉不和，中气内虚也。伤饱者，饮食不节，胃气壅滞也。麦冬禀少阴癸水之气，上合阳明戊土，故治伤中、伤饱。胃之大络，内通于脉，胃络脉绝者，胃络不通于脉也。麦冬颗分心贯，横生土中，连而不断，故治胃络脉绝。胃虚则羸瘦，肾虚则短气，麦冬助胃补肾，故治羸瘦短气。

《本草新编》：麦门冬，味甘，气微寒，降也，阳中微阴，无毒。入手太阴、少阴。泻肺中之伏火，清胃中之热邪，补心气之劳伤，止血家之呕吐。益精强阴，解烦止渴，美颜色，悦肌肤。退虚热神效，解肺燥殊验，定嗽咳有大奇功。真可恃之为君，而又可藉之为臣使也。

《日华子本草》：治五劳七伤，安魂定魄，止渴，肥人，时疾热狂，头痛，止嗽。

《汤液本草》：《本草》云主心腹结气，伤中伤饱，胃络脉绝，羸瘦短气。身重目黄，心下肢满，虚劳客热，口干燥渴，止呕吐，愈痿蹶，强阴益精，消谷调中，保神，定肺气，安五脏，令人肥健，美颜色，有子。地黄、车前子为之使，恶款冬花、苦瓠，畏苦参、青蘘。入手太阴。

《神农本草经疏》：麦门冬在天则禀春阳生生之气，在地则正感清和稼穑之甘。《本经》甘平，平者，冲和而淡也。《别录》微寒，著春德矣。入足阳明，兼入手少阴、太阴。实阳明之正药，主心腹结气者，邪热之气结于心腹间也，以其清和微寒而平缓，故能散热结而下逆气也。伤中伤饱，以致胃络脉绝者，脾主肌肉，五脏之气皆禀于胃，胃病则脾无所禀，故羸瘦而短气也。身重目黄者，脾胃湿热也。心下支满者，脾虚而湿滞中焦也。虚劳客热，口干燥渴者，因虚劳而热客中焦，故口干而燥渴，阳明之热上冲则兼呕吐也。痿蹶者，阳明湿热病也，阳明湿热盛则上熏蒸于肺，而为痿蹶，治痿独取阳明，治本之道也。阴精生于五味，五味先入脾胃，脾胃得所养，则能散精于各脏，而阴精充满，故能强阴益精也。中焦者，脾胃之所治也，脾胃安则中焦治，故能消谷而调中也。保神定肺气，则兼润乎心肺矣。胃气盛则五脏之气皆有所禀而安，脾胃俱实则能食而肥健。脾统血，心主血，五脏之英华皆见于面，血充脏安则华彩外发而颜色美矣。脾胃强则后天之元气日盛。下气则阳交于阴，交则虚劳愈而内热不生，内热去则阴精日盛，故有子。

《本草乘雅半偈》：麦门冬，具稼穑甘，禀春和令当入足阳明，为阳明之体用药，故《本经》所陈诸证，皆属阳明之上为病。若痿蹶，又属阳明之下为病。经云：阳明为阖，阖折，则气无所止息而痿疾起矣。是以治痿独取诸阳明。阳明为五脏六腑之本，五脏六腑，皆受气于阳明故尔。先人《博议》曰：

心腹脉络，皆心所主。胃络肌肉，皆心所生。美颜吐衄，唯心所现，结者能使之不结，绝者能使之不绝，唯从容润泽，潜滋暗长，沦结成形者也。

又云：麦门冬，叶色尝青，根须内劲外柔，连缀贯根上，凌冬不死，随地即生。以白色可入肺，甘平可入脾，多脉理可入心，凌冬可入肾，长生可入肝，虽入五脏，以心为主，心之肾药也。其气象生成，及命名之义，能转春为夏，使肾通心，但力量不阔大，如有守有养，贞静宁谧，和润舒徐之君子也。仓皇之际，虽自愦愦，然躁进表露者，不及其久而不变也。其根俨似肪络，故《本经》以之治心腹结气，伤中伤饱，胃络脉绝。盖心腹中央，皆心之部分，脉络亦心之所主，悉属象形对待法耳。若脉络之绝，伤中之绝，伤饱之绝，羸瘦肉理之绝，气结使然者，咸可使之复生。《别录》所云：皆结气伤中伤饱之所生，盖强阴益精，消谷保神，安藏美色，皆复脉通心，润经益血之力也。盖心主血脉，脉溃血溢，脉伤则咳，经水已枯，乳汁不下，脉气欲绝者，皆克成效。如水入于经，而血乃成，不入于经，以致浮肿者，潜滋之妙，赖有此耳。惟阴形缓性人，及脾慢中寒有湿者，不相宜也。

参曰：金水主时，则根苗茂盛，有继绝续乏之义。三冬闭藏，而阴阳互根之妙。麦则独贞其窍，故处秋冬之时，能行春夏之令，以降入为升出者也，故名麦门冬。四季长生，中内坚劲，气味甘平，具土德性，当判入脾，脾之脾药也。色白属金，脾之肺药也。似脉属火，脾之心药也。不凋属水，脾之肾药也。长生属木，脾之肝药也。所谓一脏之内，具五脏焉。故五脏六府位于内，十二经脉见于外，莫不资始于脾，资生于胃，互为枢纽者也。盖心腹结气，中内所司，伤中伤饱，胃络脉绝，羸瘦短气，象形对治，故继绝续乏之义，悉从中字起见耳。广推研释，隽永可思，盖土主中宫，长养后天，必须德全之品，相为匹配，其唯麦冬乎。至若保心之神，定肺之气，安肝之魂，补肾之精，因脾转属者，无所不宜。若脉伤则咳，经络断绝，致血液妄行，经水枯竭，变生烦热焦渴者，求其因而借用之亦可，大抵象形对治，更相宜也。先人有议，辄加推广如此。

《雷公炮制药性解》：麦门冬，味甘，性平，微寒，无毒，入肺、心二经。退肺中隐伏之火，生肺中不足之金。止消渴，阴得其养；补虚劳，热不能侵。

去心用。地黄、车前为使，恶款冬、苦瓠、苦参、青蘘，忌鲫鱼。肥大者佳。按：麦门冬阳中微阴，夫阳乃肺药，微阴则去肺中伏火，伏火去，则肺金安全能生水，水盛则能清心而安神矣。故能治血妄行，调经和脉。

《药鉴》：气微寒，味甘平，无毒，降也，阳中微阴也。阴乃肺药，微阴去肺中之伏火，火去则肺金生，金生则烦渴止，而心亦清矣，心清而神亦保安矣。惟肺金得令，则金能生水，又能强阴益精，心清神安，则气血和畅，又能治血妄行。夫曰解烦渴补虚劳者，正以其润肺清心也。心清而肺润，则心统气行，而郁结之患可释矣。夫曰能复脉者，何也？盖心主脉，而百脉之朝宗于肺。若肺润心清，则脉亦调和，气血无所阻，必听命以遂脉之通畅也。能引生地而至所生之处。痘家用之，以止烦渴。诸症便滑者忌之。

远　志

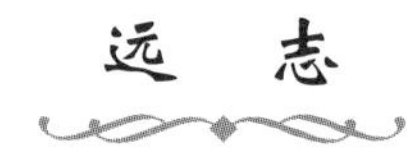

【性味归经】苦、辛，温。归心、肾、肺经。

【功效主治】安神益智，交通心肾，祛痰开窍，消散痈肿，益精强志。用于心肾不交引起的失眠多梦、健忘惊悸、神志恍惚，咳痰不爽，疮疡肿毒，乳房肿痛。

【本草沿革】

《名医别录》：主利丈夫，定心气，止惊悸，益精，去心下膈气，皮肤中热、面目黄。久服好颜色，延年。

《开宝本草》：味苦，温，无毒。利丈夫，定心气，止惊悸，益精，去心下膈气，皮肤中热，面目黄。

《本草纲目》：远志，入足少阴肾经，非心经药也。其功专于强忘益精，治善忘。盖精与志，皆肾经之所藏也。肾经不足，则志气衰，不能上通于心，故迷惑善忘。《灵枢》云：肾藏精，精合志。肾盛怒而不止则伤志，志伤则喜忘其前言，腰脊不可以俯仰屈伸，毛悴色夭。又云：人之善忘者，上气不足，下气有余，肠胃实而心肺虚，虚则营卫留于下，久之不以时上，故善忘也。

《雷公炮制药性解》：远志，味苦，性温，无毒，入心、肾二经。补不足，除邪气，益智慧，明耳目，宁怔忡，定惊悸，利九窍，治健忘，壮阳道，益精气，长肌肉，助筋骨，及妇人血禁失音，小儿惊风客忤，皮肤热，面目黄，久服悦颜色延年。

《景岳全书》：味微苦、微辛，气温，阳也，升也。制以甘草汤，浸一宿，晒干炒用。功专心肾，故可镇心止惊，辟邪安梦，壮阳益精，强志助力。以其气升，故同人参、甘草、枣仁，极能举陷摄精，交接水火。但可为佐，用不宜多。神气上虚者所宜，痰火上实者当避。

《本经逢原》：远志入足少阴肾经气分，非心经药也。专于强志益精，主梦泄，盖精与志，皆肾所藏，肾气充，九窍利，智慧生，耳目聪明，邪气不能为害。肾气不足，则志气衰。不能上通于心，故迷惑善忘；不能闭蛰封藏，故精气不固也。

《本草乘雅半偈》：气味芳烈，阳草也。菖蒲之流乎，入手少阴经。盖心为君主之官，神明出焉。天君即定，五官自明，百体从令矣。先人云：识深志远，也处咸宜。苗短根长，司肾之物。参曰：志，意也。心之所之，心之所向也。藏于肾而用于心，故处则为意，出则为志也。意居六根之六，志居五神之五，可谓远也已矣。维尔之远，乃可禅神明之欲动欲流，圆通无碍，令根身聪慧轻安也。如是则何有于器界六淫，潜入根身之中，而为填塞奔逆者哉。

《药性论》：治心神健忘，安魂魄，令人不迷，坚壮阳道，主梦邪。

《药鉴》：气温，味苦，无毒。主和颜悦色，轻身耐老。利九窍而补中伤，除咳逆而驱惊悸，益智慧而善不忘。小儿惊痫客忤，非此莫治。妇人血噤失音；非此莫疗。大都温则能补，故能益精气，壮阳神，强志倍力。苦则能泄，故能辟邪气，去邪梦，安心定神。畏珍珠、藜芦。

《本草蒙筌》：味苦，气温。无毒。……益精壮阳，强志倍力，辟邪气，去邪梦，定心气，安心神。增益智慧不忘，和悦颜色耐老。仍利九窍，亦补中伤。咳逆能驱，惊悸可止。治小儿惊痫客忤，疗妇人血禁失音。

《本草备要》：补心肾。苦泄热，温壮气，辛散郁。主手少阴心。能通肾气上达于心。强志益智，补精壮阳，聪耳明目，利九窍，长肌肉，助筋骨，治迷惑善忘，惊悸梦泄，能交心肾。时珍曰：远志入足少阴肾经，非心经药也。强志益精，故治健忘，盖精与志，皆藏于肾，肾精不足，则志气衰，不能上通于心，故健忘梦泄也。肾积奔豚，一切痈疽。酒煎服。《经疏》曰：痈疽皆从七情忧郁恼怒而得。远志辛能散郁。昂按：辛能散郁者多矣，何独远志？《三因》云：盖亦补肾之力耳。缪希雍，著《本草经疏》。……畏珍珠、藜芦。得茯苓、龙骨良。

《本经逢原》：远志入足少阴肾经气分，非心经药也。专于强志益精，主梦泄，盖精与志，皆肾所藏，肾气充，九窍利，智慧生，耳目聪明，邪气不能为害。肾气不足，则志气衰。不能上通于心，故迷惑善忘；不能闭蛰封藏，故精气不固也。小便赤浊，用远志、甘草、茯神、益智为丸，枣汤服效，取其为阴火之向导也。昔人治喉痹失音作痛，远志末吹之，涎出为度，取其通肾气而开窍也。又治妇人血噤失音，及一切痈疽，搐鼻，治脑风，杀乌附毒辣。惟水亏相火旺者禁服，以其善鼓龙雷之性也。《本经》言治咳逆伤中，详远志性温助火，非咳逆所宜，当是呕逆之误，以其性禀纯阳，善通诸窍，窍利则耳目聪明，强志不忘，皆益肾气之验。《别录》云：去心下膈气，非呕逆之类乎？一切阴虚火旺，便浊遗精，喉痹肿痛，慎用！苗名小草，亦能利窍，兼散少阴风气之结也。

《本草崇原》：远志气味苦温，根荄骨硬，禀少阴心肾之气化。苦温者，心也。骨硬者，肾也。心肾不交，则咳逆伤中。远志主交通心肾，故治咳逆伤中。补不足者，补心肾之不足。除邪气者，除心肾之邪气。利九窍者，水精上濡空窍于阳，下行二便于阴也。神志相通，则益智慧。智慧益，则耳目聪明。心气盛，则不忘。肾气足，则强志倍。

《本草求真》：[批]补火通心。远志专入肾。辛苦而温，入足少阴肾经气分，强志益精。凡梦遗善忘，喉痹失音，小便赤涩，因于肾火衰薄而致者，宜用是药以补。盖精与志皆藏于肾，肾气充则九窍利、智慧生、耳目聪明，邪气不能为害；肾气不足则志气衰，不能上通于心，故迷惑善忘。时珍曰：远志入足少阴肾经，非心经药也。其功专于强志益精，治善忘。盖精与志，皆肾经之所藏也。肾精不足则志气衰，不能上通于心，故迷惑善忘。不能蛰闭封藏，故精气不固也。昔人治喉痹失音作痛。火衰喉痹。远志末吹之，涎出为度，非取其通肾气而开窍乎！一切痈疽背发，从七情忧郁而得，单煎酒服，其渣外敷，投之皆愈。非苦以泄之，辛以散之之意乎！小便赤浊，用远志、甘草、茯神、益智为丸，枣汤服效，非取远志归阴以为向导之药乎！但一切阴虚火旺，便浊遗精，喉痹痈肿，慎勿妄用。

《得配本草》：得茯苓、龙骨、冬葵子良。畏珍珠、蜚蠊、藜芦、齐蛤。杀天雄、附子、乌头毒。辛、苦，温。入手足少阴经气分。开心气，去心邪，利九窍，散痈肿。得甘草、陈皮，治脾经郁结。配川贝、茯神，除痰郁，开心窍。佐茯苓，入肾经以泄邪；佐麦冬，散心郁以宁神。若无邪，则散心之正气。研末搐鼻，治脑风头痛。……心虚不寐，用之则有怔忡之患。肾气不足，用之恐过提肾气。二者禁用。远志一味，今皆以为补心安神之剂。其实消散心肾之气，心肾一虚，鼓动龙雷之火，而莫有底止，虚怯者实所禁用。惟心气郁结，痰涎壅塞心窍，致有神呆健忘，寤寐不宁等症，用以豁痰利气则可，若谓益精强志，使心肾交密，万万不能。

《本草经解》：远志气温，秉天春和之木气，入足厥之肝经；味苦无毒，得地南方之火味，入手少阴心经；气温味苦，入手厥阴心包络。气升味降，阳也。中者脾胃也，伤中，脾胃阴气伤也。远志味苦下气，气温益阳气，温则咳逆除，阳益则伤中愈也。补不足者，温苦之品，能补心肝二经之阳不足也。除邪气者，温苦之气味，能降心肝包络郁结之邪气也。气温益阳，阳主开发，故利九窍。九窍者，耳目鼻各二，口前后阴各一也。味苦清心，心气光明，故益智慧。心为君主，神明出焉，天君明朗，则五官皆慧，故耳目聪明不忘也。心之所之谓之志，心灵则志强。肝者敢也，远志畅肝，肝强则力倍。

《神农本草经读》：按远志气温，秉厥阴风木之气，入手厥心包络；味苦得少阴君火之味，入手少阴心经，然包络为相火，而主之者心也。火不刑金，而咳逆之病愈。主明则下安，安则不外兴利除弊两大事，即补不足，除邪气之说也。心为一身之主宰，凡耳、目、口、鼻之类，无一不待其使令，今得远志以补之，则九窍利，智慧益，耳聪目明，记不忘，志强力壮，所谓天君泰然，百体从令者此也。

《神农本草经百种录》：味苦，温。主咳逆，气滞之咳。伤中补不足，心主营，营气顺则中焦自足。除邪气，利九窍，辛香疏达，则能辟秽通窍也。益智慧，耳目聪明，不忘，强志，心气通则精足神全矣。倍力。心气盛则脾气亦强，而力生也。久服轻身不老。气和之效。远志气味苦辛，而芳香清烈，无微不达，故为心家气分之药。心火能生脾土，心气盛，则脾气亦和，故又能益中焦之气也。

《本经续疏》：远志自诩“阴中醒阳，阳中宅阴”两语为中肯，不知当否？予谓譬之灯膏，盈而火音者，必挑其芯，此阴中醒阳之意也。譬之烛，必芯具而膏始得附，必火燃而膏始得融，此阳中宅阴之意也，两语者诚为扼要。且人之智慧、聪明、记忆、志力、运动皆火，其精血、津液、涕唾泗洟、便溺皆膏，火以化膏为用，膏以资火为用，而火之余烬不可使留以翳夫火，故随其所翳挑而翦之。远志者苗短根长（苗名小草，根长尺余），根之长有以见其入膏之深，苗之短有以见其前翳之净，此益智慧、耳目聪明、不忘、强志倍力之说也。阳之所在，即阴之所随，阴之所资，即阳之所运，两者必胶膝融液，并无乖隔，斯得运动灵，开阖利，苟有纤尘干于其间，即机关窒强矣。远志者，根似牛膝，叶以麻黄，惟其入阴者深，出阳者浅外，出之力为入下之性所掣，是以不能如麻黄之大发其阳，随窍皆透，而仅能去九窍之翳累，此除邪气、利九窍之说也。震动于上，能使阳离于阴，泄澼于下，能使阴离于阳。离之甚者上伤及下，下伤及上；离之浅者则仅伤中，若上久震动在中，津液遂漓，而有阴不摄阳之兆，惟使阳能入阴，阴从阳化，乃得两气复相联聚。远志者，从上下下，最为有力，犹不能及泉，从下上上，终不能及其根之分寸，故仅能使由上病而伤中者复，此咳逆、伤中、补不足之说也。三项之中，最精微者置之极后，极笼统者反著最前，何也？是盖顺病之高下以为言，且以明远志之用虽广，而其实在由阳病以累及阴，其于由阴病而累及阳者，犹隔膜也，至若《别录》所著，皆《本经》注脚，曰去心膈气，皮肤中热，面目黄，即所谓咳逆，伤中，补不足也；曰定心气，止惊悸，即所谓益智慧，耳目聪明，不忘强志也。

古今注本草家，类以远志《本经》有不忘强志之文，《别录》有益精之文，遂互相牵合，谓惟能益精，故有不忘强志之效，不知味苦气温性燥之物，岂是益精之品？必也精本不亏，而运精之神有翳累，故拨去其翳累而神自清，神清而精自融，液谓为益精可也。《本神篇》曰肾藏精，精舍志，又曰肾盛怒而不止则伤志，志伤则喜忘其前言，明明因暴怒引火上浮，致神离于精耳，精亦可从骤亏？惟引其火使归于精，精与神相合而自复，又何必益精。《千金·杂补门》治阴痿，精薄而冷，方后注“欲多房室倍蛇，欲坚倍远志，欲大倍鹿茸，欲多精倍钟乳”，亦可见用远志者为坚志意，非益其精之谓也。远志何以能坚其志？盖房室之事，源发于心，心有所忆谓之意，意之所存谓之志，其志不回，则其火不散，而阴不泄，此即与不忘强志倍力之经文一贯矣，于此见善忘即志不坚，志之不坚，即神之注于精不纯一，其取义仍在远志之苗短根长，自上下下，苦温以醒发其火耳，益精云乎哉？

牛　膝

【性味归经】苦、甘、酸，平。归肝、肾经。

【功效主治】逐瘀通经，补肝肾，强筋骨，利尿通淋，引血下行，益精添髓。用于瘀血阻滞之经闭、痛经，胞衣不下，跌仆伤痛，腰膝酸痛，筋骨无力，淋证，水肿，小便不利，气火上逆之吐血衄血、牙痛口疮，阴虚阳亢之头痛眩晕。

【本草沿革】

《名医别录》：味酸，平，无毒。主伤中少气，男子阴消，老人失溺，补中续绝，填骨髓，除脑中痛及腰脊痛，妇人月水不通，血结，益精，利阴气，止发白。

《雷公炮制药性解》：牛膝，味苦酸，性平，无毒，入肾经。补精气，利腰膝，填骨髓，除脑痛，祛寒湿，破血结，通月经，堕胎孕，理膀胱气化迟难、阴中作痛欲死。

车前子

【性味归经】甘，寒。归肝、肾、肺、小肠经。

【功效主治】清热利尿通淋，渗湿止泻，明目，祛痰，强阴益精。用于热淋涩痛，水肿胀满，暑湿泄泻，目赤肿痛，目暗昏花，痰热咳嗽。

【本草沿革】

《名医别录》：味咸，无毒。主男子伤中，女子淋沥，不欲食，养肺，强阴，益精，令人有子，明目，治赤痛。

《开宝本草》：味甘、咸，寒，无毒。男子伤中，女子淋沥，不欲食，养肺，强阴，益精，令人有子，明目，疗赤痛。

《本草备要》：通行水，泻热凉血甘寒。凉血去热，止吐衄，消瘕瘀，明目通淋。凡利水之剂，多损于目，惟此能解肝与小肠之热，湿热退而目清矣。……强阴益精，令人有子。

地肤子

【性味归经】辛、苦，寒。归肾、膀胱经。

【功效主治】清热利湿，祛风止痒，益精强阴。用于小便不利，淋沥涩痛，阴痒带下，风疹，湿疹，皮肤瘙痒。

【本草沿革】

《本草蒙筌》：地肤子一名落帚子，味苦，气寒，无毒。专利水道。去热膀胱。多服益精强阴，久服明目聪耳。

《本草备要》：通，利水补阴。甘、苦，气寒。益精强阴，入膀胱，除虚热，利小便而通淋。

《本草经解》：地肤子，气味苦寒，秉太阳寒水之气化，故主治膀胱之热而利小便，膀胱位居胞中，故补中而益水之精气。

白 薇

【性味归经】苦、咸，寒。归胃、肝、肾经。

【功效主治】清热凉血，利尿通淋，解毒疗疮，利气益精。用于阴虚发热，骨蒸劳热，产后血虚发热，温邪伤营发热，热淋，血淋，痈疽肿毒，蛇虫咬伤，咽喉肿痛，阴虚外感。

【本草沿革】

《名医别录》：味咸，大寒，无毒。主治伤中淋露，下水气，利阴气，益精。

《本草蒙筌》：味苦、咸，气平，大寒，无毒。……恶黄芪、大黄、干姜及干漆、山莱、大枣。主中风身热支满，忽忽人事不知。疗温疟寒热酸疼，洗洗有时发作。狂惑鬼邪堪却，伤中淋露可除。利气益精，下水渗湿。

《雷公炮制药性解》：白薇，味苦咸，性大寒，无毒，入心、肾二经。主暴中风，身热腹满，忽忽不知人，狂惑鬼邪，寒热酸疼，温疟洗洗发作，下水气，利阴气，定惊益精。

《本草新编》：白薇，味苦、咸，气平、大寒，无毒。入心、脾二经。主中风身热腹满，忽忽不知人事。疗温疟，寒热酸疼洒洒，发作有时。狂惑鬼邪堪却，伤中淋露可除。利气益精，下水渗湿。

石 韦

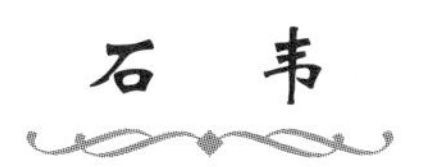

【性味归经】甘、苦，微寒。归肺、膀胱经。

【功效主治】利尿通淋，清肺止咳，凉血止血，益精气。用于热淋，血淋，石淋，小便不通，淋沥涩痛，肺热咳喘，血热出血。

【本草沿革】

《名医别录》：味甘，无毒。主止烦，下气，通膀胱满，补五劳，安五脏，去恶风，益精气。

《开宝本草》：味苦、甘，平，无毒。止烦，下气，通膀胱满，补五劳，安五脏，去恶风，益精气。

《本草蒙筌》：味苦、甘，气平、微寒。无毒。……得菖蒲妙，使杏仁良。治遗溺成淋，通膀胱利水。疗痈疽发背，去恶风止烦。益精气，补五劳，除邪热，安五脏。

《雷公炮制药性解》：味苦、甘，性平，无毒，入肺、膀胱二经。主劳热邪气，五淋癃闭，膀胱热满，痈疽发背，除烦下气，补虚益精。

《本草备要》：通淋补劳。甘苦微寒。清肺金以滋化源，凡行水之药，必皆能先清肺火。通膀胱而利水道，益精气，补五劳。

苦参

【性味归经】苦，寒。归心、肝、胃、大肠、膀胱经。

【功效主治】清热燥湿，杀虫止痒，利尿，定志益精。用于热痢，便血，黄疸尿闭，赤白带下，阴肿阴痒，湿疹，湿疮，皮肤瘙痒，疥癣麻风；外治滴虫性阴道炎。

【本草沿革】

《名医别录》：无毒，养肝胆气，安五脏，定志益精，利九窍，除伏热，肠澼，止渴，醒酒，小便黄赤，治恶疮，下部䘌，平胃气，令人嗜食。

《开宝本草》：味苦，寒，无毒。养肝胆气，安五脏，定志，益精，利九窍，除伏热，肠澼，止渴，醒酒，小便黄赤，疗恶疮，下部䘌疮，平胃气，令人嗜食轻身。

《本草蒙筌》：味苦，气寒。沉也，纯阴。无毒。……反黎芦莫入，恶贝母菟丝。使宜玄参，惟作丸服不入汤散。治肠风下血及热痢刮痛难当，疗温病狂言，致心躁结胸垂死。赤癞眉脱者，驱风有功；黄疸遗尿者，逐水立效。扫遍身痒疹，止卒暴心疼。除痈肿，杀疥虫，破癥瘕，散结气。养肝气，明目止泪，益肾精，解渴生津。利九窍通便，安五脏定志。

《本草备要》：泻火，燥湿，补阴。苦燥湿，寒胜热。沉阴主肾。补阴益精，养肝胆，安五脏湿热去则血气和平，而五脏自安。利九窍，生津止渴，明目止泪。

《汤液本草》：《本草》云主心腹结气，癥瘕积聚，黄疸，溺有余沥，逐水除痈肿，补中，明目止泪。养肝胆气，安五脏，定志益精，利九窍，除伏热肠澼，止渴醒酒，小便黄赤，疗恶疮，下部䘌，平胃气，令人嗜食轻身。

《神农本草经疏》：苦参禀天地阴寒之气而生，其味正苦，其气寒而沉，纯阴无毒。足少阴肾经君药也。苦以燥脾胃之湿，兼泄气分之热，寒以除血分之热。热则生风，风湿合则生虫，故主心腹结气，癥瘕积聚，黄疸，溺有余沥，逐水，除痈肿，明目止泪，利九窍，除伏热，肠澼，止渴醒酒，小便黄赤，疗恶疮，下部䘌疮。胃家湿热盛则口淡不思食，食亦不生肌肉，湿热散则胃气平和而令人嗜食矣。其曰补中养肝胆气，安五脏，定志，益精，轻身者，通指热散湿除，则脏腑气血安和而致然也。味既至苦，性复阴寒，善能杀虫，故《药性论》治热毒风，皮肤烦躁生疮，赤癞眉脱，主除大热嗜睡。……简误：苦参虽能泄血中之热，除湿热生虫为疠，然以其味大苦，气大寒，久服能损肾气，肾虚而无大热者，勿服。

《药鉴》：气寒，味苦，无毒。沉也，阴之阴也。主治痈肿，杀疥虫，消热毒。破癥瘕，散结滞。养肝气，安五脏，定诸志。同菊花明目，止目益精。同麦冬解渴，生津利窍。赤癞眉脱者，君诸药驱风甚捷。黄疸遗溺者，主利药逐水立效。同槐花除肠风下血，及热痢刮痛难当。同茵陈疗湿病狂言，致心燥结胸垂死。少入麻黄，能扫遍身痒疹。佐以山栀，能止卒暴心疼。使玄参，反藜芦，恶贝母、菟丝。

《本草新编》：苦参，味苦，气寒，沉也，纯阴，无毒。入心、肝、肾、大肠之经。治肠风下血，热痢刮痛难当，疗狂言心燥，结胸垂死；赤癞眉脱者，祛风有功；黄疸遗溺者，逐水立效。扫遍身痒疹，止卒暴心疼，杀疥虫，破癥瘕，散结气，明目止泪，解渴生津，利九窍，通大便。第过于迅利，宜少用为佐使，不宜多用为君臣。至称益肾、安五脏、定心志，不可信之辞也。或问苦参非益肾之药，夫人而知之也，但未知其所以损肾之故乎？苦参之不益肾，岂待问哉。沉寒败肾，必有五更泄利之病；苦寒泻肾，必有少腹作痛之疴。苦参味苦而寒，气沉而降，安得不败肾而泻肾乎。而五更泄利，小腹作痛，必不能免矣。败泻肾气，而反言益肾，殊不可解，愿吾子勿信也。

玄　参

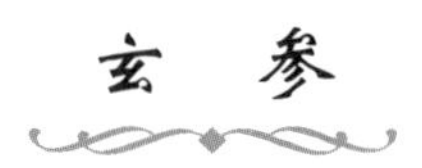

【性味归经】甘、苦、咸，微寒。归肺、胃、肾经。

【功效主治】清热凉血，滋阴降火，解毒散结，强阴益精。用于热入营血，温毒发斑，热病伤阴，舌绛烦渴，津伤便秘，骨蒸劳嗽，目赤，咽痛，白喉，瘰疬，痈肿疮毒。

【本草沿革】

《名医别录》：味咸，无毒。主治暴中风、伤寒身热支满，狂邪、忽忽不知人，温疟洒洒，血瘕，下寒血，除胸中气，下水，止烦渴，散颈下核，痈肿心腹痛，坚癥，定五脏。久服补虚，明目，强阴，益精。

《开宝本草》：味苦、咸，微寒，无毒。疗暴中风伤寒，身热支满，狂邪忽忽不知人，温疟洒洒，血瘕，下寒血，除胸中气，不水，止烦渴，散颈下核，痈肿，心腹痛，坚癥，定五脏。久服补虚明目，强阴益精。

《本草蒙筌》：味苦、咸，气微寒。无毒。……恶芪、枣、姜、茱黄芪、大枣、生姜、山茱。反藜芦一味。可为君药，惟走肾经。强阴益精，补肾明目。治伤寒身热支满，忽忽如不知人。疗温疟寒热往来，洒洒时常发颤。除女人产乳余疾，驱男子骨蒸传尸。逐肠内血瘕坚癥，散颈下痰核痈肿。

《药鉴》：气寒，味苦咸，无毒，足少阴肾经群药也。强阴益精，补肾明目。疗温疟寒热往来，洒洒时常发颤。逐肠内血瘕坚癥，散颈下痰核痈肿。管领诸气上下，肃清而不浊。统治咽喉肿痛，软利而即消。去结热，消肿毒。除心中懊侬，烦渴不得眠，心神颠倒欲绝，血滞小便不利，及肢满狂邪，忽不知人，并伤寒汗吐下后，毒后能散。诚为肃清枢机之剂，即此能治空中氤氲之气，去浮游无根之火。又痰药用之，即能消痰，何也？气理则痰自清也。反藜芦。

《本草备要》：补水，泻无根之火。苦咸微寒。色黑入肾。能壮水以制火，散无根浮游之火。肾水受寒，真阴失守，孤阳无根，发为火病。益精明目，利咽喉，通二便。治骨蒸传尸，伤寒阳毒发斑，亦有阴证发斑者。懊侬郁闷不舒。烦渴，温疟洒洒，喉痹咽痛，本肾药而治上焦火证，壮水以制火也。

《本草新编》：元参，味苦、咸，气微寒，无毒。忌铜器，犯之噎喉丧目。入肺、肾、胃三经。强阴益精，补肾明目。

《本草乘雅半偈》：玄正子半，一阳将复之时也。非动非静，若显若匿，一点微芒，万钧之力；其味苦，已向乎阳，其气寒，未离乎阴，俨似少阴之枢象。参赞化育之元始，具备少阴之体用者也。主治功力，与芍药相似，芍则端倪已破，玄则酝藉幽微，故主寒热积聚之欲成坚凝闭密，与产乳余疾之已出未净，补肾气者，补肾气方萌之机兆，非补肾藏欲藏之形质。体用周备，则精华上注，故令目明。冬三月，此谓闭藏，使志若伏，若匿，若有私意，若已有得，非水凝如石之肾气独沉矣。

山茱萸

【性味归经】酸、涩，微温。归肝、肾经。

【功效主治】补益肝肾，收涩固脱，强阴益精。用于眩晕耳鸣，腰膝酸痛，阳痿遗精，遗尿尿频，崩漏带下，大汗虚脱，内热消渴。

【本草沿革】

《名医别录》：微温、无毒。主治肠胃风邪，寒热，疝瘕，头脑风，风气去来，鼻塞，目黄，耳聋，面疱，温中下气，出汗，强阴，益精，安五脏，通九窍，止小便利。久服明目，强力。

《药性论》：使，味咸，辛，大热。治脑骨痛，止月水不定，补肾气，兴阳道，坚长阴茎，添精髓，疗耳鸣，除面上疮。主能发汗，止老人尿不节。

《开宝本草》：味酸，平、微温，无毒。肠胃风邪，寒热，疝瘕，头脑风，风气去来，鼻塞，目黄，耳聋，面疱，温中，下气，出汗，强阴，益精，安五脏，通九窍，止小便利。明目，强力，长年。

《本草蒙筌》：味酸、涩，气平、微温。无毒。……恶桔梗、防风、防己……入肝肾二经。合散为丸，惟取皮肉。温肝补肾，兴阳道以长阴茎；益髓固精，暖腰膝而助水脏。女人可匀经候，老者能节小便。除一切风邪，却诸般气证。通九窃，去三虫。强力延年，轻身明目。其核勿用，滑精难收。

《雷公炮制药性解》：味甘酸，微温，无毒，入肝、肾二经。主通邪气，逐风痹，破癥结，通九窍，除鼻塞，疗耳聋，杀三虫，安五脏，壮元阳，固精髓，利小便。……恶桔梗、防风、防己。

《药鉴》：气平，微温，味酸涩，无毒。入足厥阴、少阴经药也。温胆补肾，而兴阳道。固精暖腰，而助水脏。通九窍，匀经候。仲景八味丸以此剂为君主者，盖为滑则气脱，涩则所以收之，故以此剂之涩以收其滑。其曰止小便者，亦为其补肾添精，味酸能收也。

《景岳全书》：味酸涩，主收敛，气平微温，阴中阳也。入肝肾二脏。能固阴补精，暖腰膝，壮阴气，涩带浊，节小便，益髓兴阳，调经收血。

《本草备要》：补肝肾，涩精气。辛，温，酸涩。补肾温肝入二经气分。固精秘气，强阴助阳，安五脏，通九窍。

《本经逢原》：滑则气脱，涩以收之。山茱萸止小便利，秘精气，取其酸涩以收滑也。甄权治脑骨痛，疗耳鸣，补肾气，兴阳道，坚阴茎，添精髓，止老人尿不节，治面上疮，能发汗，止月水不定。

《本草求真》：温补肝肾，涩精固气。山茱萸专入肝、肾。味酸性温而涩。何书载缩小便，秘精气？以其味酸酸主收。性涩涩固脱。得此则精与气不滑。

《得配本草》：酸，温。入足厥阴、少阴经血分。收少阳之火，滋厥阴之液，补肾温肝，固精秘气。暖腰膝，缩小便，敛内风，涩阴汗，除面疱，止遗泄。

《本草分经》：酸、涩，微温。固精秘气，补肾温肝，强阴助阳，而通九窍，兼能发汗。

《医学衷中参西录》：山萸肉，味酸性温。大能收敛元气，振作精神，固涩滑脱。

《医学衷中参西录》：山萸肉味酸性温。大能收敛元气，振作精神，固涩滑脱。因得木气最厚，收涩之中兼具条畅之性，故又通利九窍，流通血脉，治肝虚自汗，肝虚胁疼腰疼，肝虚内风萌动，且敛正气而不敛邪气，与他酸敛之药不同，是以《神农本草经》谓其逐寒湿痹也。其核与肉之性相反，用时务须将核去净，近阅医报有言核味涩，性亦主收敛，服之恒使小便不利，椎破尝之，果有有涩味者，其说或可信。山茱萸得木气得厚，酸收之中，大具开通之力，以木性喜条达故也。《神农本草经》谓主寒湿痹，诸家本草，多谓其能通利九窍，其性不但补肝，而兼能利通气血可知，若但视为收涩之品，则浅之乎视山茱萸矣。

第四节　利精药

扁　青

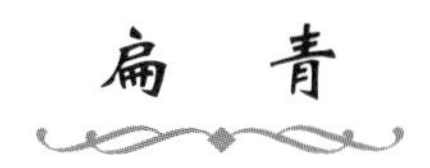

【性味归经】味酸、咸，性平。归肝经。

【功效主治】吐风痰，明目，益精，消癥，解毒。用于癫痫、惊风，目翳，男子不育，癥瘕，痈肿。

【本草沿革】

《神农本草经》：味甘，平。主目痛，明目，折跌，痈肿，金疮不瘳。破积聚，解毒气，利精神。

第五节 壮精药

鹿角胶

【性味归经】味甘、咸，温。归肾、肝经。

【功效主治】温补肝肾，益精养血。用于肝肾不足所致的腰膝酸冷，阳痿遗精，虚劳羸瘦，崩漏下血，便血尿血，阴疽肿痛。

【本草沿革】

《景岳全书》：味甘咸，气温。大补虚羸，益血气，填精髓，壮筋骨，长肌肉，悦颜色，延年益寿。疗吐血下血，溺精溺血，及妇人崩淋，赤白带浊，血虚无子，止痛安胎，亦治折跌损伤，疮疡肿毒。善助阴中之阳，最为补阴要药。

《本草求真》：温补肾阴以通冲任。鹿胶专入肾，由角煎熬。书载补阳益阴，强精活血，总不出通督脉补命门之用。但其性力缓味甘，不能如茸之力峻，盖茸有通交阳维之功阳维起于诸阳之会而维持诸阳。胶有缘合冲脉之用。

《药鉴》：气温，味苦咸，气薄味厚。生精血，秘精髓，止血崩，除腰脊之疼，补虚羸劳绝之剂，血家之圣药也。与川芎同用，上补头角及面部之血。与白芍、当归同用，中补脾胃之血，使脾胃永不受邪。与熟地同用，下补肾家之阴。与条芩、槐角同用，能补大肠之血而凉之。随其所至，而各有所补焉。予尝治一人肠风下血并血痢者，诸药不效，即用鹿角胶以治之，服一斤愈。或问其故，予曰：大肠虽云多血，亦多气也。其人患血病数月，则血愈亏，而气愈盈，邪火灼真阴，即草根树皮，安能疗之哉？故用鹿角胶为主，人乳为辅，大佐以凉血药，则血生以配气，而气不得逼血妄行，故其患乃止。方用鹿角胶一斤，何首乌赤者六两，分三制，一用旱莲草汁浸，一用冬青子汁浸，一用桑椹汁浸，当归六两制同，白芍三两，川芎一两，自己发漆一两，胎发漆一两，晒熟地五两，茯神四两，乳浸加倍为良，浑沌皮一付，俱为细末，炼蜜和胶为丸。久服诸病不染，极能黑须发，美颜色，壮精神，填骨髓，固肾元。内加家白菊乳制，又能明目清心。此天一生水之要药也。痘家热症，用之于凉血解毒药中立效。盖热毒既盛，则真阴为其所灼烁矣。真阴既损，则热毒用之益炽，世之治者，每每用解毒汤单服，是救一息之危，不知真阴不至，则热邪虽退，刻即生矣。予尝用此剂于凉血解毒药中以养阴，则养阴者，乃所以退阳也，悟者得之。又脾泄之人，服之亦妙。药后不可食鹿肉、鹿血。忌雉肉。

枸杞子

【性味归经】甘，平。归肝、肾经。

【功效主治】滋补肝肾，益精明目。用于虚劳精亏，腰膝酸痛，眩晕耳鸣，阳痿遗精，内热消渴，血虚萎黄，目昏不明。

【本草沿革】

《雷公炮制药性解》：枸杞子，味苦甘，性微寒，无毒，入肝、肾二经。主五内邪热，烦躁消渴，周痹消渴，下胸胁气，除头痛，明眼目，补劳伤，坚筋骨，益精髓，壮心气，强阴益智，皮肤骨节间风，散疮肿热毒。恶乳酪，解曲毒。

《药鉴》：气微寒，味甘苦，无毒。补肾明耳目，安神耐寒暑。延寿添精，固髓健骨。滋阴不致阴衰，兴阳常使阳举。并麦冬，同生地，入葙子，治肾虚目疾如神。佐杜仲，同芡实，加牛膝，疗房劳腰疼甚捷。

《景岳全书》：味甘微辛，气温，可升可降。味重而纯，故能补阴；阴中有阳，故能补气，所以滋阴而不致阴衰，助阳而能使阳旺。其功则明耳目壮神魂，添精固髓，健骨强筋，善补劳伤，尤止消渴。真阴虚而脐腹疼痛不止者，多用神效。

《本草备要》：平补而润。甘平《本草》苦寒。润肺清肝，滋肾益气，生精助阳，补虚劳，强筋骨肝主筋，肾主骨。祛风明目目为肝窍，瞳子属肾。利大小肠。治嗌干消渴。

《本草分经》：甘，微温。滋补肝肾而润，生精助阳，去风明目，利大小肠。

《得配本草》：味甘，微温而润。入足少阴，兼厥阴经血分。补肝经之阴，益肾水之阳。退虚热，壮神魂，解消渴，去湿风，强筋骨，利二便，下胸胁气，疗痘风眼，止阴虚脐痛，疗肝虚目暗。

《药性论》：臣，子叶同说，味甘，平。能补益精诸不足，易颜色，变白，明目，安神，令人长寿。叶和羊肉作羹，益人，甚除风，明目。若渴，可煮作饮代茶饮之。发热诸毒，烦闷，可单煮汁解之，能消热面毒。又根皮细锉，面拌，熟煮吞之，主治肾家风，良。主患眼风障，赤膜昏痛，取叶捣汁注眼中妙。

《本草蒙筌》：味甘、苦，气微寒。无毒。……明耳目安神，耐寒暑延寿。添精固髓，健骨强筋。滋阴不致阳衰，兴阳常使阳举。谚云：离家千里，勿服枸杞，亦以其能助阳也。更止消渴；尤补劳伤。叶捣汁注目中，能除风痒去膜。若作茶啜喉内，亦解消渴强阴。诸毒烦闷善驱，面毒发热立却。……地骨皮者，性甚寒凉。即此根名，惟取皮用。经入少阴肾脏，并手少阳三焦。解传尸有汗，肌热骨蒸；疗在表无寒，风湿周痹。去五内邪热，利大小二便。强阴强筋，凉血凉骨。

《本草崇原》：枸杞根苗苦寒，花实紫赤，至严冬霜雪之中，其实红润可爱，是禀少阴水阴之气，故可治也。主治周痹风湿者，兼得少阴水阴之气，兼少阴君火之化者也。主治五内邪气、热中、消渴。谓五脏正气不足，邪气内生，而为热中、消渴之病。枸杞得少阴水阴之气，故可治也。主治周痹风湿者，兼得少阴君火之化也。岐伯曰：周痹者，在于血脉之中，随脉以上，随脉以下，不能左右，各当其所。枸杞能助君火之神，出于血脉之中，故去周痹而除风湿。亦得水阴水火之气，而精神充足。阴阳交会也。

《本草新编》：味甘、苦，气微温，无毒。甘肃者佳。入肾、肝二经。明耳目，安神，耐寒暑，延寿。添精固髓，健骨强筋。滋阴不致阴衰，兴阳常使阳举。更止消渴，尤补劳伤。地骨皮，即枸杞之根也。性甚寒凉，入少阴肾脏，并入手少阳三焦。解传尸有汗肌热骨蒸，疗在表无汗风湿风痹，去五内邪热，利大、小二便，强阴强筋，凉血凉骨。二药同是一本所出，而温寒各异，治疗亦殊者，何也？盖枸杞秉阴阳之气而生。亲于地者，得阴之气；亲于天者，得阳之气也。得阳气者益阳，得阴气者益阴，又何疑乎？惟是阳之中又益阴，而阴之中不益阳者，天能兼地，地不能包天。故枸杞子益阳而兼益阴，地骨益阴而不能益阳也。然而，二物均非君药，可为褊裨之将。枸杞佐阳药以兴阳，地骨皮佐阴药以平阴也。或疑枸杞阳衰者，尤宜用之，以其能助阳也。然吾独用一味煎汤服之，绝不见阳兴者，何故？恐枸杞乃地骨皮所生，益阴而非益阳也。曰：兴阳亦不同也。阳衰而不至大亏者，服枸杞则阳生。古人云：离家千里，莫服枸杞。正因其久离女色，则其阳不衰，若再服枸杞，必致阳举而不肯痿，故戒之也。否则，何不戒在家之人，而必戒远行之客，其意可知矣。然则吾子服枸杞而阳不兴者，乃阳衰之极也。枸杞力微，安得有效乎。

仙　茅

【性味归经】辛，热；有毒。归肾、肝、脾经。

【功效主治】补肾阳，强筋骨，祛寒湿，补精血。用于阳痿精冷，筋骨痿软，腰膝冷痛，阳虚冷泻。

【本草沿革】

《本草乘雅》：仙茅阳草，足厥阴中治，足阳明气化药也。……仙茅主益阳道，润宗筋、刺骨而利关机，为力甚易。阴平阳秘人，久服助筋骨，益肌肤，长精神，耳目聪明，通神强记，诚驻形久视所必需物耳。

《雷公炮制药性解》：味辛，性温，有毒，入肝、肾二经。主心腹冷气不能食，腰足挛痹不能行，丈夫血损劳伤，老人失溺无子，强阳道，补精血，明眼目，坚骨髓。……忌牛肉、牛乳。

《景岳全书》：味辛，温，有小毒，阳也。能助神明，强筋骨，益肌肤，培精血，明耳目，填骨髓，开胃消食，助益房事，温利五脏，补暖腰脚。

《本草分经》：辛，热。助命火，益阳道，明耳目，补虚劳，暖筋骨。治失溺、心腹冷气。精寒者宜之。

《神农本草经疏》：仙茅禀火金之气，然必是火胜金微，虽云辛温，其实辛热有毒之药也。气味俱厚，可升可降，阴中阳也。入手足厥阴经。命门真阳之火，即先天祖气，天非此火不能生物，人非此火不能有生。故真火一衰，则虚劳无子，阳道痿弱，老人失溺，风冷外侵，为腰脚不利，挛痹不能行，并不能生土，以致脾虚腹冷不能食。此药味辛气热，正入命门补火之不足，则诸证自除，筋骨自利，皮脉自益也。命门之系，上通于心，相火得补则君火益自振摄。故久服能通神强记也。长精神明目者，言真阳足，阴翳消，肝肾俱补之极功耳。……简误：凡味之毒者必辛，气之毒者必热。仙茅味辛，气大热，其为毒可知矣。虽能补命门，益阳道，助筋骨，除风痹，然而病因不同，寒热迥别，施之一误，祸如反掌。况世之人火旺致病者，十居八九，火衰成疾者，百无二三。辛温大热之药，其可常御乎？凡一概阴虚发热咳嗽，吐血，衄血，齿血，溺血，血淋，遗精，白浊，梦与鬼交，肾虚腰痛，脚膝无力，虚火上炎，口干咽痛，失志阳痿，水涸精竭，不能孕育，老人孤阳无阴，遗溺失精，血虚不能养筋，以致偏枯痿痹，胃家邪热不能杀谷，胃家虚火，嘈杂易饥，三消五疸，阴虚内热外寒，阳厥火极似水等证，法并禁用。

《本草蒙筌》：味辛，气温，有毒。西域多有，蜀浙亦生。叶青似茅。故此为誉。……忌两般牛肉牛乳。主心腹冷气不能食，疗腰足挛痹不能行。丈夫虚损劳伤，老人失溺无子。益肌肤，明耳目。助阳道，长精神。久久服之，通神强记。传云：十斤乳石不及一斤仙茅，亦表其功力尔。误服中毒舌胀者，急饮大黄、朴硝数杯，仍以末掺舌间，遂旋愈也。

《本草乘雅半偈》：仙茅阳草，足厥阴中治，足阳明气化荣也。阳明之上，燥气主之，厥阴之中，相火治之。设阳明标虚，厥阴中失者，则宗筋纵，挛痹不能行，及心腹冷气，腰脚风冷，丈夫虚劳，老人失溺无子矣。仙茅主益阳道，润宗筋，束骨而利关机，为力甚易。阴平阳秘人，久服助筋骨，益肌肤，长精神，耳目聪明，通神强记，诚驻形久视所必需物耳。倘壮火炽然，少火食气者，不堪僭服。以功齐雄附，而雄附但起贞下之元，此更长淫业之毒，慎之慎之。

《药鉴》：气温，味辛。足少阴剂也。益肌肤，明耳目，强阳事，壮精神，久服大有奇功。惟气温，故能除心腹冷气不能食。惟味辛，故能疗腰足挛痹不能行。合气与味，又能治大人虚损劳伤，老人失溺无子。忌牛肉、牛乳。

《景岳全书》：味辛，温，有小毒，阳也。能助神明，强筋骨，益肌肤，培精血，明耳目，填骨髓，开胃消食，助益房事，温利五脏，补暖腰脚。此西域婆罗门僧献方于唐明皇，服之有效，久秘而后得传。许真君书云：仙茅久服，可以长生。其味甘能养肉，辛能养节，苦能养气，咸能养骨，滑能养肤，酸能养筋，宜和苦酒服之，必效也。然仙茅性热，惟阳弱精寒，禀赋素怯者宜之，若体壮相火炽盛者，服之大能动火，不可不察。

《本草新编》：仙茅，味辛，气温，有毒。入肾。治心腹冷气，疗腰膝挛痹，不能行走，男子虚损劳伤，老人失溺，无子，益肌肤，明耳目，助阳道，长精神，久服通神强记。中仙茅毒者，含大黄一片即解，不须多用大黄也。此种药近人最喜用之，以《本草》载其能助阳也。然全然不能兴阳。盖仙茅气温，而又入肾，且能去阴寒之气，以止老人之失溺。苟非助阳，焉能如此。而子独谓全不兴阳者，以仙茅之性，与附子、肉桂迥异。仙茅虽温，而无发扬之气，长于闭精，而短于动火。闭精，则精不易泄，上溺，则气不外走，无子者自然有子，非因其兴阳善战，而始能种玉也。子辨明其故，使世之欲闭其精者，用之以固守其精。而元阳衰惫，痿弱而不举者，不可惑于助阳之说，错用仙茅，归咎于药之不灵也。或问仙茅闭精，而不能兴阳，其说甚创，然子论之甚辨，岂亦有试之而云然乎？曰：余论其性耳，何试为然，而余亦曾自试之矣。予平日之阳，亦未甚衰也，服仙茅半年，全然如故。余不得其意，后遇岐天师之指示，而始爽然自失也。仙茅闭精，而不兴阳，实身试而有验，乃阅历之语，非猜度之辞也。

第六节　健旺精药

车前子

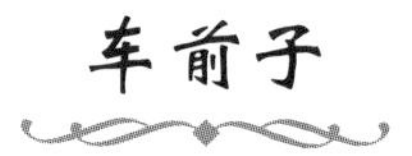

见益精药。

第七节　镇精药

金　屑

【性味归经】味辛、苦，性平。归心、肝经。

【功效主治】镇心，平肝，安神，解毒，添精补髓。用于惊痫，癫狂心悸，疮毒。

【本草沿革】

《本草经集注》：味辛，平，有毒。主镇精神，坚骨髓，通利五脏；除邪毒气，服之神仙。

《日华子本草》：金，平，无毒。畏水银。镇心，益五脏，添精补髓，调利血脉。

《药性论》：黄金屑，金箔亦同。主小儿惊，伤五脏，风痫，失志，镇心，安魂魄。

第八节　添长精药

仙　茅

见壮精药。

人　参

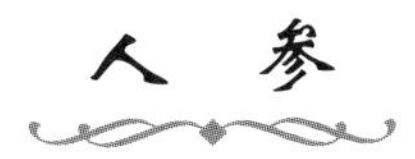

见安精药。

车前子

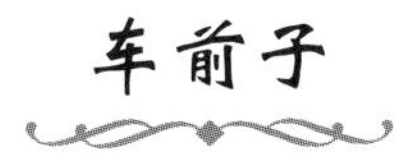

见益精药。

第九节　助精药

何首乌

【性味归经】苦、甘、涩，微温。归肝、心、肾经。

【功效主治】解毒，消痈，截疟，润肠通便，固精益肾。用于疮痈，瘰疬，风疹瘙痒，久疟体虚，肠燥便秘。

【本草沿革】

《开宝本草》：味苦、涩，微温，无毒。主瘰疬，消痈肿，疗头面风疮、五痔，止心痛，益血气，黑髭鬓，悦颜色。久服长筋骨，益精髓，延年不老。亦治妇人产后及带下诸疾。

《本草纲目》：何首乌，足厥阴、少阴药也。白者入气分，赤入血分。肾主闭藏，肝主疏泄。此物气温，味苦涩。苦补肾，温补肝，能收敛精气。所以能养血益肝，固精益肾，健筋骨，乌髭发，为滋补良药。

《本草经疏》：益血气，黑髭鬓，悦颜色，久服长筋骨，益精气，延年不老者皆补肝肾，益精血之极功也。

《本草蒙筌》：味甘、苦、涩，气微温，无毒。……主瘰疬痈疽，疗头面风疹。长筋骨，悦颜色，益血气，止心疼。久服添精，令人有子。妇人带下，为末酒调。

《药鉴》：气微温，味苦涩。疗头面风，消诸痈肿。长筋骨而悦颜色，益气力而止心疼。久服添精令人有子。与血药同用，能黑须发。与利药同用，能收痘疮。

《本草备要》：平补肝肾，涩精。苦坚肾，温补肝，甘益血，涩收敛精气。添精益髓，养血祛风，治风先治血，血活则风散。强筋骨，乌髭发，故名首乌。令人有子，为滋补良药。

《得配本草》：茯苓为之使。忌葱蒜、萝卜、诸血、无鳞鱼。又忌与燥热药同用。伏朱砂。苦、涩，微温。入足厥阴、少阴经血分。养血补肝，固精益肾。健筋骨，乌须发，除腹冷，祛肠风，疗久疟，止久痢，泻肝风，消瘰疬痈肿。治皮肤风痛，姜汁调敷，文火熨之，三次自愈。

《本草分经》：苦，甘，温。补益肝肾，涩精气，养血，化虚痰，乌须发，消痈肿，疗疟痢。补阴而不滞不寒，强阳而不燥不热，为调和气血之圣药。

《雷公炮制药性解》：味苦、甘、涩，微温，无毒，十二经络无所不收。观其藤夜交，乃补阴之剂也。消瘰疬，散痈肿，疗五痔，止肠风，乌须发，美容颜，补劳瘦，助精神，长肌肉，坚筋骨，添精髓，固腰膝，除风湿，明眼目，及治妇人产后带下诸血，老年尤为要药，久服令人多子延年。……春夏采鲜者，赤白合用，兼补气血。茯苓为使，畏猪羊血、无鳞鱼、萝卜，忌铁器。按：何首乌大能补益，全在蒸晒如法。

《景岳全书》：味甘、涩、微苦，阴中有阳，性温。此其甘能补，涩能固，温能养阳。虽曰肝肾之药，然白者入气分，赤者入血分，凡血气所在，则五阴之脏何所不至？故能养血养神助气，壮筋骨，强精髓，黑须发，亦治妇人带浊失血、产后诸虚等疾。第其性效稍缓，暂服若不甚显，必久服之，诚乃延年益寿，滋生助嗣之良剂。至如断疟疾，安久痢，活血治风，疗痈肿瘰疬、风湿疮疡，及一切冷气肠风宿疾，总由其温固收敛之功，血气固则真元复，真元复则邪自散也。故唐之李翱著有《何首乌传》，即李时珍亦曰此物不寒不燥，功在地黄、门冬之上，诚非诬也。……服此之后，须忌生萝卜并诸血败血等物。

《本草求真》：[批]专补肝血。何首乌专入肝，兼入肾。诸书皆言滋水补肾，黑发轻身，备极赞赏。时珍曰：何首乌足厥阴、少阴药也。白者入气分，赤者入血分，肾主闭藏，肝主疏泄，此物气温味苦涩。苦补肾，温补肝，能收敛精气，所以能养血益肝，固精益肾，健筋骨，乌须发，为滋补良药，不寒不燥，功在地黄、天门冬诸药之上。气血太和，则风虚痈肿、瘰疬诸疾可知矣。与地黄功力相似，独冯兆张辨论甚晰，其言首乌苦、涩、微温，阴不甚滞，阳不甚燥，得天地中和之气。熟地、首乌虽俱补阴，然地黄禀仲冬之气以生，蒸虽至黑，则专入肾而滋天一之真水矣，其兼补肝者因滋肾而旁及也；首乌禀春气以生，而为风木之化，入通于肝，为阴中之阳药，后天之阳。故专入肝经以为益血祛风之用，血活则风散。其兼补肾者，亦因补肝而兼及也。一为峻补先天真阴之药，故其功可立救孤阳亢烈之危；一系调补后天营血之需，以为常服，长养精神，却病调元之饵。先天后天之阴不同，奏功之缓急轻重亦有大异也。况名夜合，又名能嗣，则补血之中，尚有化阳之力，岂若地黄功专滋水，气薄味厚，而为浊中浊者，坚强骨髓之用乎！斯言论极透辟，直冠先贤未有，不可忽视。

白　术

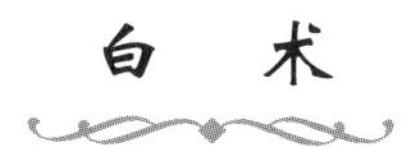

【性味归经】甘、苦，温。归脾、胃经。

【功效主治】补气健脾，燥湿利水，止汗，安胎，助精神。用于脾虚食少，腹胀泄泻，痰饮眩悸，水肿，自汗，胎动不安。

【本草沿革】

《景岳全书》：味甘辛，气温，气味俱厚，可升可降，阳中有阴，气中有血。其性温燥，故能益气和中，补阳生血，暖胃消谷，益津液，长肌肉，助精神，实脾胃，止呕逆，补劳倦，进饮食，利小水，除湿运痰，消浮去胀，治心腹冷痛、胃虚下痢、痃癖癥瘕。

第十节　振精药

山茱萸

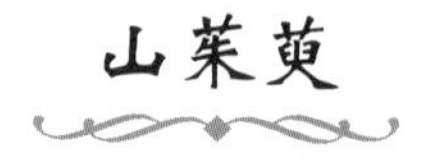

见益精药。

第四章

调神类常用药物

第一节 镇惊调神药

朱 砂

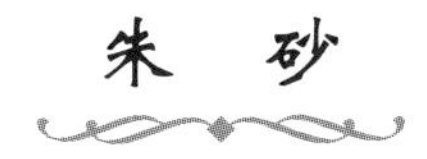

【性味归经】甘，微寒；有毒。归心经。

【功效主治】清心镇惊，安神，明目，解毒。用于心悸易惊，失眠多梦，癫痫发狂，小儿惊风，视物昏花，口疮，喉痹，疮疡肿毒。

【本草沿革】

《神农本草经》：味甘，微寒，主身体五脏百病，养精神，安魂魄，益气，明目，杀精魅邪恶鬼。能化为汞。

《局方本草》云：丹朱味甘，微寒，无毒。养精神，安魂魄，益气明目，通血脉，止烦渴。

《神农本草经疏》：丹砂本禀地二之火气以生，而兼得乎天七之气以成。色赤法火，中含水液，为龙为汞，亦曰阴精。七为阳火之少，故味甘微寒而无毒，盖指生砂而言也。《药性论》云：丹砂为清镇少阴君火之上药，辟除鬼魅百邪之神物。安定神明则精气自固，火不妄炎则金木得平，而魂魄自定，气力自倍。五脏皆安则精华上发，故明目。心主血脉，心火宁谧，则阴分无热而血脉自通，烦满自止，消渴自除矣。杀精魅邪恶鬼，除中恶腹痛者，阳明神物，故能辟除不祥，消散阴恶杀厉之气也。

《本草蒙筌》：味甘，气微寒。……恶磁石，畏咸水。经云：丹砂象火，色赤主心。故能镇养心神，通调血脉。杀鬼祟精魅，扫疥瘘疮疡。止渴除烦，安魂定魄。

《药鉴》：气寒，味甘，无毒。其色赤，赤象心，心主血，故能镇养心神，通调血脉。除中恶腹痛，扫疥瘘疮疡。止渴除烦，安魂定魄。和大枫子研末，则杀疮虫。佐条黄芩为丸，则绝胎孕。

《本经逢原》：丹砂一名朱砂，甘微寒，无毒。……毒能杀人，急以生羊血、童便、金汁等解之。……丹砂体阳性阴，外显丹色，内含真汞。不热而寒，离中有坎也。不苦而甘，火中有土也。婴儿姹女，交会于中，镇心安神，是其本性。用则水飞，以免镇堕。不宜见火，恐性飞腾。《本经》治身体五脏百病，安定神明，则精气自固；火不妄炎，则金木得平，而魂魄自定，五脏皆安；精华上发，而气益目明，阳明神物。故应辟除不祥，消散阴恶杀厉之气，仲淳缪子《经疏》之言也。同远志、龙骨则养心气，同当归、丹参则养心血。以人参、茯神浓煎，调入丹砂，治离魂病。以丹砂末一钱，和生鸡子黄三枚，搅匀顿服，治妊娠胎动不安，胎死即出，未死即安。又以丹砂一两为末，取飞净三钱，于一倾分三次酒服，治子死腹中立出。慎勿经火，若经伏火及一切烹炼，则毒等于砒硇。

《本草崇原》：水银出于丹砂之中，精气内藏，水之精也。色赤体坚，象合离明，火之精也。气味甘寒，生于土石之中，乃资中土，而得水火之精。主治身体五脏百病者，五脏之气，内归坤土，外合周身，丹砂从中土而达五脏之气，出于身体，则百病咸除。养精神者，养肾藏之魂，心藏之神，而上下水火相交矣。安魂魄者，安肝藏之魂，肺藏之魄，而内外气血调和矣。调和其气，故益气。调和其血，故明目。上下水火相交，则精魅之怪、邪恶之鬼自消杀矣

《本草求真》：[批] 清心热，镇惊，安神。朱砂专入心。即书所去丹砂、朱砂者是也。因砂出于朱州，故以辰名。体阳性阴，外显丹色，内含真汞。不热而寒，离中有坎也。不苦而甘，水中有土也。婴儿姹女，交会于中，故能入心解热，而神安魄定。杲曰：丹砂纯阴，纳浮游之火而安神明，凡心热者非此不能除。是以同滑石、甘草，则清暑；同远志、龙骨，则养心气；同丹参则养心血；同

地黄、枸杞则养肾；同厚朴、川椒则养脾；同胆南星、川乌之类则祛风；且以人参、茯神浓煎，调入丹砂，则治离魂病。夏子益《奇疾方》云：凡人自觉本形作两人，并行并卧，不辨真假者，离魂病也。《类编》云：钱丕少卿夜多恶梦，通宵不寐，自虑非吉。遇邓州推官胡用之曰：昔常如此。有道士教戴辰砂如箭簇者，涉旬即验，四五年不复有梦。因解髻中一绛囊遗之。即夕无梦，神魂安静。以丹砂末一钱，和生鸡子黄三枚，搅匀顿服，则妊娠胎动即安，胎死即出。慎勿经火，及一切烹炼，则毒等于砒硇。况此纯阴重滞，即未烹炼，久服呆闷，以其虚灵之气被其镇坠也。

《本草经解》：气微寒，秉天初冬寒水之气，入足少阴肾经；味甘无毒，得地中正之土味，入足太阴脾经；色赤而生水银，入手少阴心经，盖心乃火脏，而藏阴者也。气味降多于升，质重味薄，阴也。心肾者，人身之水火也，天地之用在于水火，水火安，则人身之天地位矣。丹砂色赤质重，可以镇心火；气寒，可以益肾水，水升火降，心肾相交，身体五脏之病皆愈也。心者生之本，神之居也；肾者气之源，精之处也，心肾交则精神交相养矣。随神往来者谓之魂，并精出入者谓之魄，精神交养，则魂魄自安。味甘益脾，脾为后天，气者得于天，充天谷，后天纳谷，所以益气。心病多舍于肝，心火不炎，则肝血上奉，故又明目也。

《神农本草经百种录》：味甘，微寒。甘苦味，寒言性，何以不言色与气？盖入口则知其味，入腹则知其性，若色与气则在下文主治之中可推而知之也。主身体五脏百病。百病者，凡病皆可用，无所禁忌，非谓能治天下之病也。凡和平之药皆如此。养精神，凡精气所结之物，皆足以养精神。人与天地同此精气，以类相益也。安魂魄，亦入心，重镇怯。益气。气降则藏，藏则益。明目，凡石药皆能明目，石者金气所凝，目之能鉴物，亦金气所成也。又五脏之精皆上注于目，目大小眦属心，丹砂益目中心脏之精。杀精魅邪恶鬼。大赤为天地纯阳之色，故足以辟阴邪。久服通神明，不老。能化为汞。石属金，汞亦金之精也。凡上品之药，皆得天地五行之精以成其质。人身不外阴阳五行，采其精气以补真元，则神灵通而形质固矣。但物性皆偏，太过不及仅足为害，苟非通乎造化之微者，未有试而不毙者也。此因其色与质以知其效者。丹砂正赤，为纯阳之色。心属火，色赤，故能入心，而统治心经之证。其质重，故又有镇坠气血之能也。凡药之用，或取其气，或取其味，或取其色，或取其形，或取其质，或取其性情，或取其所生之时，或取其所成之地，各以其所偏胜而即资之疗疾，故能补偏救弊，调和脏腑。深求其理，可自得之。

《本经疏证》：凡药所以致生气于病中，化病气为生气者也。凡用药取其禀赋之偏，以救人阴阳之偏胜也。是故药物之性，无有不偏者。徐洄溪曰：药之用，或取其气，或取其味，或取其色，或取其形，或取其质，或取其性情，或取其所生之时，或取其所成之地。愚谓：丹沙，则取其质与气与色为用者也。质之刚是阳，内含汞则阴。气之寒是阴，色纯赤则阳。故其义为阳抱阴，阴承阳。禀自先天，不假作为。人之有生已前，两精相搏即有神，神依于精乃有气，有气而后有生，有生而后知识具，以成其魂，鉴别昭以成其魄。故凡精神失所养，则魂魄遂不安。欲养之安之，则舍阴阳紧相抱持。密相承接之丹砂而谁取矣。然谓主身体五脏百病，养精神，安魂魄，益气明目，何也？夫固以气寒，非温煦生生之具。故仅能于身体五脏百病中，养精神、安魂魄、益气明目耳。若身体五脏百病，其不必养精神、安魂魄、益气明目者，则不得用丹砂，即精神当养，魂魄当安，气当益，目当明，而无身体五脏百病者，用丹砂亦无益。血脉不通者，水中之火不继续也。烦满消渴者，火中之水失滋泽也。中恶腹痛，阴阳不相保抱，邪得乘间以入。毒气疥瘘诸疮，阳不蓄阴而反灼阴，惟得药之阳抱阴、阴涵阳者治之。斯阳不为阴贼，阴不为阳累，诸疾均可已矣。是丹砂主治之义也。

丹砂之品甚尊，丹砂之用极博。乃仲景仅于寒气厥逆赤丸中用之，但得《别录》中恶腹痛一端耳。举凡身体五脏百病养精神、安魂魄、益气明目诸大用尽遗之，何也？是固古今医学分合所系，不可不知者也。考班氏《艺文志》方技之别有四：一曰医经，二曰经方，三曰房中，四曰神倦。太古之医，有岐伯、俞拊，中世有扁鹊、秦和，汉兴有仓公，咸能尽通其旨。迨汉中叶，学重师承，遂判而为四。自是各执一端，鲜能相通。即天纵仲景，于医几圣，其所深慨，亦止在不求经旨。斯须处方，是明明融洽医经，经方合为一贯，故于六淫之进退出入，阴阳之盛衰错互，皆辨析黍铢，于房中、神仙则咸阙焉。《本经》则太古相承，师师口授，该四而一焉者也。故仲景非特于精神魂魄等义，不备细研究以示人。即所谓轻身、益寿、不老、神仙者，岂复一言述及耶？仅于《五脏风寒积聚》篇曰：邪入使魂魄不安者，血气少也。血气少者属于心，心气虚者其人则畏，目合欲眠，梦远行，而精神离散，魂魄妄行，是归结其旨于气血，但使气血充盈，精神魂魄自然安贴耳。

《本草新编》：丹砂，味甘，气微寒，生饵无毒，炼服杀人。入心经。镇养心神，通调血脉，杀鬼祟精魅，扫疥瘘疮疡，止渴除烦恼，安魂定魄。水银，即丹砂火煅而出之者也，止可为外科之用。轻粉，又从水银而再变者也，亦外科所需。此三物，至毒者水银，其次轻粉，又其次则丹砂也。盖水银、轻粉经火百炼而成。丹砂未经火者，秉南方至精之气，可借以安神定魄，然亦止可少服以获益也。轻粉功专收敛，世人治杨梅风毒，用之以图速效，谁知毒未宣扬，遽用轻粉以敛毒，顾目前片刻之快，变成终身难治之疮，鼻落身腐而死，可不慎哉。

《医学衷中参西录》：味微甘性凉，为汞五硫一化合而成。性凉体重，故能养精神、安魂魄、镇惊悸、息肝风；为其色赤入心，能清心热，使不耗血，故能治心虚怔忡及不眠；能消除毒菌，故能治暴病传染、霍乱吐泻；能入肾导引肾气上达于心，则阴阳调和，水火既济；目得水火之精气以养其瞳子，故能明目；外用之，又能敷疮疡疥癞诸毒。

邹润安曰：凡药所以致生气于病中，化病气为生气也。凡用药取其禀赋之偏，以救人阴阳之偏胜也。是故药物之性，未有不偏者。徐洄溪曰：药之用，或取其气，或取其味，或取其色，或取其形，或取其质，或取其性情，或取其所生之时，或取其所成之地。愚谓：丹砂，则取其质与气与色为用者也。质之刚是阳，内含汞则阴气之寒是阴，色纯赤则阳，故其义为阳抱阴，阴承阳，禀自先天，不假作为。人之有生以前，两精相搏即有神，神依于精乃有气，有气而后有生，有生而后知识具以成其魂，鉴别昭以成其魄，故凡精气失其所养，则魂魄遂不安，欲养之安之，则舍阴阳紧相抱持，密相承接之丹砂又奚取乎？然谓主身体五脏百病，养精神，安魂魄，益气明目何也？夫固以气寒，非温煦生生之具，故仅能于身体五脏百病中，养精神、安魂魄、益气明目耳。若身体五脏百病中，其不必养精神、安魂魄、益气明目者，则不必用丹砂也。血脉不通者，水中之火不继续也，烦满消渴者，火中之水失滋泽也，中恶腹痛阴阳不相保抱，邪得乘间以入，毒气疥瘘诸疮，阳不畜阴而反灼阴，得惟药之阳抱阴，阴涵阳者治之，斯阳不为阴贼，阴不为阳累，诸疾均可已矣。按此为邹氏释《神农本草经》之文，可谓精细入微矣。

牡 蛎

【性味归经】咸，微寒。归肝、胆、肾经。

【功效主治】重镇安神，潜阳补阴，软坚散结。用于惊悸失眠，眩晕耳鸣，瘰疬痰核，癥瘕痞块。

煅牡蛎收敛固涩，制酸止痛。用于自汗盗汗，遗精滑精，崩漏带下，胃痛吞酸。

琥 珀

【性味归经】甘，平；无毒。归心、肝、膀胱经。

【功效主治】镇惊安神，散瘀止血，利水通淋。治惊风癫痫，惊悸失眠，血淋血尿，小便不通，妇女闭经，产后停瘀腹痛，痈疽疮毒，跌打创伤。

【本草沿革】

《名医别录》：味甘，平，无毒。主安五脏，定魂魄，杀精魅邪鬼，消瘀血，通五淋。

《开宝本草》：味甘，平，无毒。主安五脏，安魂魄，杀精魅邪鬼，消瘀血，通五淋。生永昌。

《药类法象》：安五脏，定魂魄，消瘀血，通五淋

《汤液本草》：《本草》云安五脏，定魂魄，消瘀血，通五淋。

《本草蒙筌》：味甘，气平。属金，阳也。无毒。……利水道，通五淋，定魂魄，安五脏。破癥结瘀血，杀鬼魅精邪。止血生肌，明目摩翳。治产后

血晕及儿枕疼，疗延烂金疮并胃脘痛。……谟按：丹溪云古方用琥珀利小便，以燥脾土有功。盖脾能运化，肺得下降，故小便可通也。若血少而不便不利者用之，反致燥急之患，不可不谨。《别说》又云：茯苓、琥珀皆自松出，而所禀各异，茯苓生成俱阴，琥珀生于阳而成于阴，故皆治荣而安心利水，其效也。

《本草乘雅半偈》：虎魄入土化石，松脂入土化珀，同成坚固，因名琥珀。况膏释脂凝，则松脂原具坚固相矣。入土沦结，自然莹光特异。虽与松脂偕安五脏，不若琥珀之能奠安神室也。魂游于天，对待治之；魄降于地，想更亲切。故定魂魄之功，昭著特甚。瘀血五淋，腐秽所成。松脂琥珀，精英所聚，杀精魅邪鬼者，以异光璧昭，则鬼魅遁形，如神明在躬，死阴自当潜消默化矣。

《雷公炮制药性解》：琥珀，味甘，性平，无毒，入心、脾、小肠三经。主辟百邪，安五脏，定魂魄，止心痛，消瘀血，利水道，通五淋，破癥结，去目翳，敷金疮。按：琥珀乃松脂入地千载化成，得土既久，宜入脾家，松之有脂，犹人之有血与水也。且成珀者，有下注之义，又宜入心与小肠，《内经》曰：主不明则十二官危，使道闭塞而不通。服琥珀则神室得令，五脏安，魂魄定，邪何所附，病何自生邪。于是使道通而瘀血诸证靡弗去矣。夫目得血而能视，心宁则营和而翳何足虞。金疮者，惟患其血逆于腠耳，能止之和之，未有不瘳者也。丹溪曰：古方用以燥脾土有功，脾能运化，则肺气下降，故小便可通，若血少不利者，反致其燥急之苦。《别说》云：茯苓生成于阴者也，琥珀生于阳而成于阴者也，故皆主安心利水而治荣。

《景岳全书》：味甘淡，性平。安五脏，清心肺，定魂魄，镇癫痫，杀邪鬼精魅，消瘀血痰涎，解蛊毒，破癥结，通五淋，利小便，明目磨翳，止血生肌，亦合金疮伤损。

《本草备要》：通，行水散瘀，安神。甘，平。以脂入土而成实，故能通塞以宁心，定魂魄，疗癫邪。从镇坠药则安心神。色赤入手少阴、足厥阴血分心、肝。故能消瘀血，破癥瘕，生肌肉，合金疮。从辛温药，则破血生肌。其味甘淡上行，能使肺气下降而通膀胱。经曰：饮食入胃，游溢精气，上输于脾，脾气散精，上归于肺，通调水道，下输膀胱。凡渗药皆上行而后下降。故能治五淋、利小便、燥脾土。从淡渗药，则利窍行水。然石药终燥，若血少而小便不利者，反致燥急之苦。又能明目磨翳。

《本草求真》：[批]清肝肾热邪，利水消瘀。琥珀专入心、肝，兼入小肠、肾。甘淡性平。承曰：茯苓生于阴而成于阳，琥珀生于阳而成于阴。按书：虽曰脂入土而成宝，合以镇坠等药，则能安魂定魄；色赤能入心、肝二经血分，合以辛温等药，则能消瘀破癥，生肌合口；其味甘淡上行，合以渗利等药，则能治淋通便，燥脾补土。经曰：饮食入胃，游溢精气，上输于脾，脾气散精，上归于肺，通调水道，下输膀胱，凡渗药皆上行而后下降。且能明目退翳，即退翳之效。逐鬼杀魅，即安魂魄之效。谓是水去热除安镇之意。但此性属消磨，则于真气无补，气属渗利，则于本源有耗，此惟水盛火衰者，用之得宜。若使火盛水涸，用之不能无虑。血瘀而小便不利者宜用，血少而小便利者，反致燥急之苦。

《神农本草经疏》：琥珀感土木之气而兼火化，故其味甘平，无毒而色赤。阳中微阴，降也。入手少阴、太阳，亦入足厥阴经。专入血分。五脏有所感触则不安，能杀精魅邪鬼，则五脏自安，魂魄自定。心主血，肝藏血，入心入肝，故能消瘀血也。《药性论》云：琥珀君，治百邪，产后血瘀作痛。日华子云：疗蛊毒，壮心，明目磨翳，止心癫邪，破结癥。正以其阳明之物，又消瘀血，故主上来诸病也。若作傅药，能止血，生肌，愈金疮。宋高祖时，宁州贡琥珀枕，碎以赐军士傅金疮，其一证也。出罽宾国。初如桃胶，凝乃成焉。《海药》云：是海松木中津液，初如桃胶，后乃凝结，性温，主止血，生肌，镇心，明目，破癥瘕气块，产后血晕闷绝，儿枕痛等，并宜饵此。……简误：此药毕竟是消磨渗利之性，不利虚人。大都从辛温药则行血破血，从淡渗药则利窍行水，从金石镇坠药则镇心安神。凡阴虚内热，火炎水涸，小便因少而不利者，勿服琥珀以强利之，利之则愈损其阴。

《得配本草》：甘，平。入手少阴、足厥阴气分。达命门，利水道。散瘀破坚，宁神定魄。

《本经疏证》：松脂能流入地，遂可谓通五淋乎？琥珀自黄变赤，遂可谓消瘀血乎？浅之乎论琥珀矣！夫岂不曰松脂入地，千年乃成琥珀耶？松脂为物，遇热能流，得火能燃，惟沦入地中，日久化成，其能燃之性，被水养而至难燃，能流之性，被土养而至难流，遂火化为色，水化为光，故其殷赤是火丽于水也，其晶莹是水凝于火也。火阻水而成淋，水违火而为瘀，不藉之可消可通耶。且消瘀血非行瘀血，通五淋非利小便，曰消则可见能化死为生，曰通则可见能使止为行，是故欲知非行瘀非利之故，则当审所谓消瘀血通五淋者，必在五脏不安魂魄不定中施其作为，而后此义可明。魂神之凝于气者也，魄神之凝于精者也，五脏有所不安，精气有所不摄，则魂魄遂不定。盖魄藏于肺，肺不安则治节失职，而火阻夫水，魂藏于肝，肝不安则疏泄失宜，而水违于火，此其证必精神恍惚，梦寐纷纭，惊惕不安，语言少序，即使有瘀而不得行攻伐，有阻而不得极导泄之候，故以此呼吸嘘植其精神，胶黏其水火，而后可消可通也。若因瘀滞而成瘕癖，因邪火而致淋沥者，原非所宜用。

第二节 养心调神药

人参

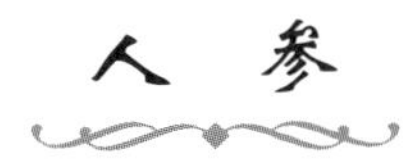

见调精类常用药物。

柏子仁

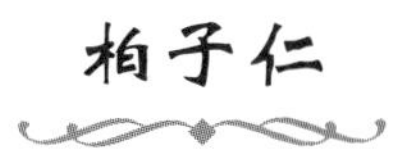

【性味归经】甘，平。归心、肾、大肠经。

【功效主治】养心安神，润肠通便，止汗。用于阴血不足，虚烦失眠，心悸怔忡，肠燥便秘，阴虚盗汗。

【本草沿革】

《景岳全书》：味甘平，性微凉，能润心肺，养肝脾，滋肾燥，安神魂，益志意。故可定惊悸怔忡，益阴气，美颜色，疗虚损，益血止汗，润大肠，利虚秘，亦去百邪鬼魅，小儿惊痫。总之，气味清香，性多润滑，虽滋阴养血之佳剂，若欲培补根本，乃非清品所长。

《本草纲目》：柏子仁，性平而不寒不燥，味甘而补，辛而能润，其气清香，能透心肾，益脾胃，宜乎滋养之剂用之。养心气，润肾燥，安魂定魄，益智宁神。烧沥，泽头发，治疗癣。

《本经逢原》：柏子仁性平而补，味甘而辛，其气清香，能通心肾，益脾胃，宜乎滋养之剂用之。《本经》言除风湿痹者，以其性燥也。《别录》疗忧惚，及历节腰中重痛，即《本经》主惊悸、除风湿痹也。《经疏》以为除风湿痹之功，非润药所能，当是叶之能事。岂知其质虽润，而性却燥，未有香药之性不燥者也。好古以为肝经气分药，时珍言养心气，润肾燥，安魂定魄，益智宁神，即《本经》之安五脏也。昔人以其多油而滑，痰多作泻忌服。盖不知其性燥，而无伤中泥痰之患。久服每致大便燥结，以芳香走气，而无益血之功也。

《神农本草经疏》：柏感秋令得金气，其质坚而气极芬芳，故其实味甘平，无毒。甄权加辛，亦应有之。入足厥阴、少阴，亦入手少阴经。其主惊悸者，心藏神，肾藏精与志，心肾两虚则病惊悸。入心故养神，入肾故定志，神志得所养而宁定，则其证自除矣，芬芳则脾胃所喜，润泽则肝肾所宜，故能安五脏，五脏皆安则气自益矣。……惟除风湿痹之功，非润药所能，当是叶之能事耳。《别录》疗恍惚，即惊悸之渐也。虚损吸吸，精气微也，历节腰中重痛，肝肾不足也。汗乃心液，心主血，益阴血则诸证悉瘥矣。叶：味苦而微温，义应并于微寒，故得主诸血，崩中赤白。若夫转身益气，令人耐寒暑，则略同于柏实之性矣。惟生肌去湿痹，乃其独擅之工也。……简误：柏子仁，体性多油，肠滑作泻者勿服。膈间多痰者勿服，阳道数举，肾家有热，暑湿作泻，法咸忌之。已油者勿用入药。

《得配本草》：辛，平、微凉。入手少阴、足厥阴经气分。安五脏，宁神志，去鬼交，定惊悸，利虚秘，治惊痫。得远志少许，升肾气交心。配松子、麻子仁，治老人虚秘。……痰多，肺气上浮，大便滑泄，胃虚欲吐，四者禁用。

远　志

见调精类常用药物。

合欢皮

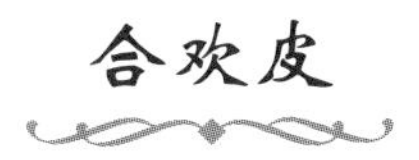

【性味归经】甘，平。归心、肝、肺经。

【功效主治】解郁安神，活血消肿。用于心神不安，忧郁失眠，肺痈，疮肿，跌扑伤痛。

【本草沿革】

《神农本草经》：味甘，平。主安五脏，和心志，令人欢乐无忧。

《本草蒙筌》：味甘，气平。无毒。……利心志补阴，安五脏明目。令人事事遂欲，时常安乐无忧。

《本草乘雅半偈》：阳动而开，阴静而合，此至和，此至安也。动而能静，开而必合，此方至和，此方至安也。若动不能开，静不能合，与动不能静，开不能合，斯不和，斯不安矣。合欢昼而阳舒，夜而阴合，静时交结，动不相牵，开合动静，咸得所欲，是得阴阳之正，既安且和，人心如此，何忿不蠲。参曰：昼开夜合，以昼夜为呼吸者也。当安心肺之阳，肾肝之阴，并安中州，滋培后天者欤。和心志欢乐无忧者，以脏安则神安，神安则志溢，志溢则无恐惧忧悲矣。俨似卫气之出入，亦可安卫气之昼出于阳，夜入于阴。更安营气之周行经隧，镇定中州故也。……惟脏安心和，故欢乐无忧。惟欢乐无忧，久之自身轻目明，而欲得矣。盖气郁闷则重滞，乐则飞扬而轻也。肝屈则目昏，乐则开爽而明也。心愁虑，则不能如意，乐则从心所欲，无弗得也。

《雷公炮制药性解》：合欢皮，味甘，性平，无毒，入心经。主安五脏，利心志，杀诸虫，消痈肿，续筋骨，令人欢乐无怒，轻身明目。花主小儿撮口，煎汤洗拭；跌打伤疼，热酒调下。按：合欢味甘，何以独入心家？《经》所谓“以甘泻之”之说也。心得所胜，而痈疮诸患为之自释矣。其叶细细相并，至夜则合，又名夜合花，似绒拂可爱，俗又谓之乌绒。

《本草求真》：[批] 补脾阴，缓心气。合欢专入脾，兼入心。因何命名，谓其服之脏腑安养，令人欢欣怡悦，故以欢名。第此味甘气平，服之虽能入脾补阴，朱震亨曰：合欢属土，补阴之功，长肌肉、续筋骨，概可见矣。入心缓气，而令五脏安和，神气自畅，及单用煎汤，而治肺痈唾浊。韦宙独行方。合阿胶煎汤而治肺痿吐血，皆验；与白蜡熬膏，而为长肉生肌，续筋接骨之药。然气缓力微，用之非止钱许可以奏效，故必重用久服，方有补益怡悦心志之效矣。若使急病而求治即欢悦，其能之乎。

《本草分经》：甘，平。和血补阴，安五脏，和心志，益心脾。调和则五脏自安矣。

石菖蒲

【性味归经】辛、苦，温。归心、胃经。

【功效主治】开窍豁痰，醒神益智，化湿开胃。用于神昏癫痫，健忘失眠，耳鸣耳聋，脘痞不饥，噤口下痢。

【本草沿革】

《开宝本草》：味辛，温，无毒。主耳聋，痈疮，温肠胃，止小便利，四肢湿痹，不得屈伸，小儿温疟，身积热不解，可作浴汤。聪耳目，益心智，高志不老。

《神农本草经疏》：菖蒲君，正禀孟夏六阳之气，而合金之辛味以生者也。其味苦辛，其气大温。阳精芳草故无毒。阳气开发，外充百骸，辛能四达以散邪结，此通利心脾二经之要药也。盖苦可燥湿，温能辟寒，辛可散结，风寒湿三者合而成痹，去此三邪痹自愈矣。阳气开发，芬芳轻扬，气重于味，辛兼横走，故能下气开心。咳逆者，气逆之候也，下气则咳逆上气可去。五脏之壅遏既彻，则九窍应之而通，故聪明耳目，出音声，主耳聋。辛以散之，故治痈疮。气味辛温，气厚发热，故温肠胃。膀胱虚寒则小便不禁，肠胃既温则膀胱兴焉，故止小便。脾主四肢，脾湿既祛，则四肢湿痹不得屈伸自利。山岚瘴气最能使小儿发疟，寒湿之甚莫过山岚，既散其邪则病本已拔，疟焉得而不已焉？作浴汤，及久服轻身者，除湿之验也。不迷惑，益心智，高志者，心窍开利也。

《药鉴》：气温，味辛、苦，无毒。主消目翳，去头风。开心志，益智慧。清音声，通灵窍。腹痛或走者立效，胎动欲产者即安。中恶懵死难醒，急灌生汁。温疟积热不解，即浴浓汤。大都温则驱手足湿痹，可使屈伸。辛则贴发背痈疽，能消肿毒。苦则除心热烦闷，能下气杀虫。

《本经逢原》：菖蒲乃手少阴、厥阴之药，心气不足者宜之。《本经》言补五脏者，心为君主，五脏系焉。首言治风寒湿痹，是取其辛温开发脾气之力。治咳逆上气者，痰湿壅滞之喘咳，故宜搜涤。若肺胃虚燥之喘咳，非菖蒲可治也。其开心孔，通九窍，明耳目，出音声，总取辛温利窍之力。心孔开，九窍利，则痈疮之毒可解。肠胃喜温恶寒，肠胃既温，则膀胱之虚寒，小便不禁自止。久服轻身者，除湿之验也。不忘不惑，延年益智，高志不老，皆补五脏，通九窍之力也。又主肝虚心腹痛，霍乱转筋，消伏梁癫痫，善通心脾痰湿可知，《千金》治胎动不安，半产漏下，或抢心下血，及产后崩中不止，并以菖蒲一味煎服。凡阳亢阴虚，嫠寡失合者禁用。以其性温，善鼓心包之火，与远志之助相火不殊。观《本经》之止小便利，其助阳之力可知。

莲　子

【性味归经】甘、涩，平。归脾、肾、心经。

【功效主治】补脾止泻，止带，益肾涩精，养心安神。用于脾虚泄泻，带下，遗精，心悸失眠。

【本草沿革】

《神农本草经》：气味甘，平。主补中，养神，益气力，除百病。

《本草乘雅半偈》：其根藕，其实莲。莲者，奇也。藕者，耦也。奇耦者，即坎离之中画。莲实者，即坎中之满，能填离中之虚，故称补中。中即中黄，假实中之薏，以为种子。其中所蕴，为资始资生之本，微而能著，固而愈强。故养益神气，百疾自除。菊耐霜，莲耐日，寒暑所不能损者，岂患老之将至耶。然妙在薏，设修治去之，失却圣胎种子矣。……客曰：经秋正黑，入水必沉，卤盐煎之能浮，生山海间者，百年不坏，食之能令发黑不老者，何也？颐曰：莲实一名水芝，盖钟天一之灵，以透发地二之德，见秋金之母，自然本色毕露，入水而炎上一脉已断，全归水性，密藏不出，无复浮理，唯以卤盐之本族柔之，煎熬之火力迫之，自然生气流动，不容终沉。若归宗于海者，必能久居其所，以北方之水液，滋血之馀，后天之坎精，润形之槁，宜其黑发不老也。客曰：安靖上下君相火邪者，何也？颐曰：莲从藕根抽茎开花，以及结实，皆自下而上。实中之薏，包蕴根茎花叶，形复倒垂，自上而下，有归根潜伏之义。薏居中，为黄婆，能调伏心肾。又苦味能降，此为莲之心苗，含水之灵液，结于炎夏。又秉火之正令，其安靖上下君相火邪，气味应尔。客曰：《本经》主治惟实，《别录》以藕节，止吐血、衄血、消瘀血、血闷者，何也？颐曰：心主血脉，吐衄即血无所主。脉无经纬，亦道路填塞，疆界失制，藕质脉络井然，窍穴玲彻，节则又为疆界之总制，象形从治，则血有所主，错综经隧，仍无碍矣。

《雷公炮制药性解》：主清心醒脾，补中养神，进饮食，止泻痢，禁泄精，除腰痛，久服耳目聪明。宜去心蒸熟用。莲须，主益肾涩精。荷叶，主雷头风，破血止渴。叶蒂，主安胎，逐瘀血，留好血，止血痢。按：藕味甘温，宜归脾脏，脾实裹血，故治血证。多服莲子，令人气滞；多服莲须，令人秘结。荷叶形如仰盂，其象为震，震为雷，属木化风，故治雷头风。枳术丸用之，取其引生少阳经清气耳。叶蒂在中，故能中守；又能行血者，性温之功也。

《本经逢原》：莲子得水之精英，补中养神，益气清心，固精止泻，除崩带赤白浊，能使心肾交而成既济之妙。昔人治心肾不交，劳伤白浊，清心莲子饮；补心肾，益精血，有瑞莲丸，皆取其补益黄庭，实堤御水之义。

《本草崇原》：莲生水中，茎直色青，具风木之象，花红，须黄，房白，子黑，得五运相生之气化，气味甘平。主补中，得中土之精气也。养神，得水火之精气也。益气力，得金木之精气也。百疾之生，不离五运，莲禀五运之气化，故除百疾。

《本草经解》：莲实气平涩，秉天秋收之金气，入手太阴肺经；味甘无毒，得土中正之土味，入足太阴脾经；以其仁也，兼入少阴心经。气味升降，阳也。脾者，五脏之中也，甘平益脾，所以补中。心者，神之居也，芳香清心，所以养神。脾为万物之母，后天之肺，主周身之气，先天之源，甘平益脾肺，所以益气力。心为十二官之主，主安则十二官俱安，而百病皆除也。

《本草新编》：味甘涩，气平、寒，无毒。入心、脾、肝、肾四脏。养神定志，能交君相二火，善止泄精，清心气，去腰疼，禁痢疾。花心，益肾，涩精，固髓。藕，甘寒。主血多验，治瘀血，逐散不凝，止吐衄溢妄行，破产后血积烦闷，解酒却热，治金疮生肌。按：莲子、花、藕，俱能益人，而莲子之功尤胜。世人谓莲子不宜食心，恐成卒暴霍乱。不知莲子去心用之，全无功效，其妙全在于心，不特止产后消渴也。莲子之心，清心火，又清肾火。二火炎，则心肾不交；二火清，则心肾自合。去莲心，而止用莲肉，徒能养脾胃，而不益心肾矣。莲子心单用入之于参、苓、芪、术之中，治梦遗尤神，取其能交心肾也。故用莲子断不可去心，一去心，则神不能养，而志不能定，精泄不能止，而腰痛不能除矣。或问莲子清心汤，前人用之，未闻用心也。曰：莲子而不用心，此清心汤之所以不效也。前人制方，未必不单用莲心，岁久失传，人不知用，致清心汤神效竟为无用之方。此铎所以三叹也。原世人用清心汤者，用莲子心一钱以清心，未有不效应如响者矣。

乌 头

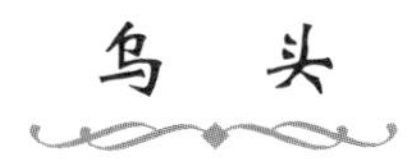

【性味归经】辛、苦，热；有大毒。归心、肝、肾、脾经。

【功效主治】祛风除湿，温经止痛。用于风寒湿痹，关节疼痛，心腹冷痛，寒疝作痛及麻醉止痛。

第三节　清心调神药

苦　参

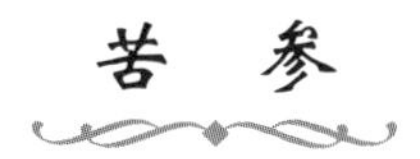

见调精类常用药物。

丹　参

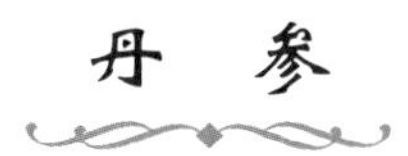

【性味归经】苦，微寒。归心、肝经。

【功效主治】活血祛瘀，通经止痛，清心除烦，凉血消痈。用于胸痹心痛，脘腹胁痛，癥瘕积聚，热痹疼痛，心烦不眠，月经不调，痛经经闭，疮疡肿痛。

【本草沿革】

《雷公炮制药性解》：丹参，味苦，性微寒，无毒，入心经。养神定志，破结除癥，消痈散肿，排脓止痛，生肌长肉，治风邪留热、眼赤狂闷、骨节疼痛、四肢不遂，破宿血，补新血，安生胎，落死胎，理妇人经脉不调、血崩带下。

《景岳全书》：味微苦、微甘、微涩，性微凉，无毒。反藜芦。能养血活血，生新血，行宿血，故能安生胎，落死胎；血崩带下可止，经脉不匀可调。此心脾肝肾血分之药，所以亦能养阴定志，益气解烦，疗眼疼脚痹，通利关节，及恶疮疥癣，赤眼丹毒，排脓止痛，长肉生肌。

《本草备要》：补心，生血，去瘀。气平而降，《本经》微寒。弘景曰：性应热。味苦色赤。入心与包络。破宿血，生新血，瘀去然后新生。安生胎，养血。堕死胎，去瘀。调经脉，风寒湿热，袭伤营血，则经水不调。先期属热，后期属寒，又有血虚、血痰、气滞、痰阴之不同。大抵妇人之病，首重调经，经调则百病散。除烦热，功兼四物，一味丹参散，功同四物汤。为女科要药。治冷热劳，骨节痛，风痹不随，手足缓散，不随人用。经曰：足受血而能步，掌受血而能握。肠鸣腹痛。崩带癥瘕，音征加。癥者，有块可征，瘕者，假也，移动聚散无常，皆血病。血虚血瘀之候，又治目赤疝痛，疮疥肿毒，排脓生肌。郑奠一曰：丹参养神定志，通利血脉，实有神验。畏咸水。忌醋。反藜芦。

《本草求真》：[批]破心包血瘀，安神志。丹参专入心包络，兼入肝。味苦色赤，性平而降。时珍曰：五参五色配五脏。故人参入脾曰黄参，沙参入肺曰白参，玄参入肾曰黑参，牡蒙入肝曰紫参，丹参入心曰赤参，其苦参则右肾命门药也，古人舍紫参而称苦参，未达此义。书载"能入心包络破瘀"一语，已尽丹参功效矣。然有论其可以生新安胎，调经除烦，养神定志，及一切风痹，崩带癥瘕，目赤疝痛，疮疥肿痛等症。时珍曰：按《妇人明理论》云四物汤治妇人病，不问产前产后，经水多少，皆可通用。惟一味丹参散主治与之相同。盖丹参能破宿血，补新血，安生胎，落死胎，止崩中带下，调经脉，其功大类当归、地黄、芎䓖、芍药故也。[批]四物汤亦有产前产后不得妄用，愿医者勿拘死法可耳。总皆由其瘀去，以见病无不除，非真能以生新安胎，养神定志也。凡妊娠无故大便不实者，切忌。

黄 连

【性味归经】苦，寒。归心、脾、胃、肝、胆、大肠经。

【功效主治】清热燥湿，泻火解毒。用于湿热痞满，呕吐吞酸，泻痢，黄疸，高热神昏，心火亢盛，心烦不寐，心悸不宁，血热吐衄，目赤，牙痛，消渴，痈肿疔疮；外治湿疹，湿疮，耳道流脓。

酒黄连善清上焦火热。用于目赤，口疮。

姜黄连清胃和胃止呕。用于寒热互结，湿热中阻，痞满呕吐。

萸黄连舒肝和胃止呕。用于肝胃不和，呕吐吞酸。

【本草沿革】

《汤液本草》：黄连苦燥，故入心，火就燥也，然泻心，其实泻脾也，为子能令母实，实则泻其子。治血，防风为上使，黄连为中使，地榆为下使。

《韩氏医道》：火分之病，黄连为主，五脏皆有火，平则治，病则乱，方书有君火、相火、邪火、龙火之论，其实一气而已。故丹溪云：气有余便是火，分为数类。凡治本病，略炒以从邪。实火，以朴硝汤；假火，酒；虚火，醋；痰火，姜汁；俱浸透炒。气滞火，以茱萸；食积泄，黄土；血癥瘕痛，干漆；俱水拌同炒，去萸、土、漆。下焦伏火，以盐水浸透拌焙；目疾以人乳浸蒸，或点或服。生用为君，佐官桂少许，煎百沸，入蜜空心服之，能使心肾交于顷刻。入五苓、滑石，大治梦遗。以土、姜、酒、蜜四者为君，使君子为臣，白芍药酒煮为佐，广木香为使，治小儿五疳。以茱萸炒者，加木香等分，生大黄倍之，水丸，治五痢。以姜汁酒煮者为末，和霞天膏，治癫痫、诸风、眩晕疮疡，皆效，非彼但云泻心火，而与芩、柏诸苦药例称者比也。

《本草思辨录》：黄连之用，见于仲圣方者，黄连阿胶汤泻心汤，治心也；五泻心汤、黄连汤、干姜黄连黄芩人参汤，治胃也，黄连粉，治脾也；乌梅丸，治肝也；白头翁汤、葛根黄芩黄连汤，治肠也。其制剂之道，或配以大黄、芍药之泄，或配以半夏、瓜蒌实之宣，或配以干姜、附于之温，或配以阿胶、鸡子黄之濡，或配以人参、甘草之补，因证制宜，所以能收苦燥之益而无苦燥之弊也。

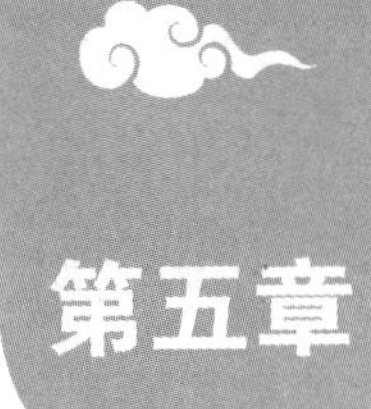

第五章

调志类常用药物

第一节　镇惊调志药

龙　骨

【性味归经】甘、涩，平。归心、肝、肾经。

【功效主治】镇惊安神，平肝潜阳，收敛固涩。治惊痫癫狂，怔忡健忘，失眠多梦，自汗盗汗，遗精淋浊，吐衄便血，崩漏带下，泻痢脱肛，溃疡久不收口。

【本草沿革】

《汤液本草》：气平微寒，味甘，阳也。无毒。《本草》云：主心腹鬼疰，精物老魅，咳逆，泄痢脓血。女子漏下，癥瘕坚结。小儿热气惊痫。疗心腹烦满，四肢痿枯汗出，夜卧自惊恚怒，伏气在心下，不得喘息。肠痈内疽，阴蚀。止汗，缩小便，溺血，养精神，定魂魄，安五脏。

《名医别录》：微寒，无毒。主治心腹烦满，四肢痿枯，汗出，夜卧自惊，恚怒，伏气在心下，不得喘息，肠痈内疽阴蚀，止汗，小便利，溺血，养精神，定魂魄，安五脏。

《开宝本草》：味甘，平、微寒，无毒。疗心腹烦满，四肢痿枯，汗出，夜卧自惊，恚怒，伏气在心下，不得喘息，肠痈内疽阴蚀，止汗，缩小便，溺血，养精神，定魂魄，安五脏。白龙骨，疗梦寤泄精，小便泄精。

《神农本草经疏》：龙禀阳气以生，而伏于阴，为东方之神，乃阴中之阳，鳞虫之长，神灵之物也。故其骨味甘平，气微寒，无毒。内应乎肝，入足厥阴、少阳、少阴，兼入手少阴、阳明经。神也者，两精相合，阴阳不测之谓也。神则灵，灵则能祛邪恶、蛊毒、魇魅之气，及必腹鬼疰、精物老魅，遇之则散也。

《景岳全书》：味甘，平，性收涩。其气入肝肾，故能安神志，定魂魄，镇惊悸，涩肠胃，逐邪气，除夜梦鬼交，吐血衄血，遗精梦泄，收虚汗，止泻痢，缩小便，禁肠风下血尿血，虚滑脱肛，女子崩淋带浊，失血漏胎，小儿风热惊痫。

《本草备要》：涩泻，固肠，镇惊。甘涩微寒。入手足少阴心、肾。手阳明大肠、足厥阴经肝。能收敛浮越之正气，涩肠益肾，安魂镇惊，辟邪解毒。治多梦纷纭，惊痫疟痢，吐衄崩带，遗精脱肛；利大小肠，固精止汗，定喘。气不归元则喘；敛疮，皆涩以止脱之义。

《本经逢原》：涩可以去脱，龙骨入肝敛魂，收敛浮越之气。《本经》主心腹鬼疰精魅诸疾，以其神灵能辟恶气也。

《本草求真》：敛肝气止脱，镇惊安魄。龙骨专入肝、肾、大肠，兼入心，阴中之阳，鳞虫之长。甘涩微寒。功能入肝敛魂，不令浮越之气游散于外，故书载能镇惊辟邪，止汗定喘。冯兆张曰：龙，灵物也。灵则能敛邪恶蛊毒魇魅之气，喘逆者气不归元也，气得敛摄而归元，则喘逆自止。

《本草新编》：龙骨，味甘，气微寒，阳也。虽有雌雄，无分功效，但色黑者不可用。必须火煅研末，水飞过，始可用之。闭塞滑泻之大肠，收敛浮越之正气，止肠风下血，及妇人带下崩中，塞梦寐泄精，并小儿惊痫风热，辟鬼疰精物，除肠痈内疽，固虚汗，缩小便，散坚结，消癥瘕。

《本草分经》：甘，平，涩，入心、肝、肾、大肠。能敛涩越之正气，涩肠益肾，安魂镇惊，固精止汗，定喘解毒，皆涩以止脱之义。

《本草思辨录》：龙骨非无真者，特不易得耳。药肆所售，乃龙蛰土中，至春启蛰上腾。其所伏处，土遂粘埴似石而形似龙，故其用与真龙为近。龙为东方之神而骨粘舌，其用在心肝二经为多。能收敛浮越之正气，安魂魄，镇惊痫。至主心腹鬼疰精魅，则以神物能辟邪恶也。

《神农本草经百种录》：咸甘，平。主心腹鬼疰，精物老魅，纯阳能制阴邪。咳逆，敛气涤饮。泄痢脓血，女子漏下，收涩之功。癥瘕坚结，龙性善入，能穿破积滞。小儿热气惊痫，敛火安神。齿：主小儿、大人惊痫，癫疾狂走，与骨同义，但齿则属肾、属骨，皆主闭藏，故于安神凝志之效尤多。心下结气，不能喘息，收降上焦游行之逆气。诸痉，心经痰饮。杀精物。义亦与骨同。久服轻身，通神明，延年。龙能飞腾变化且多寿，故有此效。

龙得天地纯阳之气以生，藏进多，见时少。其性至动而能静，故其骨最黏涩，能收敛正气。凡心神耗散，肠胃滑脱之疾，皆能已之。阳之纯者，乃天地之正气，故在人身亦但敛正气，而不敛邪气。所以仲景于伤寒之邪气未尽者，亦用之。后之医者于斯义，盖未之审也。人身之神属阳，然神非若气血之有形质可补泻也，故治神为最难。龙者乘天地之元阳出入，而变化不测，乃天地之神也。以神治神，则气类相感，更佐以寒热温凉补泻之法，虽无形之病，不难治矣。

天地之阳气有二：一为元阳之阳，二为阴阳之阳。阴阳之阳，分于太极既判之时，以日月为升降，而水火则其用也，与阴为对待，而不并于阴，此天地并立之义也。元阳之阳，存于太极未判之时，以寒暑为起伏，而雷雨则其用也。与阴为附丽而不杂于阴，此天包地之义也。龙者，正天地元阳之气所生，藏于水，而不离乎水者也。故春分阳气上，井泉冷，龙用事而能飞；秋分阳气下，井泉温，龙退蛰而能潜。人身五脏属阴，而肾尤为阴中之至阴，凡周身之水皆归之，故人之元阳藏焉。是肾为藏水之脏，而亦为藏火之脏也，所以阴分之火动而不藏者，亦用龙骨，盖借其气以藏之，必能自返其宅也。非格物穷理之极者，其孰能与于斯。

牡　蛎

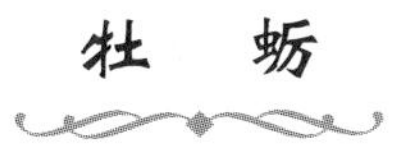

【性味归经】咸，微寒。归肝、胆、肾经。

【功效主治】重镇安神，潜阳补阴，软坚散结。用于惊悸失眠，眩晕耳鸣，瘰疬痰核，癥瘕痞块。

煅牡蛎收敛固涩，制酸止痛。用于自汗盗汗，遗精滑精，崩漏带下，胃痛吞酸。

【本草沿革】

《神农本草经疏》：其味咸平，气微寒，无毒，入足少阴、厥阴、少阳经。其主伤寒寒热、温疟洒洒、惊恚怒气、留热在关节去来不定、烦满、气结心痛、心胁下痞热等证，皆肝胆二经为病。二经冬受寒邪，则为伤寒寒热；夏伤于暑，则为温疟洒洒；邪伏不出，则热在关节去来不定；二经邪郁不散，则心胁下痞；热邪热甚，则惊恚怒气，烦满气结心痛。此药味咸气寒，入二经而除寒热邪气，则营卫通，拘缓和，而诸证无不瘳矣。少阴有热，则女子为带下赤白，男子为泄精，解少阴之热，而能敛涩精气，故主之也。

《汤液本草》：咸为软坚之剂，以柴胡引之，故能去胁下之硬；以茶引之，能消结核；以大黄引之，能除股间肿；地黄为之使，能益精收涩、止小便，本肾经之药也。

磁　石

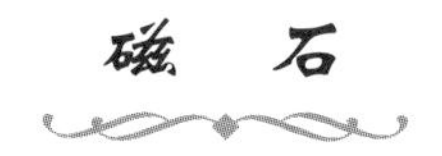

【性味归经】咸，寒。归肝、心、肾经。

【功效主治】镇惊安神，平肝潜阳，聪耳明目，纳气平喘。用于惊悸失眠，头晕目眩，视物昏花，耳鸣耳聋，肾虚气喘。

【本草沿革】

《得配本草》：柴胡为之使。……伏丹砂。……辛、咸，平。入足少阴经。坠炎上之火以定志，引肺金之气以入肾。水得金而自清，火不攻而自伏。除烦闷，逐惊痫，聪耳明目。得朱砂、神曲，交心肾，治目昏内障。磁石使精水不外遗，朱砂使邪火不上侵。配人参，治阳事不起。佐熟地、萸肉，治耳聋；相火不上，则气清而聪。和面糊调涂囟上，治大肠脱肛。入后洗去。地榆汁煮，火煅醋淬用。入肠恐致后患。纱包入药煎，但取其气为妥。诸石有毒。不宜久用。独磁石性禀冲和，常服亦可。

第二节 固涩调志药

桑螵蛸

【性味归经】甘、咸，平。归肝、肾经。

【功效主治】固精缩尿，补肾助阳。用于遗精滑精，遗尿尿频，小便白浊。

【本草沿革】

《名医别录》：味甘，无毒。主治男子虚损，五脏气微，梦寐失精，遗溺。久服益气，养神。

《神农本草经疏》：桑螵蛸，桑树上螳螂子也。禀秋金之阴气，兼得桑木之津液，《本经》味咸气平。《别录》甘无毒。气薄味厚，阴也。入足少阴、太阳经。人以肾为根本，男子肾经虚损，则五脏气微，或阴痿，梦寐失精遗溺。咸味属水，内合于肾，肾得之而阴气生长，故能愈诸疾及益精生子也。肾与膀胱为表里，肾得所养则膀胱自固，气化则能出，故利水道通五淋也。女子属阴，肝肾用事，疝瘕血闭腰痛，皆二经为病，咸能益阴入血软坚，是以主之。甘能补中，故主伤中益气。肾足则水自上升，克与心交，故能养神也。……简误：桑螵蛸气味虽咸平，走肾利水道，然得秋时收敛之气，凡失精遗溺，火气太盛者，宜少少用之。

《本草备要》：补肾。甘咸，入肝、肾、命门，益精气而固肾。治虚损阴痿，梦遗白浊，血崩腰痛，伤中疝瘕。肝肾不足。通五淋，缩小便，能通故能缩。肾与膀胱相表里，肾得所养，气化则能出，故能通；肾气既固，则水道安常，故又能止也。寇宗奭治便数有桑螵蛸散：桑螵蛸、茯神、远志、菖蒲、人参、当归、龙骨、鳖甲，醋炙各一两，为末卧时人参汤下二钱，能补心安神，亦治健忘。炙饲小儿，止夜尿。……畏旋覆花。

《本草求真》：［批］滋肾、利水、交心。桑螵蛸专入肝、肾、膀胱。即桑枝上螳螂子也。一生九十九子，用一枚便伤百命，勿轻用之。禀秋金之阴气，得桑木之津液，味咸甘，气平无毒。入足少阴肾、足太阳膀胱。盖人以肾为根本，男子肾经虚损，则五脏气微，或阳痿、梦寐、失精、遗溺。螵蛸咸味属水，内舍于肾，肾得之而阴气生长，故能愈诸疾及益精生子。滋肾利水交心。肾与膀胱为表里，肾得所养则膀胱自固，气化则能出，故利水道通淋也。宗奭治小便数，用桑螵蛸、远志、龙骨、菖蒲、人参、茯神、当归、龟甲醋炙，各一两为末，卧时人参汤调下而愈。女子疝瘕、血闭腰痛，皆肝、肾二经为病，咸能入血轻坚，是以主之。甘能补中故主伤中益气，肾足则水自上升，克与心交，故能养神也。至书既言功专收涩，又言利便，能涩能利。义由是矣。

《本草衍义》：安神魂，定心志，治健忘，小便数，补心气。

海螵蛸

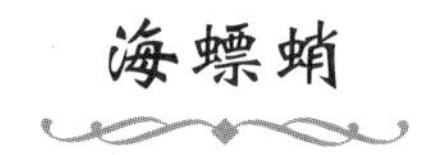

【性味归经】咸、涩，温。归脾、肾经。

【功效主治】收敛止血，涩精止带，制酸止痛，收湿敛疮。用于吐血衄血，崩漏便血，遗精滑精，赤白带下，胃痛吞酸；外治损伤出血，湿疹湿疮，溃疡不敛。

【本草沿革】

《本经疏证》：海舟遇风势，虞漂覆，则下碇，鱼非畏漂覆者，何以亦下碇，不知鱼固优游涵泳于水，若掀舞簸荡，非所乐也。况云九月寒乌入水所化，过小满则形缩小，是鸟本以不胜风力，故下碇而为鱼，虽既为鱼，岂忘风猛，且思休息，若不下碇，终无休息之期。小满以后，风力自微，而此物防范勇敢之气亦遂懈，是以形转小，不曰瘠而曰缩。人身之气犹风也，血犹水也，血由气而化，以气而行，气由血而泽，以血而宜。若血有所脱，则气遂独胜，而激扬飘骤，不能细缊相感而相化，于是怒则促血妄出而成漏卮，驰则任血结聚而为癥瘕。得此轻虚洁白骨之似气者，既能从空际下碇于水而为鱼，转危殆为安居，复能水中下碇于石，更便安居牢固焉。可会意夫摄气入血，固气即所以固血，气顺而血不能不顺矣。若命曰涩，或命曰通，其理均有所隔，观其肉能益气强志，不可为摄阳入阴之证耶。

芡 实

【性味归经】甘、涩，平。归脾、肾经。

【功效主治】益肾固精，补脾止泻，除湿止带。用于遗精滑精，遗尿尿频，脾虚久泻，白浊，带下。

【本草沿革】

《神农本草经》：味甘，平。主湿痹，腰脊膝痛，补中，除暴疾，益精气，强志，令耳目聪明。

《本草乘雅半偈》：芡生水中，华实向日，具既济水火义。又草木类，全藉水土，吮抽发育，芡则更藉日中火，为先后身，亦具木胎火里义。又叶上蹙衄如沸，连茎刺棘如猬，实皮实壳如介，亦具金胎水中义。诚互交木金火之驻形物也。如益精强志不饥，即驻形之里应，目明耳聪，轻身耐老，即驻形之外合；飞行神仙，即驻形之行圆功满也。未有形已驻，而中央之基不筑已不练者；若湿痹之腰脊膝痛，及卒暴疾，即驻形物之主治功能也。先人《博议》云：芡乃大中之小，浊中之精，涩中之甘，荆棘中之软美，壅滞中之流行，意兰中之气悟，疲疲中之强武。

《景岳全书》：味甘，气平，入脾肾两脏。能健脾养阴止渴，治腰漆疼痛，强志益神，聪明耳目，补肾固精，治小便不禁，遗精白浊带下，延年耐老。或散丸，或煮食皆妙。但其性缓，难收奇效。

《本草崇原》：芡实气味甘平，子黄仁白，生于水中，花开向日，乃阳引而上，阴引而下，故字从欠，得阳明少阴之精气。主治湿痹者，阳明之上，燥气治之也。治腰脊膝痛者，少阴主骨，外合腰膝也。补中者，阳明居中土也。除暴疾者，精气神三虚相搏，则为暴疾。芡实生于水而向日，得水之精，火之神。茎刺肉白，又禀秋金收敛之气，故治三虚之暴疾。益精气，强志，令耳目聪明者，言精气充益，则肾志强。肾志强则耳目聪明。盖心肾开窍于耳，精神共注于目也。

《本草经解》：芡实气平涩，秉天秋敛之金气，入手太阴肺经；味甘无毒，得地中正之土味，入足太阴脾经。气味降多于升，阴也。脾为湿土而统血，湿邪降于下，则走腰脊膝，致血泣而成痹。芡实甘平，则益脾肺，肺通水道，则湿行；脾和则血活，而痹者瘳矣。中者脾也，味甘益脾，故能补中。暴疾多属于火，得水之精者，多能抑火，芡实味甘属土，而生于水，所以制火而主暴疾。肾藏精，肺为金而肾为水，气平益肺，肺气旺则生精，金生水也。味甘益脾，脾统血，目得血则明，耳得血则聪，故令耳目聪明也。味甘益脾，脾气升；气平益肺，肺气降，升降和，则天清地宁，养以刚大，而志强矣。

《本草新编》：味甘，气平，无毒。入脾、肾二经。主湿痹，止腰膝疼痛，益精，令耳目聪明，强志补中，除暴疾，久食延龄益寿。视之若平常，用之大有利益。可君可臣，而又可佐使者也。其功全在补肾去湿。夫补肾之药，大都润泽者居多，润泽则未免少湿矣。芡实补中去湿，性又不燥，故能去邪水而补神水，与诸补阴之药同用，尤能助之以添精，不虑多投以增湿也。或问芡实平平无奇，而子偏誉之为益精补中之药，何也？曰：芡实不特益精，且能涩精，补肾至妙药也，子不信其功效乎？夫芡实与山药并用，各为末，日日米饮调服，虽遗精至衰惫者，不旬日而精止神旺矣。至平之药，而实有至奇之功，非世人所能测也。或问芡实性实平淡，吾子誉其功用，不识益肾补精之外，更有何病可大用乎？曰：芡实，无症不可大用，而尤可大用者，开胃气耳。胃气大开，何病不藉之以得利。平而实奇，淡而无厌，殆芡实之谓乎。……或疑芡实但能止精，而不能益精，虽精止即是益精，而终不可谓精得芡实而生也。曰：芡实岂但止精哉。夫遗精之病，必能补而后能止。使芡实不能益精，又何能止精。况芡实不但止精，而亦能生精也。去脾胃中之湿痰，即生肾中之真水。芡实益精，又何疑乎。

金樱子

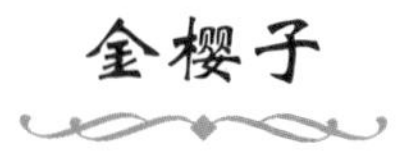

【性味归经】酸、甘、涩，平。归肾、膀胱、大肠经。

【功效主治】固精缩尿，固崩止带，涩肠止泻。用于遗精滑精，遗尿尿频，小便白浊。

【本草沿革】

《景岳全书》：味涩，性平。生者色青酸涩，熟者色黄甘涩，当用其将熟微酸而甘涩者为妙。其性固涩，涩可固阴治脱，甘可补中益气。故善理梦遗精滑，及崩淋带漏，止吐血衄血，生津液，安魂魄，收虚汗，敛虚火，益精髓，壮筋骨，补五脏，养血气，平咳嗽，定喘急，疗怔忡惊悸，止脾泄血痢及小水不禁。此固阴养阴之佳品，而人之忽之亦久矣，此后咸宜珍之。

《本草求真》：金樱子专入肾、脾、肺，形如黄罂。生者酸涩，熟者甘涩，用当用其将熟之际，得微酸甘涩之妙。取其涩可止脱，甘可补中，酸可收阴，故能善理梦遗、崩带、遗尿，且能安魂定魄，补精益气，壮筋健骨。

第三节　补肾调志药

熟地黄

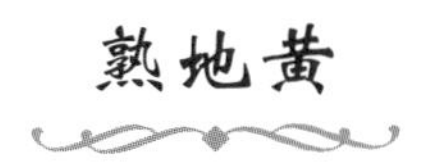

【性味归经】甘，微温。归肝、肾经。

【功效主治】补血滋阴，益精填髓。用于血虚萎黄，心悸怔忡，月经不调，崩漏下血，肝肾阴虚，腰膝酸软，骨蒸潮热，盗汗遗精，内热消渴，眩晕，耳鸣，须发早白。

【本草沿革】

《雷公炮制药性解》：味甘、苦，性温，无毒，入心、肝、肾三经。活血气，封填骨髓，滋肾水，补益真阴，伤寒后胫股最痛，新产后脐腹难禁，利耳目，乌须发，治五劳七伤，能安魂定魄。使、忌、畏、恶俱同生地，性尤泥滞。

《本经逢原》：熟地黄，假火力蒸晒，转苦为甘，为阴中之阳，故能补肾中元气。必须蒸晒多次，得太阳真火，确有坎离交济之妙用。若但煮熟，不加蒸、曝，虽服奚益。……脐下痛，属肾脏精伤；胫股酸，系下元不足；目慌慌如无所见，乃水亏不能鉴物，皆肾所主之病，非熟地黄不除。

《药品化义》：藉酒蒸熟制黑而纯为阴，味苦化甘，性凉变温，专入肝脏补血。因肝苦急，用甘缓之，兼主温胆，又心为肝之子，能益心血；取黑色走肾，更补肾水。凡内伤不足，苦志劳神，忧患伤血，纵欲耗精，调经胎产，皆宜用此。安五脏，和血脉，润肌肤，养心神，宁魂魄，滋补其阴，封填骨髓，为圣药也，取其气味浓厚：为浊中浊品，以补肝肾，故凡生熟地黄、天冬、麦冬、炙龟板、当归身、山茱萸、枸杞、牛膝皆黏腻濡润之剂，用滋阴血，所谓阴不足者，补之以味也。

枸杞子

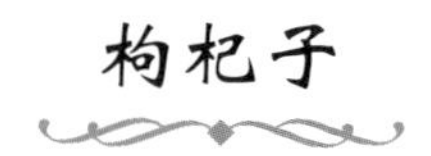

见调精类常用药物。

桑　椹

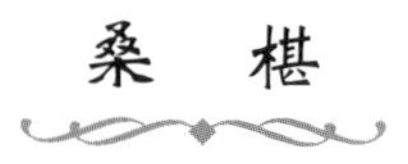

【性味归经】甘、酸，寒。归心、肝、肾经。

【功效主治】滋阴补血，生津润燥。用于肝肾阴虚，眩晕耳鸣，心悸失眠，须发早白，津伤口渴，内热消渴，肠燥便秘。

【本草沿革】

《神农本草经疏》：桑椹者，桑之精华所结也。其味甘，其气寒，其色初丹后紫，味厚于气。合而论之，甘寒益血而除热，其为凉血补血益阴之药无疑矣。消渴由于内热津液不足，生津故止渴。五脏皆属阴，益阴故利五脏。阴不足则关节之血气不通，血生津满，阴气长盛，则不饥而血气自通矣。热退阴生则肝心无火，故魂安而神自清宁，神清则聪明内发，阴复则变白不老。甘寒除热，故解中酒毒。性寒而下行利水，故利水气而消肿。皆自然之道也。

简误：甘寒带滑，故润而下行，脾胃虚寒作泄者，勿服。

《本草蒙筌》：开关利窍，安魂镇神。久服不饥，聪耳明目。

《本草备要》：桑椹，甘，凉。色黑入肾而补水，利五脏关节，安魂镇神，聪耳明目，生津止渴，炼膏，治服金石药热渴。利水消肿，解酒乌髭。

《本草崇原》：止消渴，利五脏，关节痛，安魂，镇神，令人聪明，变白不老。

菟丝子

【性味归经】辛、甘，平。归肝、肾、脾经。

【功效主治】补益肝肾，固精缩尿，安胎，明目，止泻；外用消风祛斑。用于肝肾不足，腰膝酸软，阳痿遗精，遗尿尿频，肾虚胎漏，胎动不安，目昏耳鸣，脾肾虚泻；外治白癜风。

【本草沿革】

《本草新编》：菟丝子，味辛、甘，气温，无毒。入心、肝、肾三经之药。益气强阴，补髓添精，止腰膝疼痛，安心定魂，能断梦遗，坚强筋骨，且善明目。

山茱萸

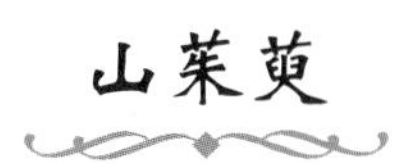

见调精类常用药物。

女贞子

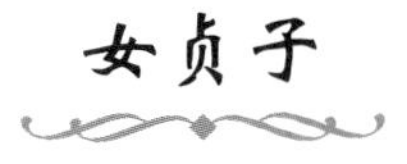

见调精类常用药物。

鹿 茸

【性味归经】甘、咸，温。归肾、肝经。

【功效主治】壮肾阳，益精血，强筋骨，调冲任，托疮毒。用于肾阳不足，精血亏虚，阳痿滑精，宫冷不孕，羸瘦，神疲，畏寒，眩晕，耳鸣，耳聋，腰脊冷痛，筋骨痿软，崩漏带下，阴疽不敛。

【本草沿革】

《雷公炮制药性解》：鹿茸，味甘、咸，性温，无毒，入肾经。主益气滋阴，强志补肾，理虚羸，固齿牙，止腰膝酸疼，破流血作痛，疗虚劳如疟，女子崩漏胎动，丈夫溺血泄精，小儿惊痫，散石淋痈肿、骨中热疽痒。状如玛瑙红玉，长三四寸，破之中有朽木者佳。连顶骨用。长成鹿角，主逐鬼邪，益神气，续绝伤，强筋骨，消痈肿，愈恶疮及妇人梦与鬼交。麋茸及角，功相仿而性更热，专主补阳。麋、鹿茸角四种，俱杜仲为使，畏大黄。

按：鹿茸，咸温之品，舍肾奚归。功效虽宏，须脉沉细、相火衰弱者，始为相宜。若有火热者用之，何异抱薪救火。其角亦然，麋者更甚。夫麋冬至解角则属阳，鹿夏至解角则属阴，其性热，所以其功捷。大凡含血之物，肉易长，角难长，惟二茸不两月长大一二十斤，其坚如石，生长神奇，莫过于此。且诸兽之角，终身不易，惟此种一年一易，盖其性热，生生不已，旧者未去，新者随之，气化秾密，孰能与京诸贤盛述其功，良有以也。

《景岳全书》：味甘、咸，气温。破开涂酥炙黄脆入药。益元气，填真阴，扶衰羸瘦弱，善助精血，尤强筋骨，坚齿牙，益神志。治耳聋目暗，头脑眩晕。补腰肾虚冷，脚膝无力，夜梦鬼交，遗精滑泄，小便频数，虚痢溺血，及妇人崩中漏血，赤白带下。道家云：惟有斑龙顶上珠，能补玉堂关下血者，即此是也。若得嫩而肥大如紫茄者，较之鹿角胶，其功力为倍。

《本草崇原》：鹿性纯阳，息通督脉，茸乃骨精之余，从阴透顶，气味甘温，有火土相生之义。主治漏下恶血者，土气虚寒，则恶血下漏。鹿茸禀火气而温土，从阴出阳，下者举之，而恶血不漏矣。寒热惊痫者，心为阳中之太阳，阳虚则寒热。心为君主而藏神，神虚则惊痫。鹿茸阳刚渐长，心神充足，而寒热惊痫自除矣。益气强志者，益肾脏之气，强肾藏之志也。

鹿角胶

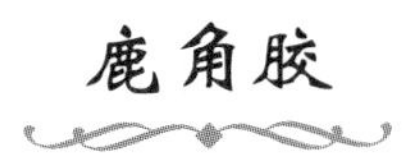

见调精类常用药物。

五加皮

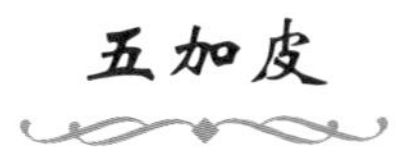

【性味归经】辛、苦，温。归肝、肾经。

【功效主治】祛风除湿，补益肝肾，强筋壮骨，利水消肿。用于风湿痹病，筋骨痿软，小儿行迟，体虚乏力，水肿，脚气。

【本草沿革】

《开宝本草》：味辛、苦，温、微寒，无毒。主……男子阴痿，囊下湿，小便余沥，女人阴痒及腰脊痛，两脚疼痹风弱，五缓虚羸。补中益精，坚筋骨，强志意。

《本草蒙筌》：味辛、苦，气温、微寒。无毒。……畏蛇蜕人参，宜远志为使。堪用酿酒，任研为丸。逐多年瘀血在皮筋中，驱常痛风痹缠脚膝里。坚筋骨健步，强志意益精。去女人阴痒难当，扶男子阳痿不举。小便遗沥可止，阴蚀疽疮能除。……叶采作蔬食，散风疹于一身；根茎煎酒尝，治风痹于四末。谟按：五加之名据义甚大，盖天有五车之星精也。青精入茎，则有东方之液；白气入节，则有西方之津；赤气入花，则有南方之光；玄精入根，则有北方之饴；黄烟入皮，则有戊巳之灵。五神镇生，相转育成。

《本经疏证》：按《素问·脉要精微论》曰：诊得心脉而急，此名心疝，心为牡脏，小肠为之使，故少腹当有形也。王注：心为牡脏，其气应阳，今脉反寒，故为疝。则心腹疝气腹痛，乃阴之遏阳矣。《痿论》曰：肺热叶焦，则皮毛虚弱急薄，著则生痿躄。王注：躄谓挛躄，足不得伸以行肺热，则肾受热气故耳。则躄不能行，乃阳之劫阴，五加皮一物，既能主阴遏阳，又能主阳劫阴。刘潜江曰：肾肝气虚故病于湿。湿者，阴之淫气也，阴淫则阳不化而为风，风者，阳之淫气也，阳淫则阴愈不化，而更病于湿。至病湿，固已阴锢阳、阳蚀阴而成湿热矣。《生气通天论》曰：湿热不攘，大筋緛短，小筋弛长。緛短故迫促而气诜诜上行，弛长故懈缓而不能束骨利机关，则疝之与躄，皆归一本。五加皮气味辛苦及温，散其阳实之淫气，行其滞窒之阴气，是其祛风淫以宣湿者，即赖其逐湿淫以清气也。所以然者，根皮之黄黑，显然水土和于下，肉之白，又显然邪气净于内，而骨之硬不更可见和于外净于内，而其中遂不得不强乎？此行于下者也。其行于上者，茎则赤而有刺，则青而变黑，不又显然下既强而阳上行，阳既行而邪遂解，邪既解而阴乃复顺乎？五色分絢，五叶交加，是谓五加，睹名可思义也。曰益气，曰坚筋骨，曰强志意，皆身半已上事；曰疽疮阴蚀，曰囊下湿，小便馀沥，皆身半已下事。惟五加之茎柔（以似蔓故）而根鞕，于上则以柔而济其强，于下则以刚而胜其湿；曰风弱、五缓、虚羸、补中、益精，当观其所以除邪，而后可以明其崇正矣。

《本草思辨录》：五加皮茎柔皮脆，用在于根，宜下焦风湿之缓证。若风湿搏于肌表，则非其所司。古方多浸酒、酿酒及酒调末服之，以行药势。心疝少腹有形为寒，肺热生痿躄为热，《本经》并主之。刘潜江云：肾肝气虚，故病于湿，湿者，阴之淫气也，阴淫则阳不化而为风；风者，阳之淫气也，阳淫则阴愈不化而更病于湿。至病湿，固已阴锢阳、阳蚀阴而成湿热矣。按此论甚精。五加皮辛苦而温，惟善化湿耳。化其阴淫之湿，即驱其阳淫之风。风去则热已，湿去则寒除。即《别录》之疗囊湿、阴痒、小便余沥、腰肢痛痹、风弱、五缓，皆可以是揆之。邹氏以《本经》之益气，《别录》之坚筋骨强志意，为身半以上事。实则肾肝受治之益，不必析之为两事也。

《雷公炮制药性解》：五加皮，味辛、苦，性温，无毒，入肺、肾二经。主心腹腰膝痛、疝气、骨节拘挛多年、瘀血在皮肤、阴痿囊湿，小儿脚软、女子阴痒阴蚀，补劳伤，坚筋骨，益志气，添精髓。远志为使，畏蛇皮、玄参。

巴戟天

【性味归经】甘、辛，微温。归肾、肝经。

【功效主治】补肾阳，强筋骨，祛风湿。用于阳痿遗精，宫冷不孕，月经不调，少腹冷痛，风湿痹痛，筋骨痿软。

【本草沿革】

《神农本草经》：味辛，微温。主大风邪气，阴痿不起，强筋骨，安五脏，补中，增志，益气。

《神农本草经疏》：巴戟天禀土德真阳之精气，兼得天之阳和，阳主发散，散则横行，是当木之令而兼金之用也，故其味辛。《别录》益之以甘，而《本经》又曰微温无毒，宜其然也。其主大风邪气，及头面游风者，风为阳邪，势多走上，经曰：邪之所凑，其气必虚。巴戟天性能补助元阳而兼散邪，况真元得补，邪安所留？此所以愈大风邪气也。主阴痿不起，强筋骨，安五脏，补中增志益气者，是脾肾二经得所养而诸虚自愈矣。其能疗少腹及阴中引痛，下气并补五劳，益精利男子者，五脏之劳肾为之主，下气则火降，火降则水升，阴阳互宅，精神内守，故主肾气滋长，元阳益盛，诸虚为病者不求其退而退矣。……简误：巴戟天性温属阳，故凡病相火炽盛，思欲不得，便赤口苦，目昏目痛，烦躁口渴，大便燥闭，法咸忌之。

《本草蒙筌》：味辛、甘，气微温。无毒。……恶丹参雷丸，宜覆盆为使。禁梦遗精滑，补虚损劳伤。治头面游风，及大风浸淫血癞；主阳痿不起，并小腹牵引绞疼。安五脏健胃强筋，安心气利水消肿。益精增志，惟利男人。

《景岳全书》：味甘微温，阴中阳也。虽曰足少阴肾经之药，然亦能养心神，安五脏，补五劳，益志气，助精强阴。治阴痿不起，腰膝疼痛，及夜梦鬼交，遗精尿浊，小腹阴中相引疼痛等证。

《本经逢原》：巴戟天严冬不凋，肾经血分及冲脉药也，故守真地黄饮子用之，即《本经》治大风邪气之谓。以其性补元阳而兼散邪，真元得补，邪安所留？是以可愈大风邪气也。主阴痿不起，强筋骨，安五脏，补中增志益气者，脾胃二经得所养，而诸虚自瘥矣。又治脚气，补血海，病人虚寒加用之。有人嗜酒患脚气甚危，或教以巴戟半两，糯米同炒，去米，大黄一两炒为末，熟蜜丸，温水下七十丸，仍禁酒遂愈。惟阴虚相火炽盛者禁用。

《本草崇原》：巴戟生于巴蜀，气味辛甘，禀太阴金土之气化。其性微温，经冬不凋，又禀太阳标阳之气化。主治大风邪气者，得太阴之金气，金能制风也。治阴痿不起，强筋骨者，得太阳之标阳，阳能益阴也。安五脏，补中者，得太阴之土气，土气盛，则安五脏而补中。增志者，肾藏志而属水，太阳天气，下连于水也。益气者，肺主气而属金，太阴天气，外合于肺也。

《本草经解》：巴戟天气微温，秉天春升之木气，入足厥阴肝经；味辛甘无毒，得地金土二味，入足阳明燥金胃经。气味俱升，阳也。风气通肝，巴戟入肝，辛甘发散，主大风邪气，散而泻之也。阴者宗筋也，宗筋属肝，痿而不起，则肝已全无鼓动之阳矣，巴戟气温益阳，所以主之。盖巴戟治阳虚之痿；淫羊藿治阴虚之痿也。肝主筋，肾主骨，辛温益肝肾，故能强筋骨也。胃者，五脏之原，十二经之长，辛甘入胃，温助胃阳，则五脏皆安也。胃为中央土，土温则中自补也。肾通气而藏志，巴戟气温益肝，肝者敢也，肝气不馁，则不耗肾，而志气增益也。

《神农本草经读》：巴戟天气微温，秉天春升之木气，入足厥阴肝经；味辛甘无毒，得地金土二味，入足阳明燥金胃。虽气味有土木之分，而其用统归于温肝之内，《佛经》以风轮主持大地，即是此义。《本经》以“主大风”三字提纲两见，一见于巴戟天，一见于防风，阴阳造化之机，一言逗出。《金匮》云：风能生万物，亦能害万物。防风主除风之害，巴戟天主得风之生，不得滑口读去。盖人居大块之中，乘风以行鼻息呼吸，不能顷刻去风。风即是气，风气通于肝，和风生人，疾风杀人，其主大风者，谓其能化疾风为和风也。邪气者，五行正气不得风，而失其和，木无风则无以遂其条达之情，火无风则无以遂其炎上之性，金无风则无以成其坚劲之体，水无风则潮不上，土无风则植不蕃，一得巴戟天之用，则到处皆春，而邪气去矣。邪气去而五脏安，自不待言也。况肝之为言敢也，肝阳之气，行于宗筋，而阴痿起；行于肾脏，肾藏志而志增，肾主骨而骨强；行于脾脏，则震坤合德，土木不害，而中可补。益气二字，又总结通章之义，气即风也，逐而散之，风散即为气散，生而亦死；益而和之，气和即是风和，死可回生，非明乎生杀消长之道者，不可以语此。

仙茅

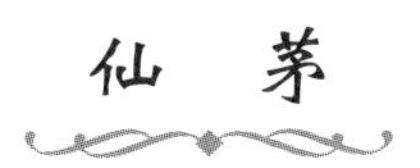

见调精类常用药物。

补骨脂

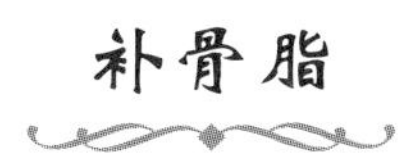

【性味归经】辛、苦，温。归肾、脾经。

【功效主治】温肾助阳，纳气平喘，温脾止泻；外用消风祛斑。用于肾阳不足，阳痿遗精，遗尿尿频，腰膝冷痛，肾虚作喘，五更泄泻；外用治白癜风，斑秃。

【本草沿革】

《本草纲目》：补骨脂言其功也。……白飞霞《方外奇方》：破故纸属火，收敛神明，能使心包之火与命门之火相通。故元阳坚固，骨髓充实，涩以治脱也。胡桃属木，润澡养血，血属阴，恶燥，故油以润之。佐破故纸，有木火相生之妙。故语云：破故纸无胡桃，犹水母之无虾也。又破故纸恶甘草，而《瑞竹堂方》青蛾丸内加之，何也？岂甘草能调和百药，恶而不恶耶？又许叔微学士《本事方》云：孙真人言补肾不若补脾，予曰补脾不若补肾。肾气虚弱，则阳气衰劣，不能熏蒸脾胃。脾胃气寒，令人胸膈痞塞，不进饮食，迟于运化，或腹胁虚胀或呕吐痰涎，或肠鸣泄泻。譬如鼎釜中之物，无火力，虽终日不熟，何能消化？《济生》二神丸，治脾胃虚寒泄泻，用破故纸补肾，肉豆蔻补脾，二药虽兼补，但无斡旋。往往常加木香以顺其气，使之斡旋，空虚仓禀。仓廪空虚，则受物矣，屡用见效，不可不知。

《本经逢原》：补骨脂属火，收敛神明，能使心胞之火，与命门之火相通，使元阳坚固，骨髓充实，涩以固脱也。胡桃属水，润燥养血，血属阴，恶燥，故油以润之，佐补骨脂，有水火相生之妙，故《局方》青娥丸用之。孙思邈言补肾不若补脾，许学士言补脾不若补肾。肾气虚弱，则阳气衰劣，不能熏蒸脾胃，令人痞满少食，譬如釜底无火，虽终日不熟，阳衰则饮食亦不能消化。《济生》二神丸治脾肾虚寒泄泻，用补骨脂补肾，肉豆蔻补脾，加吴茱萸以平其肝，加木香以顺其气，使之斡旋。若精伤尿赤涩痛者，去木香易五味子。腰膝酸疼，肾冷精流者，用之屡效。凡阴虚有火，梦泄溺血，大便闭结者勿施。

《本草求真》：［批］温肾逐冷，涩气止脱。补骨脂即破故纸，专入肾。辛苦大温，色黑。何书皆载能敛神明，使心包之火与命门之火相通，因而元阳坚固，骨髓充实，以其气温味苦，涩以止脱故也。时珍曰：按白飞霞《方外奇方》云，破故纸属火，收敛神明，能使心包之火与命门之火相通，故元阳坚固，骨髓充实，涩以止脱也。胡桃属木，润燥养血，血属阴恶燥，故油以润之。佐破故纸，有水火相生之妙，故语云破故纸无胡桃，犹水母之无虾。温肾逐冷，涩气止脱。凡五劳五劳：曰志劳、心劳、思劳、忧劳、瘦劳。七伤七伤曰阴寒、阴痿、里急精枯、精少、精清、下湿小便数，临事不举。因于火衰而见腰膝冷痛，肾冷流精，肾虚泄泻，及妇人肾虚脱滑，用此最为得宜。许叔微学士《本事方》云：补脾不若补肾，肾气虚弱则阳气衰劣，不能熏蒸脾胃，脾胃气寒，令人胸膈痞塞，不进饮食，迟于运化，虽终日不熟，何能消化。《济生》二神丸用破故纸补肾，肉豆蔻补脾，二药虽兼补，但无斡旋往往常加木香以顺其气，使之斡旋，空虚仓廪，仓廪空虚，则受物矣。屡用见效，不可不知。若认症不真，或因气陷气短而见胎堕，应用参、芪。水衰火盛而见精流泄泻，应用滋润，兼以清利。妄用补骨脂止脱，则杀人惨于利器矣。

《本草新编》：补骨脂，即破故纸也。味苦、辛，气温，无毒。入脾、肾二经。治男子劳伤，疗妇人血气，止腰膝酸疼，补髓添精，除囊涩而缩小便，固精滑而兴阳事，去手足冷疼，能定诸逆气。但必下焦寒虚者，始可久服。倘虚火太旺，止可暂用，以引火归原，否则，日日服之，反助其浮游之火上升矣。古人用破故纸，必用胡桃者，正因其性过于燥，恐动相火，所以制之使润，非故纸必须胡桃也。或问补骨脂既不可轻用，而青娥等丸，何以教人终日吞服，又多取效之神耶？不知青娥丸，治下寒无火之人也。下寒无火者，正宜久服，如何可禁其少用乎。命门火衰，以致腰膝之酸疼，手足之逆冷，甚则阳痿而泄泻。苟不用补骨脂，急生其命门之火，又何以回阳而续命乎。且补骨脂尤能定喘，肾中虚寒，而关元真气上冲于咽喉，用降气之药不效者，投之补骨脂，则气自归原，正藉其温补命门，以回阳而定喘也。是补骨脂，全在审其命门之寒与不寒而用之耳，余非不教人之久服也。或问破故纸虽善降气，然亦能破气，何子未言也？曰：破故纸，未尝破气，人误见耳。破故纸，乃纳气归原之圣药，气之不归者，尚使之归，岂气之未破者而使之破乎？惟是性过温，恐动命门之火，火动而气动，气动而破气者有之。然而用故纸者，必非单用，得一二味补阴之药以济之，则火且不动，又何能破气哉？……或问补骨脂治泻有神，何以脾泻有宜有不宜乎？不知补骨脂，非治泻之药，不治泻而治泻者，非治脾泄，治肾泄也。肾中命门之火寒，则脾气不固，至五更痛泻者，必须用补骨脂，以温补其命门之火，而泻者不泻矣。若命门不寒而脾自泻者，是有火之泻，用补骨脂正其所恶，又安能相宜哉。或问补骨脂无胡桃，犹水母之无虾，然否？嗟乎。破故纸何藉于胡桃哉。破故纸属火，收敛神明，能使心包之火与命门之火相通，不必胡桃之油润之，始能入心入肾也。盖破故纸，自有水火相生之妙，得胡桃仁而更佳，但不可谓破故纸，必有藉于胡桃仁也。……或疑破故纸阳药也，何以偏能补肾？夫肾中有阳气，而后阴阳有既济之美。破故纸，实阴阳两补之药也，但两补之中，补火之功多于补水。制之以胡桃仁，则水火两得其平矣。或问破故纸补命门之火，然其气过燥，补火之有余，恐耗水之不足。古人用胡桃以制之者，未必非补水也。不知胡桃以制破故纸者，非制其耗水也，乃所以助肾中之火也。盖肾火非水不生，胡桃之油最善生水，肾中之水不涸，则肾中之火不寒，是破故纸得胡桃，水火有两济之欢也。

益智仁

【**性味归经**】辛，温。归脾、肾经。

【**功效主治**】暖肾固精缩尿，温脾止泻摄唾。用于肾虚遗尿，小便余数，遗精白浊，脾寒泄泻，腹中冷痛，口多唾涎。

【本草沿革】

《开宝本草》：味辛，温，无毒。主遗精虚漏，小便余沥，益气安神，补不足，安三焦，调诸气。夜多小便者，取二十四枚，碎，入盐同煎服，有奇验。

《汤液本草》：《本草》云主遗精虚漏，小便遗沥，益气安神。补不足，安三焦，调诸气。夜多小便者，取二十四枚，碎之，入盐同煎服，有神效。

《雷公炮制药性解》：益智，味辛，性温，无毒，入脾、胃、肾三经。主遗精虚漏、小便余沥，益气安神，和中止呕。去皮，盐炒用按：益智辛温，善逐脾胃之寒邪，而土得所胜，则肾水无凌克之虞矣，遗精诸证，吾知免矣。

《药鉴》：气热，味大辛。主君相二火，手足太阴经、足少阴经。本是脾经药也，故治脾胃中受寒邪，和中益气。又治多唾，当于补药中兼用之，不可多服。在集香丸则入肺，在四君子汤则入脾，在凤髓丹则入肾，盖脾肺肾互有子母相关之义也。惟其温也，能治虚漏，遗精遗沥。益气安神，又安三焦。夜多小便者，取二十四枚碎之，入盐煎汤，服有神效。兼以女贞实、川萆薢更妙，乃补不足之剂也。惟其辛也，能调诸气，能散诸郁，能止诸疼。君乌药、木香甚捷，又为辛散之剂也。

紫河车

【性味归经】甘、咸，温。归肺、肝、肾经。

【功效主治】补气，养血，益精。治虚损，羸瘦，劳热骨蒸，咳喘，咯血，盗汗，遗精，阳痿，妇女血气不足，不孕或乳少。

【本草沿革】

《景岳全书》：味甘咸，性温。能补男妇一切精血虚损，尤治癫痫失志，精神短少，怔忡惊悸，肌肉羸瘦等证，此旧说也。但此物古人用少，而始于陈氏《本草》，自后丹溪复称其功，霜时用。

《本草备要》：紫河车即胞衣，一名混沌皮，大补气血。甘咸性温。本人之血气所生，故能大补气血，治一切虚劳损极，虚损：一损肺，皮槁毛落；二损心，血脉衰少；三损脾，肌肉消脱；四损肝，筋缓不收；五损肾，骨痿不起。六极曰气极、血极、筋极、肌极、骨极、精极。恍惚失志癫痫。以初胎及无病妇人者良，有胎毒者害人。

《本草求真》：［批］滋补虚损。紫河车专入肝、肾。甘咸性温。虽曰本人血气所生，故能以人补人也，凡一切虚劳损极，损于肺则见皮聚毛落；损于心则见血脉不荣于五脏六腑；损于脾则见肌肉消瘦，不能饮食；损于肝则见筋缓不能收持；损于肾则见骨痿不起。损在肺则损自上及下，是肺先受其损，然后及心、及脾、及肝、及肾而递见也；损在精则损由下及上，是肾先受其损，然后自肝、自脾、自心、自肺而递及也。伤肺自上及下，过于胃则不可治；伤肾自下而上，过于脾则不可治，故以得饮食为贵。恍惚失志，癫痫，肌肉羸瘦等证，用之极为得宜。紫河车禀受精血结孕之余液，得母之气血居多，故能峻补营血。如《永类钤方》用此合以山药、参、苓以补真阴。所谓精不足者，补之以味也。然究皆漏滑肠之品，故合天冬、麦冬、黄柏、生地、龟板同服，则于胃气有损。如吴球创大造丸之类。况干食则等肉脯，入药亦鲜奇效。至于收藏不密，或令猪、雀、蝼蚁所食，于子尚属有碍，如铜山西崩洛钟东应。矧可取同入药以残厥子。且药补剂甚多，在人别为取用，慎毋于此恋恋不置也。

淫羊藿

【性味归经】辛、甘，温。归肝、肾经。

【功效主治】补肾阳，强筋骨，祛风湿。用于肾阳虚衰，阳痿遗精，筋骨痿软，风湿痹痛，麻木拘挛。

【本草沿革】

《神农本草经》：味辛，寒。主阴痿，绝伤，茎中痛，利小便，益气力，强志。

《神农本草经疏》：淫羊藿本得金土之气，而上感天之阳气，故其味辛甘，其气温而无毒。《本经》言寒者，误也。入手厥阴，为补命门之要药，亦入足少阴、厥阴。可升可降，阳也。辛以润肾，甘温益阳气，故主阴痿绝阳，益气力，强志。茎中痛者，肝肾虚也，补益二经，痛自止矣。膀胱者，州都之官，津液藏焉，气化则能出矣，辛以润其燥，甘温益阳气以助其化，故利小便也。肝主筋，肾主骨，益肾肝则筋骨自坚矣。辛能散结，甘能缓中，温能通气行血，故主瘰疬赤痈，及下部有疮，洗出虫。丈夫久服令人无子者，因阳旺则阳道数举，频御女而精耗伤，故无子也。一名仙灵脾。柳文作毗。毗者，人脐也。脐为命蒂，故主入命门。

《本草蒙筌》：淫羊藿即仙灵脾，味辛，气寒。无毒。……羊食贪合，故此著名。治男子绝阳不兴，治女人绝阴不产。却老景昏耄，除中年健忘。益骨坚筋，增力增志。久服有损，明载《本经》。

《景岳全书》：味甘，气辛，性温，乃手足阳明少阴、三焦命门药也。主阳虚阳痿，茎中作痛。化小水，益精气，强志意，坚筋骨，暖下部一切冷风劳气，筋骨拘挛。补腰膝、壮真阴，及年老昏耄，中年健忘。凡男子阳衰，女子阴衰，艰于子嗣者，皆宜服之。服此之法，或单用浸酒，或兼佐丸散，无不可者。制法：每择净一斤，以羊脂四两，同炒油尽用之。

《本草崇原》：羊为火畜，藿能淫羊，盖禀水中之天气，而得太阳阳热之气化也。禀水中之天气，故气味辛寒。得太阳之阳热，故主治阴痿绝伤。太阳合膀胱寒水之气，故治茎中痛，利小便。太阳之气，上合于肺，内通于肾，故益气力，强志。淫羊藿禀太阳之气，而功能治下，与紫萍禀太阳之气，而浮越于肤表者，少有不同，故生处不闻水声者良。欲使太阳之气藏于水中，而不征现于外也。圣人体察物性，曲尽苦心，学者潜心玩索，庶几得之。

《本草经解》：淫羊藿气寒，秉天冬令之水气，入足少阴肾经；味辛无毒，得地润泽之金味，入手太阴肺经。气味降多于升，阴也。阴者，宗筋也，水不制火热，则筋失其刚性而痿矣，淫羊藿入肾而气寒，寒足以制火，而痿自愈矣。绝伤者，阴绝而精伤也，气寒益水，味辛能润，润则阴精充也。茎，玉茎也；痛者，火郁于中也，热者清之以寒，郁者散之以辛，所以主茎中痛也。小便气化乃出，辛寒之品，清肃肺气，故利小便。肺主气，辛润肺，故益气力也。气力既益，内养刚大，所以强志，盖肾藏志也。

《本经疏证》：诸疏《本经》家类视阴痿为阳不充，淫羊藿之性偏寒，则难于置说，以故改寒为温，辛温之物治阴痿固当矣，不知于阴痿绝伤，茎中痛，小便不利，亦有当否耶？夫绝之训为过。阳过盛阴不得与接，阴过盛阳不得与接之谓也。阳道断不得至其处，阴道断不得至其处之谓也。假云阴过盛阳不得与接，则茎中痛，云阴道断不得至其处，则小便不利，有是理乎？阴痿绝阳，茎中痛，小便不利者，阳盛于下，阴不能与相济也。阳盛则吸水以自资，故小便不利；阳壅则溺道阻塞，故茎中痛。淫羊藿为物，妙能于盛阳之月开白花，是致凉爽于阳中也。其一茎之所生必三枝九叶，是导水联木以向金也。（一水数，三木数，九金数）导水以接火则火聚，联木以生火则火安，致金以就火则为火动而停者，皆应火金融液而下流。火聚则阴不痿，火安则茎中不痛，傍火之物下流则小便利，不可谓无是理也。益气力强志，正与志之强志倍力对。彼则阳为阴翳，此则阳盛格阴，彼去翳而阳光舒，此阴入而阳光敛，阳舒则力宽裕而优厚，故曰倍，阳敛则力宛展而不衰，故曰益，《本经》之所主，皆有理可通。若云性温主真阳不足，纵使有说能辨，亦决不得一线贯注如此。即如《别录》所载瘰疬、赤痈能消，下部有疮能洗出虫，又岂性温补真阳者可为力哉？是以丈夫久服令人无子，必更为有子而后可通矣，明者自能稔之。

《本草新编》：淫羊藿，一名仙灵脾。味辛，气温，无毒。云寒，误。用不必羊脂炒，亦不必去刺。入命门治男子绝阳不兴，治妇人绝阳不产，却老景昏耄，除中年健忘，益肾固筋，增力强志。补命门而又不大热，胜于肉桂之功，近人未知也。夫男女虽分阴阳，而五脏七腑正各相同，并无小异。男子命门寒则阳不举，女子命门寒则阳不容，非男子绝阳不能生，女子绝阳尚可产也。《本草》言女人绝阴不产者，乃讹写也。淫羊藿补阳而补阴，取补男女之阳，则彼此之化生不息。阴中有阳，则男子精热而能施，女子亦精热而能受。倘谓补其阴绝，则纯阴无阳，何以生育乎？此等药，中年以后之人，正可朝夕吞服，庶几无子者可以有子。而《本草》又戒久服有损，想因命门有火而言之也。命门有火者，初服即不相宜，又何待日久始有损哉。

杜 仲

【性味归经】甘，温。归肝、肾经。

【功效主治】补肝肾，强筋骨，安胎。用于肝肾不足，腰膝酸痛，筋骨无力，头晕目眩，妊娠漏血，胎动不安。

【本草沿革】

《神农本草经》：味辛，平。主腰脊痛，补中，益精气，坚筋骨，强志，除阴下痒湿，小便余沥。

《珍珠囊补遗药性赋》：味辛、甘，平，性温，无毒。降也，阳也。其用有二：强志壮筋骨，滋肾止腰痛。酥炙去其丝，功效如神应。

《汤液本草》：《本草》云主腰脊痛，补中益精气，肾筋骨，强志，除阴下湿痒，小便余沥，脚中酸疼，不欲践地。恶蛇蜕皮、玄参。

《神农本草经疏》：杜仲禀阳气之微，得金气之厚，故其味辛，气平无毒。《别录》加甘温。甄权言苦暖。应是辛苦胜而苦次之，温暖多而平为劣也。气薄味厚，阳中阴也。入足少阴，兼入足厥阴经。按《本经》所主腰脊痛，益精气，坚筋骨，脚中酸痛不欲践地者，盖腰为肾之府，经曰：动摇不能，肾将惫矣。又肾藏精而主骨，肝藏血而主筋，二经虚则腰脊痛而精气乏，筋骨软而脚不能践地也。《五脏苦欲补泻》云：肾苦燥，急食辛以润之，肝苦急，急食甘以缓之。杜仲辛甘俱足，正能解肝肾之所苦，而补其不足者也。强志者，肾藏志，益肾故也。除阴下痒湿，小便余沥者，祛肾家之湿热也。益肾补肝，则精血自足，故久服能轻身耐老。其主补中者，肝肾在下，脏中之阴也。阴足则中亦补矣。……简误：肾虚火炽者不宜用，即用当与黄柏、知母同入。

《本草蒙筌》：味辛、甘，气平、温。……凡为丸散煎汤，最恶玄参、蛇蜕。补中强志，益肾添精。腰痛不能屈者神功，足疼不能践者立效。除阴囊湿痒，止小水梦遗。

《本草乘雅半偈》：杜仲，从土从中，其色褐，为土克水象，肾之用药也。腰本肾府，湿土为害，必侵肾水，而腰先受之，据名据色，可以疗也。若象形，能使筋骨相着，又一义矣。杜，牝。仲，次，合阴，合耦，合象太阴这始生。自上而下，从外而内者也。皮络如绵，皮理如革，合至阳沦肤始尽，至阴容平始平也。平则转出为降，降则中实，中实，遂成入令矣。入则精志益，筋骨强，藏精而起亟矣。何患老之将至，余沥之有？又何患藏阴之形未充，致奉生者少，转为痿厥，及木用不及之有？既容且平，又何患长夏之土化未攘，与秋金骤敛，中含润湿之有？至阳沦肤始尽，所谓夏三月，此谓蕃莠，至阴容平始平；所谓秋三月，此谓容平。至阳，即太阳；至阴，至太阴。

《雷公炮制药性解》：杜仲，味辛、甘，性温，无毒，入肾经。主阴下湿痒、小便余沥，强志壮筋骨，滋肾止腰疼。……恶蛇蜕、玄参。按：杜仲降而属阳，宜职肾家之证，然精血燥者，不宜多用。

《药鉴》：气平、温，味辛、甘，气味俱薄，降也，阴也，无毒。补中强志，益肾添精。腰痛不能屈者，同芡实、枣肉丸之神方。足疼不能践者，入黄芪、苍术煎之灵丹。除阴囊湿痒，止失精梦遗，故大造丸、补阴丸皆用之也。

《景岳全书》：味甘、辛、淡，气温、平。气味俱薄，阳中有阴。其功入肾。用姜汁或盐水润透，炒去丝。补中强志，壮肾添精，腰痛殊功，足疼立效。除阴囊寒湿，止小水梦遗。因其气温，故暖子宫；因其性固，故安胎气。内热火盛者，亦当缓用。

《本草崇原》：杜仲皮色黑而味辛平，禀阳明、少阴金水之精气。腰膝痛者，腰乃肾府，少阴主之。膝属大筋，阳明主气。杜仲禀少阴、阳明之气，故腰膝之痛可治也。补中者，补阳明之中土也。益精气者，益少阴肾精之气也。肾筋骨也，坚阳明所属之筋，少阴所主之骨也。强志者，所以补肾也。阳明燥气下行，故除阴下痒湿，小便余沥。

《本草经解》：杜仲气平，秉天秋降之金气；味辛无毒，得地润泽之金味，专入手太阴肺经。气味升多于降，阳也。腰者肾之府，膝者肾之主也，杜仲辛平益肺，肺金生肾水，所以腰膝痛自止也。中者阴之守也，辛平益肺，肺乃津液之化源，所以阴足而补中也；初生之水谓之精，天一之水也。杜仲入肺，肺主气而生水，所以益精气，精气益，则肝有血的养筋，肾有髓以填骨，所以筋骨坚也。肺主气，辛平益肺，则气刚大，所以志强。阴下者，即篡间，任脉别络也，湿痒者湿也，杜仲辛平润肺，则水道通而湿行也。小便气化乃出，有余沥，气不收摄也，杜仲益肺气，气固即能摄精也。盐水炒则入肾，醋炒则入肝，以类从也。

《神农本草经百种录》：味辛，平。主腰脊痛，补中益精气，坚筋骨，强志，其质坚韧者，其精气必足，故亦能坚定人身之筋身气血也。除阴下痒湿，补皮利湿，小便余沥，坚溺管之气。久服轻身耐老。强健肢体。

《本经疏证》：杜仲之治曰主腰脊痛，别于因风寒湿痹而为腰脊痛也。曰补中益精气，坚筋骨，强志，以能主腰脊痛而究极言之也。盖木皮之厚无过于杜仲，犹人身骨肉之厚无过于腰脊，木皮皆燥，独杜仲中含津润，犹腰脊之中实藏肾水。肾者藏精而主作强，此所以得其敦厚津润以补其中之精，并益其精中之气，而痛自可已。然敦厚津润，气象冲容，魄力和缓，何筋骨之能坚，志之能强？殊不知味之辛，即能于冲容和缓中发作强之机，而于敦厚津润中，行坚强之势，且其皮内白丝缠联，紧相牵引，随处折之，随处密布，是其能使筋骨相著，皮肉相贴，为独有之概，非他物所能希也。虽然，坚筋骨强志，皆腰脊以内事，谓之补中益精气可矣。阴下痒湿，小便余沥，腰脊以外事，何又能除？夫肾固主收摄一身水气，分布四脏，以为泣为涎为汗为涕为唾，而伸其变化云，为是之谓作强，是之为技巧，假使所居之境，所治之地，而渗漏不已，关键无节，又安得筋骨之能坚，志之能强！故惟能除阴下痒湿，小便余沥，而后筋骨可坚，志可强，实皆腰脊以内事，不得云在腰脊外也。即《别录》所注脚中酸疼，不欲践地，尚是腰脊以内事，盖惟下一“欲”字，已可见其能而不欲，非欲而不能也。夫脚之用力皆出于腰，设使《欲》而不能，是脚不遵腰令，今曰不欲，则犹腰之令不行于脚，故曰尚是腰脊以内事。

《本草新编》：味辛、甘，气平温，降也，阳也，无毒。入肾经。补中强志，益肾添精，尤治腰痛不能屈伸者神效，亦能治足、阴囊湿痒，止小水梦遗。此物可以为君，而又善为臣使，但嫌过燥，与熟地同用，则燥湿相宜，自然无火动之忧也。或问肾恶燥，而杜仲性燥，何以入肾以健腰？吾子加熟地尤宜，然亦似熟地之滋肾，终非杜仲之益肾矣。曰：补肾原不必熟地，余用熟地者，不过取其相得益彰也。夫肾虽恶燥，而湿气侵之，腰即重著而不可俯仰，是肾又未尝不恶湿也。杜仲性燥，烁肾中之邪水，而非烁肾中之真水也。去熟地而肾中之燥不相妨，用熟地而肾中之湿亦无碍，盖杜仲自能补肾，而非借重于熟地之助也。

或问杜仲非燥药也，而吾子谓是燥药，何据而云然乎？曰：论杜仲之有丝，其非燥药也。然而杜仲之燥，正有有丝之不肯断，……其中之柔软为何如，而独谓其性燥者，别有义也。杜仲不经火则湿，经火则燥。不断之丝，非火炒至无丝，则不可为末，非受火气迫急而为燥乎。肾恶躁，而以燥投燥，遽入往往动火，我所以教人与熟地同用也。至于肾经中湿，不特宜同熟地并施，且宜生用为妙，并不可火炒。盖肾既有湿，得熟地则增润，反牵制杜仲。一加火，则失其本性，但补而不攻，而湿邪反不得遽散。夫杜仲不炒则湿，何反宜于治湿。盖杜仲燥中有湿，湿非水气之谓也。邪湿得真水而化，生用，正存其真气耳。

或问杜仲补肾，仲景公何故不采入八味丸中？不知杜仲补肾中之火，而有动肾气，动则桂、附不安于肾宫，恐有飞越之虞，故用桂、附，而不用杜仲。然则固不可用乎，肾中有湿气，正宜加用于八味丸中，取其动而能散湿也，又不可拘执不用而尽弃之耳。

或问杜仲补肾，世人竟以破故纸佐之，毋乃太燥乎？杜仲得破故纸，而其功始大，古人嫌其太燥，益胡桃仁润之，有鱼水之喻。其实，杜仲得破故纸，正不必胡桃仁之润也。盖破故纸温补命门之火，而杜仲则滋益肾中之水，水火有既济之美，又何必胡桃仁之润哉。虽杜仲得胡桃仁之相助，亦无碍其益肾之功，然而，杜仲实无借于胡桃仁也。或云胡桃仁滋破故纸之燥也。夫破故纸用之于他药之中，未见用胡桃仁之助，何独入于杜仲之中而加胡桃仁也。谓非因杜仲而入之，吾不信也。

九香虫

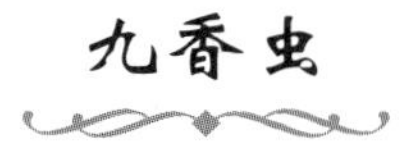

【性味归经】咸，温。归肝、脾、肾经。

【功效主治】理气止痛，温中助阳。用于胃寒胀痛，肝胃气痛，肾虚阳痿，腰膝酸痛。

【本草沿革】

《本草新编》：九香虫，味甘、辛，气微温。入肾经命门。专兴阳益精，且能安神魄，亦虫中之至佳者。入丸散中，以扶衰弱最宜，但不宜入于汤剂，以其性温，恐动大便耳。

《本草纲目》：治膈脘滞气，脾肾亏损，壮元阳。

硫　黄

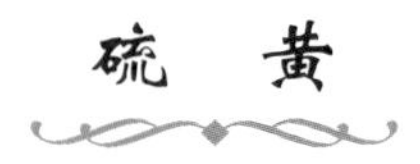

【性味归经】酸，温；有毒。归肾、大肠经。

【功效主治】外用解毒疗疮，杀虫止痒；内服补火助阳通便。

【本草沿革】

《汤液本草》：气温，大热，味酸，有毒。《本草》云主妇人阴蚀，疽痔恶血。坚筋骨，除头秃。疗心腹积聚邪气，冷癖在胁，咳逆上气，脚冷疼弱无力，及鼻衄，恶疮，下部䘌疮。止血，杀疥虫。

《本草蒙筌》：味酸，气温，大热。有毒。……体系至阳之精，能化五金奇物。状兴阳道，若下焦虚冷，元阳将绝者殊功；禁止寒泻，或脾胃衰微，垂命欲死者立效。中病便已，过剂不宜。塞痔血，杀疥虫，坚筋骨，除头秃。去心腹痃癖，却脚膝冷疼。仍除格拒之寒，亦有将军之号。盖因功能破邪归正，返滞还清，挺出阳精，化阴魄而生魂也。谟按：硫黄性热，每用治其格拒之寒。倘或此证兼有伏阴在内，须加阴药为佐才妙也。古方太白丹、来复丹、各有硝石之类。是皆至阳，佐以至阴，正合宜尔。若无伏阳，单患阴证，此又不必例拘，惟在用其阳药也。

《雷公炮制药性解》：味酸，性大热，有毒，入命门经。主下焦虚冷，阳绝不起，头秃、疽痔、癣疥，心腹痃癖，脚膝冷疼，虚损泄精。莹净无夹石者良，甘草汤煮过用。畏朴硝、细辛、飞廉，忌百般禽兽血。按：硫黄为火之精，宜入命门补火。盖人有真火，寄于右肾，苟非此火，则不能有生；此火一熄，则万物无父。非硫黄孰与补者？《太清》云：硫禀纯阳，号为将军，破邪归正，返浊还清，挺立阳精，消阴化魄。戴元礼云：热药皆燥，惟硫黄不燥，则先贤尝颂之矣。今人绝不用之，诚虞其热毒耳。然有火衰之证，舍此莫疗，亦畏而遗之，可乎？中其毒者，以猪肉、鸭羹余、甘草汤解之。

第四节 清热调志药

黄 柏

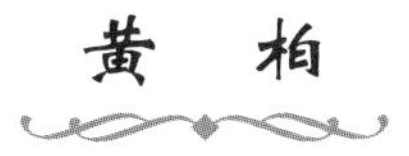

【性味归经】苦，寒。归肾、膀胱经。

【功效主治】清热燥湿，泻火除蒸，解毒疗疮。用于湿热泻痢，黄疸尿赤，带下阴痒，热淋涩痛，脚气痿躄，骨蒸劳热，盗汗，遗精，疮疡肿毒，湿疹湿疮。盐黄柏滋阴降火。用于阴虚火旺，盗汗骨蒸。

知 母

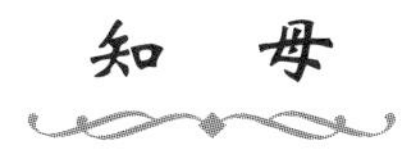

【性味归经】苦、甘，寒。归肺、胃、肾经。

【功效主治】清热泻火，滋阴润燥。用于外感热病，高热烦渴，肺热燥咳，骨蒸潮热，内热消渴，肠燥便秘。

【本草沿革】

《本草纲目》：肾苦燥，宜食辛以润之；肺苦逆，宜食苦以泻之。知母之辛苦寒凉，下则润肾燥而滋阴，上则清肺金泻火，乃二经气分药也；黄柏则是肾经血分药，故二药必相须而行，昔人譬之虾与水母，必相依附。

《本草通玄》：知母苦寒，气味俱厚，沉而下降，为肾经本药。兼能清肺者，为其肃清龙雷，勿使僭上，则手太阴无销烁之虞也。泻有余之相火，理消渴之烦蒸，凡止咳安胎，莫非清火之用。多服令人泄泻，亦令人减食，此惟实火熇灼者，方可暂用。若施之于虚损之人，如水益深矣。盖苦寒之味，行天地肃杀之令，非长养万物者也。

《本经疏证》：知母能益阴清热止渴，人所共知，其能下水，则以古人用者甚罕，后学多不明其故。……《千金》《外台》两书用知母治水气各一方。《千金》曰：有人患水肿腹大，其坚如石，四肢细，少劳苦足胫即肿，少饮食便气急，此终身之疾，服利下药不瘥者，宜服此药，微除风湿，利小便，消水谷，岁久服之，乃可得力，瘥后可常服。其所用药，则加知母于五苓散中，更增鬼箭羽、丹参、独活、秦艽、海藻也。《外台》曰：《古今录验》泽漆汤，疗寒热当风，饮多暴肿，身如吹，脉浮数者。其所用药，则泽泻、知母、海藻、茯苓、丹参、秦艽、防己、猪苓、大黄、通草、木香也。其曰，除风湿，利小便，曰疗寒热当风，饮多暴肿。可见《本经》所着下水之效，见于除肢体浮肿，而知母所治之肢体浮肿，乃邪气肢体浮肿，非泛常肢体浮肿比矣。正以寒热外盛，邪火内着，渴而引饮，火气不能化水，水遂泛滥四射，治以知母，是泄其火，使不作渴引饮，水遂无继，蓄者旋消，由此言之，仍是治渴，非治水也。于此，见凡肿在一处，他处反消瘦者，多是邪气勾留，水火相阻之候，不特《千金方》水肿腹大四肢细，即《金匮要略》中桂枝芍药知母汤，治身体尪羸，脚肿如脱，亦其一也。《金匮方》邪气水火交阻于下，《千金方》邪气水火交阻于中，阻于下者，非发散不为功，阻于中者，非渗利何由泄，此《千金方》所以用五苓散，《金匮》方所以用麻黄、附子、防风，然其本质均为水火交阻，故其用桂、术、知母则同也，桂、术治水之阻，知母治火之阻，于此遂可见矣。

第六章

调意类常用药物

第一节　滋脾调意药

甘　草

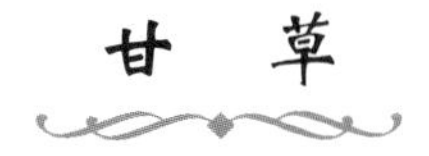

【性味归经】甘，平。归心、肺、脾、胃经。

【功效主治】补脾益气，清热解毒，祛痰止咳，缓急止痛，调和诸药。用于脾胃虚弱，倦怠乏力，心悸气短，咳嗽痰多，脘腹、四肢挛急疼痛，痈肿疮毒，缓解药物毒性、烈性。

【本草沿革】

《日华子本草》：安魂定魄，补五劳七伤，一切虚损，惊悸烦闷、健忘，通九窍，利百脉，益精养气，壮筋骨，解冷热。

《本草通玄》：甘草，甘平之品，合土之德，故独入脾胃……李时珍以为通入十二经者，非也。稼穑作甘，土之正味，故甘草为中宫补剂。《别录》云：下气治满。甄权云：除腹胀满。盖脾得补则善于健运也。若脾土太过者，误服则转加胀满，故曰脾病。人毋多食甘，甘能满中，此为土实者言也。

火麻仁

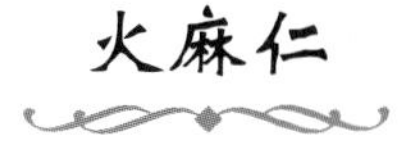

【性味归经】甘，平。归脾、胃、大肠经。

【功效主治】润肠通便。用于血虚津亏，肠燥便秘。

【本草沿革】

《本草思辨录》：仲景麻仁丸证，是脾受胃强之累而约而不舒。于是脾不散精于肺，肺之降令亦失，肺与脾胃俱困而便何能下。麻仁甘平滑利，柔中有刚，能入脾滋其阴津，化其燥气。但脾至于约，其中之坚结可知，麻仁能扩之不能破之，芍药乃脾家破血中之气药，合施之而脾其庶几不约矣乎。夫脾约由于胃强，治脾焉得不兼治胃，胃不独降，有资于肺，肺亦焉得不顾，故又佐以大黄、枳、朴攻胃，杏仁抑肺，病由胃生，而以脾约标名者，以此为太阳阳明非正阳阳明也。兼太阳故小便数，小便数故大便难，治法以起脾阴化燥气为主。燥气除而太阳不治自愈，故麻仁为要药。

大　枣

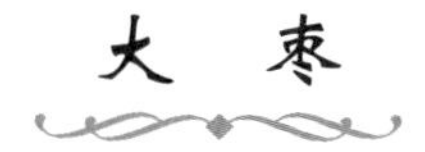

【性味归经】甘，温。归脾、胃、心经。

【功效主治】补中益气，养血安神。用于脾虚食少，乏力便溏，妇人脏躁。

【本草沿革】

《药性赋》：味甘，平，性温，无毒。降也，阳也。其用有二：助脉强神，大和脾胃。

《神农本草经疏》：大枣纯得土之冲气，兼感天之微阳以生。《本经》味甘，气平，无毒。东垣、孟诜言温。气味俱厚，阳也。入足太阴、阳明经。经曰：里不足者，以甘补之。又曰：形不足者，温之以气。甘能补中，温能益气，甘温能补脾胃而生津液，则十二经脉自通，九窍利，四肢和也。正气足则神自安，故主心腹邪气，及大惊。中得缓则烦闷除，故疗心下悬急，及少气。脾得补则气力强，肠胃清，故主身中不足及肠澼。甘能解毒，故主和百药。简误：枣虽能补脾胃，益气，然而味过于甘，中满者忌之。小儿疳病不宜食，齿痛及患痰热者不宜食，生者尤不利人，多食致寒热。

《本经逢原》：枣属土而有火，为脾经血分药。甘先入脾，故用姜、枣之辛甘，以和营卫也。仲景治奔豚，用滋脾土，平肾气也。十枣汤用以益土，胜邪水也。而中满者勿食，故仲景建中汤，心下痞者减饴、枣，与甘草同例，此得用枣之法矣。《金匮》治妇人脏躁，悲愁欲哭，有甘麦大枣汤，亦取其助肝、脾、肺三经之津液，以滋其燥耳。《本经》主心腹邪气，亦是和营卫邪之义。平胃气者，以其甘温健运，善平胃中敦阜之气也。《素问》以枣为脾家之果，故《本经》又主身中不足，大惊，四肢重，用此补益脾津，而神气自宁，肢体自捷矣。古方中用大枣，皆是红枣，取生能散表也。入补脾药，宜用南枣，取甘能益津也。其黑枣助湿中火，损齿生虫，入药非宜。生枣多食，令人热渴气胀，瘦人多火者，弥不可食。

《本草求真》：[批]补脾胃中气血。大枣专入脾、胃。味甘气温，色赤肉润，为补脾胃要药。经曰：里不足者，以甘补之，形不足者，温之以气。大枣甘能补中，温能益气，脾胃既补，则十二经脉自通，九窍利，九窍：口、耳、鼻、目、前后二阴。四肢和也。补脾胃中气血。正气足则神自安。故凡心腹邪气，心下悬急者，得此则调，得补则气力强，肠胃清。身中不足及病见肠澼者，用此则安。甘能解毒，故于百药中，得甘则协，且于补药中风寒发散，内用为向导，则能于脾助其升发之气。仲景治奔豚，用大枣滋土以平肾，治水饮胁痛，用十枣益土以胜水。不似白术性燥不润，专于脾气则补；山药性平不燥，专于脾阴有益之为异耳。但多食损齿，齿属肾，土燥克水。及气实中满切忌。甘令中满，大建中汤减饧、枣与甘草同例。

《本草经解》：大枣气平，秉天秋收之金气，入手太阴肺经；味甘无毒，得地中正之土味，入足太阴脾经。气味升多于降。阳也。心腹者，太阴经行之地也。“邪之所凑，其气必虚”，阴阳形气不足者，宜调以甘药，大枣味甘，可以调不足，故主心腹邪气。外为阳，内为阴，阴阳和则中安，甘平益阴，所以安中。脾者，阴气之原也；胃者，阳气之原也，甘平益阴，故养脾气，阴和则阳平，故平胃气。中气不足，则九窍不通，甘能满中，中气足，九窍通也。十二经者，三阴三阳也；脾胃者，阴阳之原也。大枣养脾气、平胃气，则十二经无不助矣。肺主气而生津液，气平益肺，所以主少气少津液也。脾统一身之血，肺主一身之气，甘平益肺，身中气血和，自无不足之症矣。血气足则神安，所以定大惊。脾主四肢，甘味益脾，脾气中，四肢自轻。甘平解毒，故和百药。

蜂　蜜

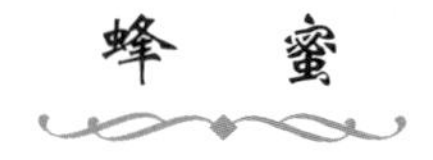

【性味归经】甘，平。归肺、脾、大肠经。

【功效主治】补中，润燥，止痛，解毒；外用生肌敛疮。用于脘腹虚痛，肺燥干咳，肠燥便秘，解乌头类药毒；外治疮疡不敛，水火烫伤。

【本草沿革】

《本草蒙筌》：味甘，气平、微温。无毒。……益气补中，润燥解毒。养脾胃，却痫痓，止肠澼，除口疮，心腹卒痛即驱，五脏不足俱补。补阴丸用，取甘缓难化，可达下焦；点眼膏搀，因百花酿成，能生神气。蜜导通大便久闭，蜜浆解虚热骤生。食多亦生诸风，七月忌食生蜜。

《本草崇原》：草木百卉，五色咸具，有五行之正色，复有五行之间色，而花心只有黄白二色，故蜜色有黄白也。春夏秋集采群芳，冬月退藏于密，得四时生长收藏之气，吸百卉五色之精。主治心腹邪气者，甘味属土，滋养阳明中土，则上下心腹之正气自和，而邪气可治也。诸惊痫痓，乃心主神气内虚，蜂蜜花心酿成，能和心主之神，而诸惊痫痓可治也。安五脏诸不足者，花具五行，故安五脏之不足。益气补中者，气属肺金，中属胃土，蜂采黄白金土之花心，故益气补中也。止痛解毒者，言蜂蜜解毒，故能止痛也。除众病，和百药者，言百药用蜂蜜和丸，以蜂蜜能除众病也，久服强志，金生水也。

《神农本草经百种录》：石蜜，野蜂于崖间石隙中采花所作也，疑古时未有养蜂之法，则以崖蜜为上，而土木中之蜜不用。今人养蜂收蜜，其法最良，功同石蜜也。味甘，平。主心腹邪气，养胃和中。诸惊痫痓，定心平肝。安五脏诸不足，益气补中，百花之精，脏腑经络皆受益也。止痛，甘能缓痛。解毒，香能辟秽恶之毒。除众病，诸花之性俱全。和百药。诸花之性俱化。久服强志轻身，不饥不老。精神充足故也。蜜者，采百花之精华而成者也。天地春和之气，皆发于草木，草木之和气，皆发于花。花之精英，酿而为蜜，和合众性则不偏，要去糟粕则不滞。甘以养中，香以理气，真养生之上品也。但其性极和平，于治疾则无速效耳。凡天地之生气，皆正气也。天地之死气，皆邪气也。正则和平，邪则有毒。毒者，败正伤生之谓。蜜本百花之蕊，乃生气之所聚，生气旺，则死气不能犯，此解毒之义也。

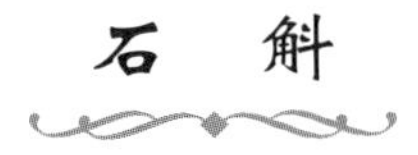

见调精类常用药物。

第二节　健脾调意药

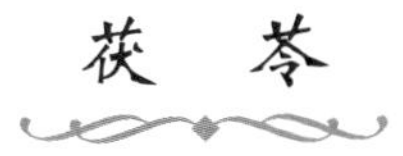

【性味归经】甘、淡，平。归心、肺、脾、肾经。

【功效主治】利水渗湿，健脾，宁心。用于水肿尿少，痰饮眩悸，脾虚食少，便溏泄泻，心神不安，惊悸失眠。

【本草沿革】

《神农本草经》：味甘，平。主胸胁逆气。忧恚，惊邪恐悸，心下结痛，寒热，烦满，咳逆，止口焦舌干，利小便。久服安魂魄养神。

《开宝本草》：味甘，平，无毒。……止消渴，好唾，大腹淋沥，膈中痰水，水肿淋结，开胸腑，调脏气，伐肾邪，长阴，益气力，保神守中。……其有抱根者，名茯神。茯神，味甘，平。主辟不详，疗风眩、风虚，五劳、七伤，口干，止惊悸，多恚怒，善忘，开心益智，安魂魄，养精神。

《神农本草经疏》：茯苓生于古松之下，感土木之气而成质，故其味甘平，性则无毒。入手足少阴，手太阳，足太阴、阳明经，阳中之阴也。胸胁逆气，邪在手少阴也。忧恚惊邪，皆心气不足也。恐悸者，肾志不足也。心下结痛，寒热烦满咳逆，口焦舌干，亦手少阴受邪也。甘能补中，淡而利窍，补中则心脾实，利窍则邪热解，心脾实则忧恚惊邪自止，邪热则心下结痛，寒热烦满咳逆，口焦舌干自除。中焦受湿热则口发渴，湿在脾，脾气弱则好睡。大腹者，脾土虚不能利水，故腹胀大也，淋沥者，脾受湿邪则水道不利也。膈中痰水，水肿，皆缘脾虚所致。中焦者，脾土之所治也，中焦不治故见斯病。利水实脾，则其证自退矣。开胸腑，调脏气，伐肾邪者何，莫非利水除湿，解热散结之功也。长益气力，保神守中，久服安魂养神，不饥延年者，补心脾，伐肾邪，除湿利窍之极功也。白者入气分，赤者入血分，补心益脾，白优于赤；通利小肠专除湿热，赤亦胜白。……茯神，抱木心而生，以此别于茯苓。《别录》谓茯神平。总之，其气味与性，应是茯苓一样。茯苓入脾肾之用多，茯神入心之用多。故主辟不祥，疗风眩风虚，五劳，口干，止惊悸，多恚怒善忘，开心益智，劳魂魄，养精神。《药性论》又云：茯神君，味甘，无毒。主惊痫，安神安志，补劳乏，主心下急痛坚满，人虚而小肠不利，加而用之。……简误：病人肾虚，小水自利，或不禁，或虚寒精清滑，皆不得服。

《本草蒙筌》：味甘、淡，气平。属金。降也，阳中阴也。无毒。……忌酸物，恶白蔹，地榆、雄黄、秦艽、龟甲。种赤白主治略异，经上下行走自殊。赤茯苓入心脾小肠，属乙丙丁，泻利专主；白茯苓入膀胱肾肺，属辛壬癸，补益兼能。甘以助阳，淡而利窍。通便不走精气，功并车前；利血仅在腰脐，效同白术。为除湿行水圣药，乃养神益智仙丹。生津液缓脾，驱痰火益肺。和魂炼魄，开胃厚肠。却惊痫，安胎孕。久服耐老，延年不饥。倘汗多阴虚者误煎，伤元夭寿；若小便素利者过服，助燥损明。暴病有余相宜，久病不足切禁。凡须细察，不可妄投。茯神附结本根，因津泄少；谓既不离其本，故此为名。体比苓略松，皮与本须去。所忌畏恶，悉仿于前。专理心经，善补心气。止恍惚惊悸，除恚怒健忘。……茯苓为在天之阳，阳当上行，何谓利水而泻下耶？经云：气薄者，阳中之阴。所以茯苓利水泻下，亦不离乎阳之本体，故入手足太阳经焉。丹溪又曰：茯苓、猪苓、泽泻各有行水之能，久服损人。八味丸用之，亦不过接引诸药，归就肾经，去胞中久积陈垢，以为搬运之功也。

《本草备要》：补心脾，通行水。甘温。益脾助阳，淡渗利窍除湿。色白入肺泻热，而下通膀胱。能通心气于肾，使热从小便出，然必其上行入肺，清其化源，而后能下降利水也。宁心益气，调营理卫，定魄安魂。营主血，卫主气，肺藏魄，肝藏魂。治忧恚惊悸，心肝不足。心下结痛，寒热烦满，口焦舌干，口为脾窍，舌为心苗。火下降则热除。咳逆，肺火。呕哕，胃火。膈中痰水，脾虚。水肿淋沥，泄泻，渗湿。遗精，益心肾。若虚寒遗溺泄精者，又当用温热之剂峻补其下，忌用茯苓淡渗之药。小便结者能通，多者能止。湿除则便自止。生津止渴，湿热去则津生。退热安胎。松根灵气结成。……白者入肺、膀胱气分，赤者入心、小肠气分，时珍曰：白入气，赤入血。补心脾白胜，利湿热赤胜。恶白蔹，畏地榆、秦艽、龟甲、雄黄，忌醋。皮专能行水，治水肿肤胀。以皮行皮之义，五皮散用之。凡肿而烦渴，便秘溺赤，属阳水，宜五皮散、疏凿饮；不烦渴，大便溏，小便数，属阴水，宜实脾饮、流气饮。腰以上肿宜汗，腰以下肿宜利小便。

《本草求真》：[批]渗脾肺湿，伐肝肾水邪。茯苓专入脾、胃，兼入肺、肝。色白入肺，味甘入脾，味淡渗湿。故书皆载上渗脾肺之湿，下伐肝肾之邪。其气先升清肺化源。后降，下降利水。凡人病因水湿而见气逆烦满，心下结痛，呃逆呕吐，口苦舌干，水肿淋结，忧恚惊恐，及小便或涩或多者，诸病皆从水湿所生而言。服此皆能有效。故治亦从水湿生义。故入四君，则佐参、术以渗脾家之湿；入六味，则使泽泻以行肾邪之余，最为利水除湿要药。书曰健脾，即水去而脾自健之谓也。又曰定魄，肺藏魄。即水去而魄自安之意也。且水既去，则小便自开，安有癃闭之虑乎！水去则内湿已消，安有小便多见之谓乎！故水去则胸膈自宽而结痛烦满不作，水去则津液自生而口苦舌干悉去。故效亦从水湿既去而见。惟水衰精滑，小便不禁，非由水湿致者切忌，恐其走表泄气故耳。

《本草新编》：茯苓，味甘、淡，气平，降也，阳中阴也，无毒。有赤、白二种，白者佳，亦可用入心、脾、肺、肝、肾五脏，兼入膀胱、大小肠、膻中、胃经。助阳，利窍通便，不走精气，利血仅在腰脐，除湿行水，养神益智，生津液，暖脾，去痰火，益肺，和魂练魄，开胃厚肠，却惊痫，安胎孕，久服耐老延年。茯神，即茯苓之一种。但茯神抱松木之根而生者也，犹有顾本之义，故善补心气，止恍惚惊悸，尤治善忘，其余功用，与茯苓相同。此二种，利中有补，久暂俱可用也，可君可臣，而又可佐使。惟轻重之宜分，无损益之可论。或谓汗多而阴虚者宜忌，少用之何损哉。或言小便素利者勿服，恐助燥损阴，微用之何妨。初病与久病相殊，而健脾正宜于久病，何必尽去夫茯苓也。丹溪曰：茯苓有行水之能，久服损人。八味丸用之，亦不过接引诸药，归就肾经，去胞中积陈，而以为搬运之功也。夫八味丸有桂、附、熟地、山萸之直入于肾，何藉茯苓之引经耶。仲景张夫子用茯苓于八味丸中，大有深意。以熟地纯阴，而性过于腻滞，虽泽泻利水，熟地之滋润已足相制，然而泽泻过于利水，未必健脾以去湿。故亦用茯苓以佐之，利腰脐而又不走气，使泽泻亦不过于渗泄，则泻中有补，助熟地、山药、山茱速于生阴，实非徒为接引而用之也。或问茯苓健脾，而张仲景公用之益肾，意者脾肾同治耶？夫茯苓虽亦入脾，而张夫子用之全非取其健脾，止取其益肾耳。夫肾恶燥，而亦恶湿，过燥则水干，而火易炽，过湿则邪住，而精难生。用茯苓于六味丸中，泻肾中之邪水，以补肾中之真水也，故与健脾之意全不相干，勿认作脾肾同治也。

《医学衷中参西录》：气味俱淡，性平。善理脾胃，因脾胃属土，土之味原淡（土味淡之理，徐灵胎曾详论之），以是《内经》谓淡气归胃，而《慎柔五书》上述《内经》之旨，亦谓味淡能养脾阴。盖其性能化胃中痰饮为水液，引之输于脾而达于肺，复下循三焦水道以归膀胱，为渗湿利痰之主药。然其性纯良，泻中有补，虽为渗利之品，实能培土生金，有益于脾胃及肺。且以其得松根有余之气，伏藏地中不外透生苗，故又善敛心气之浮越以安魂定魄，兼能泻心下之水饮以除惊悸，又为心经要药。且其伏藏之性，又能敛抑外越之水气转而下注，不使作汗透出，兼为止汗之要药也。其抱根而生者为茯神，养心之力，较胜于茯苓。……茯苓若入煎剂，其切作块者，终日煎之不透，必须切薄片，或捣为末，方能煎透。

白 术

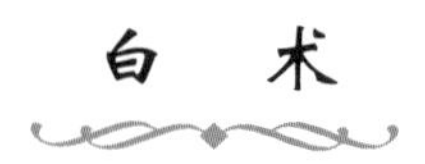

见调精类常用药物。

苍 术

【性味归经】辛、苦，温。归脾、胃、肝经。

【功效主治】燥湿健脾，祛风散寒，明目。用于湿阻中焦，脘腹胀满，泄泻，水肿，脚气痿躄，风湿痹痛，风寒感冒，夜盲，眼目昏涩。

山 药

【性味归经】甘，平。归脾、肺、肾经。

【功效主治】益气养阴，补脾肺肾，涩精止带。用于脾虚食少，久泻不止，肺虚喘咳，肾虚遗精，带下，尿频，虚热消渴。麸炒山药补脾健胃。用于脾虚食少，泄泻便溏，白带过多。

【本草沿革】

《药性论》：臣，能补五劳七伤，去冷风，止腰疼，镇心神，安魂魄，开通心孔，多记事，补心气不足，患人体虚羸，加而用之。

北沙参

【性味归经】甘、微苦，微寒。归肺、胃经。

【功效主治】养阴清肺，益胃生津。用于肺热燥咳，劳嗽痰血，胃阴不足，热病津伤，咽干口渴。

【本草沿革】

《医学衷中参西录》：人之魂藏于肝，魄藏于肺，沙参能清补肺脏以定魄，更能使肺金之气化清肃下行，镇戢肝木以安魂，魂魄安定，惊恐自化，故《本经》又谓主惊气也。徐灵胎曰：肺主气，故肺家之药气胜者为多。但气胜之品必偏于燥，而能滋肺者又腻滞而不清虚，惟沙参为肺家气分中理血药，色白体轻，疏通而不燥，润泽而不滞，血阻于肺者，非此不能清也。

《日华子本草》：助五脏，强筋骨，长志安神，主泄精健忘。

第三节　和胃调意药

泽　泻

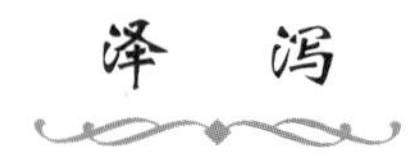

【性味归经】甘、淡，寒。归肾、膀胱经。

【功效主治】利水渗湿，泄热，化浊降脂。用于小便不利，水肿胀满，泄泻尿少，痰饮眩晕，热淋涩痛，高脂血症。

【本草沿革】

《本草纲目》：泽泻，气平，味甘而淡，淡能渗泄，气味俱薄，所以利水而泄下。脾胃有湿热，则头重而目昏耳鸣，泽泻渗去其湿，则热亦随去，而土气得令，消气上行，天气明爽，故泽泻有养五脏、益气力、治头旋、聪明耳目之功，若久服则降令太过，清气不升，真阴潜耗，安得不目昏耶？仲景地黄丸，用茯苓、泽泻者，乃取其泻膀胱之邪气，非引接也，古人用补药，必兼泻邪，邪去则补药得力，一辟一阖，此乃玄妙，后世不知此理，专一于补，所以久服必至偏胜之害也……神农书列泽泻于上品，复云久服轻身、面生光，……陶、苏皆以为信然，愚窃疑之。泽泻行水泻肾，久服且不可，又安有此神功耶，其谬可知。

《药品化义》：凡属泻病，小水必短数，以此（泽泻）清润肺气，通调水道，下输膀胱，主治水泻湿泻，使大便得实，则脾气自健也。因能利水道，令邪水去，则真水得养，故消渴能止。又能除湿热，通淋沥，分消痞满，透三焦蓄热停水，此为利水第一良品。……若小便不通而口渴者，热在上焦气分，宜用泽泻、茯苓以清肺气，滋水之上源也。如口不渴者，热在下焦血分，则用知母、黄柏，以泻膀胱，滋水之下源也。须分别而用。

半 夏

【性味归经】辛、温；有毒。归脾、胃、肺经。

【功效主治】燥湿化痰，降逆止呕，消痞散结。用于湿痰寒痰，咳喘痰多，痰饮眩悸，风痰眩晕，痰厥头痛，呕吐反胃，胸脘痞闷，梅核气；外治痈肿痰核。

【本草沿革】

《本草会编》：俗以半夏性燥有毒，多以贝母代之，贝母乃太阴肺经之药，半夏乃太阴脾经、阳明胃经之药，何可代也。夫咳嗽吐痰，虚劳吐血，或痰中见血，诸郁，咽痛喉痹，肺痈，肺痿，痈疽，妇人乳难，此皆贝母为向导，半夏乃禁用之药。若涎者脾之液，美味膏粱炙煿皆能生脾胃湿热，故涎化为痰，久则痰火上攻，令人昏愦口噤，偏废僵仆，蹇涩不语，生死旦夕，自非半夏、南星曷可治乎？若以贝母代之，则翘首待毙矣。

《本草纲目》：脾无留湿不生痰，故脾为生痰之源，肺为贮痰之器。半夏能主痰饮及腹胀者，为其体滑而味辛性温也，涎滑能润，辛温能散亦能润，故行湿而通大便，利窍而泄小便，所谓辛走气，能化痰，辛以润之是矣。洁古张氏云：半夏、南星治其痰，而咳嗽自愈。丹溪朱氏云：二陈汤能使大便润而小便长。聊摄成氏云：半夏辛而散，行水气而润肾燥。又《和剂局方》用半硫丸，治老人虚秘，皆取其滑润也。世俗皆以南星、半夏为性燥，误矣。湿去则土燥，痰涎不生，非二物之性燥也。古方治咽痛喉痹，吐血下血，多用二物，非禁剂也。二物亦能散血，故破伤打扑皆主之。惟阴虚劳损，则非湿热之邪，而用利窍行湿之药，是乃重竭其津液。

《长沙药解》：味辛，气平，入手太阴肺、足阳明胃经。下冲逆而除咳嗽，降浊阴而止呕吐，排决水饮，清涤涎沫，开胸膈胀塞，消咽喉肿痛，平头上之眩晕，泻心下之痞满，善调反胃，妙安惊悸。

大　黄

【性味归经】苦，寒。归脾、胃、大肠、肝、心包经。

【功效主治】泻下攻积，清热泻火，凉血解毒，逐瘀通经，利湿退黄。用于实热积滞便秘，血热吐衄，目赤咽肿，痈肿疔疮，肠痈腹痛，瘀血经闭，产后瘀阻，跌打损伤，湿热痢疾，黄疸尿赤，淋证，水肿；外治烧烫伤。

酒大黄善清上焦血分热毒，用于目赤咽肿、齿龈肿痛。

熟大黄泻下力缓、泻火解毒，用于火毒疮疡。

大黄炭凉血化瘀止血，用于血热有瘀之出血证。

【本草沿革】

《本草新编》：味苦，气大寒，阴中之阴，降也，无毒。入胃与大肠。然有佐使，各经皆达也。其性甚速，走而不守，善荡涤积滞，调中化食，通利水谷，推陈致新，导瘀血，滚痰涎，破癥结，散坚聚，止疼痛，败痈疽热毒，消肿胀，俱各如神。欲其上升，须加酒制；欲其下行，须入芒硝；欲其速驰，生用为佳；欲其平调，熟煎尤妙。欲其少留，用甘草能缓也。此药有勇往直前之迅利，有推坚荡积之神功，真定安奠乱之品，祛邪救死之剂也。

《长沙药解》：味苦，性寒，入足阳明胃、足太阴脾、足厥阴肝经。泻热行瘀，决壅开塞，下阳明治燥结，除太阴之湿蒸，通经脉而破癥瘕，消痈疽而排脓血。

椿根皮

【性味归经】苦、涩，寒。归大肠、胃、肝经。

【功效主治】清热燥湿，收涩止带，止泻，止血。用于赤白带下，湿热泻痢，久泻久痢，便血，崩漏。

【本草沿革】

《本草乘雅半偈》：椿樗同种，材臭异形者，牝牡有别耳。樗孕荚者牝，椿无荚者牡，故椿体木性之直，樗体木性之曲，曲直仆伛，木体之全性现矣。故始区芽蘖，直拆者萌，曲生者句，枝干已成，曲直仆伛，四体始备，直无仆伛，曲则兼有，是以椿木体直，精专枝叶，樗木体曲，精专根皮，诚肝木之体用药也。椿益皮肤毛发，正肝以能生为体，荣华为用；樗益血气阴窍，正肝以藏血为体，疏泄为用。内而肠风已，崩带除，滞痢行，癃闭利，遗浊清，神安志悦；外而疮疡净，斑疹消，丁毒解，好颜媚色，以及四体百骸，不言而喻。至若疳𧏾蛊毒，传尸鬼注，而与物为春，杀厉之气，暖然齐春仁之诘，椿樗之为用溥矣。

《雷公炮制药性解》：味苦涩，性温，有小毒，入心、肝、脾三经。主月经过度、带漏崩中、梦泄遗精、肠风痔漏、久痢脱肛，缩小便，除疮疥，祛鬼疰，杀传尸，解蛊毒，逐蛔虫。按：椿白皮，血中之药也，心主血，肝藏血，脾裹血，宜均入之。孟诜云：多食令人神昏血气微。

赤石脂

【性味归经】甘、酸、涩，温。归大肠、胃经。

【功效主治】涩肠，止血，生肌敛疮。用于久泻久痢，大便出血，崩漏带下；外治疮疡久溃不敛，湿疮脓水浸淫。

【本草沿革】

《汤液本草》：气大温，味甘、酸、辛，无毒。《本草》云：主养心气，明目益精，疗腹痛泄澼，下利赤白，小便利，及痈疽疮痔，女子崩中漏下，产难，胞衣不出。久服补髓，好颜色，益志不饥，五色石脂，各入五脏补益。《东垣》云：赤石脂、白石脂，并温，无毒。畏黄芩、芫花，恶大黄。……《珍》云：赤、白石脂俱甘酸，阳中之阴，固脱。《心》云：甘温，筛末用。去脱，涩以固肠胃。

第四节　醒脾调意药

木　香

【性味归经】辛、苦，温。归脾、胃、大肠、胆经。

【功效主治】行气止痛。用于胸胁、脘腹胀痛，泻痢后重，食积不消，不思饮食。

煨木香实肠止泻。用于泄泻腹痛。

【本草沿革】

《神农本草经》：味辛，温。治邪气，辟毒疫温鬼，强志，治淋露。久服不梦寤魇寐。

《汤液本草》：气热，味辛苦，纯阳。味厚于气，阴中阳也，无毒。《象》云：除肺中滞气，若治中、下焦气结滞，须用槟榔为使。《珍》云：治腹中气不转运，和胃气。《心》云：散滞气，调诸气。《本草》云：治邪气，辟毒疫瘟鬼，强志，主淋露，疗气劣，肌中偏寒，主气不足，消毒，温疟蛊毒，行药之精。《本经》云：主气劣、气不足，补也；通壅气，导一切气，破也。安胎、健脾胃，补也；除痃癖块，破也。与本条补破不同，何也？易老以为破气之剂，不言补也。

《神农本草经疏》：味辛，温，无毒。是禀夏秋之阳气以生，兼得土之阳精，故无毒。性属纯阳，故主邪气，澼毒疫温鬼。阳主清明开发，故强志及不梦寤魇寐。行药之精，皆阳盛气烈之功也。

《本草乘雅半偈》：上为木象，彻具春宣。木香，香草也。名木者，当入肝，故色香气味，各具角木用。亦入脾，故根枝节叶，亦各具宫土数。入脾则夺土郁，入肝则达木郁。经云：木郁则达之，土郁则夺之。夺土即所以达木，达木即所以夺土；土以木为用，木以土为基也。邪气毒疫，温鬼淋露，梦寤魇寐，致郁土郁木者，咸可达之夺之。强志者，即强木土之用，得以行其志耳。

《本经逢原》：辛苦，温，无毒。……生用理气，煨熟止泻。……木香气香味厚，不独沉而下降，盖能理胃以下气滞，乃三焦气分之药，兼入肺、脾、肝三经，能升降诸气。故上焦气滞贲郁宜之者，金郁则泄之也。然虽入肺，而肺燥气上者，良非所宜。其中焦气滞不运宜之者，脾胃喜芳香也。下焦气滞后重宜之者，塞者通之也。若治中脘气滞不运，心腹疼痛，以槟榔佐之，使气下则结痛下散矣。《本经》辟疫毒邪气，强志，主淋露，以其辛燥助阳，善开阴经伏匿之邪。《大明》治心腹一切气，膀胱冷痛，呕逆反胃，霍乱泻痢，健脾消食，安胎。甄权治九种心痛，积年冷气痃癖，癥块胀痛，壅气上冲，烦闷羸劣，女人血气刺痛不可忍。然香燥而偏于阳，肺虚有热，血枯而燥，及阴火冲上者勿服。

《本草崇原》：木香其臭香，其数五，气味辛温，上彻九天，禀手足太阴天地之气化，主交感天地之气，上下相通。治邪气者，地气四散也。辟毒疫温鬼者，天气光明也。强志者，天一生水，水生则肾志强。主淋露者，地气上腾，气腾则淋露降。天地交感，则阴阳和，开合利，故久服不梦寤魇寐。梦寤者，寤中之梦。魇寐者，寐中之魇也。

《本草经解》：木香，气秉天春和之木气，入足厥阴肝经；味辛无毒而香燥，得地燥金之正味，入足阳明胃经。气味俱升，阳也。辛温益胃，胃阳所至，阴邪恶毒鬼气皆消，所以主邪气毒疫瘟鬼也。辛润之品，能益阳明，阳明之气，能强志气。淋露者，小便淋沥不止，阳气虚，下陷也。阳者，肠胃之阳也，辛温益胃，胃阳充而淋露止也。久服则阳胜，阳不归于阴，故不梦寤。阳气清明，阴气伏藏，故不魇寐也。

《神农本草经百种录》：味辛。主邪气，辟毒疫温鬼，气极芳烈，能除邪秽不祥也。强志，香气通于心，主淋露。心与小肠为表里，心气下交于小肠，则便得调矣。久服不梦寐、魇寐。心气通则神魂定。木香以气胜，故其功皆在乎气。《内经》云：心主臭。凡气烈之药皆入心。木香，香而不散，则气能下达，故又能通其气于小肠也。

《本经疏证》：强志之义，具见远志，木香气温味辛苦，其气芳郁，宜乎性刚而散发者，岂亦能凝神于精，摄阳于阴耶？夫灯烛之譬，在于远志，原喻以芯剔翳沁膏，厥功懋矣。然膏中有故，独不能使灯不明乎？即膏中有故，系滓厚而沉浊者，犹非木香能为力也。灯既张矣，飞蛾青虫焦焉，渍于膏而虽出，将死未死，宛转蠕动，膏荡摇，灯亦为之不明，非刚者挑而去之不可，此木香所为强志也。夫木香之首功为主邪气，则明非膏中所自有矣。曰毒曰鬼，皆阴也，必丽于阴。然毒而曰疫，鬼而曰温，不犹幺麽之类，虽属夜出，然能飞扬者乎。是木香之治，治阴厉之气，反受质于阳，善飞扬而著人身之阴者，则导而出之于阳，以成其神，不摇于精，阳自摄于阳而不耗。夫阴之功，能入于阴，以其似枯骨也，能去阴中之客阳为累，以其气温味辛也，能不耗阴，以其质粘牙也。故夫淋露者，火在水中，致水流涩。梦寤魇寐者，神归阴分，为热所扰，皆阴中不靖，栖阳不稳之病，与远志之使阳归阴而阴不受翳累者，原大相迳庭。至于《别录》所增治疗，若主气不足，致毒鬼温邪之伏于阴，气劣不行，致阳之不得偏于外，皆注《本经》而推广之词，独"行药之精"一语，他味不常有。夫药物行阳行阴者多矣，若阴中行阳、阳中行阴者则较寡，而此非特于阴中行阳，且能于阴中行阴，药之精微，使合于阳而成化育，则亦以其味辛在苦中，而其质粘牙而不粘舌，比之龙骨粘舌而不粘牙者为不侔，以彼之摄火于土，则知此为摄火于水，仍能使交于火矣。

砂　仁

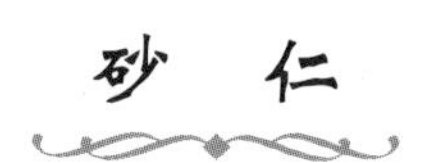

【性味归经】辛，温。归脾、胃、肾经。

【功效主治】化湿开胃，温脾止泻，理气安胎。用于湿浊中阻，脘痞不饥，脾胃虚寒，呕吐泄泻，妊娠恶阻，胎动不安。

【本草沿革】

《玉楸药解》：缩砂仁，……和中调气，行郁消滞，降胃阴而下食，达脾阳而化谷，呕吐与泄泻皆良，咳嗽共痰饮俱妙，善疗噎膈，能安胎妊，调上焦之腐酸，利下气之秽浊。……清升浊降，全赖中气，中气非旺，则枢轴不转，脾陷胃逆。凡水胀肿满，痰饮咳嗽，噎膈泄利，霍乱转筋，胎坠肛脱，谷宿水停，泄秽吞酸诸证，皆升降反常，清陷浊逆故也。泄之则益损其虚，补之则愈增其满，清之则滋其下寒，温之则生其上热。……惟以养中之味，而加和中之品，调其滞气，使枢轴回旋运动，则升降复职，清浊得位，然后于补中扶土之内，温升其肝脾，清降其肺胃，无有忧矣。和中之品，莫如砂仁，冲和条达，不伤正气，调醒脾胃之上品也。

《本草求真》：书号为醒脾调胃要药。……其言醒脾调胃，快气调中，则于腹痛痞胀有功，入大肠则于赤白泻痢有效，入肺则于咳嗽上气克理。至云止痛安胎，并咽喉口齿浮热能消，亦是中和气顺之意。若因实热而云胎气不和，水衰而见咽喉口齿燥结者，服之岂能是乎。故虚实二字，不可不细辨而详察耳。

《本草新编》：止可为佐使，以行滞气，所用不可过多，用之补虚丸中绝佳，能辅诸补药，行气血于不滞也。……补药味重，非佐之消食之药，未免过于滋益，反恐难于开胃，入之砂仁，以苏其脾胃之气，则补药尤能消化，而生精生气，更易之也。……砂仁止入脾，而不入肾，引补肾药入于脾中则可，谓诸补药必借砂仁，引其由脾以入肾，则不可也。《神农本草》并未言其入肾，不过说主虚劳冷泻耳。夫冷泻有专属乎脾者，何可谓脾寒俱是肾寒哉。

陈 皮

【性味归经】苦、辛，温。归肺、脾经。

【功效主治】理气健脾，燥湿化痰。用于脘腹胀满，食少吐泻，咳嗽痰多。

【本草沿革】

《本草经解》：气温，味苦辛，无毒，主胸中瘕热逆气，利水谷，久服去臭，下气通神。陈皮气温，禀天春升之木气，入足厥阴肝经，味苦辛无毒，得地南西火金之味，入手少阴心经、手太阴肺经，气味升多于降，阳也，胸中者肺之分也，肺主气，气常则顺，气变则滞，滞则一切有形血食痰涎，皆假滞气而成瘕，瘕成则肺气不降而热生焉，陈皮辛能散，苦能泄，可以破瘕清热也，苦辛降气，又主逆气，饮食入胃，散精于肝，温辛疏散，肝能散精，水谷自下也，肺主降，苦辛下泄，则肺金行下降之令，而下焦臭浊之气，无由上升，所以去臭而下气也，心为君主，神明出焉，味苦清心，味辛能通，所以通神也。

《药鉴》：气温，味辛、微苦，气薄味浓，无毒，可升可降，阳中之阴也。必须年久者为美。去白性热，能除寒发表。存白性温，能补胃和中。与白术、半夏同用，则渗湿而健胃。与甘草、白术同用，则补脾而益胃。有白术则补脾胃，无白术则泻脾胃，有甘草则补肺，无甘草则泻肺。故补中汤用之以益气，平胃散用之以消谷，二陈汤用之以除痰，干葛汤用之以醒酒。予尝用陈皮一斤，滚水泡去白令极净，乌梅、大草、青盐各四两，浓煎取汁浸透，晒半干，再入白糖六两拌匀，用紫苏叶、薄荷叶、上盖，蒸一炷香，每用少许，不拘时常服，治久嗽痰火，长服健胃和中，解酒毒。

第七章

调魂类常用药物

第一节　养肝调魂药

生地黄

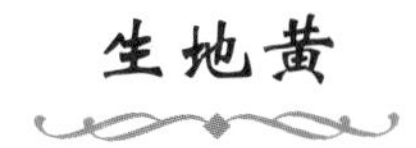

【性味归经】甘，寒。归心、肝、肾经。

【功效主治】清热凉血，养阴生津。用于热入营血，温毒发斑，吐血衄血，热病伤阴，舌绛烦渴，津伤便秘，阴虚发热，骨蒸劳热，内热消渴。助心胆气，强筋骨，长志安魂定魄，除惊悸。

【本草沿革】

《得配本草》：得酒、麦门冬、姜汁、缩砂良。畏芜荑、莱菔子。恶贝母。忌葱、蒜、萝卜、诸血。甘，凉，微苦。入手足少阴、厥阴及手太阳经血分。其生血以清阴火，举世皆知。能生气以行阳分，人多不晓。血足气得所归，所谓藉精生气。一切惊悸经枯，掌中热，劳劣痿厥，吐衄、崩漏、便闭等症，均此治之。消谷食，大便下，则中气动而食自化。实脾胃，湿热去，肠胃自实。亦奏其功。得玄参，定精意；得竹茹，息惊气。麦冬为佐，复脉内之阴；当归为佐，和少阳之血；配地龙，治鼻衄交流；佐天门冬，引肺气入生精之处。使羚羊角，起阴气固封蛰之本；使通草，导小肠郁热；调鸡子白，治胎动；调蜜、酒，治热传心肺；君茯苓，除湿热伤脾；和车前汁，治血淋。生地通血脉之源。鲜用则寒，干用则凉。上升，酒炒；痰膈，姜汁炒；入肾，青盐水炒；阴火咳嗽，童便拌炒。犯铜铁器，令人肾消。胃气虚寒，阳气衰少，胸腹痞闷，三者禁用。

世人动云生地妨胃，其能开胃，人实不晓。唯胃中阳气不足者，服之则胃气不运，而饮食减。若胃阴虚，而胃土干燥，致胃气不运者，生地滋其阴以清其火，而胃气从此运行，饮食自然渐进。不知者妄加议论，真不啻胶柱鼓瑟也。至时行热证，生地尤为切要，邪火郁于胃，胃阴干涸，势难救药，若胃中阴血未干，断无不可救药之理，惟生地实所以滋胃阴也。阴汁上充，则涌于肌表而经邪解，阴血下润，则秽泄于二便而腑邪出，所谓金令一行，酷热顿消也。故火邪溢于阳明经，冲生地汁于白虎汤中，战汗而顿解。邪热入于阳明腑，冲生地汁于陷胸汤中，便通而自退。更有火生痰、痰生火，交结于中，和生地汁于竹油、姜汁中，则谵语直视等症即除。如无生地，可用干地黄，滚水浸透，绞汁冲服，防其泥滞，加枳壳或川贝疏之，且气道通，邪气外达，而病自霍然。近人多以生地为补剂，又疑妨胃，畏不敢用，即用之亦一二钱而止，五六钱而止，入诸药同煎，半成熟地，使邪滞于内而莫出，泥于膈而胃闭，遂视此为害人之品，禁不入方，致令胃阴枯涸，多有不可救药者，亦由用之不善也

《日华子本草》：干地黄，助心胆气，安魂定魄，治惊悸，劳劣心肺损，吐血，鼻衄，妇人崩中血运，助筋骨，长志。日干者，平，火干者，温。

《神农本草经疏》：干地黄禀仲冬之气以生，黄者，土之正色，兼禀地之和气，故味甘气寒而无毒。《别录》又云苦者，以其兼入心脾也。此乃补肾家之要药，益阴血之上品。《本经》主折跌绝筋伤中，逐血痹者，肝藏血而主筋，补肝则荣血调，荣血调则伤中自去。痹者血分之病，因虚而风寒湿邪客之，故筋拘挛而痛，养血和肝，痹必瘳矣。作汤除寒热积聚除痹者，血和则结散，故诸证自除也。其曰填骨髓，长肌肉，主男子五劳七伤者，地黄为至阴之药，正补肾水真阴而益血，血旺则髓满，阴足则肌肉自长。五劳七伤皆阴虚内热，真阴不足之候，甘寒能除内热而益精髓，故劳伤自除也。女子伤中胞漏下血者，阴虚则火炽而血热，火能销物，造化自然之道也。凉血益血则胞漏自止矣；下血者，血热也，凉血则下血自愈。荣血滞则为恶血，生地黄能行血，故破恶血。溺血者，肾与小肠热也，益阴凉血则溺血自止，二便自利矣。胃为足

阳明，胃家湿热盛则食不消，生地黄能泻脾胃中湿热，湿热去而脾胃安，则宿食自去。饱而努力则肠胃筋脉有绝伤之患，形属血，故行血益血则诸伤自理矣。五脏咸属阴，阴即精血，补精血则五脏内伤不足自愈矣。通血脉，益气力，利耳目者，皆脏安之验也。又主妇人崩中血不止，及产后血上薄心闷绝，伤身胎动下血，胎不落，堕坠踠折，瘀血留血，衄血吐血，生者捣汁饮之，皆凉血行血之功也。久服轻身不老，则益阴填髓补五脏之能事毕矣。又按日华子云：助心胆气，强筋骨，长志安魂定魄，除惊悸者，胆为五脏六腑之首，行春升之气，故十一脏皆取决于胆，为中正之官。地黄入手足少阴，亦入足厥阴。心与肝为子母之脏，胆为肝之腑，肝主筋，肾主骨，肾藏精与志，肝藏魂，肺藏魄，心胆二经虚则病惊悸，生地黄为手少阴之要药，能凉心助胆补肝，心凉则热不薄肺，肝肺清宁则魂魄自定，胆气壮则惊自除，肝肾足则筋骨自强，心肾交济则志自长矣。……简误：生地黄，性大寒，凡产后恶食作泻，虽见发热，恶露作痛，不可误用，误用则泄不止。胃气者，后天元气之本也，胃困则饮食不运，精血不生，虚热何自而退，故并当归忌之。凡见此证，宜多加炮姜、桂心、人参，必自愈。凡阴虚咳嗽，内热骨蒸，或吐血等候，一见脾胃薄弱，大便不实，或天明肾泄，产后泄泻，产后不食，俱禁用生地黄、当归，误则同于前辙，慎之！凡胸膈多痰，气道不利，升降窒塞，药宜通而不宜滞，汤液中禁入地黄。

阿　胶

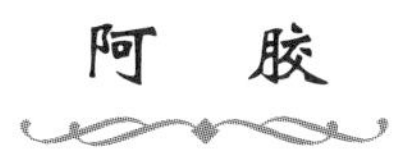

【性味归经】甘，平。归肺、肝、肾经。

【功效主治】补血滋阴，润燥，止血。用于血虚萎黄，眩晕心悸，肌痿无力，心烦不眠，虚风内动，肺燥咳嗽，劳嗽咯血，吐血尿血，便血崩漏，妊娠胎漏。

【本草沿革】

《本草备要》：平，补而润。甘，平。清肺养肝，滋肾益气，肺主气，肾纳气。和血补阴，肝主血，血属阴。除风化痰，润燥定喘，利大小肠。治虚劳咳嗽，肺痿吐脓，吐血衄血，血淋血痔，肠风下痢，伤暑伏热成痢者必用之，妊娠血痢尤宜。腰酸骨痛，血痛血枯，经水不调，崩带胎动。或妊娠下血，酒煎服。痈疽肿毒及一切风病泻者忌用。大抵补血与液，为肺、大肠要药。寇宗奭曰：驴皮煎胶，取其发散皮肤之外，用乌者，其属水以制热则生风之义，故又治风也。陈自明曰：补虚用牛皮胶，去风用驴皮胶。杨士瀛曰：小儿惊风后，瞳仁不正者，以阿胶倍人参服最良。阿胶育神，人参益气也。按阿井乃济水伏流，其性趋下，用搅浊水则清，故治瘀浊及逆上之痰也。……山药为使，畏大黄。

《本草求真》：[批] 入肝补血，通润心肺与肾。阿胶专入肝，兼入肺、肾、心。味甘气平，质润，专入肝经养血。何书又言除风化痰，盖以血因热燥，则风自生，阿胶得阿井纯阴之济水，又得纯黑补阴之驴皮。宗奭曰：驴皮煎胶，取其发散皮肤之外也。用乌者取乌色属水，以制热则生风之义，如乌卵、乌鸡之类皆然。气味俱阴，既入肝经养血，复入肾经滋水，水补而热自制，故风自尔不生。藏器曰：诸胶皆主风，止泄补虚，而驴皮主风为最。又胶润而不燥，胶性既能润肺，复能趋下降浊，使痰不致上逆耳。至于痔漏肠风、衄血、血淋、下痢，痢因热成。暨经枯崩带，胎动，痈肿，治克有效，亦是因血枯燥，伏热而成，故能得滋而解。此为血分养血润燥，养肺除热要剂。不似首乌功专入肝，补血祛风，乌须黑发，而于肺经润燥定喘则未及；鹿胶性专温督与冲，以益其血，而于肺经清热止嗽则未有；龟胶力补至阴，通达于任，退热除蒸，而于阴中之阳未克有补。古人云阿胶养神，人参益气，正谓此也。

酸枣仁

【性味归经】甘、酸，平。归肝、胆、心经。

【功效主治】养心补肝，宁心安神，敛汗，生津。用于虚烦不眠，惊悸多梦，体虚多汗，津伤口渴。

【本草沿革】

《本草蒙筌》：味酸，气平。无毒。……因肉味酸，故名酸枣。……能治多眠不眠，必分生用炒用，多眠胆实有热，生研末，取茶叶姜汁调吞；不眠胆虚有寒，炒作散，采竹叶煎汤送下。倘和诸药共剂，却恶防已须知。宁心志，益肝补中；敛虚汗，驱烦止渴。去心腹寒热，五脏能安。

《本草新编》：酸枣仁，味酸，气平，无毒。入心、肝、胆与胞络四经。宁心志，益肝胆，补中，敛虚汗，祛烦止渴，安五脏，止手足酸痛，且健筋骨，久服多寿。以上治疗，俱宜炒用，惟夜不能眠者，必须生用，或神思昏倦，久苦梦遗者，亦宜生用。可为臣佐，多用尤佳，常服亦妙也。……或问酸枣仁止能益心，何以补肾之药，古人往往用之乎？盖心肾原不可两治也。因世人贪色者多，仲景夫子所以止立六味、八味，以补肾中之水火宜。然而肾火原通于胞络，而肾水原通于心，补心未尝不能益肾，古人所以用枣仁以安心，即安肾也。且世人入房而强战者，心君不动，而相火乃克其力以用命。心君一移，而相火即懈，精即下泄。可见补心所以补肾，心气足而肾气更坚，不信然哉。或问酸枣仁之治心也，不寐则宜炒，多寐则宜生，又云夜不能寐者，必须生用。何其自相背谬耶？不知此实用药之机权也。夫人不寐，乃心气之不安也，酸枣仁安心，宜用之以治不寐矣。然何以炒用枣仁则补心也？夫人多寐，乃心气之大昏也。炒用，则补心气而愈昏；生用，则心清而不寐耳。夜不能寐者，乃心气不交于肾也；日不能寐者，乃肾气不交于心也。肾气不交于心，宜补其肾；心气不交于肾，宜补其心。用枣仁正所以补心也。补心宜炒用矣，何以又生用。不知夜之不寐，正心气之有余，清其心，则心气定，而肾气亦定矣，此所以必须生用。若日夜不寐，正宜用炒，而不宜用生矣。或疑枣仁安心，人人知之，安心而能安肾，此则人未知也。曰：枣仁岂特安心以安肾而已乎，更能安五脏之气。盖心肾安，而五脏有不安者乎，不必其入脾、入肺、入肝而后能安也。

《景岳全书》：味微甘，气平。其色赤，其肉味酸，故名酸枣。其仁居中，故性主收敛而入心。多眠者生用，不眠者炒用。宁心志，止虚汗，解渴去烦，安神养血，益肝补中，收敛魂魄。

白　芍

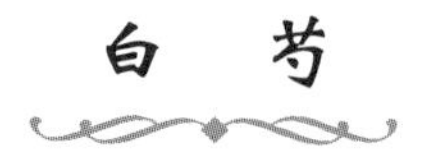

【性味归经】苦、酸，微寒。归肝、脾经。

【功效主治】养血调经，敛阴止汗，柔肝止痛，平抑肝阳。用于血虚萎黄，月经不调，自汗，盗汗，胁痛，腹痛，四肢挛痛，头痛眩晕。

【本草沿革】

《本草新编》：味苦、酸，气平、微寒，可升可降，阴中之阳，有小毒。入手足太阴，又入厥阴、少阳之经。能泻能散，能补能收，赤白相，无分彼此。其功全在平肝，肝平则不克脾胃，而脏腑各安，大小便自利，火热自散，郁气自除，痈肿自消，坚积自化，泻痢自去，痢痛自安矣。盖善用之，无往不宜，不善用之，亦无大害。无如世人畏用，恐其过于酸收，引邪入内也……夫肝属木，喜扬而不喜抑者也，今既拂抑而不舒，亦必下克于脾土，脾土求救于肺金，而肺金因肝木之旺，肾水正亏，欲顾子以生水，正不能去克肝以制木，而木气又因拂抑之来，更添恼怒，何日是坦怀之日乎。治法必须解肝木之忧郁，肝舒而脾胃自舒，脾胃舒，而各经皆舒也。

当　归

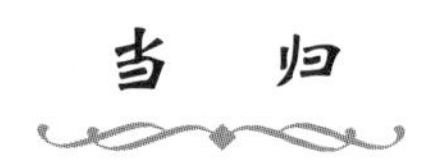

【性味归经】甘、辛，温。归肝、心、脾经。

【功效主治】补血活血，调经止痛，润肠通便。用于血虚萎黄，眩晕心悸，月经不调，经闭痛经，虚寒腹痛，风湿痹痛，跌扑损伤，痈疽疮疡，肠燥便秘。

酒当归活血通经。用于经闭痛经，风湿痹痛，跌扑损伤。

【本草沿革】

《景岳全书》：味甘、辛，气温。气轻味重，可升可降，阴中有阳。其味甘而重，故专能补血；其气轻而辛，故又能行血。补中有动，行中有补，诚血中之气药，亦血中之圣药也。头止血上行，身养血中守，尾破血下流，全活血不走。大约佐之以补则补，故能养营养血，补气生精，安五脏，强形体，益神志，凡有形虚损之病，无所不宜；佐之以攻则通，故能祛痛通便，利筋骨，治拘挛瘫痪燥涩等证。营虚而表不解者，佐以柴、葛、麻、桂等剂，大能散表；卫热而表不敛者，佐以六黄之类，又能固表。惟其气辛而动，故欲其静者当避之；性滑善行，大便不固者当避之。凡阴中火盛者，当归能动血，亦非所宜；阴中阳虚者，当归能养血，乃不可少；若血滞而为痢者，正所当用。其要在动、滑两字。若妇人经期血滞，临产催生，及产后儿枕作痛，俱当以此为君。小儿痘疹惊痫，凡属营虚者，必不可少。

龙眼肉

【性味归经】甘，温。归心、脾经。

【功效主治】补益心脾，养血安神。用于气血不足，心悸怔忡，健忘失眠，血虚萎黄。

【本草沿革】

《神农本草经》：味甘，平。主治五脏邪气，安志厌食。久服强魂魄，聪明，轻身不老，通神明。

《神农本草经疏》：龙眼禀稼穑之化，故其味甘，气平，无毒。入足太阴，手少阴经。少阴为君主之官，藏神而主血，甘能益血补心，则君主强，神明通，五脏邪气俱除矣。甘味补脾，脾得补则食自寡而饫，心得补则火下降而坎离交，故能安志。肝藏魄，主纳血，心家血满，则肝有所受而魂强。甘能解毒，故主去毒。

《本草蒙筌》：味甘，气平。无毒。……取肉入药，因甘归脾。古方归脾汤中，功与人参并奏。《本经》一名益智，禅益脾之所藏。脾藏智故云。解毒去虫，安志厌食。养肌肉，美颜色，除健志，却怔忡。多服强魂聪明。

《本草乘雅半偈》：鳞虫属为龙，肝木根窍为眼。久服强魂。魂者，肝藏之神识也。魂强，肝木之体具；体具，肝木之用行；用行，升出中降入之五气行各有次而五志安，五邪治，三虫去，蛊毒除，身轻根，皆得所欲。

心藏神，脾藏意与志。志为脾土之专藏矣。四气调神：春三月，以使志生；夏三月，无怒其志；秋三月，无外其志；冬三月，使志若伏，若匿，若有私意，若已有得，则藏各有志，神亦不专心所藏矣。

《本草分经》：甘平而润。补心脾，安神，治一切思虑过度，劳伤心脾及血不归脾诸症。

《本经疏证》：甘肥黏厚之物，决难治邪，藉云治邪，又岂堪安志，安志矣何以复厌食。夫厌读为压，抑也，谓压抑谷气，使淫气输精入于经脉也。诸脉者皆属于心，心有所忆谓之意，意之所存谓之志，脉气谐畅，经隧流通，所忆既端，所存胡妄，五脏间遂气摄于液，志凝于精，如金城汤池之不可攻，尚何邪气更敢干哉？所以然者，龙眼壳色青黄，固象以木疏土，肉本洁白，转而红紫，又象金火交媾，化汁为赤，味甘且厚，恰大展力于中，五脏之邪不能干，与志之安，总赖中之宣布，则厌食为是物之功能主脑矣。不然，厌食而不及饮，是安志而非定志强志，主五脏邪气而非除五脏邪气，又何为者耶？窃尝论之，五志统于神，而神行于气，气复囿于精，所以精减则气耗，气耗则神衰，神衰则志虑绌也。如是者虽补救有方，缀联有物，凡含气于味者，能从精而益气，寓味于气者，能从气而安神，仍有钳气于精，摄神于气者，然皆仅能通其一节，而不能统会其全体。如龙眼者，由脾而血脉，由血脉而心，上不能关键于肺，下不能帖著于肾肝，又何以云不使五脏得受邪气耶？不知五谷为养，五果为助，五畜为益，五菜为充，原非治病之物，曰厌食，则明明取为食之助以奉生，非可恃以攻坚补缺者也，奈之何欲与药石并列而言哉！但凡居处之致慎，饮食之合节，能补偏救弊于日用寻常之间，俾有所生而无所损，则所谓主五脏邪气者在此。古人重治未病，周官所以列食医于疾医、疡医前也。

何首乌

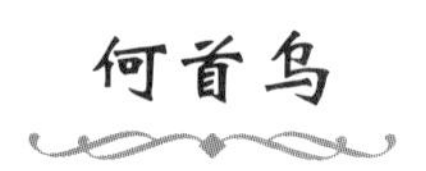

见调精类常用药物。

第二节　疏肝调魂药

桂　枝

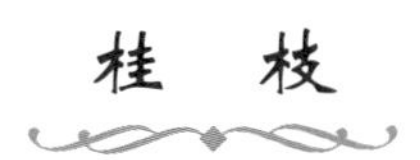

见调精类常用药物。

川　芎

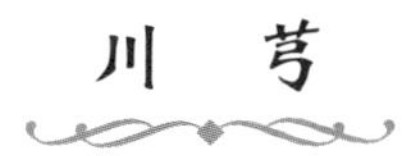

【性味归经】辛，温。归肝、胆、心包经。

【功效主治】活血行气，祛风止痛。用于胸痹心痛，胸胁刺痛，跌扑肿痛，月经不调，经闭痛经，癥瘕腹痛，头痛，风湿痹痛。

【本草沿革】

《神农本草经》：主中风入脑头痛，寒痹，筋挛缓急，金创，妇人血闭无子。

《名医别录》：主除脑中冷动，面上游风去来，目泪出，多涕唾，忽忽如醉，诸寒冷气，心腹坚痛，中恶，卒急肿痛，胁风痛，温中内寒。

《药性论》：治腰脚软弱，半身不遂，主胞衣不出，治腹内冷痛。

《日华子本草》：治一切风，一切气，一切劳损，一切血，补五劳，壮筋骨，调众脉，破癥结宿血，养新血，长肉，鼻洪，吐血及溺血，痔瘘，脑痈发背，瘰疬瘿赘，疮疥，及排脓，消瘀血。

防　风

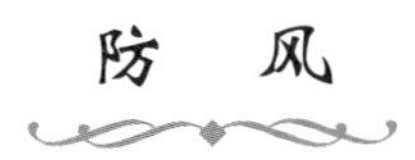

【性味归经】辛、甘，微温。归膀胱、肝、脾经。

【功效主治】祛风解表，胜湿止痛，止痉。用于感冒头痛，风湿痹痛，风疹瘙痒，破伤风。

【本草沿革】

《药性论》：治主心腹痛，四肢拘急，行履不得，经脉虚羸，主骨节间疼痛。

《日华子本草》：治三十六般风，男子一切劳劣，补中，益神，风赤眼，止泪及瘫痪，通利五脏，关脉，五劳七伤，羸损，盗汗，心烦体虚，能安神定志，匀气脉。

薄 荷

【性味归经】辛，凉。归肺、肝经。

【功效主治】疏散风热，清利头目，利咽，透疹，疏肝行气。用于风热感冒，风温初起，头痛，目赤，喉痹，口疮，风疹，麻疹，胸胁胀闷。

香 附

【性味归经】辛、微苦、微甘，平。归肝、脾、三焦经。

【功效主治】疏肝解郁，理气宽中，调经止痛。用于肝郁气滞，胸胁胀痛，疝气疼痛，乳房胀痛，脾胃气滞，脘腹痞闷，胀满疼痛，月经不调，经闭痛经。

【本草沿革】

《本草正义》：香附，辛味甚烈，香气颇浓，皆以气用事，故专治气结为病。……又凡辛温气药，飚举有余，最易耗散元气，引动肝肾之阳，且多燥烈，则又伤阴。惟此物虽含温和流动作用，而物质既坚，则虽善走而亦能守，不燥不散，皆其特异之性，故可频用而无流弊。未尝不外达皮毛，而与风药之解表绝异。未尝不疏泄解结，又非上行之辛散可比。好古谓《本草》不言治崩漏，是益气而止血也。寿颐谓虽不可直认为益气，而确有举陷之力。丹溪谓须用童便浸过，盖嫌其辛味太浓，以下行为监制之义。寿颐谓调肝肾者，此法甚是。或有以醋炒、以青盐炒者，其理盖亦如此。……气结诸症，固肝胆横逆肆虐为多，此药最能调气，故濒湖谓之专入足厥阴。其实胸胁痹结，少腹结痛，以及诸疝，无非肝络不疏。所谓三焦气分者，合上中下而一以贯之，固无论其何经何络也。

《本草求真》：专属开郁散气，与木香行气，貌同实异，木香气味苦劣，故通气甚捷，此则苦而不甚，故解郁居多，且性和于木香，故可加减出入，以为行气通剂，否则宜此而不宜彼耳。

柴 胡

【性味归经】辛、苦，微寒。归肝、胆、肺经。

【功效主治】疏散退热，疏肝解郁，升举阳气。用于感冒发热，寒热往来，胸胁胀痛，月经不调，子宫脱垂，脱肛。

【本草沿革】

《本草新编》：能提气以升于阳，使参、芪、归、术，共健脾而开胃，不能生津以降于阴；使麦冬、丹皮，同益肺以滋肾，能入于血室之中以去热，不能入于命门之内以去寒。无奈世人妄用柴胡以杀人也，余所以探辨之耳。或问柴胡不可用之以治阴虚之人是矣，然古人往往杂之青蒿、地骨皮、丹皮、麦冬之内，每服退热者，又谓之何？曰：此阴虚而未甚者也。夫阴虚而火初起者，何妨少用柴胡，引诸补阴之药，直入于肝、肾之间，转能泻火之速。所恶者，重加柴胡，而又久用不止耳。用药贵通权达变，岂可拘泥之哉。又问柴胡既能提气，能补脾而开胃，何以亦有用之而气上冲者，何故？此正见柴胡之不可妄用也。夫用柴胡提气而反甚者，必气病之有余者也。气之有余，必血之不足也，而血之不足也，必阴之甚亏也。水不足以制火，而反助气以升阳，则阴愈消亡，而火愈上达，气安得而不上冲乎。故用柴胡以提气，必气虚而下陷者始可。至于阴虚火动之人，火正炎上，又加柴胡以升提之，火愈上腾，而水益下走，不死何待乎？此阴虚火动，断不可用柴胡，不更可信哉。或问柴胡乃半表半里之药，故用之以治肝经之邪最效，然而肝经乃阴脏也，邪入于肝，已入于里矣，又何半表半里之是云，乃往往用柴胡而奏效如神者，何也？夫肝经与胆经为表里，邪入于肝，未有不入于胆者，或邪从胆而入于肝，或邪已入肝，而尚留于胆，彼此正相望而相通也。柴胡乃散肝邪，而亦散胆邪之药，故入于肝者半，而入于胆者亦半也。所以治肝而胆之邪出，治胆而肝之邪亦出也。或问柴胡既是半表半里之药，邪入于里，用柴胡可引之以出于表，则病必轻。邪入于表，亦用柴胡，倘引之以入于里，不病增乎？不知柴胡乃调和之药，非引经之味也。邪入于内者，能和之而外出，岂邪入于内者，反和之而内入乎。此伤寒汗、吐、下之病，仲景夫子所以每用柴胡，以和解于半表半里之间，使反危而为安，拨乱而为治也。又问柴胡既是调和之药，用之于郁症者固定，然有时解郁，而反动火，又是何故？此必妇女郁于怀抱，而又欲得男子，而不可得者也。论妇女思男子而不可得之脉，肝脉必大而弦出于寸口。然其怀抱既郁，未用柴胡之前，肝脉必涩而有力，一服柴胡，而涩脉必变为大而且弦矣。郁开而火炽，非柴胡之过，正柴胡之功，仍用柴胡，而多加白芍、山栀，则火且随之而即散矣。或问柴胡为伤寒要药，何子不分别言之？曰：伤寒门中，柴胡之症甚多，何条宜先言，何条宜略言乎。虽然柴胡之症虽多，而其要在寒热之往来，邪居于半表半里之言尽之矣，用柴胡而顾半表半里也，又何误用哉。或问柴胡开郁，凡男子有郁，亦可用之乎？盖一言郁，则男妇尽在其中矣，岂治男一法，而治女又一法乎。世人治郁，多用香附，谁知柴胡开郁，更易于香附也。或问柴胡本散风之味，何散药偏能益人，此予之未解也。盖克中不克，克即是生也。柴胡入肝，而性专克木。何以克木而反能生木？盖肝属木，最喜者水也，其次则喜风。然风之寒者，又其所畏，木遇寒风则黄落，叶既凋零，而木之根必然下生而克土矣。土一受伤，而胃气即不能开而人病，似乎肝之不喜风也，谁知肝不喜寒风，而喜温风也。木一遇温风，则萌芽即生，枝叶扶疏，而下不生根，又何至克土乎。土不受伤，而胃气辄开，人病顿愈。柴胡，风药中之温风也，肝得之而解郁，竟不知抑滞之气何以消释也。故忘其性之相制，转若其气之相宜。克既不克，非克即所以生之乎。克即是生，克非真克，生乃是克，生实非生。全生于克之中，制克于生之外，是以反得其生之之益，而去其克之之损也。或疑柴胡用之于补中益气汤，实能提气，何以舍补中益气汤用之，即不见有功，意者气得补而自升，无藉于柴胡耶？曰：柴胡提气，必须于补气之药提之，始易见功，舍补气之药，实难奏效。盖升提之力，得补更大，非柴胡之不提气也。或疑柴胡用之补中益气汤中，为千古补气方之冠，然吾以为柴胡不过用之升提气之下陷耳，胡足奇。此真不知补中益气汤之妙也。补中益气汤之妙，全在用柴胡，不可与升麻并论也。盖气虚下陷，未有不气郁者也。惟郁故其气不扬，气不扬，而气乃下陷，徒用参、归、芪术以补气，而气郁何以舒发乎。即有升麻以提之，而脾胃之气，又因肝气之郁来克，何能升哉。得柴胡同用以舒肝，而肝不克土，则土气易于升腾。方中又有甘草、陈皮，以调和于胸膈之间，则补更有力，所以奏功和神也。是柴胡实有奇功，而非提气之下陷一语也了。使柴胡止提气之下陷，何风药不可提气，而东垣先生必用柴胡，以佐升麻之不及耶。夫东垣先生一生学问，全在此方，为后世首推，盖不知几经踌度精思，而后得之也，岂漫然哉。或问大、小柴胡汤，俱用柴胡，何以有大小之分，岂以轻重分大小乎？不知柴胡调和于半表半里，原不必分大小也，而仲景张夫子分之者，以大柴胡汤中有攻下之药，故以大别之。实慎方之意，教人宜善用柴胡也，于柴胡何豫哉。

第三节　清肝调魂药

羚羊角

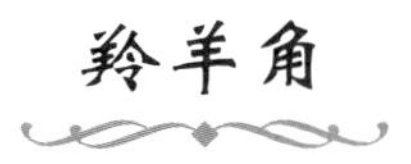

【性味归经】咸，寒。归肝、心经。

【功效主治】平肝息风，清肝明目，清热解毒。用于肝风内动，惊痫抽搐，妊娠子痫，高热痉厥，癫痫发狂，头痛眩晕，目赤翳障，温毒发斑，痈肿疮毒。

【本草沿革】

《本草纲目》：平肝舒筋，定风安魂，散血下气，辟恶解毒，治子痫痉疾。……魂者，肝之神也，发病则惊骇不宁，狂越僻谬，魇寐卒死，而羚角能安之。血者，肝之藏也，发病则瘀滞下注，疝痛毒痢，疱肿瘘疬，产后血气，而因羚角能散之。相火寄于肝胆，主气为怒、病则烦懑气逆，噎塞不通，寒热及伤寒伏热，而羚角能降之。羚之性灵，而筋骨之精在角，故又能辟邪恶而解诸毒，碎佛牙而烧烟走蛇虺也。《本经》《别录》甚荐其功，而近俗罕能发扬，惜哉！

《景岳全书》：味咸，性寒。羊本火畜，而此则属木，善走少阳、厥阴二经。故能清肝定风，行血行气，辟鬼疰邪毒，安魂魄，定惊狂，祛魇寐，疗伤寒邪热，一切邪毒，中恶毒风，卒死昏不知人，及妇人子痫强痉，小儿惊悸烦闷，痰火不清。俱宜为末，蜜水调服，或烧脆研末，酒调服之。若治肿毒恶疮，磨水涂之亦可。

《本草备要》：泻心肝火。苦、咸，微寒。羊属火，而羚羊属木。入足厥阴肝。手太阴少阴经肺、心。目为肝窍，此能清肝，故明目去障；肝主风，其合在筋，此能祛风舒筋，故治惊痫搐搦，骨痛筋挛；肝藏魂，心主神明，此能泻心肝邪热，故治狂越僻谬，梦魇惊骇；肝主血，此能散血，故治瘀滞恶血，血痢肿毒；相火寄于肝胆，在志为怒，经曰：大怒则形气绝，而血菀于上。此能下气降火，故治伤寒伏热，烦懑气逆，食噎不通。羚之性灵，而精在角，故又辟邪而解诸毒。

《本草求真》：专泻肝火，兼清心、肺。羚羊角专入肝，兼入心、肺。苦咸大寒，功专入肝泻火，兼入心、肺二经。考书所论主治，多属冗统，惟李时珍剖晰甚明，言羊火畜也，而羚羊则属木，故其角入厥阴肝经甚捷，同气相求也。肝主木，开窍于目，其发病也，目暗障翳，而羚羊角能平之；肝主风，在合为筋，其发病也，小儿惊痫，妇人子痫，大人中气搐搦，及筋脉挛急，历节掣痛，而羚羊角能舒之；魂者，肝之神也，发病则惊骇不宁，狂越僻谬，魇寐卒死，而羚羊角能安之；血者，肝之脏也，发病则瘀滞下注，疝痛毒痢，疮肿瘰疬，产后血气，而羚羊角能散之；相火寄于肝胆，在气为怒，病则烦懑气逆，噎塞不通，寒热及伤寒伏热，而羚羊角能降之；羚之性灵，而筋骨之精在角，故又能辟恶而解诸毒。碎佛牙而烧烟，走蛇虺也。

石决明

【性味归经】咸，寒。归肝经。

【功效主治】平肝潜阳，清肝明目。用于头痛眩晕，目赤翳障，视物昏花，青盲雀目。

【本草沿革】

《本经逢原》：石决明味咸，软坚，入肝、肾二经，为磨翳消障之专药。又治风热入肝，烦扰不寐，游魂无定。《本事方》珍珠母丸，与龙齿同用，取散肝经之积热，须与养血药同用。不宜久服，令人寒中，非其性寒，乃消乏过当耳。

《得配本草》：入足少阴经血分。主泄精带下，逐虚痰缩血，除鬼交，治温疟，止遗尿，散喉痹。收往来潮热，消胃膈胀满。凡肝虚魂升于顶者，得此降之，而魂自归也。

牛　黄

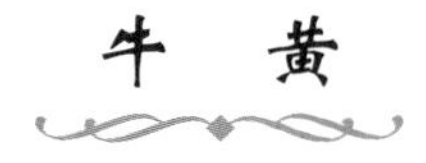

【性味归经】苦，凉。归心、肝经。

【功效主治】凉肝息风，清心豁痰，开窍醒神，清热解毒。用于热病神昏，中风痰迷，惊痫抽搐，癫痫发狂，咽喉肿痛，口舌生疮，痈肿疔疮。

【本草沿革】

《药性论》：君，味甘。能辟邪魅，安魂定魄，小儿夜啼，主卒中恶。

《汤液本草》：《本草》云主惊痫寒热，热盛狂痓，逐鬼除邪。疗小儿百病，诸痫热，口噤不开，大人癫狂，又堕胎，久服令人不忘。又云：磨指甲上，黄者为真。又云：定魂魄。人参为使，得牡丹、菖蒲利耳目。恶龙骨、龙胆、地黄，畏牛膝。

《神农本草经疏》：牛为土畜，其性甘平，惟食百草，其精华凝结为黄，犹人身之有内丹也。故能解百毒而消痰热，散心火而疗惊痫，为世神物，诸药莫及也。凡牛生黄，则夜视其身有光，皮毛润泽，眼如血色，盖得气之精而形质变化自有异也。或云牛病乃生黄者，非也。《本经》味苦气平。《别录》有小毒。吴普云无毒。然必无毒者为是。入足厥阴、少阳，手少阴经。其主小儿惊痫，寒热热盛口不能开，及大人癫狂痫痉者，皆肝、心二经邪热胶痰为病。心热则火自生焰，肝热则木自生风，风火相搏，故发如上等证。此药味苦气凉，入二经而能除热消痰，则风火息，神魂清，诸证自瘳矣。鬼邪侵着，因心虚所致，小儿百病多属胎热，入心养神除热，解毒，故悉主之也；性善通窍，故能堕胎；善除热益心，故能令人不忘。非久服多服之药。

《本草蒙筌》：味苦，气平。有小毒。……惟入肝经，专除筋病。疗小儿诸痫惊吊，客忤口噤不开；治大人癫狂发痉，中风痰壅不语。除邪逐鬼，定魄安魂。更得牡丹、菖蒲，又能聪耳明目。孕妇忌服，能堕胎元。……水牛角味苦冷，时疫头痛惟宜。

《景岳全书》：味苦、辛，性凉，气平，有小毒。忌常山。入心、肺、肝经。能清心退热，化痰凉惊，通关窍，开结滞。治小儿惊痫客忤，热痰口噤，大人癫狂痰壅，中风发痉，辟邪魅中恶，天行疫疾，安魂定魄，清神志不宁，聪耳目壅闭，疗痘疮紫色，痰盛躁狂。亦能堕胎，孕妇少用。

《本草新编》：味苦，气平，有小毒。入肝经。专除筋病，疗小儿诸痫、惊吊客忤、口噤不开。治大人癫狂发痓、中风痰壅不语，除邪逐鬼，定魄安魂，聪耳明目。孕妇忌服，因堕胎元。盖性大寒，止可少服，不宜多用。宜与人参同用，以治小儿诸病，戒独用牛黄，反致误事耳。

天　麻

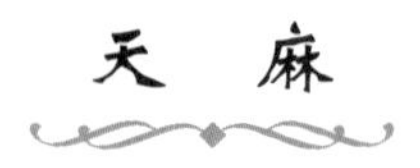

【性味归经】甘，平。归肝经。

【功效主治】息风止痉，平抑肝阳，祛风通络。用于小儿惊风，癫痫抽搐，破伤风，头痛眩晕，手足不遂，肢体麻木，风湿痹痛。

【本草沿革】

《药性论》：又名定风草。味甘，平。能治冷气瘆痹，瘫缓不遂，语多恍惚，多惊失志。

《景岳全书》：味辛，平，阴中有阳。治风虚眩晕头旋，眼黑头痛，诸风湿痹，四肢拘挛，利腰膝，强筋骨，安神志，通血脉，止惊恐恍惚，杀鬼精虫毒及小儿风痫惊气。然性懦力缓，用须加倍，或以别药相佐，然后见功。

玄　参

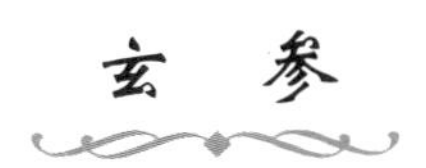

见调精类常用药物。

牡丹皮

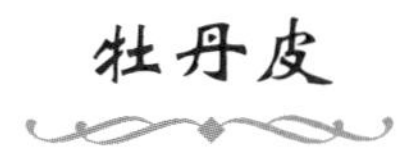

【性味归经】苦、辛，微寒。归心、肝、肾经。

【功效主治】清热凉血，活血化瘀。用于热入营血，温毒发斑，吐血衄血，夜热早凉，无汗骨蒸，经闭痛经，跌扑伤痛，痈肿疮毒。

【本草沿革】

《汤液本草》：《本草》云主寒热中风，瘈疭痉，惊痫邪气。除癥坚，瘀血留舍肠胃。安五脏，疗痈疮，除时气头痛，客热，五劳之气，腰痛，风噤，癫疾。易老云：治神志不足，神不足者手少阴，志不足者足少阴，故仲景八味丸用之。牡丹乃天地之精，群花之首。叶为阳，发生；花为阴，成实；丹为赤，即火，故能泻阴中之火。牡丹皮，手厥阴，足少阴，治无汗骨蒸；地骨皮，足少阴，手少阳，治有汗骨蒸也。

《本草蒙筌》：味辛、苦，气寒。阴中微阳。无毒。……经入足肾少阴，及手厥阴包络。忌葫蒜，畏菟丝。凉骨蒸不遗，止吐衄必用。除癥坚瘀血留舍于肠胃中，散冷热血气攻作于生产后。仍主神志不足，更调经水欠匀。治风痫定搐止惊，疗痈肿排脓住痛。谟按：牡牝乃天地称，牡则为群花首。花为阴成实，叶为阳发生。丹系赤色象离，阴中之火能泻。故丹溪云：地骨皮治有汗骨蒸，牡丹皮治无汗骨蒸。盖有见于此尔。《本经》又云：主神志不足。神不足，手少阴也；志不足，足少阴也。张仲景八味丸用者，又非主于斯乎。

《景岳全书》：味辛、苦，气微凉，气味俱轻，阴中阳也。赤者行性多，白者行性缓，入足少阴及手厥阴经。忌葫蒜。凉骨蒸无汗，散吐衄于血，除产后血滞寒热，祛肠胃蓄血癥坚，仍定神志，通月水，治惊搐风痫，疗痈肿住痛。总之，性味和缓，原无补性，但其微凉而辛，能和血凉血生血，除烦热，善行血滞，滞去而郁热自解，故亦退热。用此者，用其行血滞而不峻。

《本草备要》：泻伏火而补血。辛、苦，微寒。入手足少阴心、肾。厥阴心包、肝。泻血中伏火，色丹故入血分。时珍曰：伏火即阴火也，阴火即相火也。世有专以黄柏治相火，不知丹皮之功更胜，故仲景肾气丸用之。和血凉血而生血，血热则枯，凉则生。破积血，积瘀不去则新血不生。通经脉，为吐衄必用之药。血属阴，本静，因相火所逼，故越出上窍。治中风五劳，惊痫瘛疭。筋脉伸缩抽掣为瘛疭，或手足抽掣，口眼㖞斜，卒然眩仆，吐涎身软，时发时止为痫。皆阴虚血热，风火相搏，痰随火涌所致。除烦热，疗痈疮，凉血。下胞胎，退无汗之骨蒸。张元素曰：丹皮治无汗之骨蒸，地骨皮治有汗之骨蒸。神不足者手少阴，志不足者足少阴，故仲景肾气丸用丹皮，治神志不足也。按《内经》云：水之精为志，故肾藏志，火之精为神，故心藏神。……畏贝母、菟丝、大黄，忌蒜、胡荽、伏砒。时珍曰：花白者补，赤者利，人所罕悟，宜分别之。

《本经逢原》：牡丹皮入手、足少阴厥阴，治血中伏火，故相火胜肾，无汗骨蒸为专药。《本经》主寒热中风、瘛疭惊痫等证，以其味辛气窜，能开发陷伏之邪外散。惟自汗多者勿用，为能走泄津液也。痘疹初起勿用，为其性专散血，不无根脚散阔之虑。王安道云：志不足者，足少阴病也，故仲景肾气丸用之。后人惟知黄柏治相火，不知丹皮之功更胜也。又癥坚瘀血留舍肠胃，及阴虚吐血、衄血必用之药，以能行瘀血，而又能安好血。有破积生新，引血归经之功，故犀角地黄汤用之。凡妇人血崩，及经行过期不净，属虚寒者禁用。又赤者利血，白兼补气，亦如赤、白芍药之义。诸家言其性寒，安有辛香而寒者乎？

《本草求真》：[批]泻肾血分实火实热，治无汗骨蒸。牡丹皮专入心、肾、肝。辛、苦，微寒，能入手少阴心、足少阴肾、足厥阴肝，以治三经血中伏火。时珍曰：伏火即阴火也，阴火即相火也。相火炽则血必枯、必燥、必滞，与火上浮而见为吐、为衄。汪昂曰：血属阴，本静，因相火所逼，故越出上窍。虚损与风、与痰、与火相搏，而见五痨惊痫瘛疭；瘛则筋急而缩，疭之则筋缓而伸，或伸或缩，手如拽锯，谓之瘛疭，即俗所谓为搐惊，则外有所触，心无所生。痫则卒然昏仆，身软吐痰，时发时止。五痨：一曰志痨，二曰心痨，三曰思痨，四曰忧痨，五曰疲痨。瘀结而见疮疡痈毒产难，并无汗滑蒸。阴虚又兼邪郁，故见无汗骨蒸。用此不特味辛而散血中之实热，且有凉相火之神功，世人专以黄柏治相火，而不知丹皮之功更胜。盖黄柏苦寒而燥，初则伤胃，久则败阳，苦燥之性徒存，而补阴之功绝少。丹皮赤色象离，能泻阴中之火，使火退而阴生，所以入足少阴而佐滋补之用，较之黄柏，不啻霄壤矣。张元素曰：丹皮治无汗之骨蒸，地骨皮治有汗之骨蒸。神不足者手少阴心，志不足者足少阴肾。仲景肾气丸用丹皮，治神志不足也。《内经》曰：水之精为志，故肾藏志；火之精为神，故心藏神。但补性少而泄性多，凡虚寒血崩，经行过期不尽者，为并禁焉。赤者［批］赤丹皮，利血，白者［批］白丹皮，兼补气。

《本草新编》：牡丹皮，味辛、苦，气微寒，阴中微阳，无毒。种分赤、白，性味却同。入肾、肝二经，兼入心包络。凉骨蒸之热，止吐血、衄血、呕血、咯血，兼消瘀血，除癥坚，定神志，更善调经，止惊搐，疗痈肿，排脓住痛。亦臣、佐、使之药，而不可为君也。仲景张夫子入之八味丸中，所以治汉武帝消渴之症也。消渴，本是热证，方中加入桂、附，以火治火，奇矣。盖此火乃相火，而非火。相火者，虚火也。实火可泻，虚火必须滋补；阳火可以水折，阴火必须火引。地黄汤中既用熟地、山药以滋阴，不用桂、附以引火，则火不归源，而渴终不可止。但既用桂、附以引火，而火归于下焦，而上焦余热，何能顿清。吾恐命门之火已归于肾宫，心包之火仍炎于心位，热必余焰尚存，而渴仍不止也。故方中又加入牡丹皮，调和于心、肝、肾之际，滋肾而清其肝中之木，使木不助心包之火。而牡丹皮又自能直入于膻中，以凉其热，下火既安，而上火亦静，火宅之中，不成为清凉之境乎。此仲景夫子制方之神，而亦牡丹皮之功，实有如是者也。不特此也，牡丹皮在六味地黄丸中，更有奇议。肾有补无泻，用熟地、山药以补肾，又何必用牡丹皮以滋其骨中之髓耶。若云泻火，则已有泽泻矣；若云健脾，则已用茯苓矣；若云涩精，则已用山萸矣。然则何所取，而又用牡丹皮哉？不知牡丹皮，所以佐五味之不足也。补阴之药过于寒，则阴不能生，而过于热，则阴亦不能生。六味丸中不寒不热，全赖牡丹皮之力，调和于心、肝、脾、肾之中，使骨中之髓温和，而后精闭于肾内，火泻于膀胱，水湿化于小便，肺气清肃，脾气健旺，而阴愈生矣。

血余炭

【性味归经】苦，平。归肝、胃经。

【功效主治】活血定痛，化瘀止血，生肌敛疮。用于吐血，咯血，衄血，血淋，尿血，便血，崩漏，外伤出血，小便不利。

【本草沿革】

《景岳全书》：味微苦，性温气盛，升也，阴中阳也。在古药性不过谓其治咳嗽，消瘀血，止五淋、赤白痢疾，疗大小便不通，及小儿惊痫，治哽噎、痈疽疔肿，烧灰吹鼻，可止衄血等证。然究其性味之理，则自阴而生，自下而长，血盛则发盛，最得阴阳之生气。以火炮制，其色甚黑，大能壮肾，其气甚雄，大能补肺。此其阴中有阳，静中有动，在阴可以培形体，壮筋骨，托痈疽；在阳可以益神志，辟寒邪，温气海，是诚精气中最要之药，较之河车、鹿角胶阴凝重著之辈，相去远矣。凡补药中，自人参、熟地之外，首当以此为亚。

黄　芩

【性味归经】苦，寒。归肺、胆、脾、大肠、小肠经。

【功效主治】清热燥湿，泻火解毒，止血，安胎。用于湿温、暑湿，胸闷呕恶，湿热痞满，泻痢，黄疸，肺热咳嗽，高热烦渴，血热吐衄，痈肿疮毒，胎动不安。

【本草沿革】

《神农本草经疏》：其性清肃，所以除邪；味苦所以燥湿；阴寒所以胜热，故主诸热。诸热者，邪热与湿热也，黄疸、肠澼、泄痢，皆温热胜之病也，折其本，则诸病自瘳矣。苦寒能除湿热，所以小肠利而水自逐，源清则流洁也。血闭者，实热在血分，即热入血室，令人经闭不通，湿热解，则荣气清而自行也。恶疮疽蚀者，血热则留结，而为痈肿溃烂也；火疡者，火气伤血也，凉血除热，则自愈也。《别录》消痰热者，热在胸中则生痰火，火在少腹则绞痛，小儿内热则腹痛，胃中湿热去，则胃安而消谷也。淋露下血，是热在阴分也；其治往来寒热者，邪在少阳也；五淋者，湿热胜所致也；苦寒清肃之气胜，则邪气自解，是伐其本也。……黄芩为苦寒清肃之药，功在除热邪，而非补益之品，当与黄连并列，虽能清热、利湿、消痰，然苦寒能损胃气而伤脾阴，脾肺虚热者忌之。

《药品化义》：黄芩中枯者名枯芩，条细者名条芩，一品宜分两用。盖枯芩体轻主浮，专泻肺胃上焦之火，主治胸中逆气，膈上热痰，咳嗽喘急，目赤齿痛，吐衄失血，发斑发黄，痘疹疮毒，以其大能凉膈也。其条芩体重主降，专泻大肠下焦之火，主治大便闭结，小便淋浊，小腹急胀，肠红痢疾，血热崩中，胎漏下血，挟热腹痛，谵语狂言，以其大能清肠也。

第八章

调魄类常用药物

第一节　润肺调魄药

麦　冬

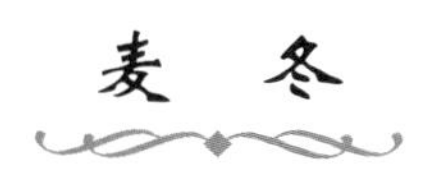

见调精类常用药物。

百　合

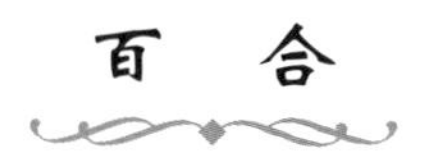

【性味归经】甘，寒。归心、肺经。

【功效主治】养阴润肺，清心安神。用于阴虚燥咳，劳嗽咳血，虚烦惊悸，失眠多梦，精神恍惚。

【本草沿革】

《本草备要》：润肺止嗽。甘平。润肺宁心，清热止嗽，益气调中，止涕泪，涕泪，肺肝热也。经曰：肺为涕，肝为泪，心为汗，脾为涎，肾为唾。利二便。治浮肿胪胀，痞满寒热，疮肿乳痈，伤寒百合病。行住坐卧不安，如有鬼神状。苏颂曰：病名百合，而用百合治之，不识其义。李士材曰：亦清心安神之效耳。朱二允曰：久嗽之人，肺气必虚，必虚宜敛。百合之甘敛，胜于五味之酸收。

《本草求真》：[批]清心肺余热。百合专入心、肺。甘淡微寒。功有利于心肺，而能敛气养心，安神定魄。朱二允曰：百合之甘敛，胜于五味之酸收。然究止属清邪除热利湿之品。因其气味稍缓，且于甘中有收，故于心肺最宜，而不致与血有碍耳。是以余热未靖，坐卧不安，咳嗽不已，朱二允曰：久嗽之人，肺气必虚，虚则宜敛。涕泪不收，涕泪系肝肺之邪，有寒有热，当察其因，不可概作热治。但此专就余热言。《经》曰：肺为涕，肝为泪，心为汗，脾为涎，肾为唾。胸浮气胀，状有鬼神，用此治其余孽，收其残，安养抚恤，恩威不骤，故能安享无事，岂非宁神益气之谓乎。仲景用此以治百合病证，义亦由此。但初嗽不宜遽用。

《日华子本草》：安心，定胆，益志，养五脏，治癫邪，啼泣，狂叫，惊悸，杀蛊毒气，胁痈乳痈发背及诸疮肿，并治产后血狂运。

《本草蒙筌》：味甘，气平。无毒。……人因美之，称名百合。白花者，养脏益志，定胆安心。逐惊悸狂叶之邪，消浮肿痞满之气。止遍身痛，利大小便。辟鬼氛，除时疫咳逆；杀蛊毒，治外科痈疽。乳痈喉痹殊功，发背搭肩立效。又张仲景治伤寒坏后，已成百合病证，用此治之，固此各同，然未识有何义也。蒸食能补中益气，作面可代粮过荒。赤花者，仅治外科，不理他病。

《雷公炮制药性解》：百合，味甘，性平，无毒，入心、肺、大小肠四经。主鬼魅邪气、热咳吐血，润肺宁心，定惊益志，攻发背，消痈肿，除胀满，利二便。按：百合性润，故入心肺诸经，虽能补益，亦伤肝气，不宜多服。

《本草新编》：味甘，气平，无毒。入肺、脾、心三经。安心益志，定惊悸狂叫之邪，消浮肿痞满之气，止遍身疼痛，利大小便，辟鬼气时疫，除咳逆，杀虫毒，消痈疽、乳肿、喉痹，又治伤寒坏症，兼能补中益气。此物和平，有解纷之功，扶持弱锄强，袪邪助正。但气味甚薄，必须重用，其功必倍。是百合可为君主，而又可为佐使者也，用之可至一二两。若止用数钱，安能定狂定痛，逐鬼消痈。倘用之安心益志，益气补中，当与参、术同施，又不必多用也。或问百合能止喘。百合非止喘之药也，但能消痞满耳。喘生于痞满，痞满消而喘胀除，故言痞满，而治喘在其中矣也。

五味子

【性味归经】酸、甘，温。归肺、心、肾经。

【功效主治】收敛固涩，益气生津，补肾宁心。用于久嗽虚喘，梦遗滑精，遗尿尿频，久泻不止，自汗盗汗，津伤口渴，内热消渴，心悸失眠。

【本草沿革】

《药类法象》：气温，味酸。大益五脏之气。孙真人云：五月常服五味子，以补五脏气。遇夏月季夏之间，人困乏无力，乃无气以动也。以黄芪、人参、麦冬，少加黄柏，锉，煎汤服，使人精神、神气两足，筋力涌出。

《汤液本草》：气温，味酸，阴中阳。酸而微苦，味厚气轻，阴中微阳，无毒。入手太阴经，入足少阴经。《象》云：大益五脏。孙真人云：五月常服五味子，以补五脏气。遇夏月、季夏之间，困乏无力，无气以动，与黄芪、人参、麦门冬，少加黄柏煎汤服，使人精神顿加，两足筋力涌出。生用。

《本草发挥》：成聊摄云《内经》曰肺欲收，急食酸以收之。芍药、五味子之酸，以收逆气而安肺。洁古云：五味子，大益五脏气。孙真人曰：五月常服五味子，以补五脏之气。遇季夏之间，令人困乏无力，无气以动，与黄芪、人参、麦门冬，少加黄柏，锉，煎汤服之，使人精神、精气两足，筋力涌出。生用。

第二节　宣肺调魄药

升　麻

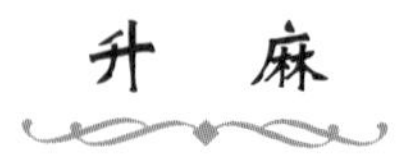

【性味归经】辛、微甘，微寒。归肺、脾、胃、大肠经。

【功效主治】发表透疹，清热解毒，升举阳气。用于风热头痛，齿痛，口疮，咽喉肿痛，麻疹不透，阳毒发斑，脱肛，子宫脱垂。

【本草沿革】

《日华子本草》：安魂定魄，并鬼附啼泣，游风肿毒，口气疳䘌。

苍耳子

【性味归经】辛、苦，温；有毒。归肺经。

【功效主治】散风寒，通鼻窍，祛风湿。

【本草沿革】

《神农本草经》：味甘，温。主风头寒痛，风湿周痹，四肢拘挛痛，恶肉死肌。久服益气，耳目聪明，强志轻身。

《本草蒙筌》：味苦、甘，气温。味苦、辛，微寒。有小毒。……最忌猪肉、米泔。散疥癣细疮遍身瘙痒者立效，驱风湿周痹四肢挛急者殊功。止头痛善通顶门，追风毒任在骨髓。杀疳虫湿䘌，主恶肉死肌。益气开聪明，强志暖腰膝。亦堪久服，明目轻身。

生　姜

【性味归经】辛，微温。归肺、脾、胃经。

【功效主治】解表散寒，温中止呕，化痰止咳，解鱼蟹毒。用于风寒感冒，胃寒呕吐，寒痰咳嗽，鱼蟹中毒。

下篇

第九章

调精剂

柏子养心丸

【方源】《体仁汇编》

【组成】柏子仁（蒸，晒，去壳）四两（30 g），枸杞子（酒洗，晒）三两（20 g），熟地黄（酒蒸）二两（15 g），玄参二两（15 g），麦门冬（去心）一两（9 g），当归（酒浸）一两（9 g），石菖蒲（去毛，洗净）一两（9 g），茯神（去皮心）一两（9 g），甘草（去粗皮）五钱（3 g）。

【用法】上为末，内除柏子仁、熟地黄蒸过，石器内捣如泥，余药末和匀，加炼蜜为丸，如梧桐子大。每服 40 ~ 50 丸，临睡白汤送下。

【功效】宁心保坤，益血固精，祛烦热惊悸，聪明不忘。

【主治】主治阴血亏虚，心肾失调所致精神恍惚，惊悸怔忡，夜寐多梦，健忘盗汗，急躁烦热，腰膝疫软，遗精梦交，舌红少苔，脉细数。

【组方原则】本方治证乃因劳役过度，阴血亏虚，心肾失调所致。治宜滋阴补血，养心安神。方中主药柏子仁养心安神；辅以熟地黄、枸杞子、当归、麦门冬、玄参滋阴补血；佐以石葛蒲、茯神宁心安神；使以甘草调和药性。诸药合用，体现滋阴补肾与养心安神药配伍的特点。

归神丹

【方源】《普济方》卷二二四引孟氏方

【组成】辰朱砂二两（60 g）（捶作小粒，不可成粗粉），猪心（大者）

一枚，（去筋膜，略批开，朱砂包于内，再合）。

【用法】猪心用灯心遍缠合用，密以麻线缚定，入银石铛内，用酒同米醋二味各一升同煮令干，即取去灯心，缓缓收下朱砂，微炒干，乳钵内研令极细，将所煮余酒醋打清面糊为丸，如梧桐子大。每服九丸，同北枣煎汤吞下，半空心服。一法加茯苓二两为丸，每服十八丸。

【功效】引神归舍。

【主治】丈夫思虑过多，役损心气，致神不守舍，不能管摄，精气之失无常，精滑冷，遗白浊。

安神复元汤

【方源】《寿世保元》卷六

【组成】黄芪（蜜炙）一钱五分（4.5 g），人参一钱五分（4.5 g），当归（酒洗）一钱五分（4.5 g），柴胡一钱（3 g），升麻五分（1.5 g），黄连（酒炒）一钱（3 g），黄芩（酒炒）一钱（3 g），黄柏（酒炒）三钱（9 g），知母一钱（3 g），防风一钱（3 g），蔓荆子七分（2.1 g），麦门冬一钱（3 g），茯神一钱（3 g），酸枣（炒）一钱五分（4.5 g），川芎一钱（3 g），甘草五分（1.5 g），甘枸杞子一钱五分（4.5 g）。

【用法】上锉一剂，加龙眼肉三枚，水煎服。

【主治】思虑烦心而神散，精脱于下，真阴不上泥丸，而气不聚，耳鸣耳重听，及耳内痒。

辰砂宁心散

【方源】《魏氏家藏方》卷二

【组成】人参（去芦）、白茯苓（去皮）各一两半（9 g），木香（不见火）、白术（炒）、藿香叶（洗去土）、肉豆蔻（面裹煨）、酸枣仁（别研）、龙齿（别研）、白附子（炮）、远志（去心）、甘草（炙）、牡蛎粉各一两

（6 g），辰砂（别研）、肉桂（去粗皮，不见火）各半两（3 g）。

【用法】上为细末。每服二钱，水一盏，加生姜三片，大枣一个，煎七分，空心、食前、临卧温服。

【主治】心疾。男子妇人心血久虚，阴阳不和，忧愁思虑，睡卧不安，精神恍惚，五心烦热，骨节酸痛，面如火槛，头目昏眩，耳内蝉鸣，虚气独行，中满气隘，口无津液，状若饮酒。

补益养精方

【方源】《外台》卷十七引《广济方》

【组成】生干地黄十二分，天门冬十分（去心），干姜六分，菟丝十分（酒渍两宿，焙人参干别捣），石斛八分，当归六分，白术六分，甘草八分（炙），肉苁蓉七分，芍药六分，人参八分，玄参六分，麦门冬十分（去心），大黄八分，牛膝六分，紫菀六分，茯苓八分，防风六分，杏仁八分（去皮尖，熬），麻子仁八分，地骨皮六分，椒三分（去目，汗）。

【用法】上为末，炼蜜为丸，如梧桐子大。每服二十丸，渐加至三十丸，空腹酒送下，一日两次。

【功效】使人身体润，服之多性情。

【主治】主治五劳七伤，六极八风，十二痹，消渴，心下积聚。

调 神 剂

第一节　养心调神剂

八物定志丸

【方源】《丹溪心法》卷三

【组成】人参一两半（45 g），石菖蒲一两（30 g），远志一两（30 g），茯神一两（30 g），茯苓一两（30 g），白术半两（15 g），麦冬半两（15 g），牛黄二钱（6 g），朱砂一钱（3 g）。

【用法】为细末，炼蜜为丸，梧桐子大，朱砂为衣，每服三钱（9 g）。

【功效】补气安神，开窍养心。

【主治】心虚痰热，心烦惊悸，魂魄不定。

【证治机制】此病以心气虚为本，痰火扰心为标。心气虚则心神不宁，心中惕惕然，加之痰火熏蒸君神，君位不稳，魂魄不定，则心慌惊悸。

【组方原则】方中人参补心益气，安神益智，安魂定魄，重用为主药。茯苓、茯神、石菖蒲、远志加强君药的安神之功，为臣药，即可安神，又能化痰。其中茯苓可以补脾益气，助人参补心脾之气；茯神具有宁心安神之功，助人参安神智力；石菖蒲可以开窍化痰，《重庆堂随笔》记载石菖蒲“舒心气，畅心神，怡心情，益心志，妙药也。”清解药用之，赖以祛痰秽之浊而卫宫城，滋养药用之，借以宣心思之结而通神明。白术健脾益气、燥湿利水为脾脏补气第一要药也，脾胃功能正常，津液才可以运输代谢正常；麦冬清心安神，对心烦失眠具有治疗效果。白术与麦冬为使药，可以补心气，清心火。牛黄清心化痰；朱砂重镇安神，为佐使之药。诸药合用，有补心安神、清心化痰、安魂定魄之功。

【临床应用】本方现代用于治疗惊悸、失眠、神经衰弱、糖尿病等。

【使用注意】孕妇慎服。

【附方】

八物定志丸（《魏氏家藏方》卷二） 组成：人参（去芦）、远志（煮，去心）、茯神（去木）、酸枣仁（去皮，微炒）各一两（别研），朱砂（别研）、紫石英（火煅，醋焠七次，别研水飞）、石菖蒲（米泔浸一宿）、乳香（别研）各半两。用法：上为细末，煮枣肉为丸，如梧桐子大。每服三十丸，枣汤或温酒送下，不拘时候。功效：养心安神。主治：心气不足。

酸枣仁汤

【方源】《金匮要略·血痹虚劳病脉证并治》

【组成】酸枣仁二升（15 g），甘草一两（3 g），知母二两（6 g），茯苓二两（9 g），川芎二两（9 g）。

【用法】上五味，以水八升，煮酸枣仁得六升，内诸药，煮取三升，分温三服。

【功效】养血安神，清热除烦。

【主治】虚劳，虚烦不眠证。心悸，盗汗，头目眩晕，咽干口燥，舌红，脉细弦。

【证治机制】虚烦不眠，原因甚多，有劳伤心脾所致者；有肝血不足，心神失养所致者；也有因外感余热未尽，热扰心神而致者。本方所治为肝血不足，虚热内扰，心神失养而致者。肝藏血，血舍魂，心主神，肝藏魂，人卧则血归于肝。尤怡谓："人寤则魂寓于目，寐则归于肝。"（《金匮要略心典》卷下）肝血充足，魂能守舍，则夜寐安宁。

【组方原则】本方治证是为肝血不足，虚热内扰，心神失养所致。宗《素问·至真要大论》“虚则补之”“损者温之”之治疗原则，当以养血补肝，清热除烦，宁心安神立法。全方配伍，共成养血安神、清热除烦之功。如此可使阴血得补，心神得养，虚热得清，虚烦不眠、心悸之症可愈。本方的配伍特点是酸收和辛散之品并用，兼以甘平之品配伍而成，体现了《内经》治肝而用酸泄、辛散、甘缓之治疗原则。

【方论选录】

喻昌：虚劳虚烦，为心肾不交之病，肾水不上交心火，心火无制，故烦而不得眠，不独夏月为然矣。方用酸枣仁为君，而兼知母之滋肾为佐，茯苓、甘草调和其间，芎䓖入血分，而解心火之躁烦也。(《医门法律》卷六)

徐彬：虚劳虚矣，兼烦是挟火，不得眠是因火而气亦不顺也，其过当责心。然心火之盛，实由肝气郁而魂不安，则木能生火。故以酸枣仁之入肝安神最多为君；川芎以通肝气之郁为臣；知母凉肺胃之气，甘草泻心气之实，茯苓导气归下焦为佐。虽曰虚烦，实未尝补心也。(《金匮要略论注》卷六)

罗美：《经》曰：肝藏魂，人卧则血归于肝。又曰：肝者，罢极之本。又曰：阳气者，烦劳则张。故罢极必伤肝，烦劳则精绝，肝伤、精绝则虚劳虚烦不得卧明矣。枣仁酸平，应少阳木化，而治肝极者，宜收宜补，用枣仁至二升，以生心血，养肝血，所谓以酸收之，以酸补之是也。顾肝郁欲散，散以川芎之辛散，使辅枣仁通肝调营，所谓以辛补之。肝急欲缓，缓以甘草之甘缓，防川芎之疏肝泄气，所谓以土葆之。然终恐劳极，则火发于肾，上行至肺，则卫不合而仍不得眠，故以知母崇水，茯苓通阴，将水壮、金清而魂自宁，斯神凝、魂藏而魄且静矣。此治虚劳肝极之神方也。(《古今名医方论》卷一)

王子接：虚烦、胃不和、胆液不足，三者之不寐，是皆虚阳混扰中宫，心火炎而神不定也。故用补母泻子之法，以调平之。川芎补胆之用，甘草缓胆之体，补心之母气也；知母清胃热，茯苓泄胃阳，泻心之子气也。独用枣仁至二升者，取酸以入心，大遂其欲而收其缓，则神自凝而寐矣。(《绛雪园古方选注》卷中)

张秉成：夫肝藏魂，有相火内寄。烦自心生，心火动则相火随之，于是内火扰乱，则魂无所归。故凡有夜卧魂梦不安之证，无不皆以治肝为主，欲藏其魂，则必先去其邪。方中以知母之清相火，茯苓之渗湿邪，川芎独入肝家，行气走血，流而不滞，带引知、茯搜剔而无余。然后枣仁可敛其耗散之魂，甘草以缓其急悍之性也。虽曰虚劳，观其治法，较之一于呆补者不同也。(《成方便读》卷二)

曹家达：酸枣仁汤之治虚烦不寐，予既屡试而亲验之矣。特其所以然，正未易明也。胃不和者寐不安，故用甘草、知母以清胃热。藏血之脏不足，肝阴虚而浊气不能归心，心阳为之不敛，故用酸枣仁以为君。夫少年血气盛，则早眠而晏起；老年血气衰，则晚眠而晨兴。酸枣仁能养肝阴，即所以安神魂而使不外驰也。此其易知者也。惟茯苓、川芎二味，殊难解说，盖虚劳之证，每兼失精亡血，失精者留湿，亡血者留瘀，湿不甚，故仅用茯苓；瘀不甚，故仅用川芎。此病后调摄之方治也。(《金匮发微》)

金寿山：此即阴虚虚劳之证治。阴虚者阳胜，阳盛则生热，故用知母、甘草以清热滋明；本方用枣仁为主药，因见症虚烦不得眠，阴液不足，心不藏神，肝不藏魂，神魂不藏，则虚烦不寐，故以枣仁敛液藏魂为君；酸枣仁合甘草，甘酸化阴，治其阴亏；枣仁合知母，酸苦泄热，治其虚烦；尤妙在茯苓、川芎二味，因为阴虚则火盛，熬津液而为痰，痰阻于中，胆气不舒，也是造成烦而不寐的原因，茯苓除痰而不燥，川芎能舒肝胆之气。燥痰一化，胆气得舒；阴液既充，烦热亦解，所谓欲化其痰，必清其火；欲清其火，必滋其阴是也。《金匮》这一法，可谓给治阴虚热度出金针。(《金匮诠释》)

【临床应用】

1. 证治要点　本方为治疗肝血不足，虚热内扰，心神失养所致虚烦失眠之重要方剂。临床以虚烦不眠，心悸，盗汗，头目眩晕，舌红，脉弦细为证治要点。

2. 神经衰弱、原发性高血压、心脏神经官能症、阵发性心动过速、更年期综合征及精神障碍如忧郁症、焦虑性神经症、妄想型精神分裂症、肝豆状核变性精神障碍等证属肝血不足，虚热内扰，心神不安者，可用本方加减治疗。

【现代研究】

1. 失眠　采用睡眠剥夺法建立小鼠失眠模型，灌胃给予酸枣仁汤7天后，对各组小鼠基本药效指标饮水饮食量、体质量、谷草转氨酶（AST）含量等进行检测，并观察肝脏和回肠病理学变化；运用UPLC-MS/MS技术并结合主成分分析PCA和偏最小二汞判别分析（PLS-DA）方法对各组小鼠血清、肝脏和回肠中23种胆汁酸分子水平和分布情况进行分析。结果显示：酸枣仁汤可以改善模型组小鼠饮水饮食量减少、体质量减轻及AST和ALT显著升高的现象，并有效逆转肝脏和回肠出现的损伤及炎症。酸枣仁汤可使这些部位的β-鼠胆酸（β-MCA）、胆酸（CA）和石胆酸（LCA）等胆汁酸异常水平得到恢复。综上，酸枣仁汤对肝脏具有一定的保护作用，胆汁酸分子可作为药物治疗失眠性肝功能异常的药效学生化指标；酸枣仁汤疏肝解郁，镇静催眠的机制可能与胆汁酸信号分子水平调控有关，还原。{张哲，黄运芳，赵雯雯，等.酸枣仁汤对失眠小鼠血清、肝脏和回肠中胆汁酸分子水平的调控作用［J］.中国中药杂志，2022，47（1）：159-166.}

2. 帕金森病睡眠障碍　选择本院2018年7月—2020年7月收治的72例PDSD病人为研究对象。根据随机数字表法将其分为对照组与观察组，各36例。对照组给予常规西药治疗，观察组采用温胆汤合酸枣仁汤加减治疗。评价两组治疗前后睡眠质量、中医症状分级量化积分，比较两组临床疗效及不良反应。结果显示：治疗前两组PDSS评分比较，差异无统计学意义（$P > 0.05$）；治疗后，两组PDSS评分均较治疗前升高，观察组评分高于对照组，差异有统计学意义（$P < 0.05$）。治疗前，两组中医症状分级量化积分比较差异无统计学意义（$P > 0.05$）；治疗后，两组中医症状分级量化积分均较治疗前下降，观察组评分低于对照组，差异有统计学意义（$P < 0.05$）。观察组治疗总有效率高于对照组，差异有统计学意义（$P < 0.05$）。对照组发生一过性头晕3例，恶心5例，均短时间内缓解，观察组未发生不良反应。结论：温胆汤合酸枣仁汤加减治疗PDSD效果显著，可有效提升病人睡眠质量，改善临床症状，安全性高，值得应用与推广。{曾纪超，李爱民，李莲英，等.温胆汤合酸枣仁汤加减治疗帕金森病睡眠障碍的临床研究［J］.中外医学研究，2021，19（18）：19-21.}

【验案举例】

失眠　某女，32岁。1936年仲冬，因久患失眠，诸药不效。形容消瘦，神气衰减，心烦不寐，多梦纷纭，神魂不安，忽忽如有所失，头晕目眩，食欲不振，舌绛，脉象弦细，两颧微赤。此乃素禀阴虚，营血不足，营虚无以养心，血虚无以养肝，心虚神不内守，肝虚魂失依附，更致虚阳上升，热扰清宫所致。议用养心宁神法，以酸枣仁汤加人参、珍珠母、百合花、白芍、夜交藤（即首乌藤），水煎。另用老虎目睛（请用代替品）五分，研末冲服。连服13剂，便能酣卧，精神内守，诸症豁然。

按语：此虚烦不得眠证也。由于营阴素亏，内热躁扰。故方用酸枣仁汤加珍珠母之潜以安魂，老虎目睛之静以定魄，百合花朝开暮合，具昼夜之机宜，夜交藤左右相交，取阴阳之交感，白芍可敛戢肝阳。俾木平火降，神魂不扰，则梦寐安宁。(《蒲园医案》)

【附方】

镇神丸（《辨证录》卷九）　组成：人参、炒枣仁、茯苓、山药各五钱，远志一钱，巴戟天三钱，甘草五分，黄连三分。用法：水煎服。功用：养心安神。主治：怔忡善忘，口淡舌燥，发热多汗，四肢疲软，小便白浊，脉虚大而数，由思虑过度而成者。

养血安神汤

【方源】《济阳纲目》卷五十四

【组成】当归身（酒洗）、川芎、白芍（炒）、陈皮、黄连、柏子仁（炒）各五分（1.5 g），生地黄（酒洗）、茯神各一钱（3 g），白术、酸枣仁（炒）各七分（2.1 g），甘草（炙）三分（0.9 g）。

【用法】上锉一剂。水煎服。

【功效】养血滋阴，安神定志。

【主治】血虚火动，惊悸怔忡。

【证治机制】心的主要生理功能是主神志和主血脉。因此，心的任何病变均可出现血脉的运行异常和精神情志的改变。心血亏损，多由于失血，或血液生化不足，或情志内伤，耗损心血等所致。血虚心失所养，则心悸怔忡；神不守舍，则会出现神思恍惚，或失眠、多梦、惊悸不安。血虚也会导致肝脾两虚，会导致精神情志的疾病，若心肝阴血会导致虚火内炽。

【组方原则】酸枣仁，入心、肝两经，具有养心补肝，宁心安神；白术补脾胃，脾胃为气血生化之源。酸枣仁与白术共为君药，起宁肝、养心、补血之效。生地黄、茯神为臣药，安神、清热凉血。当归、川芎、白芍、陈皮、黄连、柏子仁为使药，加强安神、清热之功。甘草调和诸药。

【方论选录】

出现心悸、心烦、失眠、多梦的同时，兼见急躁易怒、头晕目眩、面红目赤等肝气上逆，浮而上亢的症状。证属血虚火动，内忧心神养血安神汤治惊悸。生地、茯神各一钱，白术、酸枣仁炒各七分，当归身、川芎、白芍药、陈皮、柏子仁、黄连酒炒各五分，甘草炙三分。上锉，作一贴，水煎服。(《东医宝鉴》)

【附方】

宁静汤《石室密录》卷六　组成：人参一两，白术三钱，白芍一两，熟地黄一两，生枣仁五钱，白芥子三钱，麦冬五钱，玄参一两。用法：水煎服。功用：补气养血安神。主治：怔忡之证，扰扰不宁，心神恍惚，惊悸不已者。

宁志丸

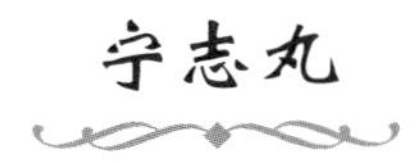

【方源】《仁斋直指方》

【组成】人参半两（6 g），茯苓半两（6 g），茯神半两（6 g），酸枣仁半两（6 g），石菖蒲半两（6 g），当归身半两（6 g），小远志半两（6 g），柏子仁半两（6 g），琥珀半两（6 g），乳香三钱（3 g），朱砂三钱（3 g）。

【用法】为细末，炼蜜为丸，如梧桐子大，每服 9 g，食后枣汤送下。

【功效】益气补血，养心安神。

【主治】气血俱虚，梦中多惊，怔忡健忘。

【证治机制】本方宜于心虚血少，伤阴耗气，心神失养，病难自愈，治当益气血，养心神。

【组方原则】方中人参、茯苓补益心气，安神宁志；当归身补血，为主药。茯神、酸枣仁、柏子仁养心安神；石菖蒲、远志宁心安神，为辅药。琥珀、朱砂镇惊安神；乳香芳香行气活血，使气血和畅，心神安宁，为佐使之用。诸药合用，共奏益气补血、养心安神之功。

【临床应用】现代临床可用于癫痫日久不愈，或癫痫久发所导致的智能减退，也可用于神经症、更年期忧郁症、老年期忧郁症等证属气血亏虚，心神失养者。

【附方】

宁志膏(《普济本事方》卷二) 组成：人参（去芦）一两，酸枣仁（微炒，去皮，研）一两，辰砂（水飞）半两，乳香一分（以乳钵坐水盆中研）。用法：上为细末，炼蜜为丸，如弹子大。每服一丸，薄荷汤化下。功用：(《普济方》)宁神定志，安眠止痛。主治：惊恐失志，心气虚耗，健忘，失眠，癫狂，赤白浊。①《普济本事方》：失心。②《太平惠民和剂局方》（淳佑新添方）：心脏亏虚，神志不守，恐怖惊惕，常多恍惚，易于健忘，睡卧不宁，梦涉危险，一切心疾。③《仁斋直指方论》：因惊失心。④《普济方》：心气虚耗，赤白浊甚。⑤《寿世保元》：癫狂失心不寐。主治：心慌、心悸、心神不宁，悲恐善惊。

羊心汤

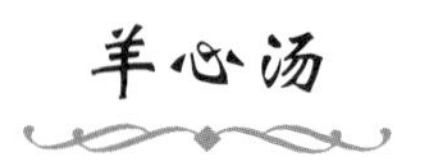

【方源】《圣济总录》卷一六三

【组成】羊心（以水五盏，煎取三盏汁用）一枚，甘草（炙）一两（9 g），远志（去心）半两（6 g），生干地黄（焙）一两半（12 g），防风（去叉）一两（9 g），芍药（锉）、牡蛎（熬）各一两（9 g），人参一两半（12 g），羚羊角（镑屑）半两（1 g）。

【用法】上九味，将八味为粗末。每服三钱匕，以煮羊心汁一盏，煎至七分，去滓温服，不拘时候。

【功效】补益气血，重镇安神。

【主治】产后血气惊悸，神志不宁。

【证治机制】产后气血俱虚，心气不足，风邪乘虚入于手少阴之经，则神气浮越，举动多惊，心悸，目睛不转者，是其候也。

【组方原则】方中羊心味甘，性温，归心经，寓养心、解郁、安神之功。远志苦、辛，温，归心、肾、肺经，可安神益智、交通心肾、祛痰、消肿。生干地黄味甘、苦，微寒，归心、肝、肾经，可滋阴清热、凉血补血。防风辛、甘，微温，归膀胱、肝、脾经，有祛风解表、胜湿止痛、止痉之用。芍药味酸、苦，性微寒，能清血热、祛瘀血、止痛。牡蛎咸，微寒，归肝、胆、肾经，寓重镇安神、潜阳补阴、软坚散结之效。

【临床应用】薛立斋治一产妇惊悸二度，服琥珀地黄丸、局方妙香散无效，再患服之，其症益甚，而脉浮大，按之如无，发热恶寒。此血气俱虚。用羊心汤百余剂而愈。案属产后气血两虚所致的惊悸。人参甘、微苦，微温，归脾、肺、心、肾经，可大补元气，复脉固脱，补脾益肺，生津养血，安神益智。羚羊角咸，寒，归肝、心经，可平肝息风，清肝明目，散血解毒。甘草调和诸药，共奏补养安神之功效。

【附方】

1. 镇心当归汤（《圣济总录》卷十四） 组成：当归（切，焙）、羚羊角（镑）各二两，龙齿（碎）三两，茯神（去木）四两，人参一两，防风（去叉）、芎䓖、杏仁（汤退去皮尖双仁，炒）各二两，半夏（汤洗去滑七遍）、生姜（与半夏同捣，炒干）各四两，桔梗（炒）二两，石膏（炒）三两，防己（锉）二两，桂（去粗皮）一两半。用法：上为粗末。每服十钱匕，以水三盏煎至二盏，去滓，入竹沥一合更煎两沸，分三服，每日空心、午时、夜卧各一服。功用：镇静清热，祛风化痰。主治：中风邪，虚悸恍惚，悲伤，或梦寐不安。

2. 琥珀多寐丸（《古今医统大全》卷七十） 组成：真琥珀、真羚羊角（细镑）、人参、白茯神、远志（制）甘草各等分。用法：上为细末，猪心血和炼蜜为丸，如芡实子大，金箔为衣。每服一丸，灯心汤嚼下。功用：清心养营，安神定魄。主治：健忘恍惚，神虚不寐。

远志饮子

【方源】《济生方》卷一

【组成】远志（去心，甘草煮干）、茯神（去木）、桂心（不见火）、人参、酸枣仁（炒，去壳）、黄芪（去芦）、当归（去芦，酒浸）各一两（9 g），甘草（炙）半两（6 g）。

【用法】上㕮咀。每服四钱，水一盏半，加生姜五片，煎至七分，去滓温服，不拘时候。

【功效】养心安神，益气补血。

【主治】心劳虚寒，惊悸恍惚，多忘不安，梦寐惊魇。

【证治机制】《黄帝内经》谓“心藏神”，神既以心为舍字，即以心中之气血为保护，有时心中气血亏损，失其保护之职，心中神明遂觉不能自主而怔忡之疾作焉。

【组方原则】远志、茯神、酸枣仁都具有养心安神之功，人参入脾、肺经，大补元气、安神，用于虚劳损伤，黄芪补气可用于气虚乏力，桂心辛甘热，共为君药。当归为补血活血，治疗眩晕心悸，为臣药。炙甘草补脾益气，调和诸药。

【临床应用】现代可用于治疗冠心病、风湿性心脏病等所致的心律失常等病证。

【附方】

1. 远志丸（《仁斋直指方论》卷九） 组成：远志（姜汁腌，取肉焙）、茯神（去木）、黄芪（炙）、熟地黄（洗）、人参各一两，石菖蒲半两，当归三分。用法：上为末，粟米糊为丸，如梧桐子大。每服二十丸，米饮送下。功用：益气养血，养心安神。主治：虚劳惊悸，神气不宁。

2. 定志丸（《叶氏女科》卷二） 组成：人参、远志肉（制）各一两，蒲黄二两，茯苓三两。用法：上为末，炼蜜为丸。白汤送下。功用：养心安神。主治：妊娠怔忡，心虚神不安者。

3. 远志丸（《鸡峰普济方》卷七） 组成：远志二两，茯神、石菖蒲、黄芪、熟干地黄、人参各一两。用法：上为细末，水煮面糊为丸，如梧桐子大。每服十丸，米饮送下，不拘时候。功用：养心安神。主治：虚劳惊悸，神奇不宁。

4. 远志汤（《赤水玄珠》卷十四） 组成：远志（去心）、黄芪、当归、麦冬、石斛、酸枣仁（炒）各一钱五分，人参、茯神各七分，甘草五分。用法：水煎服。功用：滋阴安神。主治：心虚烦热，夜卧不宁，及病后虚烦。

5. 远志汤（《备急千金要方》卷三） 组成：远志、人参、甘草、当归（无当归用芎䓖）、桂心、麦门冬各二两，芍药一两，茯苓五两，生姜六两，大枣二十枚。用法：上㕮咀。以水一斗，煮取三升，去滓，分三次服，一日三次，羸者分四服。功用：养心安神。主治：产后忽苦，心中惊悸不定，志意不安，言语错误，惚惚愦愦，情不自觉。

第二节　滋阴调神剂

天王补心丹

【方源】《校注妇人良方》卷六

【组成】人参（去芦）、茯苓、玄参、丹参、桔梗、远志各五钱（各 15 g）当归（酒浸）、五味子、麦冬（去心）、天冬、柏子仁、酸枣仁（炒）各一两（各 30 g），生地黄四两（120 g）。

【用法】上为末，炼蜜为丸，如梧桐子大，用朱砂为衣。每服二三十丸

（6～9 g），临卧，竹叶煎汤送下（现代用法：上药共为细末，炼蜜为小丸，用朱砂水飞 9～15 g 为衣。每服 6～9 g，温开水送下，或用桂圆肉煎汤送服。亦可改为汤剂，用量按原方比例酌减）。

【功效】滋阴清热，养血安神。

【主治】阴虚血少，神志不安证。心悸失眠，虚烦神疲，梦遗健忘，手足心热，口舌生疮舌红少苔，脉细而数。

【证治机制】本方所治病证是由心经阴血不足，虚热内扰，心失所养而致。《素问·灵兰秘典论》说："心者，君主之官，神明出焉。"《灵枢·邪客》说："心者，五脏六腑之大主也，精神之所舍也。"故心神不宁之疾患，主要在心。《素同·痹论》又说："阴气者，静则神藏，躁则消亡。"若素体阴虚或思虑劳心过度，耗伤心经阴血，心失所养，不能藏神，故心悸失眠；心主血脉，气血充盛，心神得养，则智力敏捷，精神充沛，若劳心过度，伤及心血，心血不足，故见神疲；阴血不足，虚热内生，扰心则虚烦；扰动精室则梦遗；炎上则口舌生疮；舌为心之苗，心阴不足，故舌红少苔；脉细而数，亦为阴亏血少，虚热内扰之征。

【组方原则】本方是为阴亏血少，虚热内扰，神志不安而设，根据《灵枢·邪客》"补其不足，泻其有余，调其虚实"的治疗原则，以滋阴养血、补心安神立法。方中重用生地黄，滋阴养血清热，为君药。天冬、麦冬、玄参皆甘寒多液之品，以之助君药养阴清热，共为臣药。其中玄参补虚劳损，治心惊烦躁；天冬镇心，润五脏，补五劳七伤；麦冬入心，长于滋心阴，清心热，治五劳七伤，安魂定魄，又以当归补其阴血。所以本方生地黄、当归同用，滋阴养血之力益彰。方中应用丹参养血安神，与补血及宁心安神之品相配，使心血充足，心神自安，这是本方配伍之妙处。血生于气，补气即生血，故用补气要药人参"补五脏，安精神"（《神农本草经》卷一），茯苓"益脾宁心"（《本草从新》卷九），二者同用，益心气，使气旺则血生，并均有宁心安神之效。血不养心，神志不安，故又用酸枣仁、远志、柏子仁养心安神，其中酸枣仁"主烦心不得眠"（《名医别录》），远志"治惊悸不寐"（《本草从新》卷一），柏子仁养心气，润肾燥，益智宁神，方中用之，补心安神。五味子酸温，补元气不足，收耗散之气，以敛心气之耗散。以上诸药，共为佐药。桔梗载药上行为使，俾药力作用于胸膈之上，不使速下。用法中以朱砂为衣，增其清热安神之效。诸药合用，配伍适宜，是一首治疗阴亏血少，虚热内扰，神志不安的有效良方。

【方论选录】

吴昆：心者，神明之脏，过于忧愁思虑，久久则成心劳。心劳则神明伤矣，故忽忽喜忘；心主血，血濡则大便润，血燥故大便难；或时溏利者，心火不足以生脾土也；口内生疮者，心虚而火内灼也。人参养心气，当归养心血，天、麦门冬所以益心津，生地、丹、玄所以解心热，柏仁、远志所以养心神，五味、枣仁所以收心液，茯苓能补虚，桔梗能利膈。诸药专于补心，劳心之人宜常服也。(《医方考》)

李中梓：心者，神明之官也。忧愁思虑则伤心，神明受伤则主不明而十二官危，故健忘、怔忡。心主血，血燥则津枯，故大便不利；舌为心之外候，心火炎上，故口舌生疮。是凡以生地为君者，取其下入足少阴以滋水主，水盛可以伏火，况地黄为血分要药，又能入手少阴也。枣仁、远志、柏仁，养心神者也；当归、丹参、元参，生心血者也。二冬助其津液，五味收其耗散，参、苓补其气虚。以桔梗为使者，欲载诸药入心，不使之速下也。(《摄生秘剖》)

柯琴：心者主火，而所以主者神也。神衰则火为患，故补心者必清其火而神始安。补心丹用生地黄为君者；取其下足少阴以滋水主，水盛可以伏火，此非补心之阳，补心之神耳，凡果核之有仁，犹心之有神也。清气无如柏子仁，补血无如酸枣仁，其神存耳。参、苓之甘以补心气，五味之酸以收心气，二冬之寒以清气分之火，心气和而神自归矣；当归之甘以生心血，玄参之咸以补心血，丹参之寒以清血中之火，心血足而自藏矣；更假桔梗为舟楫，远志为向导，和诸药入心而安神明。以此养生则寿，何有健忘、怔忡、津液干涸、舌上生疮、大便不利之虞哉？(《古今名医方论》)

汪昂：此手少阴药也。生地、元参，北方之药，补水所以制火，取既济之义也。丹参、当归，所以生心血。血生于气，人参、茯苓所以益心气。人参合麦冬、五味，又为生脉散，益心主脉，肺为心之华盖而朝百脉，补肺生脉，所以使天气下降也。天冬苦入心而寒泻火，与麦冬同为滋水润燥之剂。远志、枣仁、柏仁，所以养心神，而枣仁、五味酸以收之，又以敛心气之耗散也。桔梗清肺利膈，取其载药上浮而归于心，故以为使。朱砂色赤入心，寒泻热而重宁神。读书之人，所当常服。(《医方集解》)

王子接：补心者，补心之用也。心藏神，而神之所用者，魂、魄、意、智、精与志也，补其用而心能任物矣。《本神》篇曰：随神往来者为之魂，当归、柏子仁、丹参流动之药，以悦其魂；心之所忆谓之意，人参、茯神调中之药，以存其意；因思虑而处物谓之智，以枣仁静招乎动而益其智；并精出入者为之魄，以天冬、麦冬、五味子宁静之药而安其魄；生之来谓之精，以生地、元参填下之药定其精；意之所存谓之志，以远志、桔梗动生于静而通其志。若是，则神之阳动而生魂，魂之生而为意，意交于外而智生焉；神之阴静而生魄，魄之生而为精，精定于中而志生焉，神之为不穷矣，故曰补心。(《绛雪园古方选注》)

徐大椿：血虚挟热，虚热生风而心神失养，故怔忡、惊悸不已。生地、元参壮水制火，枣仁、柏仁养心安神，人参助心气，当归养心血，天冬、麦冬清心润燥，茯神、远志渗湿交心，丹参理心血，五味收心阴，少佐桔梗载药上行，俾诸药入心。若心火太旺，加黄连以直折之。此是心虚挟热惊悸、怔忡之方。炼蜜为丸，朱砂为衣，使火降神宁，则虚风自息，而心悸诸证无不痊矣。(《医略六书·杂病证治》)

陈念祖：小篆心字篆文，只是一倒火耳。火不欲炎上，故以生地黄补水，使水上交于心；以元参、丹参、二冬泻火，使火下交于肾；又佐参、茯以和心气，当归以生心血，二仁以安心神，远志以宣其滞，五味以收其散；更假桔梗之浮为向导。心得所养，而何有健忘、怔忡、津液干枯、舌疮、秘结之苦哉？(《时方歌括》)

张秉成：夫心为离火，中含真水，凡诵读吟咏，思虑过度，伤其离中之阴者，则必以真水相济之。故以生地、元参壮肾水，二冬以滋水之上源，当归、丹参虽能入心补血，毕竟是行走之品，必得人参之大力驾驭其间，方有阳生阴长之妙。茯苓、远志泄心热而宁心神，去痰化湿，清宫除道，使补药得力。但思虑过度，则心气为之郁结，故以柏子仁之芳香润泽入心者，以舒其神，畅其膈。枣仁、五味收其耗散之气，桔梗引诸药上行而入心。衣以朱砂，取其重以镇虚逆，寒以降浮阳，且其色赤属离，内含阴汞，与人心同气相求，同类相从之物也。(《成方便读》)

【临床应用】

1. 证治要点　本方临床运用，以心悸失眠，手足心热，舌红少苔，脉细数为证治要点。

2. 加减法　失眠较重者，可酌加龙骨、磁石等以增其重镇安神之功；如心悸怔忡，睡眠不安，可酌加龙眼肉、首乌藤以加强养心安神之效；如有遗精滑泄，可酌加金樱子、芡实、牡蛎等以固肾涩精。

3. 现代临床用于神经衰弱、精神分裂症、心脏病、甲状腺功能亢进等属心经阴血亏少心神不安者。

【使用注意】

1. 本方药味偏于寒凉滋腻，故脾胃虚弱者，应当慎用。

2. 本方用朱砂为衣，或以朱砂水飞后掺入，而朱砂为汞的硫化物，长期服用含朱砂的制剂可致汞的蓄积，因此不宜久服。

【现代研究】

1. 睡眠　50 只小鼠适应性喂养 7 天后随机分为五组：空白组、模型组、艾司唑仑组及天王补心丹低、高剂量组，每组 10 只。采用多平台水环境法对除空白组以外的小鼠进行慢性睡眠剥夺造模。进行摄食量与体质量称定、葡萄糖耐受试验（GTT）、胰岛素耐受试验（ITT）、小鼠总胆固醇（TCH）、三酰甘油（TG）、游离脂肪酸（FFA）检测，ELISA 检测血清及下丘脑 orexin A 含量，Real-time PCR 检测下丘脑中 OX1R 的 mRNA 表达、Western blot 检测下丘脑中 OX1R 蛋白表达。实验结果显示：天王补心丹可明显改善 CSD 模型引发糖脂代谢异常，并降低血清和下丘脑中 orexin A 表达水平，下调下丘脑中 OX1R mRNA 和蛋白表达，且显示出一定的剂量相关性。综上，推测天王补心丹可以通过调节 orexin A/OX1R 有效改善 CSD 诱导的糖脂代谢异常。{黄晓宇，谢光璟，李浩，等．天王补心丹加减通过 orexin A/OX1R 对慢性睡眠剥夺小鼠糖脂代谢的干预作用［J］．中国实验方剂学杂志，2021，27（1）：121-127.｝

2. 记忆炎症因子　实验使用大鼠进行睡眠剥夺造模，并分别予以天王补心丹和艾司唑仑干预后，描记睡眠时相，通过行为学实验评估大鼠学习记忆能力，检测血清中促炎因子 IL-1β、TNF-α、MCP-1 的表达；检测下丘脑中 EB 病毒诱导基因 3（EBI3），细胞外信号调节激酶 5（ERK5），p21 活化蛋白激酶 4（PAK4）的 mRNA 表达水平。本实验结果显示：与空白组比较，模型组 EBI3，ERK5，PAK4 的 mRNA 表达水平呈现显著下调；而与模型组比较，天王补心丹组表达水平则有明显回升。表明天王补心丹改善睡眠剥夺大鼠学习记忆可能通过升高抗炎因子 EBI3，ERK5，PAK4 表达，抑制促炎因子 TNF-α，IL-1β，MCP-1 分泌，发挥抗炎作用。｛黄晓宇，谢光璟，李浩，等．天王补心丹加减对睡眠剥夺大鼠学习记忆及炎症因子表达的影响［J］．中国实验方剂学杂志，2020，26（23）：56-62.｝

3. 治疗心肾不交的失眠　将 86 例病人随机分为观察组和治疗组，各 43 例，对照组予天王补心丹治疗，观察组在对照组基础上予针刺治疗，4 周后进行效果评价。结果观察组有效率为 93.02%，优于对照组的 69.77%，且 PSQI 改善情况也优于对照组（$P < 0.05$）。结论：针刺结合天王补心丹疗法可以提高病人睡眠质量，减轻伴随的其他症状，提高病人的生活质量。｛刘冬雪，郑祖艳．针刺结合天王补心丹治疗心肾不交型失眠的临床研究［J］．中西医结合心血管病电子杂志，2020，8（22）：154，171.｝

【验案举例】

心悸　心悸，初以惊恐得之，后来习以为常，经年不愈，手振舌糙，脉芤带滑，不耐烦劳，此系心血本虚，痰涎袭也。人参、元参、丹参、枣仁、天冬、麦冬、菖蒲、茯苓、茯神、当归、远志、五味、桔梗、半夏、生地、橘皮、枳壳、柏仁、炙草。按：此证心血本虚，痰涎袭入扰心而致心悸不安，方用天王补心丹、二陈汤加味，意在补血养心，理气化痰，使既亏之心血得以滋补，袭入之痰涎得以祛除，如是心神得安，心悸则愈。（《柳选四家医案・曹仁伯医案》）

【附方】

归神丹（《医方类聚》卷八十九引《经验秘方》） 组成：丹参、人参（去芦）、石菖蒲各五钱，远志（去心，焙）、酸枣仁（炒）各六钱，柏子仁六钱半，天冬（去心，焙）、麦冬（去心，焙）各一两，熟地黄（焙）、干山药各三钱，生地黄三钱半，当归（酒洗，焙）四钱半，茯神、粉草各七钱，辰砂、地骨皮、五味子（焙）各五钱，白茯苓七钱半。用法：上为细末，炼蜜为丸，如龙眼肉大。每服一二丸，临卧噙化。功效：滋阴安神。主治：一切惊忧思虑，作事多忘，怔忡恐怖；一切心气不足。

黄连阿胶汤

【方源】《伤寒论》

【组成】黄连四两（12 g），黄芩二两（6 g），芍药二两（6 g），鸡子黄二枚，阿胶三两（9 g）。

【用法】上五味，以水六升，先煮三物，取二升，去滓，纳胶烊尽，小冷，内鸡子黄，搅令相得。温服七合，日三服（现代用法：先煎前三味，去渣取汁，阿胶烊化，待稍冷，再入鸡子黄搅匀，分 2 次服）。

【功效】滋阴降火，除烦安神。

【主治】少阴病阴虚火旺，心神不安证。心中烦热，失眠，口干咽燥，舌红苔少，脉细数。

【证治机制】少阴属心肾，心属火居上，肾属水居下，人之正常生理状态，应是心火下交于肾，使肾水不寒；肾水上济于心，制约心火不亢，心肾相交，水火既济，得以维持人体脏腑活动之动态平衡。若病邪内炽，上助手少阴心火，下灼足少阴肾水，致使心火亢于上，而不下交于肾；肾水亏于下，不能上济于心，火愈亢而阴愈伤，阴愈亏而火愈炽，心火亢，心神为火所扰，神不安藏，故见心中烦热，不眠。阴虚火旺，火灼伤阴，则见口干咽燥，舌红苔少，脉象细数，亦为阴虚火旺之象。

【组方原则】本方治证为阴虚火旺之候。故以滋阴降火、除烦安神立法。

方中黄连苦寒入心，清热泻火，《本草纲目》卷一言其“泻心脏火”；阿胶甘平，补血滋阴，二药合用，而有交融水火，除烦安神之妙，故为方中君药。黄芩、芍药并用，助君药滋阴降火，除烦安神，为方中臣药。鸡子黄甘、平，入心、肾经，方中用之，既泻心火之有余，又补肾水之不足，与阿胶、白芍相合，滋补阴血，以复耗灼之阴津，且防黄连、黄芩苦寒伤津之弊，为方中佐药。诸药相伍，上泻手少阴心火，下滋足少阴肾水，使阴火复火降，水火既济，心肾相交，共奏滋阴泻火，除烦安神之功。

本方的配伍特点：苦寒与咸寒并用，滋阴与泻火兼施，泻火而不伤阴，滋阴而不碍邪，为补中寓泻之剂。

【方论选录】

成无已：阳有余，以苦除之，黄芩、黄连之苦以除热；阴不足，以甘补之，鸡黄、阿胶之甘以补血。酸，收也，泄也，芍药之酸，收阴气而泄邪热。(《注解伤寒论》)

吴昆：寒邪径中三阴者，名曰阴证，始终只是一经，不复再传。今自三阳经传来，虽至三阴，犹曰阳证。所以有传、有不传者，以阴静阳动也。少阴病者，有舌干口燥，欲寐诸证也。欲寐而不得寐，故曰心烦不得卧也。少阴者水脏，水为热灼，不足以济火，故心烦。阳有余者，泻之以苦，故用黄芩、黄连之苦；阴不足者，补之以甘，故用鸡黄、阿胶之甘；阴气耗者，敛之以酸，故复佐以芍药之酸。(《医方考》)

柯琴：此少阴之泻心汤也。凡泻心藉连、芩，而导引有阴阳之别。病在三阳，胃中不知，而心下痞硬者，虚则加参、甘补之，实则加大黄下之。病在少阴，而心中烦不得卧者，既不得用参、甘以助阳，亦不得用大黄以伤胃矣。用连、芩以直折心火，佐芍药以收敛神明，所以扶阴而抑阳也。然以但欲寐之病情，而至不得卧，以微细之病脉，而反见心烦，非得气血之属以交合心肾，甘平之品以滋阴和阳，不能使水升而火降。若苦从火化，而阴火不归其部，手少阴之热不除。鸡子黄秉离宫之火色，入通于心，可以补心中之血，用生者搅和，取润下之义也。驴皮禀北方之水色，入通于肾，可以补坎宫之精；济水内合于心，而性急趋下，与之相溶而成胶，是降火归原之妙剂也。经曰：火位之

下，阴精承之；阴平阳秘，精神乃治。斯方之谓欤。(《古今名医方论》)

汪琥：上方乃治足少阴肾水不足，手少阴心火有余。火有余者，阳热内盛也。阳热盛，必以苦泄之，以寒胜之，故用黄连为君，黄芩佐之；水不足者，阴血下虚也，阴血虚，必以甘温补之，酸平收之，故以阿胶、鸡子黄为君，白芍药为使也。且也，白芍药能敛阴益血，成注反云其泄邪热，殊非善解。(《伤寒论辨证广注》)

周扬俊：里热当祛之，内燥须滋之，然滋之而即得其润，祛之而适涤其热，惟圣人合宜也。心烦故主黄连，佐以黄芩，则肺胃之邪俱清。然热甚已消少阴之水，水源既燥，津液有不匮乏者乎？鸡子黄、阿胶，深益血分之味，以滋其阴，以息其风，连、芩得此，功莫大矣；况加芍药，以敛消烁之心气，兼以入肝，遂使烦者不烦，不卧者卧矣。(《伤寒论三注》)

王子接：芩、连，泻心也；阿胶、鸡子黄，养阴也，各举一味以名其汤者，当相须为用也。少阴病烦，是君火热化为阴烦，非阳烦也，芩、连之所不能治，当与阿胶、鸡子黄交合心肾，以除少阴之热。鸡子黄色赤，入通于心，补离中之气；阿胶色黑，入通于肾，补坎中之精。此四者沉阴滑利，恐不能留恋中焦，故再佐芍药之酸涩，从中收阴，而后清热止烦之功得建。(《绛雪园古方选注》)

徐大椿：芩、连以直折心火，佐芍药以收敛神明，非得气血之属交合心肾，苦寒之味安能使水火升降？阴火终不归，则少阴之热不除。鸡子黄入通于心，滋离宫之火；黑驴皮入通于肾，益坎宫之精，与井水相融成胶，配合作煎。是降火归原之剂，为心虚火不降之方(《医略六书·伤寒约编》)

吴仪洛：此汤本治少阴湿热之证，以其阳邪暴虐，伤犯真阴，故二三日以上便见心烦不得卧，所以始病之际，即用芩、连大寒之药，兼芍药、阿胶、鸡子黄以滋养阴血也。然伤寒六七日后，热传少阴，伤其阴血者，亦可取用之，与阳明腑实用承气汤法，虽虚实补泻悬殊，而祛热救阴之意则一耳。(《伤寒分经》)

吴瑭：以黄芩从黄连，外泻壮火而内坚真阴；以芍药从阿胶，内护真阴而外捍元阳。名黄连阿胶汤者，取一刚以御外侮，一柔以护内主之义也。

(《温病条辨》)

章楠：此病发二三日以上，而无咽痛下利，其邪热不甚也；心烦不得卧者，是阴亏而水不济火也，与前各条不同。故以芩、连泻火，芍药、阿胶滋阴，妙在用鸡子黄不但奠安中宫，而使旋转阴阳，水火既济，自得安卧矣。此冬不藏精之虚证，故以滋阴泻火为主治也。(《医门棒喝·伤寒论本旨》)

王泰林：此少阴传经之热邪，扰动少阴之阴气，故心烦不得卧。以芩、连直折少阴之热，阿胶、鸡子黄滋少阴之阴，交合心肾，第四者沉阴滑利，恐不能留恋中宫，故再佐芍药之酸敛，从中收阴，而后清热止烦之功得建。此酸甘咸苦，收摄欲亡之阴，与四逆汤收摄亡阳，一水一火为不同矣。(《王旭高医书六种·退思集类方歌注》)

【临床应用】

1. 证治要点　本方为滋阴降火安神之剂，临床运用时应以烦热失眠，口干咽燥，舌红少，脉细数为证治要点。

2. 加减法　阴虚严重，津液耗伤甚者，加玄参、麦冬、生地黄、石斛等，以增滋阴生津之效；心火旺，心中懊侬者，加山栀、莲子心、竹叶心等，清泻心火；入眠后惊醒难眠者，加龙齿、珍珠母等，以镇心安神；寐而不熟，心神失养者，加枣仁、首乌藤以养心安神；心悸不宁者，加茯神、柏子仁以养心定悸。

3. 本方现代常用于治疗神经衰弱、更年期综合征、心肌炎、痢疾、甲状腺功能亢进、眼球出血等证属阴虚火旺者。

【使用注意】本方证的病机是正虚邪实，所以一面用苦寒泻火，一面以酸甘滋阴。如果虚多邪少，则非本方所宜。

【现代研究】

1. 治疗阴虚火旺的失眠　选择2017年9月—2019年12月医院收治的失眠症病人80例，依据随机对照法将病人分为观察组和对照组，每组40例。对照组口服劳拉西泮片治疗，每次2 mg，每日1次。于睡前口服。观察组在对照组治疗的基础上，口服黄连阿胶汤治疗。比较两组治疗前后中医证候积分和治疗疗效，比较治疗前后PSG睡眠进程指标变化和PSQI评分，比较治疗前后

5-HT 和 DA 水平，比较治疗前后 HAMA 评分及 HAMD 评分。结论：黄连阿胶汤加味治疗阴虚火旺症疗效确切，可有效地改善病人的中医证候积分，改善睡眠进程和睡眠结构，缩短睡眠潜伏期，减少觉醒次数，提高睡眠质量，提高治疗疗效，缓解焦虑、抑郁状态表现，提高病人的生活质量，其作用机制可能和提高 5-HT 水平，降低 DA 水平有关。{张忠阳，凌家艳，周盾．黄连阿胶汤加味治疗阴虚火旺证失眠的临床疗效及对 5- 羟色胺和多巴胺水平的影响研究［J］．中华中医药学刊，2021，39（4）：167-171.}

2. 治疗糖尿病合并失眠　2017 年 2 月—2018 年 2 月入院接受治疗的糖尿病合并失眠症病人，共 134 例，采用双色球分组法将病人分为对照组与观察组，每组 67 名，两组病人接受不同的治疗措施，对照组病人接受常规治疗，观察组病人接受黄连阿胶汤加味治疗，观察在不同治疗方式下，两组病人治疗前后的 PSQI 评分、睡眠时长以及临床治疗效果。结论：糖尿病合并失眠症病人接受黄连阿胶汤加味治疗，能有效地改善睡眠质量，延长睡眠时长，促进疾病的好转，提高临床治疗效果，该治疗方式值得在临床上进行推广。{余英，龙鲜梅．黄连阿胶汤治疗糖尿病合并失眠症临床研究［J］．中国中医药现代远程教育，2019，17（19）：62-63. 中国中医药现代远程教育．2019，17（19）}

3. 治疗失眠　将 98 例失眠病人按随机原则分为对照组和治疗组，每组各 49 例，对照组给予常规药物治疗，治疗组给予口服黄连阿胶汤进行治疗，之后对两组病人的临床疗效以及其他相关指标进行对比分析。结果显示：对照组总有效率为 85.71%，治疗组为 97.96%，两组比较，差异有统计学意义（$P < 0.05$）。两组治疗前 PSQI 评分比较，差异无统计学意义（$P > 0.05$）。两组治疗后 PSQI 评分均有所下降，与治疗前比较，差异有统计学意义（$P < 0.05$）。两组间治疗后 PSQI 评分比较，差异有统计学意义（$P < 0.05$）。治疗组腹泻 2 例、头晕 1 例，不良反应发生率为 6.12%；对照组腹泻 3 例，呕吐 4 例，不良反应发生率为 14.28%，两组比较，差异无统计学意义（$P > 0.05$）。结论：黄连阿胶汤治疗失眠的临床效果确切，可缓解临床症状，改善生活质量。{金肖，金斌．黄连阿胶汤治疗失眠临床研究［J］．新中医，2019，51（9）：47-49.}

【验案举例】

失眠　某女，失眠多年，症见头晕而眩，面部升火，心烦，卧则更烦，不能安于枕席，口干易汗，耳鸣，腰酸，舌质红少苔，脉细数。良由肾水不足，阴亏于下，心火上炎，阳亢于上，阳不入阴使然。用黄连阿胶汤加味。黄连 6 g，黄芩 9 g，白芍 g，上肉桂 1.5 g，甘草、龙骨、牡蛎各 30 g，浮小麦 30 g，阿胶 9 g（烊化和服），鸡子黄 1 枚搅匀和入。按：此证阴虚火旺，心肾不交而心烦不寐，方用黄连阿胶汤加味，意在育阴清火，使既亏之真阴得以滋补，上亢之虚阳得安其位，如是则心肾交泰，自能入寐。(《经方应用》)

李某，男，49 岁。患失眠已 2 年，西医按神经衰弱治疗，曾服多种镇静安眠药物，收效不显。自诉：入夜则心烦神乱，辗转反侧，不能成寐。烦甚时必须立即跑到空旷无人之地大声喊叫，方觉舒畅。询问其病由，素喜深夜工作，疲劳至极时，为提神醒脑起见，常饮浓厚咖啡，习惯成自然，致入夜则精神兴奋不能成寐，昼则头目昏沉，萎靡不振。视其舌光红无苔，舌尖宛如草莓之状红艳，格外醒目，切其脉弦细而数。脉证合参，此乃火旺水亏，心肾不交所致。治法当以下滋肾水，上清心火，令其坎离交济，心肾交通。黄连 12 g，黄芩 6 g，阿胶 10 g（烊化），白芍 12 g，鸡子黄 2 枚。此方服至 3 剂，便能安然入睡，心神烦乱不发，续服 3 剂，不寐之疾从此而愈。（刘渡舟医案）

安神镇惊丸

【方源】《万病回春》

【组成】生地三两（30 g），当归一两（9 g），白芍一两（9 g），川芎七钱（6 g），朱砂一两（3 g），贝母二两（9 g），麦冬二两（9 g），茯苓七钱（6 g），远志七钱（6 g），炒酸枣仁半两（6 g），黄连半两（6 g），陈皮一两（9 g），甘草二钱（3 g）。

【用法】为细末，炼蜜为丸，如绿豆大，每服 9 g，空腹时枣汤送下。

【功效】滋阴养血，清热安神。

【主治】血虚，心神不安，惊悸怔忡，不寐。

【证治机制】此病血虚而不能藏神，则心神不安，心悸怔忡。肝不升则悸，胆不降则惊，肝藏血，肝血虚寒则不能上荣于心，则心悸；心血不足不能藏心火，则火浮越于上，则惊。方中以四物汤为主药，在于滋阴养血，肝血充则心血充，心血充则心火藏，心火藏则惊悸止。以朱砂黄连贝母等清热药为辅，清热安神。剩余他药健脾理气促进药物吸收；沟通心肾，引肾水上行，心火下降。诸药合用，共奏滋阴养血、清热安神、恢复人体气机运转之效。

【组方原则】方中生地黄甘苦大寒，入心肾二经，沟通心肾，可泻小肠之火，除心之烦躁（心与小肠相表里），为君药。当归甘温，和血养血，辛温散寒，《本草备要》云“诸血属心……当归苦温助心”；白芍苦酸微寒，入血分，和血脉（心主血脉），敛阴气，可治一切血病；川芎辛温升浮，入心包经、肝经，为血中之气药，升肝之血引而向心，上三药合而为臣，共奏滋阴养血安神之功。朱砂体阳而性阴，色赤属火，镇惊安神，可泻心经之邪热；麦冬清心润肺，泻热除烦；黄连入心，清热除烦；茯苓健脾安神宁心；远志沟通心肾强肾益智；炒酸枣仁养心安神；陈皮理气健脾；贝母微寒，苦泄心火；上几味为佐药，助君臣二药清热安神，健脾理气。甘草调和诸药。诸药配伍，有滋阴养血、清热安神之疗效。

【临床应用】现代可用于治疗心律失常、失眠、神经衰弱、癔症、抑郁症等病证。

【使用注意】本方含朱砂，不宜久服、多服，以防汞中毒。

【附方】

宁志膏（《陈素庵妇科补解》卷五） 组成：琥珀（炼成收用）一两，茯神三两，枣仁（炒）三两，丹皮三两，熟地五两，归身三两，川芎一两，白芍二两，半夏一两，麦冬一两，竹叶、百片丹参六两，郁金七钱。用法：加生姜三片，辰砂一钱、金饰二钱，煎汤化一盏服。功用：补心血，安心神，定心气，兼消瘀祛痰清火。主治：产后心血虚，败血、痰火、瘀血冲心，心神恍惚怖畏，乍见鬼神。

琥珀安神丸

【方源】《墨宝斋集验方》

【组成】川黄连（酒洗）八两（240 g），当归身（酒洗）三两（90 g），玄参（酒洗）四两（120 g），远志（甘草汤泡，去心）二两（60 g），生地黄（酒洗）三两（90 g），生甘草一两（30 g），琥珀一两（30 g），犀角（锉末）一两（30 g），酸枣仁一两（30 g），白茯神四两（120 g），辰砂一两（30 g）（为衣）。

【用法】上为末，莲子、灯心汤为丸，如绿豆大，辰砂为衣。每服五十丸，食远，灯心汤送下。

【功效】养阴养血，补心安神。

【主治】烦躁不安，夜卧不宁，惊悸怔忡，恍惚健忘。

【证治机制】本方治证多由忧愁思虑太过，暗耗心肾阴血，以致心肾两亏，阴虚血少，虚火内扰所致。阴虚血少，心失所养，故心悸失眠、神疲健忘。

【组方原则】方中黄连的用量最大，清心火。此药除了清热除烦的作用，还有令人不忘的功效，如《神农本草经》载其“主热气目痛，眦伤泣出，明目，肠澼腹痛下痢，妇人阴中肿痛。久服令人不忘”，为君药。琥珀入心、肝、小肠经，可以镇惊安神，《本草别说》云其“治荣而安心利水”；犀角入心、肝经，具有清热、凉血、定惊之效。琥珀与犀角共为臣药，可以加强君药的清热、安神之功。当归、玄参滋养阴血，生地黄也可以清热凉血、养阴，共为佐药。辰砂镇静宁神；远志、茯苓通利心窍三药为使药。甘草调和药性。此方对于虚热烦扰心神而致的恍惚健忘有较好的疗效。

【临床应用】临床上主要适用于神经衰弱、心胆气虚、心血不足等疾病的治疗。

【附方】

1. 宁志膏（《百一》卷十八） 组成：辰砂（研）、酸枣仁（炒）、人参、茯神（去木）、琥珀各一分，滴乳香一钱（别研）。用法：上为细末，和匀，每服一钱，浓煎灯心、枣汤调下。功用：养心安神，镇静活血。主治：①（《百一》）妇人因出血多，心神不安，不得睡，语言失常。②（《女科指掌》）产后言语颠倒，狂言谵语者。

2. 宁志丸（《百一》卷一） 组成：好辰砂一两，人参、白茯苓、当归（去芦，洗去土）、石菖蒲、乳香（别研）、酸枣仁各半两（用酸枣仁五两，汤浸去皮，可剥半两净仁，炒令赤，香熟为度）。用法：好辰砂一两，将熟绢一小片包裹，以线扎定，獍猪心一枚，以竹刀子切破，不得犯铁，用纸拭去血，入朱砂包子在猪心内，却用麻线缚合猪心，又以甜笋壳再裹了，麻皮扎定，无灰酒二升，入砂罐子或银器内，煮令酒尽为度，去线并笋壳，取辰砂别研，将猪心以竹刀细切，砂盆内研令烂，却入后药末并辰砂、枣肉为丸，如梧桐子大，留少辰砂为衣；药末须隔日先碾下，枣肉于煮猪心日绝早煮熟，剥去皮核，取肉四两用。每服五十丸，人参汤送下，不拘时候。功用：养心安神，开窍。主治：①（《百一》）心气、心风。②（《景岳全书》）心风癫痫。

3. 宁心散（《普济方》卷三七四） 组成：辰砂（光明有墙壁者，研极细）一两，酸枣仁（微炒，为末）、乳香（光莹者，细研）各半两。用法：上为末。小麦煎汤调下。功用：养心安神。主治：小儿惊风，手足动摇，精神不爽，一切惊邪，狂叫不宁，发热。

第三节 通阳调神剂

桂枝甘草龙骨牡蛎汤

【方源】《伤寒论》

【组成】桂枝（去皮）一两（3 g），甘草（炙）二两（6 g），牡蛎（熬）二两（6 g），龙骨二两（6 g）。

【用法】上四味，以水五升，煮取二升半，去滓，温服八合，日三服。

【功效】温补心阳，安神定悸。

【主治】主火逆下之，因烧针烦躁者。心阳不足证，烦躁不安，心慌心悸，失眠，心胸憋闷，畏寒肢冷，气短自汗，面色苍白，舌淡苔白，脉迟无力。

【证治机制】本方在原书中治疗因烧针而亡阳生烦躁，此病机当由亡阳为主，阳根不固，虚阳浮越于上所致。相火当升而不升则发为悸，相火当降而不降则发为惊，故用桂枝、甘草，以复心阳之气；牡蛎、龙骨，以安烦乱之神。

【组方原则】本方共四味药物组成，龙骨、牡蛎其质重固涩之性，涩可去脱，重镇降逆，收敛外浮之相火；桂枝、甘草，辛甘发散，以发散经中火邪。盖阴钝之药，不佐阳药不灵。故龙骨、牡蛎之纯阴，必须借桂枝、甘草之清阳，然后能飞引入经，收敛浮越之火、镇固亡阳之机。桂枝辛甘而温，既温振心阳，为温心通阳之要药，又温通血脉以畅血行，为君药。臣以甘草，一则补心气，合桂枝辛甘化阳，温补并行。龙骨、牡蛎重镇潜敛，安神定悸，令神志安而烦躁解，为佐药。四药合力，阳气得复，心神得安，诸症悉除。

【方论选录】

成无己：辛甘发散，桂枝、甘草之辛甘，以发散经中之火邪；涩可去脱，龙骨、牡蛎之涩，以收敛浮越之正气。(《注解伤寒论》)

王子接：桂枝、甘草、龙骨、牡蛎，其气取重于龙牡之固涩，仍标之曰桂甘者，盖阴纯之药，不佐阳药不灵，故龙骨、牡蛎之纯阴，必须借桂枝、甘草之清阳，然后能飞引入经，收敛浮越之火，镇固亡阳之机。(《绛雪园古方选注》)

许宏：先因火逆，复以下之。里气内虚，又加烧针，反为火热所烦，则心神不安，故烦躁。经曰：太阳伤寒者，加温针必惊也。故与桂枝以散经中之邪，除芍药恐益阴气，加龙骨、牡蛎以收敛浮越之正气也。(《金镜内台方议》)

钱潢：以火劫变逆之证，而又下之，此一误再误矣，又因烧针而致烦躁者，盖因外邪未尽而阳烦，真阳欲亡而阴躁也。虽经屡误，但见烦躁而不至惊狂，则亦未若挟痰迷乱之甚，故不须蜀漆。止用去芍药姜枣之桂枝汤，以解其外，龙骨牡蛎以镇摄其内而已，此经所谓大小轻重，制方之法也。(《伤寒溯源集》)

陈修园：太阳病因烧针而为火逆者多，今人不用烧针而每有火逆之证者，炮姜、桂、附、荆、防、羌、独之类逼其逆也。火逆则阳亢于上，若遽下之，则阴陷于下，阳亢于上，不能遇阴而烦，阴陷于下，不得遇阳而躁，故取龙、牡水族之物，抑亢阳以下交于阴，取桂枝辛温之品，启阴气以上交于阳，最妙在甘草之多，资助中焦，使上下阴阳之气交通于中土，而烦躁自平也。(《长沙方歌括》)

【临床应用】

1. 证治要点　本方是治疗心阳不足证的常用方。临床应用以烦躁，或失眠心悸，短气自汗，四肢不温，舌淡苔白，脉迟无力为证治要点。

2. 现代常用于各种原因引起的心律失常（心动过速、心动过缓、期前收缩、病态窦房结综合征等）以及心功能不全，神经官能症之烦躁心悸等证属于心阳不足，心神浮越而致者。

【使用注意】

1. 本方用量适宜心阳虚烦躁证轻者，若病重者，用量当酌情增 3 ~ 5 倍。应用本方时，还当注意用量的调配，切不可盲目改变方中药物用量调配。

2. 心阴虚烦躁证禁用。

【临床研究】

1. 治疗心律失常　中医治疗心律失常时证属心阳不振者可选择桂枝甘草龙骨牡蛎汤，该方剂具有温补心阳、安抚心悸、定神镇静的效果。现代药物学研究表明，桂枝中包含了大量的桂皮醛、桂皮醇，甘草中则包含了丰富的甘草酸、甘草黄酮等物质，对心律失常症状具有较强的抑制效果，且可有效调控血小板的聚集情况，降低心血管内血栓的形成，发挥疏通血脉的效果，提高外周血管的血容量。另外，临床实践研究证明桂枝甘草龙骨牡蛎汤可以对神经功能产生抑制作用，调节心肌细胞中离子通道的电流平衡，抑制连接蛋白的分解，具有治疗心律失常的作用。{于丽斐.桂枝甘草龙骨牡蛎加味汤治疗心律失常的临床观

察［J］.心血管病防治知识，2020，10（24）：24-26.｝

2.治疗房颤　中医学中无房颤的相应病名，大多将它归于“心悸”“怔忡”等范畴。心阳不振型的永久性房颤在临床上较常见，多伴有左房内径增大、左室射血分数降低、心功能低下等。桂枝甘草龙骨牡蛎汤有温阳安神定悸之功效。方中桂枝辛温，通阳和营，扶助心阳；甘草甘平，补中益气，兼补心气，养阴利血，调和诸药。桂枝、甘草配伍，辛甘化阳，温补心阳。辅以龙骨、牡蛎，重镇安神，收敛固涩，以镇潜浮越之心神。龙骨性甘、涩、平，主入心、肝、肾经，具有镇静安神、平肝潜阳、固涩收敛之效，配伍牡蛎敛镇心神以治烦躁、惊恐心悸。现代药理研究表明，桂枝具有镇痛、解热、抗炎、抑制血小板聚集等药理活性；桂枝挥发油成分桂皮醛对外周血管有扩张作用；甘草中甘草酸、甘草次酸和甘草黄酮等成分均有较强的抗心律失常的作用，具有明显的抗心肌缺血活性；龙骨中的主要成分磷酸钙、碳酸钙和其他微量元素，可以抑制骨骼肌兴奋并能改善血管壁的通透性。牡蛎中所包含的牛磺酸有抗动脉粥样硬化、抗心律失常、降压的作用。本研究表明，治疗结束后治疗组总有效率为90.91%。｛窦金金，钱钺，李雪超，等.桂枝甘草龙骨牡蛎汤治疗永久性房颤（心阳不振型）的临床观察［J］.中医药导报，2020，26（15）：101-104.｝

【验案举例】

惊悸　殷某，女，28岁。病人心悸善惊，稍劳则惕惕而动，并喜手按其胸，时有虚烦，已二年之久。近一年来上症增重，日轻夜重，睡眠后惊悸而醒。神志迟呆，记忆力锐减，失眠，自汗，胃纳不佳，手足易汝。曾多次用西药调治及服用中药安神养血之品不效。就诊时病情日渐加重，且常恐惧不安，天黑后一人不敢外出，在室中常幻听到有人呼唤她的名字，如无人伴随时，呼唤之声越来越大，惊惕更甚，以致每晚不敢独自在家，诊脉细而弱。考虑为心阳虚衰所致，给予桂枝甘草龙骨牡蛎汤2剂。服后自觉心悸善惊大有好转。又连服5剂，诸证悉愈。后宗此方配制丸药服一月之久，以后概未复发。（《经方发挥》）

【附方】

桂枝甘草汤（《伤寒论》）　组成：桂枝（去皮）12 g，甘草（炙）6 g。

用法：以水三升（600 mL），煮取一升（200 mL），去滓顿服。功用：补助心阳，生阳化气。主治：发汗过多，其人叉手自冒心，心下悸，欲得按者。由心阳不振引起的心慌，心悸，怔忡。

枳实薤白桂枝汤

【方源】《金匮要略》

【组成】枳实四枚（3 g），厚朴四两（12 g），薤白半升（9 g），桂枝一两（6 g），瓜蒌（捣）一枚（9 g）。

【用法】以水五升，先煮枳实、厚朴，取二升，去滓，内诸药，煮数沸，分三次温服（现代用法：水煎服）。

【功效】通阳散结，祛痰下气。

【主治】胸阳不振痰气互结之胸痹。气从胁下冲逆，上攻心胸，心慌、心悸、怔忡，胸满而痛，甚或胸痛彻背，喘息咳唾，短气，或者寒伤阳明太阴证，舌苔白腻，脉沉弦或紧。

【证治机制】原书中《金匮要略·胸痹心痛短气病脉证治第九》记载枳实薤白桂枝汤的论述为："胸痹心中痞，留气结在胸，胸满，胁下逆抢心，枳实薤白桂枝汤主之，人参汤亦主之。"其病机为胸阳不振，致使痰浊蒙蔽心胸，轻者病发奔豚，自觉从胁下有气，上冲心胸而发心慌心悸，重者胸中痞闷疼痛，呈现压榨性疼痛。分析其病机，心阳不振为本，痰浊为标，故用桂枝、薤白温通经脉；厚朴、瓜蒌宽胸去痰；枳实降气，共奏温阳祛痰、开胸散结之功。

【组方原则】本方证因胸阳不振，痰浊中阻，气结于胸所致。胸阳不振，阴寒之气上逆，自觉有气从胁下冲逆，上攻心胸之候，发则心慌气短，心中惕惕然，善恐易惊；阳气不足，则津液不布，聚而成痰，阻滞气机，结于胸中，则胸满而痛，甚或胸痛彻背；痰浊阻滞，肺失宣降，故见咳唾喘息、短气；治当通阳散结，祛痰下气。方中桂枝通阳散寒，降逆平冲，定惊悸，安心神，温补胸中之阳气；薤白辛温，通阳散结，化痰散寒，能散胸中凝滞之阴寒、化上焦结聚之痰浊、宣胸中阳气以宽胸，乃治疗胸痹之要药，共为君药。瓜蒌味甘性寒入肺，涤痰散结，开胸通痹，为臣药。枳实下气破结，消痞除满；厚朴燥湿化痰，下气除满，二者同用，共助君药臣药宽胸散结、下气除满、通阳化痰之效，均为佐药。诸药配伍，使胸阳振，痰浊降，阴寒消，气机畅，则胸痹而气逆上冲诸证可除。

【方论选录】

徐彬：胸痹而加以心中痞，胸满，似痞与结胸之象，乃上焦阳微，而客气动膈也。经云：留气结在胸，即客气也。更胁下逆抢心，是不独上焦虞而中焦亦虚，阴邪得以据之，为逆为抢。故于薤白、瓜蒌，又加枳、朴以开其结，桂枝行阳以疏其肝。人参汤亦主之者，病由中虚，去其太甚，即可补正，以化邪也。((金既要略论注》卷九)

魏念庭：心中痞气，气结在胸，正胸痹之病状也，再连胁下之气俱逆而抢心，则痰饮水气，俱乘阴寒之邪，动而上逆，胸胃之阳气，全难支拒矣。故以枳实、厚朴开郁温中，薤白、桂枝升阳益胃，微用瓜蒌实而不用根，以甘代苦，使作先驱，引阳人阴。犹必先后煮治，以融和其气味，但缓缓荡除其结聚之邪。(《金匮要略方论本义》卷九)

吴谦：心中，即心下也。胸痹病，心下痞气，闷而不通者虚也。若不在心下，而气结在胸，胸满连胁下，气逆撞心者实也。实者用积实薤白桂枝汤主之，倍用枳、朴者，是以破气降逆为主也。虚者用人参汤主之，是以温中补气为主也。由此可知痛有补法，塞因塞用之义也。(《医宗金鉴·订正金匮要略注》卷二十)

陈元犀：枳实、厚朴泄其痞满，行其留结，降其抢逆得桂枝化太阳之气而胸中之滞塞自开；以此三药与薤白、瓜蒌之专疗胸痹者而同用之，亦去痰莫如尽之旨也。(《金匮方歌括》卷三)

唐宗海：用药之法，全凭乎证，添一证则添一药，易一证亦易一药。观仲景此节用药，便知义例严密，不得含糊也。故但解胸痛，则用瓜蒌薤白白酒；下节添出不得卧，是添出水饮上冲也，则添用半夏一味以降水饮；再下一节又添出胸痞满，则加枳实以泄胸中之气，胁下之气亦逆抢心，则加厚朴以泄胁下之气。仲景凡胸满均加枳实，凡腹满均加厚朴，此条有胸清胁下逆抢心证，故加此二味，与上两方又不同矣。读者细心考求，则仲景用药之通例，乃可识矣。(《金匮要略浅注补正》卷四)

蔡陆仙：瓜蒌薤白桂枝汤不但多枳、朴，且增一桂枝，只此一味，当非泛泛加入，因此条有痞气，胁下逆抢心症，则系心气被阻，不得下交，故用桂枝以下气，导心火下交太阳，以成其气化斡旋之功用。即理中加桂，亦是因脾气不运，水气滞逆，亦用桂枝，其义可思矣。(《中国医药汇海·方剂部》)

【临床应用】

1. 证治要点　本方是治疗胸阳不振，气滞痰阻之胸痹的常用方剂，使用时应以胸痛，喘息短气，舌苔白腻，脉弦紧为证治要点。

2. 加减法　若寒邪较重者，可酌加干姜、桂枝、附子等以通阳散寒；若兼血瘀者，可加丹参、赤芍、桃仁、红花等以活血祛瘀。

3. 本方现代常加减用于冠心病心绞痛、慢性支气管炎、慢性胃炎、非化脓性肋软骨炎、肋间神经痛等属胸阳不振，痰浊气滞证候者。

【现代研究】

1. 治疗冠心病　冠心病的发病原因复杂，与多种慢性疾病、不良饮食生活习惯等有关，以胸闷胸痛、心悸等为典型临床表现，严重时可危及病人的生命安全。冠心病为本虚标实、虚实夹杂之证，尤以痰浊等实邪为主。该病的病因病机主要为饮食不节、情志内伤、劳累过度、寒邪内侵等导致气血两虚、脏腑功能失调，痰浊、血瘀、湿热与邪毒混杂，久致心脉痹阻，不通则痛。因此，临床辨治以豁痰泄浊、益气活血为主要原则研究结果显示，观察组（酒石酸美托洛尔片、阿司匹林肠溶片、盐酸曲美他嗪片、硝酸甘油片加枳实薤白桂枝汤）有效率高于对照组（酒石酸美托洛尔片、阿司匹林肠溶片、盐酸曲美他嗪片、硝酸甘油片），且治疗后胸痛评分、胸闷评分、心悸心烦评分、气短喘促评分均低于对照组，也表明枳实薤白桂枝汤对稳定性心绞痛有良好的标本兼治之优势，与常规西药能够产生协同作用，提高治疗预后。观察组治疗后SAQ评分、SF-36评分均高于对照组，也表明随着病情缓解病人整体预后得到提升。{李丰涛，刘丹丹．枳实薤白桂枝汤治疗稳定性冠心病痰阻心脉证临床研究［J］．

河南中医，2021，41（7）：1003-1006.}

2. 治疗功能性消化不良 回顾性分析 2013 年 1 月—2015 年 1 月于本院消化科住院的功能性消化不良病人 100 例，随机分为两组，治疗组使用枳实薤白桂枝汤加减，对照组服用吗丁啉，比较两组病人的主要症状单项疗效及主要症状综合疗效。结果显示：治疗组病人的主要症状单项疗效总有效率为 68%，高于对照组的 46%，差异具有统计学意义（$P < 0.05$）；治疗组病人的主要症状综合疗效总有效率为 62% 高于对照组的 38%，差异具有统计学意义（$P < 0.05$）。结论：枳实薤白桂枝汤加减治疗功能性消化不良疗效较好，值得临床推广使用。{张长喜. 枳实薤白桂枝汤治疗功能性消化不良 50 例［J］. 中国中医药现代远程教育，2015，13（20）：45-46.}

【验案举例】

郁证 杨某，女，45 岁，曾患癔症多年，迁延未愈。刻诊见：精神抑郁，胸中闷窒，咽中不适，如有物梗阻，咳之不出，吞之不下，心情舒畅则证轻，精神抑郁则证重，舌苔白腻，脉弦滑。电子胃镜，脑电图，脑 CT 均提示未见异常。辨证为痰气郁结，治当枳实薤白桂枝汤加味：枳实 10 g，薤白 10 g，桂枝 7 g，厚朴 10 g，瓜蒌 15 g，郁金 10 g，杏仁 10 g，桔梗 10 g，香附 10 g，白术 10 g，半夏 10 g，生姜 7 g。每天 1 剂，水煎 2 次，服药 10 剂症状明显好转，继于原方调治 2 个月余痊愈。按：本证肝郁脾虚，聚湿生痰，痰气交阻，气机不畅，故用枳实薤白桂枝汤祛痰下气；郁金、香附顺气解郁；杏仁、桔梗化痰利咽，宣畅气机；白术健脾以杜生痰之源；半夏、生姜和中降逆，奏佳效。{刘永生. 枳实薤白桂枝汤临床应用举例［J］. 四川中医，2014，32（6）：143-144.}

第四节 调和调神剂

甘草小麦大枣汤

【方源】《金匮要略》

【组成】甘草三两（9 g），小麦一升（15 g），大枣十枚（5 ~ 7 枚）。

【用法】上三味，以水六升，煮取三升，分三服。

【功效】养心安神，和中缓急。

【主治】脏躁。精神恍惚，喜悲伤欲哭，不能自主，心中烦乱，睡眠不安，甚则言行失常，呵欠频作，舌红少苔，脉细数。

【证治机制】脏躁属情志之病，多由思虑悲过度所致。《灵枢·本神》说“心怵思虑则伤神”；又说“心藏脉，脉舍神，心气虚则悲”“肝悲哀动中则伤魂”。盖因“心主身之血脉”（《素问·痿论》），“肝藏血”（《素问·调经论》），“肝者……魂之居也”（《素问·六节藏象论》）。《金匮要略》亦谓：“邪哭使魂魄不安者，血气少也；血气少者，属于心，心气虚者，其人则畏，合目欲眠，梦远行而精神离散，魂魄妄行。”《金匮方论义》卷一注曰：“神之所以任物而不乱者，由气血维持而之以静也。若气血衰少，则神失所养而不宁。并神出入者谓之魂，守神之舍者谓之魄，神不宁则悲，悲则魂不安矣。”今思虑忧伤过度，耗伤阴血，心肝失养，神魂不安，则见精神恍惚，时常悲伤欲哭，不能自主，心中烦乱，睡眠不安，甚则言行失常，“象如神灵所作”（《金匮要略》）。由于心肝阴血不足，阴不配阳，阳欲入阴，上下相引，故呵欠频作。舌红少苔，脉象细数，均为心肝阴血不足之征。总之，脏躁与心肝二脏关系密切，以脏阴不足为病机要点。

【组方原则】本方所治为思虑悲哀过度，心肝失养，脏阴不足之神魂不安证。根据《素问·脏气法时论》）“肝苦急，急食甘以缓之”以及《灵枢·五味》“心病者，宜食麦”之旨，治宜甘润平补之品以调其肝，养其心为法。小麦味甘性凉，归心、肝经，《名医别录》卷二谓其“养肝气”，故本方重用，养心补肝，安神除烦，为君药。甘草甘平性缓，本方用之，功可补养心气，和中缓急，资助化源；大甘平质润性缓，补脾益气，补血调营，养心安神，既可协助甘草缓急柔肝，调和阴阳；又助甘草补中益气，水谷生化之源，共为臣药。全方药仅三味甘润平补，养心缓肝，和中安神。心主血，肝藏血，脾生血，心肝脾之血充，则五脏之阴亦旺，脏躁之证可愈。用法中云“亦补脾气”，是因方中三药均有补脾益气之功，且火为土母，心得所养，则火能生土，乃“虚则补母”之法；又“见肝之病，知肝传脾，当先实脾”（《金匮要略》），为肝病治疗大法，亦即《难经·十四难》“损其肝者缓其中”之意也。

【方论选录】

徐彬：小麦能和肝阴之客热，而养心液，且有消烦利溲止汗之功，故以为君；甘草泻心火而和胃，故以为臣；大枣调胃，而利其上壅之燥，故以为佐。盖病本于血，心为血主，肝之子也，心火泻而土气和，则胃气下达。肺脏润，肝气调，燥止而病自除也。补脾气者，火为土之母，心得所养，则火能生土也。（《金匮要略论注》卷二十二）

尤怡：脏躁，沈氏所谓子宫血虚受风，化热者是也。血虚脏躁，则内火扰神不宁，悲伤欲哭，有如神灵，而实为虚病。前《五脏风寒积聚》所谓邪哭使魂魄不安者，血气而属于心也……盖五志生火，动必关心，脏阴既伤，穷必及肾也。小麦为肝之谷，而善养心气；甘草、大枣甘润生阴，所以滋脏而止其躁也。（《金匮要略心典》卷下）

王子接：小麦，苦谷也。经言心病宜食麦者，以苦补之也。心系急则悲，甘草、大枣甘以缓其急也。缓急则云泻心。然立方之义，苦生甘是生法，而非制法，故仍属补心。（《绛雪园古方选注》卷下）

陈念祖：此为妇人脏躁而出其方治也。麦者，肝之谷也，其色赤，得火色而入心；其气寒，秉水气而入肾；其味甘，具土味而归脾胃。又合之甘草、大枣之甘，妙能联上下水火之气而交会于中土也。（《金匮要略浅注》卷九）

莫枚士：此为诸清心方之祖，不独脏躁宜之，凡盗汗、自汗皆可用。《素问》麦为心谷，《千金》曰麦养心气。（《经方例释》）

顾松园：此方以甘润之剂调补脾胃为主，以脾胃为气血生化之源也，血充则躁止，而病自除矣。（《顾松园医镜》卷十六）

唐宗海：三药平和，养胃生津化血。津水血液，下达子脏，则脏不躁，而悲伤太息诸自去。此与麦门冬汤滋胃阴以达胞室之法相似，亦与妇人乳少，催乳之法相似，乳多即是化血之本，知催乳法，则知此汤生津润燥之法。（《血证论》卷八）

【临床应用】

1. 证治要点　本方以精神恍惚，时常悲伤欲哭，不能自主，心中烦乱，睡眠不安，甚则言行失常，哈欠频作，舌红少苔，脉细而数为证治要点。

2. 临床上用于言行失常，或无故悲伤，或喜怒不节者；心烦不得眠，或恍惚多梦，或坐卧不安，或身如蚁行者；汗多口干不思饮食，大便秘结，常数日不更衣者；畏一切声光，怕与人交言，喜独居暗室者；腹诊见右侧腹直肌痉挛，或右胁下脐旁拘急有结块者。

【现代研究】

配伍分析和临床应用　甘草 3 ~ 6 g，小麦 30 g，大枣 10 枚为基本方，有严重失眠及烦躁不安者，则加酸枣仁或茯神，治疗妇女更年期综合征 30 例。结果：显效者 22 例，进步 4 例。有效 4 例；本方治疗歇斯底里精神发作 25 例，主要症状为神态恍惚，无故悲伤，哭泣叫嚷吵闹，躁扰不安，夜卧不安等。结果：均获痊愈；用本方加党参、黄芪、当归、茯神、远志、生地、五味子，每日 1 个剂，水煎服，15 天为 1 个疗程，治疗肺心病并发心律失常 36 例。并随症加减。结果：显效（心悸、脉结代症状消失，连续 3 次心电图证实无心律失常）26 例，有效 8 例，总有效率为 94%。{卓新凤．甘草小麦大枣汤的配伍分析和临床应用［J］．中国医药指南，2009，7（12）：77–78.}

【验案举例】

1. 脏躁　表嫂孀居二十年矣。右瘫不能举动，不出门者三年，今则神情恍，口乱语，常悲泣。问其故，答曰，自亦不知何故也。诊之，两寸微短涩，以石菖蒲、远志、当归、茯苓、人参、黄芪、白术、大附子、晚蚕沙、陈皮、粉草，服四帖，精神较好于前，但悲泣如旧，夜更甚。予思仲景大枣小麦汤正与此对。即与服之，两帖而愈。方用大十二枚，小麦一合，大甘草（炙过）三寸，水煎饮之。(《孙氏医案》)

2. 抑郁　蒋某，男，52岁。2010年7月13日初诊。自诉平素性格内向，近来自觉精神抑郁，心烦，每有响动则惊恐不安，心跳不已，失眠，胸胁隐隐胀痛，咽中似有物梗阻，咳之不出，咽之不下，舌苔白腻，脉弦滑。治宜理气开郁，化痰散结。选方：甘草小麦大枣汤合温胆汤。处方：半夏、竹茹、枳实各10 g，陈皮15 g，茯苓15 g，煅龙骨、煅牡蛎各20 g，淮小麦30 g，红枣15 g，炙甘草3 g。服药5剂后，心神较前安定，脉舌同前。中药守原方继服5剂。三诊时诉近日心情舒畅，体轻寐安，舌淡红苔薄，脉和缓。中药原方再进5剂巩固收功。{钱荣江．甘草小麦大枣汤为主治疗抑郁症体会——附验案5则［J］．江苏中医药，2012，44（7）：68-69.}

琥珀养心丹

【方源】《证治准绳·类方》卷五

【组成】琥珀（另研）二钱（6 g），龙齿（煅，另研）一两（30 g），远志（黑豆、甘草同煮，去骨）、石菖蒲、茯神、人参、酸枣仁（炒）各半两（15 g），当归、生地黄各七钱（21 g），黄连三钱（9 g），柏子仁半两（15 g），朱砂（另研）三钱（9 g），牛黄（另研）一钱（3 g）。

【用法】用法上药共为细末，将牛黄、朱砂、琥珀、龙齿研极细，以猪心血为丸，如黍米大，金箔为衣。每服9 g，用灯心汤送下。

【功效】养心安神，清热除惊。

【主治】气血亏虚，惊悸怔忡，夜卧不宁，短气自汗，心烦口和干，失眠健忘，善惊易恐，舌质淡红、尖生芒刺，脉细数等。

【证治机制】心血不足，心失所养故心悸不宁，甚至怔忡。血不养心，神不守舍，故失眠，正如朱丹溪所说“怔忡者血虚，怔忡无时，血少者多”。心血不足为病者，血不足则火必旺，因此见于舌质淡红、尖生芒刺，脉细数，心气不足为病者，气，阳也。气衰则血必旺。言者，心之声也。汗者，血之液也。多言、劳力及用心太过，则心气耗。气耗则不能统血，故自汗出。

【组方原则】方中琥珀镇惊安神；人参补心安神，与琥珀合用，一镇一补，为主药；龙齿、朱砂重镇，助琥珀以安神；茯神、酸枣仁、柏子仁助人参养心安神；菖蒲、远志宁心安神；当归、生地黄滋阴养血；牛黄、黄连清心泻火。诸药合用，共奏镇心清热、益气养血、宁心安神之功。

【方论选录】

心虚热炽，心神失养，则心气不宁，故心跳不已，触事易惊焉。生地养心阴以制火，人参补心气以宁心，黄连清心火之妄动，龙齿定魂魄之飞扬，枣仁滋养心神，远志交通心肾，归身养血荣心，茯神安神定志，柏仁养心气，琥珀利心营，菖蒲开心气以通窍，牛黄凉心热以定惊，朱砂镇坠心气、安心神，更以猪心血引之入心，金箔制肝坠热，灯心泄热从小便去也。盖热从下泄，则心火自降而心气和平，安有心跳善惊之患乎？（《医略六书》）

用本方主治善惊，常目睛不转，不能言语，气短自汗，体倦，坐卧不安，多梦。(《杂病源流犀烛》)

【临床应用】

1. 证治要点　本方以心悸失眠，气短自汗，善惊易恐，心烦口干，舌质淡红、脉细数为证治要点。

2. 现代用于治疗神经官能症、神经衰弱、更年期综合征等病证。

【现代研究】

治疗抑郁　本研究共收集 60 例卒中后抑郁病人，试验组和对照组各 30 例，两组治疗前在年龄、病程、证候水平、抑郁程度、睡眠指数、日程生力等基线水平相当，经统计学分析无明显差异，具有可比性。治疗组与对照组比较，治疗组的总有效率（89.65%）明，于对照组（71.42%）。经秩和检验，$Z = 2.847$，$P = 0.004 < 0.05$，差异有统计学意义，说明治疗组在改善中医症状总体疗效上优于对照组。研究中观察发现两组在病人情绪抑郁、兴趣缺乏、表情淡漠、机体疲惫急躁易怒、饮食减少、夜寐不安、腰酸腿软等症状与治疗前相

比均不同程度的改善。治疗组在改善情绪抑郁、表情淡漠、机体疲惫、急躁易怒、夜寐不安症状方面，效果明显优于对照组，而在对反应迟钝。食减少方面，两组未表现出明显差异。说明琥珀养心汤治疗 PSD 效好于西药。{唐芬 . 琥珀养心丹治疗卒中后抑郁心神不宁证的临床观察［D］. 广西中医药大学，2018.}

【附方】

安神定志丸（《活人心统》卷下） 组成：枣仁一两，当归一两，琥珀三钱，朱砂七钱，人参七钱，远志（去心）一两，生地（酒洗）一钱五分（焙干），金箔十张，银箔十张，甘草五分，天竺黄五钱，茯神（去木）、龙齿七钱，麦冬（去心）五钱。用法：上为末，炼蜜为丸，如龙眼大，金银箔为衣。每服三丸，灯心汤化下。功用：镇静安神。主治：阴虚血少，神不守舍，恍惚怔忡。

养心汤

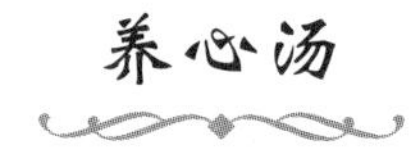

【方源】《仁斋直指方》卷十一

【组成】黄芪（炙）、白茯苓、茯神、半夏曲、当归、川芎各半两（15 g）、远志（取肉，姜汁淹，焙）、辣桂、柏子仁、酸枣仁（浸，去皮，隔纸炒香）、北五味子、人参各二钱半（7.5 g），甘草（炙）12 g。

【用法】制法上为粗末。每服 9 g，加生姜 5 片，大枣 2 枚，水煎，空腹时服。如水饮内停，怔忡心悸者，加槟榔、赤茯苓。

【功效】补益气血，养心安神。

【主治】气血不足，心神不宁证。症见神思恍惚，心悸易惊，失眠健忘，舌淡脉细。

【证治机制】本证乃气血不足，心神失养所致。心神，赖血以濡之；气生血，赖脾以化之。若忧思过度，劳伤心脾，气血暗耗，心神失养，则可见神思恍惚、心悸易惊、失眠健忘等神志不安之症；舌质淡白，脉来细弱，亦气血不足之象。诸症皆由气血两虚，心神失养而起。故治直养心安神、益气朴血之法。

【组方原则】方中黄芪、人参为君，补脾益气。臣以当归补血养心，与黄芪、人参配伍，以培气血不足；茯神、白茯苓养心安神，以治神志不宁。佐以酸枣仁、柏子仁、远志、北五味子补心安神定悸；半夏曲和胃消食，配黄芪、人参补脾和中，以资气血生化之源；辣桂引火归原，并可鼓舞气血声扬而增本方温养之效；川芎调肝和血，且使诸药补而不滞；煎加生姜、大枣更增加益脾和中、调和气血之功。甘草调和诸药，且与人参、黄芪为伍，以增强益气之功，用为佐使。诸药配伍，补益气血，养心安神，故以“养心”名方。

【临床应用】

1. 证治要点　本方为治疗气血不足，心神不宁之代表方。以神思恍惚，惊悸易惊，失眠健忘，舌淡脉细为证治要点。

2. 加减法　若兼心烦口渴，手足心热者，可加生地黄、麦冬、枸杞子等以增强滋阴养血之力；若善悲欲哭，忧愁抑郁者，可加合欢皮、白芍、郁金等以柔肝解郁。

3. 现代常用于冠心病心绞痛、病毒性心肌炎、各种心律失常所致心悸、怔忡、失眠证属气血不足、心神失养者。

【使用注意】

1.《仁斋直指方论》：心血虚少，惊惕不宁；《医方简义》：劳淋、气淋。

2.《古今医鉴》有生地黄一钱。

【现代研究】

治疗心律失常　心律失常在中医属于“心悸”“怔忡”范畴，以心胸动摇不安为特征，在心律失常辨证分型中，气阴两虚、心血瘀阻较为常见。因年老体虚，心气不足，津液亏虚，血行不畅，加之情志不畅，内郁于心，气虚则血瘀，故见心脉瘀阻。本试验分为观察组与对照组，观察组：当归 10 g，首乌藤、茯苓各 13 g，丹参、炒枣仁、瓜蒌皮、太子参、葛根、柏子仁各 15 g，制远志、川芎、五味子、陈皮、炙甘草各 6 g 等，加水煎，取汁 300 mL，分早、晚 2 次服用，4 周为 1 个疗程，共治疗 2 个疗程。对照组：稳心颗粒（国药准字 Z10950026，9 g/ 袋），1 袋 / 次，3 次 /d。4 周为 1 个疗程，共治疗 2 个疗程。本研究根据沈宝藩国医大师运用痰瘀同治理论，治疗心悸的经验，采用养心汤治疗气阴两虚、心血瘀阻型心悸。方中太子参有益气养阴之效，当归、丹参、陈皮、川芎活血理气；首乌藤、柏子仁、制远志、炒枣仁养心定悸、安神益智；五味子、瓜蒌皮、葛根宽胸理气、滋阴生津；茯苓渗湿利水、健脾益气；炙甘草调和诸药。合方共奏益气养阴，宁心定悸，活血通脉之效。现代药理研究显示：太子参可增强机体免疫能力，并抑制 QRS 增宽和 T 波幅度增大，改善心功能，降低心律失常发生风险。当归对心肌缺血再灌注造成的心律失常具有保护作用，可改善冠脉循环，降低心肌耗氧量。丹参可抗外源性自由基引起的心律失常。川芎能够扩张冠状动脉，增加血流量，降低血管阻力。柏子仁、制远志、炒枣仁具有镇静催眠效果，可改善病人睡眠，宁心安神。葛根可抗心律失常，能改善心肌缺血缺氧状况。瓜蒌皮能够扩张冠脉，增加冠脉血流量。茯苓可镇静利尿，增强机体免疫功能。本次观察对比两组中医证候积分及疗效指数，显示治疗后观察组优于对照组，表明养心汤可有效减轻气阴两虚、心血瘀阻型心悸病人中医证候。比较两组治疗效果，显示观察组心电图有效率 80.00%，高于对照组的心电图有效率 53.33%；中医证候有效率 86.67%，高于对照组的 56.67%。此外，发现服用养心汤组病人睡眠质量明显高于服用之前，两组病人观察期间均未见明显不良反应，提示养心汤治疗气阴两虚、心血瘀阻型心悸安全性较好。{渠乐，周云，沈宝蕃．养心汤治疗气阴两虚．以血瘀阻型心悸临床研究[J]．陕西中医，2020，41（10）：1396-1398.}

宁心益志丸

【方源】《丹溪心法》，名见《丹溪治法心要》

【组成】人参、茯苓、茯神、牡蛎、酸枣仁、远志、益智各半两（6 g），辰砂二钱半（4.5 g）。

【用法】上为末，枣肉为丸服。

【功效】宁心益智。

【主治】气血不足，心神不安。症见面色㿠白，气短懒言，头晕耳鸣，失眠多梦，健忘心悸，精神恍惚。

【证治机制】心主血脉，为君主之官，一旦心气不足，气血运行无力，就会出现面色皖白、气短懒言等症状。大脑的功能需依赖气血的充养，且精血、精气之间可以互生互化。若气血不足，不能上充头目，或致肾精亏虚，导致头晕耳鸣。

【组方原则】人参甘微苦，温，入脾、肺经，《神农本草经》说人参“主补五脏，安精神，止惊悸，除邪气，明目，开心益智”，具有大补元气，安神，为君药。茯苓、茯神本于一体二药合用，相须配对，尚有引经之功，除可增强健脾益气，还能入心经以通心气、安心神；酸枣仁、远志安神益智；益智、牡蛎固肾，肾主骨，骨生髓，而脑为髓之海。辰砂为佐药，具有安神、镇静之效。

【附方】

1. 八物参术丸（《魏氏家藏方》卷十） 组成：麦门冬（去心）、远志（去心）、菖蒲、茯神（去木）、白茯苓（去皮）各一两，白术（炒）半两，人参（炒，去芦）一两，牛黄（别研）二钱。用法：上为细末，次研入牛黄，炼蜜为丸，如黍米大，以朱砂为衣。每服二三十丸，熟水送下。功用：益气滋阴，健脾开窍。主治：心慌心悸，怔忡。

2. 定志丸（《备急千金要方》） 组成：菖蒲 60 g，远志 60 g，茯苓 90 g，人参 90 g。功用：补气宁心，定志益智。主治：心气不足，惊悸健忘，精神恍惚，神志不宁，夜卧不安，甚则忧愁悲伤，语无伦次，喜笑不休，舌淡苔薄白，脉弱或沉细而弦。

3. 宁志丸（《活人方》卷二） 组成：枣仁五两，人参一两，黄芪一两，白术三两，茯神三两，莲须二两，远志二两，当归身三两五钱，朱砂一两，甘草一两，乳香五钱，益智仁一两。用法：炼蜜为丸。每服二三钱，早晚空腹灯心汤送下；无睡，用陈酒送下。功用：养心安神，益气除烦。主治：性情抑郁，志气不扬，精神虚惫，形容枯萎，昼则贪眠，夜反不寐，虽寐而惊悸易醒，或谋虑不遂，劳烦过度，气逆膻中，而怔忡痞闷，彻夜无睡，及睡而神昏气惰，甚至饮食不思，肢体懈怠，盗汗怯寒，梦遗滑泄。

4. 镇心丹（《济生方》） 组成：朱砂五十两，新罗人参、远志（去心，甘草煮）、熟地黄（酒蒸，焙）、白术、石菖蒲、黄芪、当归（酒浸，焙）、麦门冬（去心）、茯苓、茯神、柏子仁、木鳖子（炒，去壳）、石莲肉、益智仁各五两。用法：上先以人参等十四味，各如法修制，锉碎拌匀，次将朱砂滚和，以夹生绢袋盛贮，线缚袋口，却用瓦锅一口，盛水七分，重安银罐一个于锅内，入白沙蜜二十斤，将药袋悬之中心，不令着底，使蜜浸过药袋，以桑柴火烧令滚沸，勿使火歇，煮三日蜜焦黑，再换蜜煮，候七日足，住火取出，淘去众药，洗净朱砂，令干，入牛心内，仍用银罐于重汤内蒸，如汤干，复以热水从锅弦添下，候牛心蒸烂，取砂再换牛心，如前去蒸，凡七次，其砂已熟，即用沸水淘净，焙干，入乳钵玉杵研至十分细，米粽为丸，如豌豆大，阴干。每服二十丸，食后参汤、枣汤、麦门冬汤任下。功用：养心安神，益智开窍。主治：①《济生方》：男子妇人心气不足，神志不宁，怔忡惊悸，一切心疾。②（《普济方》）忧愁思虑，谋用过度，或因惊恐，伤神失志，耗伤心血，怔忡恍惚，梦寐不安。

5. 安神定志丸（《医便》卷一） 组成：人参一两五钱，牛黄一钱（另研），辰砂二钱五分（水飞，另研，为衣），白茯苓（去皮）、白茯神（去心）、远志（去心）、白术（炒）、石菖蒲（去毛，忌铁）、酸枣仁（去壳，炒）、麦门冬（去心）各一两。用法：上为末，龙眼肉四两熬膏，和炼蜜三四两为丸，如梧桐子大，朱砂为衣。每服三十丸，清米汤送下，每日三次，不拘时候。功用：①（《医便》）清心肺，补脾肾，安神定志，消痰去热。②（《寿世保元》）宁心保神，益血固精，壮力强志，清三焦，化痰涎，育养心神，大补元气。主治：①（《寿世保元》）咽干，惊悸，怔忡。②（《医碥》）健忘。临床应用：补益气血，安神定志之剂。临床应用以心悸，怔忡，失眠，咽干，健忘，惊恐为用方要点。

6. 安神益志汤：（《鲁府禁方》卷一） 组成：柴胡、人参、麦门冬、知母、五味子、竹茹、茯苓、远志、生地黄、当归、甘草、黄连（姜炒）。用法：加生姜、大枣，水煎服。功用：益气滋阴，清热祛痰。主治：心慌心悸，抑郁，胸中烦躁有痰。

7. 镇心牛黄丸（《圣济总录》卷九十） 牛黄（研）、紫菀（去苗土）、菖蒲各二两，防风（去叉）、人参、细辛（去苗叶）、蜀椒（去目及闭口者，炒出汗）、茯神（去木）、附子（炮裂，去皮脐）、紫石英（研）、防葵各一两，铁精一分，半桂（去粗皮）、干姜（炮）各一两半，丹参、远志（去心）、麦门冬（去心，焙）、甘草（炙）各一两一分。用法：上为末，炼蜜为丸，如梧桐子大。每服十丸，空腹米饮送下，一日二次。功用：清心开窍，补气养心。主治：气虚惊悸，语则劳乏气短。

8. 镇心丸（《外台秘要》卷十五引《广济方》） 组成：茯神、人参、龙齿（研）、升麻、石膏（研）、黄芩、茯苓、麦门冬各八分（去心），银箔二百番（研），虎睛一具（炙），生姜二分，枳实（炙）、白蔹、玄参、芍药、葳蕤、甘草（炙）各六分。用法：上为末，炼蜜为丸，如梧桐子大。每服十五丸，渐加至三十丸，食后以饮送服，一日二次。功用：清心安神，清热滋阴。主治：热风惊悸。宜忌：忌海藻、菘菜、醋、蒜。

9. 镇心丸（《圣济总录》卷一〇〇） 组成：紫石英二两（研），丹砂一两（研），雄黄（研）、白茯苓（去黑皮）、茯神（去木）、银屑、菖蒲、桔梗（去芦头，炒）、人参、干姜（炮）、远志（去心）、甘草（炙，锉）各二两，防风（去芦头）、防己、当归（切，焙）、桂（去粗皮）、铁精、细辛（去苗叶）各一两。用法：上为末，炼蜜为丸，如梧桐子大。每服十丸，食后熟水送下，一日三次，稍增之。功用：镇心安神，祛风通络。主治：心气怯弱，常多梦魇，恍惚谬忘。

10. 安神定志丸（《外台秘要》卷十五引《广济方》） 组成：金银箔各一百和合，虎睛一具（微炙），麦门冬十分（去心），石膏（研）、龙齿（研）、铁精（研）、地骨、白皮、茯神、黄芩、生干地黄、升麻、茯苓、玄参、人参各八分、枳实（炙）、甘草（炙）、葳蕤、芍药各六分，远志（去心）、柏子仁、白鲜皮各五分，牛黄、生姜屑各四分。用法：上药治下筛，炼蜜为丸，如梧桐子大。每服二十丸，每日二次；渐加至三十丸；食讫，少时煮生枸杞根汁送下。功用：镇静安神，清热滋阴。主治：风邪狂乱失心。宜忌：忌热面、海藻、菘菜、芜荑、炙肉、醋、蒜、黏食、陈臭、油腻。

11. 远志汤（《备急千金要方》卷十四） 组成：远志、干姜、铁精、黄芪、紫石英各三两，防风、当归、人参、茯苓、甘草、芎䓖、茯神、羌活各二两，麦门冬、半夏各四两，五味子二合，大枣十二枚。用法：上㕮咀。以水一斗三升，煮取三升半，分五服，日三夜一。功用：镇心安神，益气养阴。主治：心气虚，惊悸喜忘，不进食。

12. 宁心丹（《普济方》卷十八引《卫生家宝》） 组成：人参一两，茯神一两，雄黄一分，紫石英一分，麝香一钱（细研），金箔五十片（研入药），真珠末一分（细研），桃奴一分，脑子半钱（细研），朱砂（细研），乳香（细研），白附子（微炮）各半分。用法：上为末，酒煮半夏糊为丸，如鸡头子大，别以金箔为衣。每服一丸，先用灯心汤浸，至睡时磨化，暖水温服；小儿半丸。功用：补气安神，镇静开窍。主治：思虑悲伤忧心，惊悸怔忪，睡卧不宁。

13. 远志散（《圣济总录》卷十五） 组成：远志（去心）、人参、细辛（去苗叶）、白茯苓（去黑皮）、黄芪（锉）、桂（去粗皮）各一两，熟干地黄（焙）、菖蒲、防风（去叉）、白术各半两。用法：上为散。每服二钱匕，空心、晚食前以温酒调下。功用：补气安神，祛风开窍。主治：风厥，多惊骇，背痛善欠。

14. 宁神内托散（《不居集》上集卷十） 组成：丹参一钱，人参五分，续断一钱，远志六分，茯神八分，柴胡八分，枣仁六分，当归八分，干葛八分，甘草三分，生姜、大枣。功用：宁心安神，疏肝理气。主治：食少事烦，劳心过度，兼感外邪，寒热交作者。

15. 远志丸（《太平圣惠方》卷七十八） 组成：白茯苓、桂心、远志（去心）、黄芪（锉）、白术、钟乳粉、阿胶（捣碎，炒令黄燥）、菖蒲、熟干地黄、麦门冬（去心，焙）、独活、柏子仁、人参（去芦头）、山药、当归（锉，微炒）各一两。用法：上为末，炼蜜为丸，如梧桐子大。每服二十丸，温酒送下，不拘时候。功用：养心安神，益气补血。主治：产后脏虚不足，心神惊悸，志意不安，腹中急痛，或时恐怖，夜卧不安。

16. 辰砂宁志丸（《万病回春》卷四） 组成：辰砂二两（用无灰酒三升煮，酒将尽留二盏用之）、远志（去心）、石菖蒲（去毛）、酸枣仁（炒）、乳香（炙）、当归身（酒洗）各七钱，人参五分，白茯神（去皮木）七钱，白茯苓（去皮）七钱。用法：上为细末，用猪心一个研如泥，入前药末，并煮辰砂酒搅匀为丸，如绿豆大。每服六七十丸，临卧大枣汤送下。功用：养心安神，补血活血。主治：劳神过度，致伤心血，惊悸怔忡，梦寐不宁，如有人来捕捉，渐成心疾，甚至癫狂者。

17. 保神丸（《御药院方》卷六） 组成：白茯苓二两，黄连二两，菖蒲一两，远志一两，朱砂半两（为衣）。用法：上为细末，水浸蒸饼为丸，如梧桐子大。每服五十丸，渐加至八十丸，临卧煎人参汤送下。功用：调和心肾，补养精神。主治：心慌心悸，失眠怔忡。

18. 远志丸（《太平圣惠方》卷四） 组成：远志三分（去心）、白术三分，虎睛一对（酒浸，微炙），牛黄半两，（细研）紫葳半两，麦门冬三分（去心，焙），人参一两（去芦头），茯神三分（锉），甘草半两（炙微赤，锉），防风三分（去芦头），桂心一两，龙骨一两，熟干地黄一两。用法：上为末，入牛黄研令匀，炼蜜为丸，如梧桐子大。每服二十丸，以温水送下，不拘时候。功用：补养心神，益气滋阴。主治：心脏风虚，多惊悸，喜怒不安

19. 远志丸（《三因极一病证方论》卷十三） 组成：远志（去心，炒）、山药（炒）、熟地黄、天门冬（去心）、龙齿（水飞）各六两，麦门冬（去心）、五味子、车前子（炒）、白茯苓、茯神（去木）、地骨皮、桂心各五两。用法：上为末，炼蜜为丸，如梧桐子大。每服三十丸至五十丸，空心温酒、米汤任下。功用：滋阴安神，镇静清热。主治：心肾气不足，惊悸健忘，梦寐不安，遗精，面少色，足胫酸疼。

20. 镇心爽神汤（《简易方》引《叶氏方》（见《医方类聚》卷一五〇） 组成：石菖蒲（去毛）半两，甘草（炙）四钱，人参（去芦）、赤茯苓（去皮）、当归（酒浸）各三钱，胆南星（炮）一分，橘皮（去白）、干山药、紫菀（去芦）、半夏（汤洗七次）、川芎（不见火）、五味子（去梗）、细辛（去苗）、柏子仁（微炒）、枸杞子各二钱，酸枣仁（浸，去壳，炒）、通草、麦冬（去心）、覆盆子各一钱半。用法：上为粗散。每服三钱，水一大盏，加蜜一匙，煎取五分，去滓，如麝香少许，再煎一二沸，放温服，不拘时候。功用：调和心肾，祛痰开窍。主治：心肾不交，上盛下虚，心神恍惚，多惊悸，小便频数，遗泄白浊。

20. 镇心丹（《三因极一病证方论》卷九） 组成：光明辰砂（研）、白矾（煅汁尽）各等分。用法：上为末，水泛为丸，如芡实大。每服一丸，煎人参汤食后送服。功用：养心安神。主治：心气不足，惊悸自汗，烦闷短气，喜怒悲忧，悉不自知，亡魂失魄，状若神灵所扰及男子遗泄，女子带下。

21. 归神丹（《普济方》卷二二四引孟氏方） 组成：辰朱砂二两（捶作小粒，不可成粗粉），猪心（大者）一枚（去筋膜，略批开，朱砂包于内，再合）。用法：猪心用灯心遍缠合用，密以麻线缚定，入银石铛内，用酒同米醋二味各一升同煮令干，即取去灯心，缓缓收下朱砂，微炒干，乳钵内研令极细，将所煮余酒醋打清面糊为丸，如梧桐子大。每服九丸，同北枣煎汤吞下，半空心服。一法加茯苓二两为丸，每服十八丸。功用：养心安神，引神归舍。主治：丈夫思虑过多，役损心气，致神不守舍，不能管摄，精气之失无常，精滑冷，遗白浊。

第五节　清心调神剂

牛黄清心丸

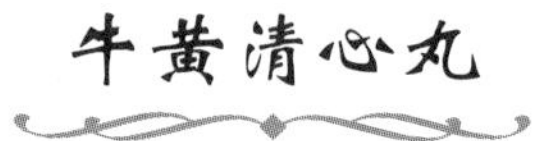

【方源】《痘疹世医心法》卷十一

【组成】黄连生五钱（15 g），黄芩、山栀仁各三钱（各 9 g），郁金二钱（6 g），辰砂一钱半（4.5 g），牛黄二分半（0.75 g）。

【用法】上研细末，腊雪调面糊为丸，如黍米大。每服七八丸，灯心汤下（现代用法：共研细末，炼白蜜为丸，每丸重 1.5 g，每次服 2 丸，一日 2 ~ 3 次，小儿酌减）。

【功效】清热解毒，开窍安神。

【主治】温热之邪，内陷心包证。身热，神昏谵语，烦躁不安，舌质红绛，脉细数或弦数以及小儿高热惊厥。

【证治机制】本方所治之证，为温病热陷心包，小儿高热惊厥。“温邪上受，首先犯肺，逆传心包”（《外感温热》）。神明被扰，心窍闭塞，则身热烦躁，甚则神昏谵语；“心主火而恶热，肝主风而善动”“心移热于肝，风火相搏”（《万氏家传痘疹心法》卷三），故有小儿高热。

【组方原则】本方为“心热神昏”（《痘疹世医心法》）而设。根据《素问・至真要大论》“热者寒之，温者清之”与“开之发之”的原则，治以清解心包热毒，芳香开窍为主，佐以镇惊安神。方中牛黄气香味苦性凉，善清心、肝大热，透达包络之邪，既能清热解毒，又善豁痰开窍，息风止痉，用为君药。黄连、黄芩、山栀皆苦寒之品，善清热泻火解毒，助牛黄清心解毒，用为臣药。由于本方重在清心开窍，故三味清热泻火药中，唯有黄连用量最重，取其清心火之专长。郁金辛苦而凉，归心、肝经，善凉血清心，行气开郁，可助牛黄清心开窍，亦为臣药。朱砂寒凉重镇，清心，安神，定惊，为方中佐药。诸药合用，共奏清热解毒、开窍安神之功。

本方用药精炼，其配伍特点：在重用清热泻火解毒基础上，佐以开窍安神之品，使心包邪热得解，本方以牛黄为君药，有清心开窍之功，故名“牛黄清心丸”。

【方论选录】

王子接：喻嘉言治《中风门》云，热阻关窍，汤剂中调入牛黄清心丸。但古有数方，其义各别，若治温邪内陷胞络神昏者，惟万氏之方为妙。盖温热入于心胞络，邪在里矣，草木之香仅能达表，不能透里，必借牛黄幽香物性，乃能内透胞络，与神明相合，然尤在佐使之品配合咸宜。万氏用芩、连、山栀以泻心火，郁金以通心气，辰砂以镇心神，合之牛黄相使之妙。是丸调入犀角、羚羊角、金汁、甘草或人中黄、连翘、薄荷等汤剂中，定建奇功。《绛雪园古方选注》卷中）

张秉成：治温邪内陷，热入心包，痰涎壅塞，神昏谵语，发厥发晕，牙关紧闭，以及小儿急惊风等证。夫热邪内陷，不传阳明胃腑，则传入心包。若邪入心包，则见神昏谵语诸证，其势最虑内闭。牛黄芳香气清之品，轻灵之物，直入心包，辟邪而解秽。然温邪内陷之证，必有黏腻秽浊之气留恋于膈间，故以郁金芳香辛苦，散气行血，直达病所，为之先声。而后芩、连苦寒性燥者，祛逐上焦之湿热，黑栀清上而导下，以除不尽之邪。辰砂色赤气寒，内含真汞，清心热，护心阴，安神明，镇君主，辟邪解毒，两者兼优。丸以蒸饼者，取其化滞耳。(《成方便读》卷三)

李畴人：牛黄丸有数方，若治温邪邪热入于胞络，惟万氏此方最为合法。调入犀羚、金汁、人中黄、连翘、薄荷等汤剂中，颇建奇功。盖邪犯胞络，已入里与气血混合，草木之香仅能达表，必藉牛黄幽香物性乃能内透。然尤在佐使合宜，内用芩、连、山栀以泻心火，郁金以通心气，辰砂以镇心神，合牛黄相使之妙。(《医方概要》)

【临床应用】

1. 证治要点　本方用于温病热陷心包、小儿高热惊厥，以高热烦躁，神昏惊厥，舌质红绛，脉弦数为证治要点。

2. 本方现代常用于流行性乙型脑炎、病毒性脑炎、流行性脑脊髓膜炎、百日咳并发脑炎、麻疹后并发支气管肺炎、狂躁型精神分裂症等属于热邪内陷心包或痰热，蒙蔽心包者，以及口腔黏膜溃疡等属于心经火盛者。

【使用注意】本方适用于痰热壅盛，邪盛气实的闭证，脱证禁用。本方药多苦寒，当中病即止，不宜久服。

【现代研究】

1. 治疗带状疱疹　选择我院治疗的124例带状疱疹病人，随机分为治疗组和对照组，各62例，对照组病人静脉滴注阿昔洛韦治疗，治疗组在对照组的基础上口服牛黄清心丸。结果：治疗组病人的临床总有效率为95.16%，显著高于对照组的87.10%（$P < 0.05$）；治疗组病人止痛时间、结痂时间、止疱时间均显著短于对照组（$P < 0.05$），治疗组病人VAS评分显著低于对照组（$P < 0.05$）；治疗后治疗组病人IL-1β、IL-6、TNF-α水平均显著低于对照组（$P < 0.05$）。结论：牛黄清心丸联合阿昔洛韦治疗带状疱疹能明显降低血清中的炎症因子水平，临床疗效显著。{蒙凤贞，张丽芬，刘肖林．牛黄清心丸联合阿昔洛韦注射液治疗带状疱疹的疗效及对血清指标的影响[J]．医学理论与实践，2020，33（17）：2852-2854.}

2. 精神分裂症　取我院收治的精神分裂症病人 90 例，随机数字表法分组，对照组（45 例）给予常规西医治疗，观察组（45 例）在对照组基础上予以加味顺气导痰汤联合牛黄清心丸治疗，30 天为 1 个疗程。结果：观察组总有效率（95.56%）高于对照组（75.56%），差异有统计学意义（$P < 0.05$）；治疗 3 个疗程后，观察组 BPRS 评分低于对照组，差异有统计学意义（$P < 0.05$）。结论：加味顺气导痰汤联合牛黄清心丸治疗精神分裂症病人，能有效改善病人精神症状，疗效显著。{段波，郭蓓．顺气导痰汤联合牛黄清心丸治疗精神分裂症 45 例［J］．光明中医，2018，33（2）：225-226.}

【验案举例】

伏暑　乙丑八月二日，靳，十九岁，不兼湿之伏暑误治，津液消亡，以致热不肯退，唇裂舌燥，四十余日不解，咳嗽胶痰，谵语口渴。可先服牛黄清心丸，清包络而搜伏邪，汤药与存阴退热法。细生地三钱，麦冬五钱，生扁豆三钱，生鳖甲五钱，沙参三钱，生甘草一钱，生牡蛎五钱，炒白芍三钱。煮三杯，分三次服。廿四日，暑之偏于热者，误以伤寒足经药治之，以致津液消亡。昨用存阴法兼芳香开络中闭伏之邪，已见大效，兹因小便赤甚而短，热虽减而未除，议甘苦合化阴气法。二甲复脉汤加黄芩三钱，如有谵语，牛黄丸仍服。廿六日，昨用甘苦合化阴气法，服后大见凉汗，兹热已除，脉减，舌苔尽退，但六脉重按全无，舌仍干燥。议热之所过，其阴必伤例，用二甲复脉汤重加鳖甲、甘草。(《吴鞠通医案》卷一）

【附方】

牛黄泻心汤（《御药院方》卷七）　组成：脑子二钱半，牛黄二钱半，大黄末（生）二两，朱砂二钱半。用法：上为极细末，每服三钱，凉生姜蜜水调下。功用：清心凉胃，泻火。主治：心经邪热狂语，精神不爽；癫痫；伤寒发。

安宫牛黄丸

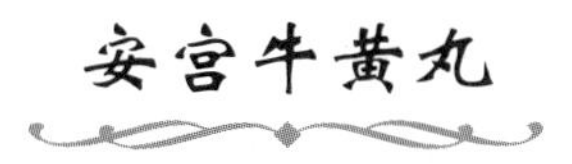

【方源】《温病条辨》卷一

【组成】牛黄一两（30 g），郁金一两（30 g），犀角一两（30 g），黄连一两（30 g），朱砂一两（30 g），麝香二钱五分（7.5 g），真珠五钱（15 g），山栀一两（30 g），雄黄一两（30 g），黄芩一两（30 g）。

【用法】上为极细末，炼老蜜为丸，每丸一钱（3 g），金箔为衣，蜡护。每服一丸。大人病重体实者，日再服，甚至日三服；小儿服半丸，不知，再服半丸（现代用法：口服，一次 1 丸，小儿 3 岁以内一次 1/4 丸，6 岁一次 1/2 丸，一日 1 ~ 3 次。昏迷不能口服者，可鼻饲给药）。

【功效】清热解毒，豁痰开窍。

【主治】邪热内陷心包证。高热烦躁，神昏谵语，或昏不语，口干舌燥，喉中痰鸣，红或绛，脉数，以及中风神昏，小儿惊厥，属邪热内闭者。

【证治机制】本方证为温热之邪内陷心包，痰热蒙蔽清窍。温病邪热炽盛，逆传心包，扰及神明，心主失其清灵之常，故高热烦躁，神昏谵语，或昏愦不语；里热炽盛，灼津炼液成痰，故见口干舌燥，喉中痰鸣。张秉成言："温邪内陷之证，必有黏腻秽浊之气留恋于膈间。"（《成方便读》卷二）痰浊上蒙清窍，势必加重神昏。中风痰热神昏，小儿高热惊厥，亦属热闭之证。

【组方原则】本方主要为热邪内陷心包，痰热蒙蔽心窍之证而设。根据《素问·至真要大论》"热者寒之、温者清之"与"开之发之"的原则，治以清解心包热毒，芳香开窍为主，豁痰安神为辅，使热毒清，窍闭开，痰浊化，心神宁。方中牛黄味苦性凉，善清心、肝大热，既能清热解毒，又善豁痰开窍，息风定惊，一药而兼三法；麝香芳香走窜，能通达十二经，善通全身诸窍，为开窍之要药。牛黄、麝香二药配伍，体现清心开窍立方之旨，共为君药。犀角咸寒，善入营血，清心、肝、胃三经火热，尤能清心安神，凉血解毒；黄连、黄芩、山栀三药苦寒，清热泻火解毒，黄连清心火，黄芩清胆、肺之火，山栀清心与三焦之火，共助牛黄清泄心包之热毒，以上均为臣药。冰片辛散苦泄，芳香走窜，善通诸窍，兼散郁火；郁金辛开苦降，芳香宣达，行气解郁，二者相伍，共助麝香芳香辟浊，通窍开闭，亦为臣药。雄黄劫痰解毒，可助牛黄豁痰解毒；朱砂镇心安神，兼清心热；珍珠善清心、肝二经之热，尤能镇惊坠痰；金箔镇心安神，以上共为佐药。蜂蜜和胃调中，为使药。诸药合用，共奏清热解毒、豁痰开窍之功。

本方的配伍特点：寒凉清热解毒、清泻心火之品与芳香开窍辟浊之品相配伍，意在祛邪外出，“使邪火随诸香一齐俱散也”（《温病条辨》卷一）。本方以牛黄等为君药，善清心包邪热，豁痰开窍，使心主安居于心之宫城，故名安“宫牛黄丸”。

【方论选录】

吴塘：此芳香化秽浊而利诸窍，咸寒保肾水而安心体，苦寒通火腑而泻心用之方也。牛黄得日月之精，通心主之神。犀角主治百毒，邪鬼瘴气。真珠得太阴之精，而通神明，合犀角补水救火。郁金草之香，梅片木之香，雄黄石之香，麝香乃精血之香，合四香以为用，使闭固之邪热温毒深在厥阴之分者，一齐从内透出，而邪秽自消，神明可复也。黄连泻心火，栀子泻心与三焦之火，黄芩泻胆、肺之火，使邪火随诸香一齐俱散也。朱砂补心体，泻心用，合金箔坠痰而镇固，再合真珠、犀角为督战之主帅也。（《温病条辨》卷一）

李畴人：安宫者，比万氏增进一层，较《局方》虽多羚羊角而少珠粉、梅片。此方可兼治痰蒙，化秽利窍，保肾安心，治温暑、时邪挟痰浊内闭，口噤神昏，飞尸卒厥，五痫中恶及痉厥之因于热者，惟市上恐药店不备，所以医家写者甚少。黄芩、黄连，黑栀苦降肝热，清理三焦。犀角、雄黄、郁金、梅片清营解热毒，开郁结。珍珠豁痰蒙，加辰砂、金箔安神魂，牛黄、麝香芳香开窍。温病热邪锢结一齐从内达外，邪秽自消，神明可复。（《医方概要》）

陈潮祖：牛黄擅长清心透热，利痰开窍。安神定惊。一药面兼三用，自是一方主帅。黄芩，黄连、山栀清气解毒，犀角凉血解毒，四药功专两清气血，清除病因，麝香无处不达，善开诸窍之闭；冰片行气化蚀，能通津气之壅；郁金理气活血，可解气血之郁；雄黄劫痰解毒，可豁包膜之痰。凭借四药行气化痰之功，可以协助主药开窍醒神，金箔，金属也；朱砂，石类也；真珠，介类也，三药配入方中，可以协助主药清心安神，十二味药同用，能收清热解毒、行气利痰、开窍安神功效。（《中医治法与方剂》）

湖北中医学院（现湖北中医药大学）方剂教研室：根据安宫牛黄丸证的病因、病机，本方除牛黄、蜂蜜外，大抵由三方面药物组成：清热解毒药——犀角、黄连、黄芩、栀子；开窍化痰药——麝香、冰片、郁金、雄黄；镇心安神药——珍珠、金箔、朱砂。诸药合用，有清热解毒、豁痰开窍、镇心安神之效。用于温热病，热邪内陷心包，痰热壅闭心窍者，颇为适宜。(《古今名方发微》下册)

白锋：本方为热邪内陷心包，痰热壅闭心窍所致证而设。方中牛黄、犀角、麝香为主药。牛黄味苦性凉，其气芳香，善清心、肝二经之热，以其幽香之性，使包络之热透达于外，起到清热解毒、豁痰开窍、息风定惊的作用，善治中风痰厥、神志昏迷和热病惊狂诸症；犀角咸寒，入营入血，主清心、肝、胃三经之热，又因其气清香，清灵透发，寒而不遏，善内透包络之邪热，以发挥清心安神避邪之效，治疗毒邪内陷导致神志昏迷者；麝香芳香走窜，通达十二经，为开窍的要药，善通全身诸窍，使闭固之热邪温毒外解，而达窍开神清之效。方中黄连、黄芩、栀子为辅药，黄连泻心火，栀子泻心与三焦之火，且能导热下行，黄芩泻胆、肺之火，三药合之清热泻火解毒之力尤佳，共助犀角、牛黄清泄心包之热毒。方中雄黄劫痰解毒，助牛黄开泄蒙蔽心窍之痰浊；冰片辛散苦泄，芳香走窜，其香为百药之冠，善通诸窍，散郁火；郁金辛苦，辛开苦降，芳香宣达，二者相伍，助牛黄、麝香芳香辟浊、通窍开闭之功；朱砂镇心安神，兼清心热；珍珠善清心、肝二经之热而透神明，合犀角补水救火，镇惊坠痰；金箔亦能坠痰、镇心安神；蜂蜜和胃调中，以上各药均为佐使药。诸药合之共奏清热解毒、豁痰开窍之功。(《温病学方论与临床》)

李飞：方中牛黄清心解毒，豁痰开窍：麝香开窍醒神，二味相协，体现清心开窍立方之旨，共为君药。臣以犀角清心凉血解毒；黄连、黄芩、栀子清热泻火解毒，助牛黄以清心包之热；冰片、郁金芳香辟秽，通窍开闭，以加强麝香开窍醒神之效。上述清心凉血解毒、清热泻火之品与芳香开窍药配合虚用，是为凉开方剂的配伍特点。这种配伍的目的，正如吴塘所说："使邪火随诸香一齐俱散也。"(《温病条辨》佐以朱砂、珍珠镇心安神，以除烦躁不安；雄黄助牛黄以豁痰解毒。蜂蜜为丸以和胃调中。原书用金箔为衣，亦是取其重镇安神之效，现在各地所制本方成药，均据《中国药典（1985年版）》删去。(《方剂学》)

【临床应用】

1. 证治要点　本方为清热开窍的常用代表方剂，以神昏谵语，高热烦躁，舌红或绛，脉数为证治要点

2. 本方现代常用于高热、昏迷、抽搐，以及流行性乙型脑炎、病毒性脑炎、流行性脑脊髓膜炎、脑血管意外、颅脑损伤意识障碍、神经分裂症、癫痫、肺性脑病、肝性脑病、新生儿缺氧缺血性脑病、病毒性肝炎、流行性出血热、钩端螺旋体病、传染性单核细胞增多症、急性一氧化碳中毒、酒精中毒、农药中毒、药物毒副作用、上呼吸道感染、扁桃体炎、肺炎、支气管炎、肝癌、急性胰腺炎、中毒性痢疾、急性肾炎、尿毒症、败血症、脂肪栓塞综合征、小儿夏季热、川崎病、鼻窦炎、中耳炎等属于痰热内闭者。

【使用注意】本方为热闭证而设，寒闭证及脱证禁用。本方含香窜、寒凉及有毒之品，当中病即止，不宜过服、久服。孕妇慎用。

【现代研究】

1. 治疗颅脑外伤昏迷　46 例随机分为观察组与对照组各 23 例，两组均给予常规西医治疗，观察组加用安宫牛黄丸治疗。结果：1 周清醒率观察组 52.2%，对照组 26.1%，观察组明显高于对照组（$P < 0.05$）。预后观察组优于对照组（$P < 0.05$）。结论：安宫牛黄丸治疗颅脑外伤昏迷疗效显著。{赵丽，王茜. 安宫牛黄丸治疗颅脑外伤昏迷临床研究［J］. 实用中医药杂志，2015，31（11）：995-996.}

2. 治疗脑外伤后血脑屏障损伤及脑水肿　参照 Feeney 法来建立闭合脑损伤的大鼠模型，结果假手术组进行对比，模型组和尼莫通组在损伤侧脑的含水量与脑皮质的 EB 含量均显著增高（$P < 0.01$）；同模型组和尼莫通组进行对比，安宫牛黄组在损伤侧脑的含水量与脑皮质的 EB 含量均显著下降（$P < 0.05$）；同假手术组进行对比，模型组和尼莫通组在损伤侧脑的皮质电镜下，其突触密度呈显著下降（$P < 0.01$）；同模型组和尼莫通组进行对比，安宫牛黄组在损伤侧脑的皮质电镜下，其突触密度呈显著增高（$P < 0.05$）。应用安宫牛黄丸进行治疗，能够减轻脑水肿，并保护其血脑屏障，同时降低其毛细血管的通透性，从而提高其脑组织对于缺血以及缺氧等的耐受性，达到保护其

脑组织的目的。{朱文锐．安宫牛黄丸对脑外伤后血脑屏障损伤及脑水肿作用机制的研究［J］．中国药物经济学，2012（6）：38-39.}

3. 治疗脑出血　用胶原酶尾状核注射法造模，观察安宫牛黄丸原方及简方对脑出血损伤大鼠脑组织匀浆中 SOD、丙二醛（MDA）含量的影响。结果：安宫牛黄原方及简方能不同程度地降低谷氨酸损伤神经元 MDA 含量，提高 SOD 的活性。结论：安宫牛黄丸全方及简方可在一定程度上通过抗氧化损伤来起到脑保护作用。{冯淑怡，孙建宁．安宫牛黄丸原方及简方对脑出血大鼠损伤保护作用的研究［J］．现代生物医学进展，2007（4）：571-572.}

【验案举例】

暑温　壬戌六月二十九日，甘，二十四岁，暑温邪传心包，谵语神昏，右脉洪大数实而模糊，势甚危险。连翘六钱，生石膏一两，麦冬六钱，银花八钱，细生地六钱，知母五钱，元参六钱，生甘草三钱，竹叶三钱，煮成三碗，分三次服。牛黄丸二丸、紫雪丹三钱，另服。按：吴瑭言："手厥阴暑温，身热不恶寒，精神不了了，时时谵语者，安宫牛黄丸主之，紫雪丹亦主之。"（《吴鞠通医案》卷一）

【附方】

安神清镇汤（《医学探骊集》卷五）　组成：犀角二钱，朱砂一钱，干漆一钱，山甲片五分，轻粉五分，旱三七二钱，京牛黄五厘，青蒿一捻，甘遂二钱，大黄二钱，麝香三厘。用法：上为细末，用猪脾一个，阴阳瓦焙焦成炭存性，细研，与药面合一处，稀糊为丸，如梧桐子大。匀二次服，每早服 1 次。功用：清心开窍，活血化瘀。主治：痫病，忽然昏倒，目天吊，口嚼舌，手足不能举动者。

朱砂安神丸

【方源】《内外伤辨惑论》卷中

【组成】朱砂（另研，水飞为衣）五钱（15 g），甘草五钱五分（16.5 g），黄连（去须净，酒洗）六钱（18 g），当归（去芦）二钱五分（7.5 g），生地黄一钱五分（4.5 g）。

【用法】上药除朱砂外，四味共为细末，汤浸蒸饼为丸，如黍米大，以朱砂为衣。每服十五丸或二十丸，津唾咽下，食后。或用温水、凉水少许送下亦得（现代用法：以上五味，朱砂水飞或粉碎成极细粉，其余四味研成细末，过筛，和匀，炼蜜为丸，每服 6 ~ 9 g，睡前温开水送下。亦可作汤剂，用量按原方比例酌情增减，朱砂水飞，药汤送服）。

【功效】镇心安神，清热养血。

【主治】心火上炎，阴血不足证。心神烦乱，怔忡，失眠多梦，舌尖红，脉细数。

【证治机制】本方治证，皆由心火上炎，灼伤阴血使然。《素问·灵兰秘典论》说："心者，君主之官，神明出焉。"《素问·六节藏象论》说："心者生之本，神之变也。"若劳心太过，则灼伤阴血，心火上炎。心火炎上，火扰心神，则心神烦乱；心之阴血不足，心失所养，神明不安故怔忡惊悸，失眠多梦；舌为心之苗，舌尖属心，心火内炽，心阴受伤，故舌尖红；脉细数，亦为阴血内耗使然。

【组方原则】心火上炎，当清其火；灼伤心阴，当补其阴。若补而不清，邪火依然伤阴，若清而不补，阴血难以恢复。故治宜镇心安神，清热养血。方中朱砂，甘而微寒，心经重可镇怯，寒能清热，长于镇心安神，且清心火，故为君药。黄连苦寒，入心、肝、胃经，功能清热除烦，与朱砂配伍，重镇以安神志，清心以除烦热，故为臣药。生地黄甘苦性寒，入心、肝、肾经，清热泻火，滋阴养血；当归甘辛性温，入心、肝、经，补血活血，与当归、生地黄合用，一则不至于助火，二则补其被灼之阴血，共为佐药。甘草甘平，入心、脾、肺经，本方用之，泻火补心，调和诸药，并制约黄连苦寒之性，使其苦寒泻火而不至于化燥伤阴，故为使药。诸药合用，重镇泻火而宁心神，滋养心阴且补心血，标本兼治，使心火下降，阴血上承，则心烦、失眠、惊悸、怔等神志不安证得解，故方名"安神丸"。

【方论选录】

唐宗海：朱砂之重以镇怯，黄连之苦以清热，当归之辛以嘘血，更取甘

草之甘，以制黄连之太过，地黄之润以助当归所不及。合之养血清火，安镇心神，怔忡心烦不寐之症，可以治之。(《血证论》卷七)

张璐：凡言心经药，都属心包。惟朱砂外禀离明，内含真汞，故能交合水火，直入心脏。但其性徐缓，无迅扫阳焰之速效，是以更需黄连之苦寒以直折其势。甘草之甘缓以款启其微，俾膈上之实火虚火，悉从小肠而降泄之。允为劳心伤神，动作伤气，扰乱虚阳之方，岂特治热伤心包而已哉？然其奥又在当归之辛温走血，地黄之濡润滋阴，以杜火气复炽之路。其动静之机，多寡之制，名有至理，良工调剂之苦心，岂可忽诸！(《张氏医通》卷十三)

陈念祖：此方用朱砂之重以镇怯，黄连之苦以清热，当归之辛以嘘血，更取甘草之甘以制黄连之太过，地黄之润以助当归所不及。方意颇纯，亦堪节取。(《时方歌括》卷上)

时逸人：血热内扰，发为心神烦乱。朱砂、黄连、生地清热凉血，以安心神，当归补血，甘草和中。此为清热、安神之剂。如失眠者，加熟枣仁、知母以安神清热，更为有效。(《时氏处方学》)

【临床应用】

1. 证治要点　本方为治疗心火上炎，阴血不足，以致心神烦乱，怔忡失眠之良方。临床运用以惊悸失眠，舌尖红，脉细数为证治要点。

2. 加减法　如兼夹痰热，胸闷苔腻者，加瓜蒌、竹茹等，以清热化痰；如惊悸、失眠较重，加龙骨、牡蛎、磁石等，增强重镇安神之力；如心中烦热，懊憹者，加山栀、莲子心，增其清心降火除烦之功。

3. 本方现代常用于神经衰弱、抑郁症、心脏病等属心火上炎，阴血不足者。

【使用注意】方中朱砂含硫化汞，不宜多服或久服，以防造成中毒。

【现代研究】

1. 治疗恐惧及其睡眠障碍　有研究朱砂安神丸拮抗大鼠条件性恐惧及其睡眠障碍的作用。通过条件性恐惧实验监测系统观察各组实验动物的僵直反应时间，考察朱砂安神丸对条件性恐惧记忆习得、条件性恐惧记忆消退，以及在此过程中觉醒－睡眠时间及睡眠时相变化的影响。条件性恐惧记忆习得测试结果显示：在第1～5个周期，模型组僵直反应时间比空白组明显增加

（$P < 0.01$），给药组僵直反应时间较模型组无明显差异。脑电描记结果显示：在第 1 ~ 2 个周期，与模型组相比，给药组 Wake 时间缩短，百分比降低（$P < 0.05$）；第 1 ~ 3 个周期睡眠总时间延长，百分比增加（$P < 0.05$）；REMS 时间延长（$P < 0.05$）；NREM 时间差异无统计学意义；REMS 与 NREM 的睡眠时间百分比无明显变化。条件性恐惧记忆消退测试结果显示：与模型组相比，给药组在第 4、5 天僵直反应时间减少（$P < 0.05$）。脑电描记结果显示：与模型组相比，给药组在第 4、5 天 Wake 时间缩短，百分比降低（$P < 0.05$）；睡眠总时间延长，百分比增加（$P < 0.05$）；NREM 时间增加（$P < 0.05$）。第 4 天 REM 时间增加（$P < 0.05$）；REMS 与 NREM 的睡眠时间百分比无明显变化。结论：朱砂安神丸能够促进条件性恐惧消退，并能拮抗由条件性恐惧引起的睡眠障碍。{杨越，赵航，陈建宁，等．朱砂安神丸拮抗大鼠条件性恐惧及其睡眠障碍的作用［J］．广东药科大学学报，2020，36（1）：71–77.}

2. 治疗失眠　以 120 例失眠病人为研究对象，随机分为两组，对照组予以艾司唑仑片治疗，观察组予以朱砂安神丸口服治疗，对比两组治疗效果及不良反应发生情况。结果显示：观察组治疗总有效率明显高于对照组（$P < 0.05$），不良反应发生率低于对照组，差异具有统计学意义（$P < 0.05$）。结论：朱砂安神丸在治疗失眠方面有良好的效果。{孙立波．朱砂安神丸在治疗失眠中的临床价值分析［J］．中国疗养医学，2015，24（12）：1315–1316.}

3. 转运体基因表达的影响　用朱砂安神丸临床剂量，给小鼠连续灌胃 30 天，同时对比朱砂，HgS，$HgCl_2$ 和 MeHg，研究不同形式的汞对小鼠肾汞蓄积量、肾内重要转运体基因表达的影响，30 g 天内以临床剂量连续静脉给予小鼠朱砂安神丸、朱砂、硫化汞（HgS）、氯化汞（$HgCl_2$），甲基汞（MeHg），与正常组相比，$HgCl_2$ 组和 MeHg 组虽然剂量约为朱砂安神丸等汞含量的 1/10，此两组肾汞蓄积量却显著升高，幅度可达正常组的百倍；而朱砂安神丸组、朱砂组、朱砂高剂量组、HgS 组与正常组相比，肾汞蓄积量未见显著差异。朱砂安神丸、朱砂、HgS 组的肾汞蓄积量与正常组无明显差异，对肾转运体基因表达的影响甚微，表明不同形式的汞对小鼠肾脏造成的毒性差异巨大。{隋怡，杨虹，田兴中，等．朱砂安神丸、朱砂、硫化汞、氯化汞、甲基汞对小鼠肾转运体

基因表达的影响［J］. 中国中药杂志，2015，40（3）：506-510.}

【验案举例】

失眠　某男，24 岁。病人因患血吸虫病，于 1973 年 10 月在当地医疗站治疗，口服锑 273 片。治疗后期，出现心烦、心悸、失眠等症，遂邀余治。望其形体尚属壮实，面色偏红，舌尖红，苔薄黄，脉来数大，重按则显虚象。此属心火上炎，阴血亏耗。治宜清心养阴，标本兼顾。方用：生地 15 g，当归身 9 g，黄连 3 g，生甘草 4.5 g，白芍 9 g，辰茯神 12 g，辰灯心 3，朱砂 1 g，分 2 次冲服。病人服药 4 剂，诸症悉退。

按：不眠一症，病因多端，治法各殊。本案属心火上炎，阴血不足之证。故用朱砂安神丸治之。脉数大重按显虚，故加白芍与当归配伍，增其养血之力，而成镇心、清热、养血并重之剂，故而获效。(《历代名方精编》)

【附方】

1. 养心安神丸（《古今医统大全》卷七十） 组成：当归身、白茯苓、酸枣仁、五味子、犀角、琥珀、玄明粉、黄连、朱砂（为衣）、甘草（熬膏）各等分。用法：上为细末，甘草膏和炼蜜为丸，如黍米大。每服二十丸，夜卧时津吞下。功用：养心安神，清心镇静。主治：心虚多梦。乱梦，恶梦。

2. 宁神化毒汤（《痘疹全书》卷下） 组成：人参、归身、生地黄、麦冬、木通、赤芍、石菖蒲、山栀子、灯心。用法：上㕮咀，水煎服。功用：滋阴清热。主治：痘疹成浆后，脓血过多，心虚神无所主，口中谵语。

3. 宁神汤（《痘疹心法》卷二十二） 组成：人参、当归身、生地黄、麦门冬各一钱，山栀仁、甘草（炙）、黄连（炒）各五钱，石菖蒲三分，辰砂（末）一分。用法：上锉细，加灯心半钱，水一盏，煎七分，去滓，调辰砂末搅匀，食后温服。功用：清热滋阴，养血安神。主治：①(《痘疹心法》) 疮疹收靥之后，真气虚弱，火邪内攻，发惊者。②(《景岳全书》) 心虚火盛，热躁惊搐。

导赤散

【方源】《小儿药证直诀》

【组成】生地黄、木通、生甘草梢、竹叶各等分（6 g）。

【用法】上药为末，每服 9 g，水一盏，入竹叶同煎至五分，食后温服（现代用法：水煎服，用量按原方比例酌情增减）。

【功效】清心养阴，利水通淋。

【主治】心经火热证。夜寐惊叫，小便不利，抽搐。

【证治机制】本方所治之证乃心经火热，浸淫上下所致。心经有热，热扰心胸，则心胸烦热；火攻于上，则面赤火热灼伤脉络，则口舌生疮；火热伤津，则口渴，意欲饮水；或火热下注，灼损脉络，则小便热涩刺痛；舌红，苔黄，脉数，皆为心经火热上攻之征。

【组方原则】本证多由心经热盛移于小肠所致，治疗以清心养阴，利水通淋为主，心经积热，内热上扰心神，阳不能入阴，故而多发于夜寐之际，心主藏神，小儿神志怯弱易使邪热相乘，受惊而伤神，神志失守，故而多叫哭惊悸。心热下移小肠，故见小便赤涩刺痛；舌红、脉数，均为内热之象。方中生地黄甘寒入心、肝、肾经，可以清心热降肝火补滋肾阴；木通苦寒，入心与小肠经，上清心经之火，下导小肠之热，两药相配，滋阴制火，利水通淋，共为君药。竹叶甘淡，清心除烦，淡渗利窍，导心火下行，为臣药。生甘草梢清热解毒，尚可直达茎中而止痛，并能调和诸药，还可防木通、生地黄之寒凉伤胃，为方中佐使。

【方论选录】

吴昆：心与小肠为表里，故心热则小肠亦热，而令便赤。是方也，生地黄可以凉心；甘草梢可以泻热；佐之以木通，则直走小肠、膀胱矣。（《医方考》）

徐灵胎：生地黄滋阴壮水；木通降火利水；甘草缓阴中之痛；竹叶清膈上之热，使心火下降则津四达，而小便自利，涩通无不除矣。（《医略六书·杂病证治》）

吴谦：赤色属心。导赤者，导心经之热从小肠而出，以心以小肠为表里也。然所见口糜生疮，小便赤黄，茎中作痛，热淋不利等证，皆心热移于小肠之证。故不用黄连直泻其心，而用生地滋肾凉心，木通通利小肠，佐以甘草梢，取易泻最下之热，茎中之痛可除，心经之热可导也。此则水虚火不实者宜之，以利水而不伤阴，泻火而不伐胃也。若心经实热，须加黄连、竹叶，甚者更加大黄，亦釜底抽薪之法也。(《医宗金鉴·删补名医方论》卷四）

【临床应用】

1. 证治要点　本方上清心火，下利小便，临床上以口舌生疮或小便短赤涩痛，面赤，舌尖红，脉数为证治要点。

2. 加减法　现代多用本方加减治疗急性尿路感染、口腔炎或糜烂、溃疡等属心经热盛者。如心胸烦热甚，可加黄连以清心泻火；小便刺痛明显者，可加车前子、萹蓄、瞿麦等以加强利水通淋；尿血、血淋者，可加旱莲草、小蓟、琥珀等以清热凉血止血；口舌生疮还宜加用板蓝根、玄参、赤芍等。

【使用注意】方中木通苦寒，生地阴柔寒凉，故脾胃虚弱者慎用。

【现代研究】

1. 治疗失眠　观察加味导赤散治疗顽固性失眠的临床疗效。方法：将122例病人随机分为两组，治疗组62例，给予加味导赤散治疗；对照组60例，给予舒乐安定、谷维素治疗。观察治疗前后睡眠改善情况。结果：睡眠改善总有效率治疗组为80.65%，对照组为68.33%，两组比较，差异有显著性意义（$P < 0.05$）。结论：加味导赤散治疗顽固性失眠疗效确切，能明显改善病人睡眠。{黄泽辉．加味导赤散治疗顽固性失眠62例［J］．新中医，2007（3）：55.}

2. 治疗尿路感染　将130例病人随机分为治疗组70例，对照组60例，治疗组及对照组均采用国产左氧氟沙星注射液，治疗组以中药导赤散加减进行治疗。结果：治疗组治愈率及总有效率均优于对照组，组间比较有显著差异性（$P < 0.05$）。结论：导赤散加减治疗老年人尿路感染疗效确切。{于勇．导赤散加减治疗老年人尿路感染130例［J］．中医临床研究，2015，7（5）：96-97.}

3. 治疗鼻咽癌放疗中鼻咽出血及口腔黏膜反应　选择放疗中鼻咽癌病人60例，随机分为对照组和观察组各30例。对照组予以常规放疗，观察组在对照组的基础上使用导赤散、清胃散化裁水煎口服。观察放疗中病人鼻咽出血、口腔黏膜炎的发生率。结果：鼻咽出血发生率观察组为 50.00%，对照组为 73.33%，两组相比差异显著（$P < 0.05$）。口腔黏膜炎发病率观察组为 70.0%，对照组为 93.3%，两组相比差异显著（$P < 0.05$）。结论：导赤散合清胃散化裁可降低鼻咽癌放疗中鼻咽出血及口腔黏膜炎的发生率。{廖天华，黄常江，蔡凯，等 . 导赤散合清胃散化裁防治鼻咽癌放疗中鼻咽出血及口腔黏膜反应 30 例 [J] . 西部中医药，2014，27（2）：95–97.}

4. 治疗口腔溃疡　选取我院在 2013 年 1 月 6 月收治的口腔溃疡 80 例，分为试验组和对照组各 40 例，试验组病人采用导赤散加减治疗，对照组病人采用口服维生素 B 治疗，观察两组病人的疗效。结果：试验组病人的疗效明显高于对照组病人（$P < 0.05$）。结论：导赤散加减治疗在口腔溃疡中发挥了很好的效果，结合溃疡的发病类型进行对症治疗可以提升疗效，并且治疗安全性高，临床治疗意义积极。{张春艳 . 导赤散加减治疗不同类型口腔溃疡的临床效果观察 [J] . 全科口腔医学电子杂志，2014，1（3）：19–20.}

【验案举例】

夜惊并睡行症　熊某，男，9 岁。2018 年 3 月 24 日因“反复夜惊发作 4 年余”就诊。患儿近 4 年来夜惊反复发作，每周频率 4 ~ 5 次，表现为夜间突然惊醒，吵闹不安，伴有下床不自主走动，对父母试图干涉夜惊发作的活动相对缺乏反应，次日晨起遗忘。平素脾气偏暴躁，伴有口气。既往无热性惊厥史，无癫痫病史。母亲有失眠病史，弟弟有夜惊病史。舌尖红、苔薄黄，脉滑数。西医诊断：夜惊，睡行症；中医诊断：不寐（心火旺盛证）。治疗上以导赤散加减配合涌泉穴位贴敷治疗，处方：生地、淡竹叶、钩藤、茯苓各 6 g，生甘草、蝉蜕 3 g，石菖蒲、白茅根各 10 g，生牡蛎 12 g。共 7 剂。二诊，当周夜惊发作 2 次，均伴有不自主走动，口气较前缓解，舌质偏红、苔薄黄。治法如前，继续上方治疗，配合涌泉穴隔日贴敷。三诊，家长诉这周学习压力较大，入睡晚，夜惊发作 4 次，伴下床走动 1 次，程度较前减轻，但易兴奋，脾气大。此为心经积热未完全退去，兼有肝火扰心，佐以疏肝清热，加柴胡、黄连；配合涌泉穴隔日贴敷治疗。嘱家长让患儿养成良好的入睡习惯，1 周后复诊。四诊，患儿夜惊发作 1 次，无下床走动，程度较前明显减轻，稍哄即可入睡，脾气较前好转。继续上述方法治疗 1 周。随诊半月夜惊症状基本缓解。{田浦任，邵征洋，蔡超丽，等.邵征样应用导赤散治疗小儿精神障碍疾病验案举隅［J］.浙江中医杂志，2019，54（12）：871-872.}

黄连解毒汤

【方源】《奇效良方》

【组成】黄连三钱（9 g），黄芩二钱（6 g），黄柏二钱（6 g），栀子三钱（9 g）。

【用法】上四味，切，以水六升，煮取两升，分二服（现代用法：水煎煮）。

【功效】泻火解毒。

【主治】三焦火毒证。大热烦躁，口燥咽干，错语不眠；或热病吐血、衄血；或热甚发斑，或身热下利，或湿热黄疸；或外科痈疡疔毒。小便黄赤，舌红苔黄，脉数有力。

【证治机制】本方证乃热毒壅盛于三焦所致。此处所言热毒，乃指病因和病证而言。外感六淫，郁而化热，或内生积热，邪热内壅，热甚成毒，致使实热火毒，充斥三焦，波及上下内外。内扰心神则大热烦躁，错语不眠。热灼津伤则口燥咽干。

【组方原则】本方治证乃热毒壅盛于三焦所致。火热毒盛，充斥三焦，波及上下内外，内扰心神则大热烦躁，错语不眠，热灼津伤则口燥咽干，血为热迫，随火上逆，则为吐衄，热伤络脉，血溢肌肤，则为发斑；热壅肌肉，则为痈肿疔毒。舌红苔黄，脉数有力，皆为火毒炽盛之症。治以泻火解毒之法。方中以大苦大寒之黄连清泻心火为君，因心主神明，火主于心，泻火必先泻心，心火宁则诸经之火自降，并且兼泻中焦之火。臣以黄芩清上焦之火。佐以黄柏泻下焦之火。使以栀子通泻三焦，导热下行，使火热从下而去。四药合用，苦寒直折，火邪去而热毒解，诸症可愈。

【方论选录】

吴昆：阳毒上窍出血者，此方主之。治病必求其本，阳毒上窍出血，则热为本，血为标，能去其热，则血不必治而自归经矣。故用连、芩、栀、柏苦寒解热之物以主之。然唯阳毒实火，用之为宜。若阴虚之火，则降多亡阴，苦从火化，而出血益甚，是方在所禁矣。(《医方考》卷三)

汪昂：此手足阳明、手少阳药也。三焦积热，邪火妄行，故用黄芩泻肺火于上焦，黄连泻脾火于中焦，黄柏泻肾火于下焦，栀子通泻三焦之火从膀胱出。盖阳盛则阴衰，火盛则水衰，故用大苦大寒之药，抑阳而扶阴，泻其亢甚之火，而救其欲绝之水也。然非实热不可轻投。《医方集解·泻火之剂》)

【临床应用】

1. 加减法　热重者可加大黄泻下，给泻以出路。

2. 阿尔茨海默病、脑卒中、精神分裂症、癫痫等心脑疾病、败血症、脓毒血症、痢疾、肺炎、尿路感染、流行性脑脊髓膜炎、乙型脑炎以及感染性炎症等属热毒为病人，均可用之。

【使用注意】本方为大苦大寒之剂，不宜久服或过量服用，非火盛者不宜使用。

【现代研究】

1. 自噬及炎症反应的影响　用 ox-LDL 干预 RAW264.7 巨噬细胞分化为泡沫细胞。制备黄连解毒汤低、中、高剂量组含药血清以及正常组血清干预泡沫细胞。油红 O 染色显示泡沫细胞模型制备成功。与模型组比较，黄连解毒汤含药血清刺激后诱导了 LC3 Ⅱ的表达，抑制了 AKT、mTOR、p70S6K 及 IFN-γ、IL-18 的表达（$P < 0.05$，$P < 0.01$）。结论：黄连解毒汤含药血清可抑制泡沫化细胞 AKT、mTOR、p70S6K 信号通路及炎症因子 IFN-γ、IL-18 的过表达，促进泡沫化细胞自噬及抑制炎症反应，这可能是其防治动脉粥样硬化作用机制之一。{于红红，俞琦，许滔，等.黄连解毒汤含药血清对 ox-LDL 诱导的 RAW264.7 源性泡沫细胞模型自噬及炎症反应的影响［J］.中华中医药杂志，2021，36（7）：3828-3832.}

2. 非酒精性脂肪性肝病和动脉粥样硬化　周龄雌性 apoE$^{-/-}$ 小鼠给予高脂饮食，治疗组同时给予黄连解毒汤或阿托伐他汀干预，4 周后常规检测血脂水平，检测血浆和肝脏的 MAO 活力；取小鼠结肠内容物，16S rRNA 相对应的 DNA 序列（16S rDNA）检测肠道菌群，干预 18 周后病理检测主动脉血管动脉粥样硬化（AS）斑块和脂肪肝形成情况。黄连解毒汤干预 4 周，血脂水平无明显改变，血浆和肝脏 MAO 活力降低（$P < 0.05$），差异有统计学意义；结肠菌群 α 多样性降低，厚壁菌门和变形菌门减少，拟杆菌门和疣微球菌门增加；干预 18 周高脂导致 apoE$^{-/-}$ 小鼠肝脏脂肪肝病变和主动脉血管 AS 斑块形成，黄连解毒汤明显干预改善脂肪肝和主动脉血管 AS 斑块病变程度。结论：黄连解毒汤可能通过调节肠道菌群失衡，降低 MAO 活性，从而抑制高脂饮食导致 apoE$^{-/-}$ 小鼠非酒精性脂肪性肝病（NAFLD）和 AS 斑块的形成。{姜楠，薛欣，张媛媛，等. 黄连解毒汤调控肠道菌群抗 apoE$^{-/-}$ 小鼠非酒精性脂肪性肝病和动脉粥样硬化的研究［J］. 中国中医基础医学杂志，2021，27（6）：927-931，994.}

【验案举例】

1. 躁狂　女性，52 岁。主诉急躁（情绪障碍）、情绪高涨、多言、多动、强迫行为、妄想、失眠等。针对其躁狂状态使用抗癫痫药氨甲酰氮和抗精神病药，失眠用苯巴比妥每天 2 粒及马来酸左美丙嗪 50 mg 治疗。10 天后上述症状缓解，但出现过敏性药疹而停药，又出现轻度亢奋和失眠，于是给予黄连解毒汤提取剂 7.5 g 与氟硝西泮 2 mg，症状迅速改善。出院后继续服用 1 个月，躁狂状态及失眠未复发。{常敏毅. 黄连解毒汤治疗躁狂状态、失眠有效 2 例［J］. 国外医学（中医中药分册），1997（2）：37-38.}

2. 失眠　男性，15 岁，学生。父亲有酒精依赖症。曾诊断为“癫痫性精神病”。临床可见精神亢奋、失眠，并对医生怀有敌意。脑电图检查未见异常。曾给予抗癫痫药唑尼沙胺，抗精神分裂症药匹莫齐特，治疗失眠的维改他明 A、马来酸左美丙嗪等，但上述症状未见减轻。后给予黄连解毒汤提取剂 7.5 g。4 天后失眠改善，10 天后敌意、亢奋均消失。6 周后上述西药停服或减半，未见复发。{常敏毅. 黄连解毒汤治疗躁狂状态、失眠有效 2 例［J］. 国外医学（中医中药分册），1997（2）：37-38.}

远志汤

【方源】《圣济总录》卷四十三

【组成】远志（去心）一两（9 g），白茯苓（去黑皮）三分（6 g），犀角（镑）一两半（1.5 g），知母半两（6 g），芍药一两（9 g），黄芩（去黑心）、前胡（去芦头）各三分（6 g）。

【用法】上为粗末。每服三钱匕，水一盏，加生麦门冬汁半合，煎至八分，去滓温服，不拘时候。

【功效】清心安神，滋阴清热。

【主治】心虚多烦躁，背膊妨闷，面色变赤，言语谬乱。

【证治机制】本方所治之证由阴虚内热所致，究其根本乃相火外泄灼烧心包，内扰心神，使得君神动摇。本方意在清降相火，安心神。

【组方原则】远志可安神益智；犀角清热定惊；芍药能泻能散，能补能收可柔肝止痛，平抑肝阳；黄芩、前胡、知母清热；白茯苓宁心。

【附方】

1. 远志汤（《圣济总录》卷八十六） 组成：远志（去心）一两，赤茯苓（去黑皮）三分，犀角屑一两，人参半两，知母（焙）半两，芍药一两，黄芩（去黑心）三分，前胡（去芦头）三分，麦门冬（去心，焙）一两半。用法：上为粗末。每服五钱匕，用水一盏半，煎至一盏，去滓，食后分二次温服。如人行三五里再服。功用：清心安神，滋阴清热。主治：心劳，多烦躁，背膊妨闷，面色数变，乍赤乍黑，或笑或歌。

2. 远志散（《圣济总录》卷一八六） 组成：远志（去心）、黄连（去须）各二两，白茯苓（去黑皮）二两半，菖蒲（切，焙）三两，人参一两半。用法：上为散。每服一钱匕，食后温酒调下。功用：养心安神，清心火。主治：健忘。

3. 远志汤（《圣济总录》卷一六三） 组成：远志、龙齿、麦门冬（去心，焙）、茯神（去木）、桂（去粗皮）、芍药（锉）、黄芪（锉）、人参各一两半。用法：上为粗末。每服二钱匕，水一盏，煎七分，去滓温服，不拘时候。功用：益气补血，镇静安神。主治：产后心虚惊悸，梦寐不安。

4. 远志丸（《圣济总录》卷十四） 组成：远志（去心）、人参、白茯苓（去黑皮）、山芋、凝水石（碎研）各一两。用法：上为末，用白面糊为丸，如梧桐子大。每服二十丸，人参汤送下。加至三十丸。功用：安魂神，化风痰，定心忪。主治：昏虚。

第六节 镇心调神剂

生铁落饮

【方源】《医学心悟》卷四

【组成】天冬（去心）、麦冬（去心）、贝母各三钱（各 9 g），胆南星、橘红、远志肉、石菖蒲、连翘、茯苓、茯神各一钱（各 3 g）、玄参、钩藤、丹参各一钱五分（各 4.5 g），辰砂（即朱砂）三分（0.9 g）。

【用法】用生铁落（15 g）煎熬三炷线香（3 小时），取此水煎药，服后安神静睡，不可惊骇叫醒，犯之则病复作，难乎为力（现代用法：先煎生铁落 45 分钟，取此水煎药）。

【功效】镇心安神，涤痰清火。

【主治】痰火上扰，急躁发狂证。病起急骤，面红目赤，喜怒无常，狂乱无知，毁物伤人，不避亲疏，逾垣上屋，头痛，失眠，两目怒视，舌质红绛，多黄腻，脉象弦大滑数。

【证治机制】五志化火，火邪上冲，则面红目赤，两目怒视；鼓动阳明痰热，上扰神明，故头痛，失眠，性情急躁；痰热蒙闭清窍，心神逆乱，失其所主，则喜怒无常，狂乱无知，骂人毁物，不避亲疏；四肢为诸阳之本，阳盛则四肢实，实则能逾垣上屋；舌绛苔黄，脉弦大滑数，均属火盛，阳气独亢之象。火属阳，阳主动，故病起急骤，狂暴不休。《素问·至真要大论》云："诸躁狂越，皆属于火。"《景岳全书》卷三十四亦云："凡狂病多因于火。"《丹溪治法心要》卷五又说："癫属阴，多喜。狂属阳，多怒……大概多因痰结心胸间。"因此，痰火上扰是其基本病机。

【组方原则】对痰火上扰，急躁发狂者，当治以镇心安神，涤痰清火。方中生铁落辛平入肝经。朱砂甘寒质重，入心经，与生铁落相配，镇心安神之功益著。胆南星苦凉，入肝、肺经。方中用之，清热、化痰、定惊。贝母苦甘凉，肺经；橘红辛苦温，入脾肺经，与胆南星、贝母合用热涤痰。远志辛苦微温，入心、肺经，祛痰开窍，宁心安神。茯苓甘淡，入心、脾、肺经，渗湿脾，宁心安神；茯神甘淡平，入心、脾经，善于宁心安神，茯苓、茯神同用，治痰安神之力尤佳。石菖蒲辛微温，入心、肝经。钩藤甘微入肝、心经，合远志、茯苓、茯神、菖蒲宣窍安神。连翘苦微寒，入心、肺、胆经，长于清心泻火；丹参苦微寒，入心、肝经，为安神凉血之品，与连翘相配，以清心火。天冬甘苦寒，入肺、肾经，滋阴润燥。麦冬甘、微苦，微寒，入心、肺、胃经；玄参苦甘咸寒，入心、肺、肾经，滋阴降火，与天冬、麦冬、连翘同用，滋阴清火，除安神。全方具有镇心安神，涤痰清火之功，狂证因而得愈。

【临床应用】

1. 证治要点　本方是为痰火上扰，急躁发狂而立，临床运用时应以突然狂乱无知，骂人毁物，舌红苔黄腻，脉弦滑数为证治要点。

2. 加减法　原书谓："若大便秘结，或先用滚痰丸下之。"亦可加生大黄、玄明粉，或加芫花以通腑涤痰；烦热、渴饮者，加生石膏、知母、天花粉以清热生津，除止渴；心烦不寐，热甚者，酌加黄连、生地黄、竹茹、枳实，以增清热涤痰安神之力；目赤甚，舌苔黄厚者，加羚羊角粉以清肝泻火明目。

3. 本方现代常用于某些精神疾病以及癫痫见有痰火上扰症状者。

【方论选录】

吴昆：阳毒上窍出血者，此方主之。治病必求其本，阳毒上窍出血，则热为本，血为标，能去其热，则血不必治而自归经矣。故用连、芩、栀、柏苦寒解热之物以主之。然唯阳毒实火，用之为宜。若阴虚之火，则降多亡阴，苦从火化，而出血益甚，是方在所禁矣。(《医方考》卷三)

汪昂：此手足阳明、手少阳药也。三焦积热，邪火妄行，故用黄芩泻肺火于上焦，黄连泻脾火于中焦，黄柏泻肾火于下焦，栀子通泻三焦之火从膀胱出。盖阳盛则阴衰，火盛则水衰，故用大苦大寒之药，抑阳而扶阴，泻其亢甚之火，而救其欲绝之水也。然非实热不可轻投。《医方集解》)

【现代研究】

1. 治疗精神分裂症　选取 2020 年 1 月—2020 年 12 月收治的精神分裂症伴激越行为 98 例，按照随机数字表法分为研究组和对照组，各 49 例。对照组给予奥氮平治疗，研究组在对照组的基础上给予生铁落饮加减治疗。比较两组病人治疗前后阳性和阴性症状量表（PANSS）评分、临床效果及 TESS 评分。结果：两组病人治疗后 2 周、4 周 PANSS 总分及各分量表评分均明显低于治疗前（$P < 0.05$），研究组治疗后 2 周、4 周 PANSS 总分及各分量表评分均明显低于对照组（$P < 0.05$）；研究组总有效率明显高于对照组（$P < 0.05$）；研究组治疗后 2 周、4 周 TESS 评分明显低于对照组（$P < 0.05$）。结论：生铁落饮合并奥氮平应用于精神分裂症临床效果显著，能有效改善病人的激越行为，且安全性高，值得临床推广应用。{廖涛，刘璐，谢婧，等．生铁落饮合并奥氮平治疗精神分裂症激越行为 49 例［J］．药品评价，2021，18（9）：567-569.}

2. 精神障碍　将 67 例以阳性症状为主的脑卒中后精神障碍病人随机分为两组，对照组 30 例采用西药治疗，治疗组 37 例在对照组西药治疗基础上加生铁落饮加减治疗。治疗前和治疗后第 2、4、6 周末，采用 PANSS 评定临床疗效，采用 TESS 评定不良反应。结果：总有效率治疗组为 94.5%，对照组为 83.3%，两组比较，差异有统计学意义（$P < 0.05$）；治疗组的不良反应发生率低于对照组，差异有统计学意义（$P < 0.05$）。结论：生铁落饮加减治疗以阳性症状为主的脑卒中后精神障碍临床疗效好，不良反应少。{杨辉，唐世球，周丽华，等．生铁落饮加减治疗以阳性症状为主的脑卒中后精神障碍 37 例总结［J］．湖南中医杂志，2015，31（7）：37-38.}

【验案举例】

1. 狂证　某女，71 岁。于 2003 年 12 月 1 日出现情绪激动，烦躁詈骂，口中不停吟唱，时有摔毁碗盏盘碟之举，经治无效，来诊时患捆绑在床，已数日未进食，不时饮水，畏光，面壁而卧，形瘦，面微黑，口中吟唱不停，舌红苔，脉弦细。处方：当归 20 g，桃仁 20 g，红花 15 g，赤芍 30 g，甘草 15 g，柴胡 10 g，川牛膝 20 g，黄芪 30 g，生龙骨 30 g，生牡蛎 30 g，珍珠母 30 g，生地黄 30 g，茯神 30 g，麦冬、远志 10 g，石菖蒲 30 g，浙贝母 20 g，生铁落（炒红后淬于煎好的药汁中）50 g，朱 10 g（分 6 次吞服）。2 日服 1 剂，共 2 剂。5 天后即告病愈，已能上街购物，下地劳动。随未见复发。

按：血府逐瘀汤行气活血化瘀；生铁落、生龙骨、牡蛎、珍珠母重镇安神泻火。{《中国民间疗法》(2007)，15：4.}

2. 癫狂　毛某，女，25 岁。初诊：1974 年 4 月 16 日。病人于年初由于受惊，彻夜不眠，继而言无伦次，哭笑无常，捶胸号叫，坐立不安。诊断为精神分裂症，治疗 2 个多月无效，前来门诊。脉弦细数，舌质红，边尖起刺，证属因惊恐而长期不眠，引动肝胆之火上扰心神，日久损及心阴。方拟重镇安神，兼清心肝邪火，用生铁落饮合百合地黄汤加减：生铁落 60 g，生地黄 12 g，麦冬 9 g，远志肉 6 g，淮小麦 30 g，百合 12 g，甘草 6 g，熟枣仁 9 g，陈胆星 9 g，合欢皮 15 g，首乌藤 30 g，辰灯心 0.5 g，白金丸 9 g（分吞），7 剂（嘱西药全部停服）。二诊：夜能入睡，神志较清，舌红见减，脉细数。原方去辰灯心，续服 7 剂。三诊：神清气爽，谈笑自如，自诉胸闷，叹气较适，脉细，舌尖红。以后守原方用丹参、黄连、太子参、萱草等加减调理，随访至 1978 年 5 月未发。(《上海老中医经验选编》)

【附方】

远志散（《太平圣惠方》卷四）　组成：远志半两（去心），菖蒲半两，铁精半两，桂心三分，防风三分（去芦头），当归三分（锉，微炒），黄芪一两（锉），人参半两（去芦头），甘草半两（炙微赤，锉），熟干地黄三分，芎劳半两，茯神三分，独活半两，麦门冬三分（去心），紫石英一两（细研如粉），五味子半两，半夏半两（汤洗七遍去滑）。用法：上为散。每服三钱，以水一中盏，加入生姜半分，大枣三枚，煎至六分，去滓，食后温服。功用：养心安神，开窍镇静。主治：心气虚，惊悸喜忘，不思饮食。

珍珠母丸

【方源】《普济本事方》卷一

【组成】珍珠母三分（3 g）（未钻真珠也，研如粉，同碾），当归（洗，去芦，薄切，焙干后称）、熟干地黄（酒洒，九蒸九晒，焙干）各一两半（各 45 g），人参（去芦）、酸枣仁（微炒，去皮，研）、柏子仁各一两（各 9 g），犀角（镑为细末）、茯神（去木）、沉香（忌火）、龙齿各半两（各 1.5 g）。

【用法】上为细末，炼蜜为丸，如梧桐子大，辰砂为衣。每服四五十丸，金、银、薄荷汤下，日午、夜卧服（现代用法：上药分别研为细末，和匀，以神曲粉打糊为丸，朱砂为衣，每服 6 g，温开水送下，1 日 3 次）。

【功效】镇心安神，平肝潜阳，滋阴养血。

【主治】心肝阳亢，阴血不足不寐证。惊悸失眠，头目眩晕，脉细弦。

【证治机制】本方治证，究其致病之因，系由阴血不足，心肝阳亢，心神失藏所致。阴血不足，阳失承制，心肝阳亢，上扰则为头目眩晕，内动则神失守藏而见神志不宁，惊悸失眠。脉细弦，为心肝阴虚阳亢之征。

【组方原则】心肝阳亢，阴血不足之惊悸失眠证，治当重镇为主，以平心肝阳亢，佐以滋阴养血。方中珍珠母性味咸寒，入肝、心二经，平肝潜阳，清肝明目，镇心安神；龙齿味干涩而性凉，亦入心、肝二经，镇惊安神，二药相须配伍，重镇安神，平肝潜阳以治阳亢神动，共为君药。炒酸枣仁味甘、酸，性平，入心、肝、胆经，养心益肝，安神；柏子仁味甘性平，入心、肾经，养心安神，润肠腑；茯神性味甘淡平，有宁心安神之功，专用于心神不安，惊悸，健忘等症。三药合用，养心安神，以加强重镇平潜之功，共为臣药。人参甘、微苦，微温，入心、脾、肺经，补气，生津，安神；当归甘、辛而温，入肝、心、脾经，补血活血；熟干地黄甘而微温，入肝、肾经，补血滋阴，三药同用，益气生血，养血滋阴，以复其阴血不足，俱为佐药。犀角苦咸性寒，入心、肝、胃经，安神定惊；沉香辛、苦，性温，归脾、胃、肾经，温降调中，二药配伍，前者取其镇惊之功，后者用其摄纳浮阳之效，为佐药。朱砂为衣，安神定志，以增强安神定志之力，且能引药入心，为使。上药配伍，标本兼顾，使阴复阳潜，心肝承制，则惊悸、少寐之症，遂可渐愈。

本方的配伍特点：镇心、平肝与滋阴养血、安神并用。其中珍珠母、犀角、龙齿、沉香镇心安神，平肝潜阳，以治其标；人参、当归、熟干地黄养血滋阴，益气生血，以治其本，故又具标本兼顾之义。

【方论选录】

徐大椿：肝虚热炽，热盛生风，心气不降，不能藏魂，而梦寐不安，故惊悸不寐焉。珠母益阴潜热，龙骨安魄定魂，人参扶元气以生津，熟地补肝阴以济火，柏仁养心气，枣仁养心神，当归养血荣肝，茯神安神定志，犀角清血分之风，沉香降九天之气，朱砂镇心安神以宁梦也。蜜丸薄荷汤下，使肝虚顿复，则魂魄自安，而梦寐亦宁，何惊悸之不痊哉？此清补宁神剂，为肝虚热炽惊悸之专方。(《医略六书·杂病证治》卷七)

张山雷：此方治肝风，是专治肝阳自动之风。珠母、龙齿沉重潜阳，其色皆青，故专于平肝降逆。许氏以此方列为中风门之第一方，盖亦知是病之为内因，非潜镇清热不可。枣、柏、茯神清养摄纳，辅佐亦最得力。参、归、熟地，则为滋养阴虚者设法。苟无热痰上壅是为培本之上策。惟犀角专清心火，凡治肝风内动，宜易羚角。(《中风斠诠》卷三)

冉雪峰：查此方以润为补，以补为通，培育生机，斡旋正气，为镇静剂中最缓和者。珍珠乃老蚌壳部分泌珠素，多年孕育而成，气血荣周，壳际骨脉潜通，其壳之道路，不啻骨部一种特殊神经。近代科学研究，蚌所分泌珠素，与壳内光辉之质相同，故用珍珠母，不啻使用珍珠。功能泻热潜阳，安神定惊，明目去翳，好颜色，鹿戴璚而角斑，泽藏珠而川媚，气化相感，爰力相袭，与神经合而为一，为镇静神经灵异之品。佐犀角、龙齿，龙、犀均灵物，其齿其角，均精华凝聚，质重能升，气清而降。再佐沉香，既藉其香以醒豁，又藉其沉以下纳。方共十药，半数俱为补药，地黄、当归滋养肝肾，二仁、茯神涵濡心脾，纯以补益为运化之本。全方无一暴悍峻厉，攻伐泄泄之品，在镇静剂中，实为最清纯、最平缓之方，血少精亏，虚风上僭，此为合拍。主治条文，因虚受风，须知此方非外感风邪所宜。所谓魂散不守，状如惊悸，皆脑神经病变。此方可疗脑充血之虚证，脑贫血之实证。(《历代名医良方注释》)

【临床应用】

1. 证治要点　本方为心肝阳亢，阴血不足，以致惊悸不寐的有效方剂。临床以惊悸失眠，头目眩晕，脉细弦为证治要点。

2. 加减法　若惊悸失眠较重者，宜加磁石、牡蛎、龙骨之类，以增其重镇安神之效。

3. 现代临床可用本方加减治疗癫病及白内障等证属心肝阳亢，阴血不足者。

【使用注意】本方组成药物中有熟地黄、酸枣仁等滋腻酸敛之品，对于兼有痰湿或痰火为患的惊悸、少寐等证，应防其碍邪。

【现代研究】

1. 治疗失眠　采用随机数字表随机将 121 例病人分为治疗组（63 例）和对照组（58 例），两组均给予赛乐特治疗，治疗组在此基础上加服珍珠母丸汤剂，两组疗程均为 90 天。采用睡眠障碍量表（SDRS）和 HAMA 进行评分，评价两组临床疗效及不良反应情况。结果显示：治疗组显效 22 例，好转 35 例，无效 6 例，对照组显效 13 例，好转 28 例，无效 17 例，治疗组疗效优于对照组（$P < 0.01$），两组在治疗 30、60、90 天和停药后 2 周的 SDRS 评分均较治疗前减少（$P < 0.01$），且治疗组在治疗 60、90 天和停药后 2 周的 SDRS 评分低于对照组（$P < 0.05$ 或 $P < 0.01$）。两组在治疗 30、90 天的 HAMA 评分也均较治疗前减少（$P < 0.01$），但两组比较，差异均无统计学意义（$P > 0.05$）。另外，治疗组的恶心、头晕等不良反应发生率较对照组少（$P < 0.01$）。结论：中药珍珠母丸能提高西药赛乐特治疗负性生活事件所致失眠的疗效，并能减少不良事件的发生。{陈韫炜．中药珍珠母丸对负性生活事件所致失眠临床疗效的影响［J］．广州中医药大学学报，2007（2）：113-115.}

【附方】

琥珀安神丸（《活人心统》卷三）　组成：琥珀、真珠、生地、甘草各一钱，当归、黄连各三钱，朱砂二钱。用法：上为末，米糊为丸，如粟米大。每服三十丸，食后麦门冬汤送下。功用：镇静安神，清心火。主治：病后虚烦不寐。

磁朱丸

【方源】《备急千金要方》卷六

【组成】磁石二两（60 g），朱砂一两（30 g），神曲四两（120 g）。

【用法】上药为末，炼蜜为丸，如梧子大。饮服三丸，每日三次（现代用法：上药研末，炼蜜为丸，每服 6 g，每日 2 次，开水送服）。

【功效】重镇安神，潜阳明目。

【主治】心肾不交，神志不安证。心悸失，耳鸣耳聋，视物昏花，亦治癫痫。

【证治机制】本方治证之病机，乃水不济火，心阳偏亢，心肾不交所致。耳目之所以能听视，有赖于五脏六腑之精气上行灌输，正如《灵枢·大惑论》所云“五脏六腑之精气，皆上注于目而为之精。……骨之精为瞳子。”耳为肾之外窍，为十二经脉所灌注，内通于脑。肾藏精，主骨生髓，脑为髓之海，而“肾者主水，受五脏六腑之精而之”（《素问·上古天真论》），髓海得濡，则视听正常。反之，“髓海不足，则脑转耳鸣”（《灵枢·海论》）。《素问·灵兰秘典论》云：“心者，君主之官，神明出焉。”肾阴不足，肾水不能上济心火，心阳独亢，以致心神不宁，故见心悸失眠。阳亢风动，发为频痫。

【组方原则】本方所治乃水不济火，心阳偏亢，心肾不交之证，但以心阳偏亢为主。《辨证录》卷四云：“心原属火，过于热则火炎于上，而不能下交于肾；肾原属水，过于寒则水沉于下，而不能上交于心矣。然则治法，使心之热者不热，肾之寒者不寒，两相引而自两相合也。”故以交通心肾，益阴潜阳，重镇安神立法。磁寒石辛寒质重入肾，能“养肾脏”“益精，除烦”，疗“小儿惊痫”（《神农本草经》卷一），“治肾家诸病，而通耳明目”（《本草纲目》卷一），方中用之旨在养肾益阴潜阳，聪耳明目安神；朱砂入心，秉寒降之性，方中用之，清心安神定志。二药相配，共为君药，可益阴潜阳，交融水火，使心肾相交，精气得以上输，心火不致上扰，则心悸失眠、耳鸣耳聋、视物昏花诸症悉除。然磁石、朱砂皆金石之品，最易碍胃，故佐以神曲健脾和胃，以助运化。再则本方的治证病机为水不济火，心肾不交，而中焦脾胃为气机升降之枢，神曲妙在旋中焦气机，有利于心肾相交，水火既济，故与磁石、朱砂配伍，能增其疗效。丸以炼蜜，用米汤送服，是取其和胃补中，有利于药物的运化输布。全方配伍合宜，药简效宏，共奏重镇安神，潜阳明目之功。本方用治癫痫，亦是取其重镇安神兼以平肝潜阳息风之功。

【方论选录】

王肯堂：磁石辛咸寒，镇坠肾经为君，令神水不外移也。辰砂微甘寒，镇坠心经为臣，肝其母，此子能令母实也，肝实目明。神曲辛温甘，化脾胃中宿食为佐，生用者，发其生气；熟用者，敛其暴气也。服药后俯视不见，仰视渐睹星月者，此其效也。亦治心火乘金，水衰反制之病，久病累发者，服之则永不更作。(《证治准绳·类方》卷七)

王又原：经曰：五脏六腑之精，皆上注于目。则目之能视者气也，目之所以能视者精也。肾惟藏精，故神水发于肾；心为离照，故神光发于心。光发阳而外映，有阴精以为守，则不散而常明；水发阴而凝结，有阳气以为布，则洞悉而不穷。惟心、肾有亏，致神水干涸，神光短少，昏冒、内障诸证所由作也。磁石直入肾经，收散失之神，性能引铁吸肺金之气归藏肾水。朱砂体阳而性阴，能纳浮游之火而安神明。水能鉴，火能烛，水火相济，而光华不四射欤？然目受脏腑之精，精资于谷，神曲能消化五谷，则精易成矣。盖神水散大，缓则不收，赖镇坠之品疾收而吸引之，故为急救之剂也。其治耳鸣、耳聋等症，亦以镇坠之功，能制虚阳之上奔耳。(《古今名医方论》卷四)

柯琴：此丸治癫痫之圣剂。盖狂痴是心、肾、脾三脏之病。心藏神，脾藏意与智，肾藏精与志。心者，神明之主也，主不明则十二官危，使道闭塞而不通，形乃大伤。即此谓也。然主何以不明也？心法离而属火，真水藏其中；若天一之真水不足，地二之虚火妄行，所谓天气者蔽塞，地气者昌明，日月不明，邪害空窍，故多妄见，而作此奇疾也。非金石之重剂以镇之，狂必不止。

朱砂禀南方之赤色，入通于心，能降无根之火而安神明。磁石禀北方之黑色，入通于肾，吸肺金之气以生精，坠炎上之火以定志。二石体重而主降，性寒而滋阴，志同道合，奏功可立俟矣。神曲推陈致新，上交心神，下达肾志，以生意智；且食入于阴，长气于阳，夺其食则已，此《内经》治狂法也，食消则意智明而精神治，是用神曲之旨乎！炼蜜和丸，又甘以缓之矣。(《古今名医方论》卷四)

王子接：瞳神散大，孙思邈、倪微德、李东垣皆言心火乘肺，上入于脑灼髓，以火性散溢，故瞳子散大。倪云忌用辛热，李云忌用寒凉，孙云磁朱丸益眼力，众方不及。磁石辛咸寒，镇摄肾精，令神水不外驰；朱砂微甘寒，收纳心经浮溜之火；磁石伏丹砂，水胜火也，故倍用磁石。《易》象曰：水在火上，乃为既济。第磁石入足少阴，朱砂入手少阴，手足经之走殊途，水火之气性各异，故倪曰微妙在乎神曲，非但生用化滞，发生气，熟则敛暴气，今以脾经之药配入心肾药中，犹之道家黄婆媒合婴姹，有相生相制之理。(《绛雪园古方选注》卷下)

陈念祖：磁石生用，朱砂若煅炒则杀人。磁石黑色入肾，朱砂赤色入心，水能鉴，火能烛，水火相济，则光华四射矣。然目受五脏六腑之精，精禆于谷，神曲能消五谷，则精易成矣，故为明目之神方。其治耳鸣耳聋者，亦以镇坠之功能制虚阳之上奔耳。(《医学实在易》上卷五)

张秉成：治神水宽大渐散，光彩不收，及内障拨后翳不能消，用此镇之。朱砂禀南方离火之气，中怀阴质，镇邪荡秽，随磁石吸引之，能下行入肾，自然神水肃清，而阴霾退避矣。用生曲者，藉以发越丹石之性，而助其建功也。用米饮下者，取谷气以和脾胃，使朱砂之入心，磁石之入肾，婴儿姹女，藉中土以既济之耳。立方之意，岂浅鲜哉。(《成方便读》卷四)

张锡纯：磁朱丸方，乃《千金方》中治目光昏眊，神水宽大之圣方也。李濒湖解曰：磁石入肾，镇养真阴，使肾水不外移；朱砂入心，镇养心血，使邪火不上侵；佐以神曲，消化滞气，温养脾胃生发之气。然从前但知治眼疾，而不知治痫风，至柯韵伯称此方治痫风如神，而试之果验，然不若加赭石、半夏之尤为效验也。(《医学衷中参西录》)

【临床应用】

1. 证治要点　本方为治疗心肾不交的常用方剂。临床以心悸失眠，或耳鸣，视物昏花，舌红，脉弦为证治要点。

2. 加减法　若心中烦热，失眠较甚者，可加栀子、莲子心，以增强清心除烦之力；若惊悸重者，加生龙骨、紫贝齿等，以加强重镇安神之效；若兼见肝肾阴虚者，宜配合六味地黄汤送服，以滋补肝肾。

3. 神经衰弱、癫痫、精神分裂症、原发性高血压及视网膜、视神经、玻璃体、晶状体的病变、房水循环障碍等证属心肾不交，水火不济者，均可用本方加减治疗。

【使用注意】

1. 本方为镇摄之剂，眼耳病属于心肾不交者宜之，若肝肾阴虚有火者，非仅用此方所能奏效，宜合用滋补肝肾之品，如六味地黄丸之类。

2. 胃气虚弱，纳谷不佳，消化迟缓者，本方少用为宜。因重坠之药，影响运化，损伤脾胃。

3. 朱砂为矿物类药品，含硫化汞等物质，多用、久用能引起中毒。《本草从新》卷一谓朱砂“独用多用，令人闷”。故运用本方时，应注意用量及疗程。

【现代研究】

1. 治疗耳鸣　将 60 例特发性耳鸣病人随机分为针药组和中药组，各 30 例，中药组脱落 2 例。针药组予耳鸣侧局部针刺（翳风，耳门透刺听宫和听会等）及头针（头部晕听区、百会），每日 1 次，同时配合补中益气汤合磁朱丸加减方口服治疗，每日 1 剂；中药组只接受补中益气汤合磁朱丸加减方口服治疗，每日 1 剂。针刺治疗每周 5 次，中药口服治疗每周 7 剂，共治疗 6 周。观察两组治疗前后耳鸣严重程度评分、THI 评分，并比较两组临床疗效。结果：治疗后两组病人耳鸣严重程度、THI 评分均较治疗前降低（均 $P < 0.05$），且针药组均低于中药组（均 $P < 0.05$）。针药组总有效率为 93.3%（28/30），优于中药组的 67.9%（19/28，$P < 0.05$）。结论：头针、耳周针刺配合补中益气汤合磁朱丸加减方治疗特发性耳鸣的疗效优于单纯口服补中益气汤

合磁朱丸加减方。{谌苏容，谭旭明，费兰波，等．针刺联合补中益气汤合磁朱丸治疗特发性耳鸣临床观察［J］．中国针灸，2018，38（4）：369-373.}

2．治疗感音性耳聋　方法：对所选53例病人行针药联合治疗，观察治疗前后病人纯音听阈的变化情况。结果：53例病人经治疗后，12例痊愈，21例显效，15例好转，总有效率达90.6%。结论：磁朱丸联合针灸疗法治疗感音性耳聋效果显著，是一用较好的治疗方法。{金涛．针刺联合磁朱丸治疗感音性耳聋53例疗效观察［J］．大家健康（学术版），2015，9（2）：28.}

3．治疗精神分裂症　将符合CCMD-3精神分裂症诊断标准60例病人随机分为两组，磁朱丸联合小剂量阿立哌唑组（A组）30例，阿立哌唑组（B组）30例，观察治疗情况。观察治疗8周后，使用PANSS、BPRS和临床疗效总评量表（CGI）评定疗效，用TESS和实验室检查评定安全性。结果：治疗8周后A组总有效率96.7%，B组总有效率93.4%，A组和B组PANSS均明显低于治疗前（$P < 0.01$），A组的不良反应发生率低且程度轻微，病人能耐受。结论：磁朱丸联合小剂量阿立哌唑治疗精神分裂症的应用疗效确切，不良反应少，是一组安全、有效的抗精神分裂症药物组合。{陈玲燕，闫丽，贾立刚，等．磁朱丸联合小剂量阿立哌唑治疗精神分裂症的临床研究［J］．河北中医药学报，2013，28（3）：9-10.}

【验案举例】

癫痫　邢某，女，48岁。患病十余年，于1999年4月12日因生气致僵仆直视，四肢抽搐，口吐涎沫，面色赤紫，口中发出叫声，小便失禁，持续10分钟，缓解1～2天，继而又发而入院。诊见：病人面色发红，躁动不安，狂呼乱叫，两目怒视，意识朦胧，时有冲动，妄闻妄见，大便干结，抽搐时发，舌质红、苔黄腻，脉弦滑数。入院后经西药抗癫痫治疗，2周后神志转清。中医辨证为痰火互结，蒙蔽清窍，为狂痫。予磁朱丸每日2次，每次10粒，以涤痰汤调服。出院后继服90天，追访2年未发。

按：《丹溪心法》提出“无痰不作”的理论，认为是痰火壅蔽上窍所致。治疗时针对病人的不同病情，适当配合汤剂应用，则疗效更为显著。{魏绪华．磁朱丸加味治疗痫证［J］．江西中医药，2002（3）：24.}

桂枝龙骨牡蛎汤

【方源】《金匮要略》

【组成】桂枝、芍药、生姜各三两（9 g），甘草二两（6 g），大枣十二枚，龙骨、牡蛎各三两（9 g）。

【用法】以水七升（700 mL），煮取三升（300 mL），分三次温服。

【功效】调和营卫，镇心安神，潜镇摄纳。

【主治】心神失养的精神亢奋、不安惊悸、失眠多梦、自汗盗汗、梦交失精、脉浮大而无力者。

【组方原则】本方是桂枝汤加龙骨、牡蛎用桂枝汤调和营卫、养心安神，乃“损其心者”之正治；可以针对心有妄想，情动于中，所欲不遂，心神不宁，君火偏亢，相火妄动，扰动精室而致遗精者。其中桂枝温通经脉，助阳化气，平冲降气，入心经、温心阳、助心气，白芍养血敛阴和营，与生姜、大枣、甘草组成桂枝汤来调和营卫，《名医别录》载龙骨疗心腹烦满，四肢痿枯，汗出，夜卧自惊，恚怒，伏气在心下不得喘息，肠痈内疽，阴蚀，止汗，缩小便，溺血，养精神，定魂魄，安五脏。《海药本草》谓牡蛎主男子遗精，虚劳乏损，补肾正气，止盗汗，去烦热，治伤寒热痰，能补养安神，治孩子惊痫。因此龙骨、牡蛎二药可以固涩止遗，宁心安神、收敛浮越之心神。诸药相伍，既可以调和营卫，又能镇心安神、收敛固精，用于治疗心神失养的虚劳。

【方论选录】

尤怡：桂枝汤能补虚调阴阳，加龙骨、牡蛎者，以失精梦交，为神情间病，非此不足以收敛其浮越也。（《金匮要略心典》）

徐忠可：桂枝、芍药通阳固阴，甘草、姜、枣和中上焦之营卫，使阳能生阴。而以安肾宁心之龙骨、牡蛎为辅阴之主，后世喜用胶、麦而臣姜、桂，岂知阴凝之气，非阳不能化耶。（《金匮要略论注》）

张璐：夫亡血失精，皆虚劳内固之证，举世皆用滋补气血之药，而仲景独与桂枝汤，其义何居？盖人身之气血全赖后天水谷以资生，水谷入胃，其清者为荣，浊者为卫，荣气不荣则上焦热而血溢，卫气不卫则下焦寒而精亡，是以调和营卫为主。荣卫和，则三焦各司其职，而火自归根，热者不热，寒者不寒，水谷之精微输化，而血液之源有赖矣。以其亡脱既愤，恐下焦虚脱不禁，乃加龙骨、牡蛎以固敛之。(《金匮衍义》)

【临床应用】

1. 以性功能障碍或生殖障碍为表现的疾病，如阳痿、遗精、性梦、慢性前列腺炎、精子质量低下者。

2. 以心动悸为表现的疾病，如先天性心脏病、风湿性心脏病、心脏瓣膜病、病毒性心肌炎、冠心病心绞痛、心包炎合并心包积液、心律失常、低血压等。

3. 以失眠、自汗为表现的疾病，如更年期综合征、神经衰弱、焦虑症等。

【使用注意】心肾虚热证，慎用本方。服药期间忌服海藻、菘菜、生葱、猪肉、冷水。

【现代研究】

1. 治疗早搏　将 30 只大鼠随机分为中药组、中成药组、西药组、模型组、空白组，每组 6 只。除空白组外，用高脂饲料喂养及注射垂体后叶素制备冠心病 VP 模型。观察各组大鼠心电图 ST 段、血脂水平、早搏情况，用硝酸还原酶法测定 NO 水平，用酶联免疫吸附法测定 ET-1 水平。结果：末次给药后 24 h 后，与空白组比较，模型组 ST 段及低密度脂蛋白胆固醇（LDL-C）、高密度脂蛋白胆固醇（HDL-C）、TG、总胆固醇（TC）、ET-1 水平均升高（$P < 0.05$），VP 潜伏期缩短（$P < 0.05$），血清 NO 水平升高（$P < 0.05$），VP 持续时间延长（$P < 0.05$）。与模型组比较，中药组、中成药组及西药组的 ST 段及 LDL-C、TG、TC、ET-1 水平均下降（$P < 0.05$），VP 潜伏期延长（$P < 0.05$），HDL-C 及血清 NO 水平升高（$P < 0.05$），VP 持续时间均缩短（$P < 0.05$）；与中药组比较，中成药组及西药组 ST 段及 LDL-C、TG、TC、HDL-C、ET-1 水平升高，VP 潜伏期延长（$P < 0.05$），血清 NO 水平降低（$P < 0.05$）。结论：桂枝甘草龙骨牡蛎加味汤可促进大鼠冠心病 VP 心肌供血，调节血脂水平，且可明显提高血清 NO 水平，降低 ET-1 水平，对冠心病 VP

有较好的预防作用。{张志程.桂枝甘草龙骨牡蛎加味汤对大鼠冠心病室性早搏及血清 NO、ET-1 水平的影响[J].新中医，2020，52（24）：21-24.}

2. 治疗高血压伴失眠症　将高血压伴失眠症的病人，随机分为治疗组和对照组，各 28 例。对照组在常规降压基础上给予氯硝西泮片治疗，治疗组在常规降压基础上给予桂枝加龙骨牡蛎汤加减治疗。比较两组病人治疗后的临床疗效、血压控制情况、PSQI 评分及不良反应发生率。结果：治疗组临床总有效率 92.86% 明显高于对照组的 71.43%，差异有统计学意义（$P < 0.05$）。治疗组收缩压和舒张压均明显低于对照组，差异有统计学意义（$P < 0.05$）。治疗前，两组 PSQI 评分比较差异无统计学意义（$P > 0.05$）；治疗后，治疗组 PSQI 评分（8.54 ± 2.34）分低于对照组的（14.25 ± 3.17）分，差异有统计学意义（$P < 0.05$）。治疗组治疗期间不良反应发生率低于对照组，差异有统计学意义（$P < 0.05$）。结论：使用桂枝加龙骨牡蛎汤加减治疗高血压伴失眠症，其效果明显，同时还有辅助降压的作用，而且安全性较好，值得推广。{李萌，戚虹百.桂枝加龙骨牡蛎汤加减治疗高血压伴失眠症的疗效观察[J].中国现代药物应用，2021，15（14）：208-210.}

【验案举例】

心悸　邵某，女，60 岁，2019 年 6 月 10 日初诊。主诉：反复心悸 1 年余。病人 1 年余来反复出现心悸、胸闷，平素畏冷，失眠多梦，曾就诊于外院，考虑心脏神经官能症，予对症处理后病人症状改善不理想，遂就诊我科。刻下见：心悸，胸闷，动则尤甚，畏冷，夜寐不安，易惊醒，舌淡苔薄白，脉沉细弱。处方：党参 20 g，生黄芪 20 g，桂枝 8 g，炙甘草 10 g，生龙骨 30 g（先煎），生牡蛎 30 g（先煎），珍珠母 30 g，合欢花 10 g，茯神 10 g，甘松 10 g，首乌藤 30 g。每日 1 剂，水煎服，服 7 剂。药后病人心悸、夜寐明显改善，续予原方，继服 2 周以巩固疗效。

按：本案病人久病体虚，损及心阳，心失温养，故见心悸；胸中阳气不足，动则耗气，故胸闷；阳虚肢体失去温煦，故见畏冷；心不藏神，心中惕惕，则夜寐不安。治疗重在温补心阳，选用桂枝甘草龙骨牡蛎汤加味，桂枝温振心阳，党参、黄芪益气助阳，炙甘草益气养心，龙骨、牡蛎重镇安神定悸，酌加珍珠母、合欢花、茯神、甘松、首乌藤安神定志，使阳气得运，心神得养，心悸得安。{吴国顺，黄宁，何惠．黄宁主任运用桂枝甘草龙骨牡蛎汤经验［J］．中国中医药现代远程教育．2020，18（21）.}

镇心丸

【方源】《太平圣惠方》卷四

【组成】紫石英（细研，水飞过）、朱砂（细研，水飞过）、白石英（细研，水飞过）、龙齿（细研）、人参（去芦头）、细辛、天麻、天门冬（去心，焙）、熟干地黄、白茯苓、沙参（去芦头）、菖蒲、防风（去芦头）各一两（30 g），犀角屑（1.5 g），远志（去心）半两（15 g）。

【用法】上为末，练蜜为丸，如梧桐子大。

【功效】镇惊安神，滋阴补血。

【主治】心风恍惚，惊恐失常，或瞋恚悲愁，情意不乐，舌淡少苔，脉细。

【证治机制】夫心脏者，神之所止也，安静则神爽，烦乱则病生。是以虚损之人，血气不足，风邪所乘，入于手少阴之经，则神思不安，志意错乱，故令恍惚也。

【组方原则】方中紫石英、白石英、朱砂、龙齿、犀角屑等质重之品，镇惊安神；人参、白茯苓补气宁心安神；熟干地黄、沙参、天冬滋阴补血；菖蒲、远志宁心安神；天麻平肝潜阳；细辛、防风祛风散寒。诸药合用，以镇心安神为主，兼能补气滋阴，祛风散寒。

【临床应用】

1. 证治要点　临床以惊恐失常、神志恍惚、情意不乐、舌淡少苔、脉细为证治要点。

2. 可用于治疗精神病、癔症、神经官能症、抑郁症等病证。

【使用注意】本方含朱砂，不宜多服、久服，以防汞中毒。

安神定志丸

【方源】《医学心悟》

【组成】人参，茯苓，茯神，远志各一两（30 g），石菖蒲，龙齿各五钱（15 g）。

【用法】上药研末，炼蜜为丸，朱砂为衣。每服 6 g，日 2 次。

【功效】补心益志，镇惊安神。

【主治】心胆气虚，易惊，心悸失眠，多梦，舌质淡，脉细弱。

【证治机制】本病禀赋不足，或暴受惊吓，心虚则神不内守，胆虚则少阳之气失于升发，决断无权，则肝郁脾失健运，痰浊内生，扰动神明，故遇事易惊，神魂不安，可至不寐。

【组方原则】方中人参为君药，可以大补元气、复脉固脱、安神，心气足，则神安。因为心虚则神不内守，胆虚则少阳之气失于升发导致脾失健运，影响水液代谢，所以本方中用以茯苓甘、淡，平，可以入心、肺、脾经，既可以健脾宁心，又能利水渗湿；茯神主要辅助君药发挥安神宁心的作用，因此茯苓和茯神共为臣药，一起入心经，安心神。佐以远志安神益智，《滇南本草》记载其“养心血，镇惊，宁心，散痰涎。”石菖蒲开窍化痰；远志镇惊安神为使药。

【临床应用】临床主要用于治疗心律失常、抑郁症等病证。

【使用注意】由于此方中重镇药（朱砂）用量较大，常服容易损伤脾胃功能，所以不可久服。

【现代研究】

治疗抑郁症　方法：将 60 例抑郁症心胆气虚型病人采用随机数字表法分为治疗组 30 例，给予安神定志汤剂；对照组 30 例给予氟西汀治疗，疗程为 6 周。在治疗 1、2、4、6 周时，对两组的 HAMD 减分疗效、中医证候疗效进行对比观察。结果：两组在治疗 1 周时的 HAMD 减分率，其差异具有统计学意义（$P < 0.01$），而在治疗 2、4、6 周时 HAMD 减分率差异无统计学意义；两组间中医证候疗效在各时间点比较，其差异具有统计学意义（$P < 0.01$），

安神定志汤剂对抑郁症心胆气虚型中医证候疗效明显优于氟西汀。结论：安神定志汤剂治疗抑郁症心胆气虚型具有良好的临床疗效。{朱晨军，唐启盛，曲淼，等. 安神定志丸治疗心胆气虚型抑郁症的临床疗效观察［J］. 中国实验方剂学杂志，2010，16（5）：206-208.}

【附方】

1. 安神代茶饮（《慈禧光绪医方选议》） 组成：龙齿三钱（煅），石菖蒲一钱。用法：水煎，代茶。功用：宁心安神开窍。主治：心经病。组方原理：方中石菖蒲入心、脾经，具开窍安神之作用，《本经》称本药可“开心孔，补五脏”；龙齿归心、肝经，可镇惊安神、平肝潜阳，治心悸、惊痫诸证。

2. 远志丸（《鸡峰普济方》卷十一） 组成：远志、菖蒲、龙齿、茯神、黄芪、人参、赤石脂各一两、干地黄二两、麦门冬半两。用法：上为细末，炼蜜为丸，如梧桐子大。每服二三十丸，米饮送下。功用：益气滋阴，开窍醒神。主治：心中恍惚不宁。

3. 远志丸（《太平圣惠方》卷四） 组成：远志一两（去心），麦门冬一两（去心，焙），人参一两（去芦头），赤石脂一两，甘草半两（炙微赤，锉），熟干地黄一两，茯神一两，白术一分，山药一两。用法：上为末，炼蜜为丸，如梧桐子大。每服三十丸，食后清粥饮送下。功用：养心安神。

4. 镇心丸（《养老奉亲书》） 组成：辰砂一两，桂一两，远志（去心）、人参各一两，茯苓二两，麦门冬（去心）、石菖蒲、干地黄各一两半。用法：上除辰砂外，并为末和匀，炼蜜为丸，如梧桐子大。朱砂为衣。每服十至十五丸，空心薄荷酒吞下。功用：益心气，养心神，聪明耳目。主治：老人心气不足，健忘。

5. 人参丸（《医方类聚》卷十引《简要济众方》） 组成：人参一两（去芦头），远志一两（去心），白茯苓一两，生干地黄一两。用法：上为末，用枣肉为丸，如梧桐子大。每服十五丸，生姜、薄荷汤下，不拘时候。功用：养心安神，化痰利胸膈。主治：惊悸。

6. 远志丸（《医方大成》卷五引《济生方》） 组成：远志（去心，姜汁腌）、石菖蒲各二两，茯神（去木）、白茯苓（去皮）、人参、龙齿各一两。

用法：上为末，炼蜜为丸，如梧桐子大，辰砂为衣。每服七十丸，食后、临卧热汤送下。功用：养心安神，益气镇静。主治：因事有惊，心神不定，夜梦惊堕，小便白浊。

7. 定志丸（《医级》卷八） 组成：人参一两，石菖蒲、茯神、远志各一两，麦冬、白术各五钱，朱砂、牛黄各一钱（研）。用法：上为末，炼蜜为丸，朱砂为衣。每服五十丸，米饮送下。功用：补心神，安魂魄，定志，除痰。主治：惊悸怔忡，癫痫。

8. 定志丸（《医碥》卷七） 组成：人参一两五钱，朱砂一钱，菖蒲、远志、茯苓、茯神各一两，白术、麦冬各五钱。用法：炼蜜为丸服。功用：补心益智，镇怯安神。主治：思虑太甚，致心气不足，忽忽喜忘，恐怯不安，梦寐不祥者。

9. 定志汤（《杏苑》卷七） 组成：菖蒲、茯神、当归、橘皮各一钱。远志、人参各一钱二分。甘草五分（炙）。用法：上㕮咀，水煎，食前热服。功用：养心安神。主治：言语失伦，常常戏笑而不发狂，属心虚者。

10. 宁神汤（《会约》卷十） 组成：人参、当归、熟地各二钱，茯神、石菖蒲各一钱，枣仁（炒，研）八分，远志六分，炙草五分。用法：上为末，猪心血为丸，辰砂（水飞）为衣。灯心汤送下。功用：益气养血。主治：痘成浆之时，气血外出，自心舍空虚，神无所依，或昏睡不醒，口中喃喃，狂言如祟。

第七节　祛痰调神剂

涤痰汤

【方源】《奇效良方》卷一

【组成】南星、姜制半夏（汤洗七次）各二钱半（各 7.5 g），枳实（麸炒）、茯苓（去皮）各二钱（各 6 g），橘红一钱半（4.5 g），菖蒲、人参各一钱（各 3 g），竹茹七分（2 g），甘草半钱（2 g）。

【用法】上作一服。水二盅，加生姜五片，煎至一盅，食后服（现代用法：加生姜 3 片，水煎服）。

【功效】涤痰开窍。

【主治】痰迷心窍，舌强不能言。

【证治机制】本方主治湿痰内迷心窍之证。是证源于脾虚而运化失权，遂湿聚痰生，痰浊不化，内迷心窍。舌乃心之苗，痰迷心窍，则舌强而不能言。

【组方原则】方中君以姜制南星，意在取其温燥之性以祛湿痰，且兼祛风之能。臣以半夏，燥湿化痰，与南星相配，助其祛痰之力。佐以枳实破气化痰，橘红理气化痰，二者相合，共行痰阻之气，增君药祛痰之效，而达“气顺痰消”之功。配伍茯苓，健脾渗湿，杜绝生痰之源，与半夏、橘红相伍，寓二陈燥湿化痰健脾之用；人参补气健脾，与茯苓共健脾运，助后天之本，使脾气得健，则痰无由以生；菖蒲一则祛痰，二则开窍，与君臣相配，则豁痰而开郁，蠲其痰浊以醒神，疗舌强不能言；竹茹既可化痰，又以其甘而微寒之性，制南星、姜制半夏等温燥之性，防伤阴之弊，以上俱为佐药。使以甘草，调和诸药。且与人参、茯苓为伍，取四君之用，益中焦之脾。用法中加生姜，既能化痰，又善解南星、姜制半夏之毒。诸药相配，共奏涤痰开窍之功。

【方论选录】

喻昌：此方证最急，此药最缓，未免有两不相当之弊。审其属热，此方调下牛黄清心丸；审其属虚，此方调下二丹丸，庶足以开痰通窍也。（《医门法律》卷十三）

汪昂：此手少阴、足太阴药也。心脾不足，风邪乘之，而痰与火塞其经络，故舌本强而难语也。人参、茯苓、甘草，补心益脾而泻火，陈皮、南星、半夏，利气燥湿而祛痰，菖蒲开窍通心，枳实破痰利膈，竹茹清燥开郁。使痰消火降，则经通而舌柔矣。（《医方集解》）

【临床应用】

1. 证治要点　本方主治中风痰迷心窍，以舌强不能言为证治要点。

2. 加减法　若见高热烦躁，神昏谵语，舌质红绛者，为痰郁化热，内陷心包，可加黄连、天竺黄，以清热化痰；若舌质紫暗，为内有瘀血，可酌加丹参、桃仁、牡丹皮等，以活血化瘀通络。

3. 癫痫、眩晕等属痰迷心窍，以舌强不能言为主者，均可以本方加减治之。

【现代研究】

1. 非酒精性脂肪肝　参与研究的 92 例非酒精性脂肪肝病人，均为 2018 年 1 月—2020 年 1 月经筛选后纳入。对照组（46 例，血脂康治疗）与观察组（46 例，涤痰汤治疗）应用随机数字表法完成分组并施以不同的治疗方案，对比分析两组的肝功能指标及不良反应发生率。结果发现治疗后，观察组的各项肝功能指标比治疗前及对照组明显数值更低（$P < 0.05$）；观察组各等级的脂肪肝评分比治疗前及对照组均明显处于更低水平（$P < 0.05$），以上差异均具有统计学意义。因此在针对非酒精性脂肪肝病人，施以中医涤痰汤治疗，相比西药能够更加快速地改善临床症状及肝功能指标，具备更强的药物安全性。{侯爱霞．涤痰汤治疗非酒精性脂肪肝临床观察［J］．光明中医，2021，36（12）：1983-1984.}

2. 肿瘤　40 例随机分为治疗组和对照组各 20 例，两组均予以注射用甲泼尼龙琥珀酸钠，治疗组加用涤痰汤加减治疗。结果：总有效率治疗组高于对照组（$P < 0.05$），KPS 评分、ECOG 评分、证候积分改善治疗组好于对照组（$P < 0.05$）。结论：涤痰汤加减辅治神经系统副肿瘤综合征疗效较好。{侯延军，何刘鑫，黄玲，等.涤痰汤加减辅治神经系统副肿瘤综合征临床研究[J].实用中医药杂志，2021，37（5）：826-828.}

3.脑梗死　2017 年 10 月—2018 年 10 月收治脑梗死病人 84 例，随机分为两组。对照组给予常规治疗；观察组在常规治疗的基础上给予涤痰汤加减治疗。比较两组临床疗效、血流动力学及不良反应。结果：观察组总有效率优于对照组，两组治疗后血流动力学指标明显降低，观察组血流动力学指标明显低于对照组，差异均有统计学意义（$P < 0.05$）。两组均无严重不良反应。结论：涤痰汤加减治疗脑梗死效果显著，并对改善病人血流动力学有一定作用。{姜长贵，陈永顺，刘旭，等.涤痰汤加减治疗脑梗死的疗效及血流动力学的研究[J].中国社区医师，2020，36（8）：110-111.}

【验案举例】

病毒性脑炎　某男，44 岁。病人头痛呕吐，神志欠清 5 日，经某院检查确诊为病毒性脑炎，用西药治疗不效，即来求治。症见：神志欠清，闭目呻吟，频频呕吐，口臭，大便秘结，苔黄厚腻，脉弦滑数。体温 38 ℃，白细胞 11.6×10^9/L，中性粒细胞 0.59，淋巴细胞 0.40，嗜酸性细胞 0.01。神经系统检查，布鲁辛斯基征阳性，巴宾斯基征、克尼格征弱阳性，膝反射亢进。眼底检查：双侧视神经乳头水肿。脑电图：中度弥散性改变。拟涤痰汤加减。处方：茯苓、臭牡丹各 15 g，半夏、竹茹、枳实、石菖蒲、大黄各 10 g，陈皮、胆星各 6 g，大青叶 30 g，岗梅根 50 g。6 剂，日服 2 剂。药尽呻吟止，便秘除原方去大黄，仍每日 2 剂。服 14 剂后，神志转清，呕吐止，体温及血象恢复正常，仍有间歇性头痛。遂每日 1 剂，守方 14 剂，头痛除，唯觉头晕乏力，视物不清。上方去臭牡丹、岗梅根，加党参 15 g，首乌 20 g，天麻 10 g，以益气养血，祛风定晕。服药 30 剂，诸症平息，复查眼底及脑电图均恢复正常。改以补中益气丸合杞菊地黄丸善后。半年后随访，工作生活如常。

按：此为痰热酿毒，蒙蔽清窍所致。故取涤痰汤祛痰化浊开窍外，加大剂大青叶、臭牡丹、岗梅根之类，以达清热解毒之功。{王桂枝.涤痰汤加减治颅

内病变［J］. 四川中医，1989（4）：29.}

【附方】

安神镇心丸（《赤水玄珠》卷六） 组成：石菖蒲、远志、人参、茯神、川芎、山药、麦门冬、铁粉、天麻、半夏、胆南星、茯苓各一两，细辛、辰砂各五钱。用法：上为末，生姜五两取汁，入水煮糊为丸，如绿豆大，另以朱砂为衣。每服二十五丸，夜卧生姜汤送下，小儿减半。功用：祛痰安神，益气滋阴。主治：惊悸。

滚痰丸

【方源】《泰定养生主论》，录自《玉机微义》卷四

【组成】大黄（酒蒸）、片黄芩（酒洗净）各八两（各16 g），礞石（一两捶碎，同焰硝一两，投入小砂罐内盖之，铁线缚定，盐泥固济，晒干，火煅红，候冷取出）（2 g），沉香半两（1 g）。

【用法】上为细末，水丸如梧桐子大。每服四五十丸，量虚实加减服，清茶、温水送下，临卧食后服（现代用法：水泛小丸，每服8～10 g，日1～2次，温开水送下）。

【功效】泻火逐痰。

【主治】实热老痰证。癫狂惊悸，或怔忡昏迷，或咳喘痰稠，或胸脘痞闷，或眩晕耳鸣，或绕项结核，或口眼瞤动，或不寐，或梦寐奇怪之状，或骨节卒痛难以名状，或噎塞烦闷，大便秘结，舌苔黄厚，脉滑数有力。

【证治机制】实热老痰，久积不去，变幻多端。所谓“百病多因痰作祟”。亦即《泰定养生主论》所谓“痰证，变生千般怪症”。若上蒙清窍，则发为癫狂，或为昏迷；扰乱心神，则发为惊悸，甚则怔忡、梦寐怪状；痰热壅肺，则咳喘痰稠，甚则噎塞烦闷；痰阻气机，则胸脘痞闷；痰火上蒙，清阳不升，则发为眩晕，壅塞清窍，则耳鸣时作；痰热留于经络、关节，则口眼瞤动，绕项结核，或骨节卒痛；痰火内积，腑气不通，则大便秘结；舌苔黄厚，脉滑数有力，均为实热老痰之征。

【组方原则】本方为治疗实热老痰之峻剂。礞石咸平，制以火硝，攻逐下行之力尤强，方中取其燥悍重坠之性，以下气消痰，攻逐陈积伏匿之顽痰，同时本品能平肝镇惊，善治惊痫，为君药。大黄苦寒，荡涤实热，开痰火下行之路。其与礞石相伍，攻下与重坠并用，攻坚涤痰泻热之力尤胜，用为臣药。片黄芩苦寒，善清肺火及上焦之实热；佐助大黄疗痰热，二者用量最重酒制而偏善上行，清热泻火以治热痰，寓澄本清源之意。沉香仅用半两，辛而苦温，既可行气开郁，降逆平喘，令气顺痰消，又可以温性而制约大黄、黄芩之寒凉，防过于苦寒伤中，用为佐药。四药合奏泻火逐痰之功，药简而效宏。

本方配伍特点：清泻相得，升降相宜，以降为主。因是证为痰火，故以黄芩、大黄清热降火，大黄虽主降泻，但二者同用酒制，则既可清上焦之痰热，又可使痰火下行。然因顽痰痼疾，恐降泻之力不足，遂用重坠之礞石与沉降之沉香，导上攻之痰随气下行，则气机得畅，升降有权。

【方论选录】

吴昆：实热老痰，此方主之。大黄能推荡，黄芩能去热，沉香能下气，礞石能坠痰。是方乃攻击之剂，必有实热者始可用之，若与虚寒之人，则非宜矣。又礞石由焰硝煅炼，必陈久为妙，若新煅火毒未除，则不宜服。(《医方考》卷二)

柯琴：脾为生痰之源，肺为贮痰之器，此无稽之谈也。夫脾为胃行其津液，以灌四旁，而水精又上输于肺，焉得凝结而为痰？惟肾为胃关，关门不利，故水聚而泛为痰也，则当曰肾为生痰之源。经曰：受谷者浊，受气者清。清阳走五脏，浊阴归六腑。肺为手太阴，独受诸气之清，而不受有形之浊，则何可贮痰？惟胃为水谷之海，万物所归，稍失转味之职，则湿热凝结为痰，依附胃中而不降，当曰胃为贮痰之器。斯义也，惟王隐君知之，故制老痰之方，不涉脾、肺，而责之胃、肾。二黄、礞石禀中央之黄色，入通中宫者也。黄芩能清理胃中无形之气，大黄能涤荡胃中有形之质。然痰之为质，虽滑而黏，善栖泊于肠胃曲折之处，而为巢穴，不肯顺流而下，仍得缘涯而升，故称老痰。二黄以滋润之品，只能直行而泄，欲使委曲而导之，非其所长也，故选金石以佐之。礞石之燥，可以除其湿之本，而其性之悍，可以迅扫其曲折依伏之处，使秽浊不得腻滞而少留，此滚痰之所由名乎！又虑夫关门不开，仍得为老痰之窠臼，沉香禀北方之色，能纳气归肾，又能疏通肠胃之滞，肾气流通，则水垢不留，而痰不再作，且使礞石不黏着于肠，二黄不伤于胃，一举而三善备，所以功效若神也。（《古今名医方论》卷四）

王子接：礞石性寒下降，阴也；焰硝性热上升，阳也。用以同煅，不特取焰硝有化石之能，并与礞石有阴阳相济之妙。是方也，治痰之功在于礞石，然独能攻肝经风热老痰，与他脏之痰不相及也。王隐君云：其痰如墨，有如桃胶、破絮、蚬肉之状，咯之不出，咽之不下，形坚性重，入水必沉，服之其痰下滚，从大便而出。复以黄芩肃肺经清化之源，大黄泻脾经酿痰之热，沉香利肾经生痰之本。三焦清利，痰自不生，是礞石治其本，三者穷其原尔。（《绛雪园古方选注》卷中）

吴谦：治痰者，以清火为主，实者利之，虚者化之；治饮者，以燥湿为主，实者逐之，虚者温之。所以古人治饮有温补之法，而治痰则无之也。王隐君制礞石滚痰丸治老痰一方，用黄芩清胸中无形诸热，大黄泻肠胃有质实火，此治痰必须清火也。以礞石之燥悍，此治痰必须除湿也；以沉香之速降，此治痰必须利气也。二黄得礞石、沉香，则能迅扫直攻老痰巢穴，浊腻之垢而不少留，滚痰之所由名也。若阳气不盛，痰饮兼作，又非此方所宜。（《医宗金鉴·删补名医方论》卷五）

唐宗海：痰者，水之所结也。肺胃火盛，煎灼其水，则凝而为痰。与饮同王于水，而饮则动于寒，故清而不稠，痰则熬以火，故黏而难下。王隐君制此方，用黄芩清肺中无形之火，用大黄泻胃中实积之火，此治痰先清火，所以治其原也。然痰本水湿所成，故佐以礞石之悍燥以除水。痰之所留，气即阻而不利，故用沉香以速降之。二黄得礞石、沉香，则能迅扫直攻老痰巢穴，浊垢之处而不少留，此滚痰之所由名也。为末水丸，姜汤下，仰卧，忌饮食半日。若喉间黏壅，乃病药相拒，少顷药力到自愈。方虽猛峻，然顽痰变见诸怪证，非此不治。（《血证论》卷七）

【临床应用】

1. 证治要点　本方专治实热老痰之证。临床以癫狂惊悸，大便干燥，苔黄厚腻，脉滑数有力为证治要点。

2. 本方现代多用于治疗精神分裂症、神经官能症、癫痫、慢性支气管炎、肺感染、慢性结肠炎、病毒性脑炎等证属实热老痰为病者。

【使用注意】本方药力峻猛，凡中气不足，脾肾阳虚，脾胃虚弱水泻者，以及孕妇，禁用本方。对于形气壮实，痰火胶固者，宜用本方，然须病除即止，勿久服过用。正如虞抟所言“夫滚痰丸，止可投之于形气壮实，痰积胶固为病者；若气体虚弱之人，决不可轻用也。”（《医学正传》卷二）

【现代研究】

1. 咳嗽　口服滚痰丸合二陈汤治疗，7 天为 1 个疗程，治疗 3 个疗程后统计疗效。结果：28 例患儿中治愈 20 例，好转 5 例，未愈 3 例，总有效率 89.3%。结论：滚痰丸合二陈汤治疗脾虚痰湿型咳嗽疗效满意，值得临床推广应用。{张宏玲．滚痰丸合二陈汤治疗小儿肺炎脾虚痰湿型咳嗽 28 例［J］．中医儿科杂志，2013，9（1）：30-31.}

2. 精神分裂症　选取精神分裂症病人 120 例，按随机数字表法分为两组各 60 例。对照组予奥氮平治疗；观察组在此基础上加用舒肝解郁胶囊联合礞石滚痰丸治疗。连续治疗 8 周后，比较两组住院精神病病人社会功能评定量表（SSPI）、临床总体印象疗效总评量表病情严重程度（CGI-SI）、PANSS 评分及临床疗效。与对照组比较，观察组治疗后 SSPI 评分明显高于对照组，CGI-SI、阳性症状、阴性症状、一般精神病理、PANSS 总分显著少于对照组；总有效率观察组显著高于对照组。结论：表明在常规西医基础上加用舒肝解郁胶囊联合礞石滚痰丸治疗精神分裂症肝郁痰结证的疗效确切，且优于单纯西医干预治疗。{沈幼丹，王龙．舒肝解郁胶囊联合礞石滚痰丸治疗精神分裂症肝郁痰结证临床研究［J］．新中医，2020，52（6）：47-49.}

【验案举例】

善惊　王某，女，34 岁。3 年来，自感心中悸动，胆却善惊，坐卧不安，曾长期用中药养血安神之品不效。就诊时病情加重，恐惧不安，急躁易怒，天黑后不敢外出，独自在家常幻觉，有人影入室扰动，视其面红耳赤，舌质红、苔黄厚腻，脉象滑数有力。证为痰火郁结，内扰心神，故用滚痰丸，每次 6 g，饭后、临卧姜汤送服，1天3次，服药半月后，恐惧善惊，急躁易怒，面红目赤有所好转，再连续服药45天，诸证痊愈。

按：本例因工作繁忙，经常情绪急躁暴怒，致肝失疏泄，气郁化火，灼津成痰，痰火扰及心神，亦即《丹溪心法》卷四所谓“痰因火动痰火实证之象”，故方用滚痰丸能收显效。{谭庆刚.滚痰丸的临床应用[J].陕西中医，2002（8）：750-751.}

【附方】

泻心汤（《金匮要略》） 组成：大黄6 g，黄连3 g，黄芩3 g。用法：以水三升，煮取一升，顿服之。功用：泻火消痞。主治：邪热壅滞心下，气机痞塞证。

定痫丸

【方源】《医学心悟》卷四

【组成】明天麻、川贝母、半夏（姜汁炒）、茯苓（蒸）、茯神（去木，蒸）各一两（各9 g），胆南星（九制者）、石菖蒲（石杵碎，取粉）、全蝎（去尾，甘草水洗）、僵蚕（甘草水洗，去咀，炒）、真琥珀（腐煮，灯草研）各五钱（各6 g），陈皮（洗，去白）、远志（去心，甘草水泡）各七钱（各4.5 g），丹参（酒蒸）、麦冬（去心）各二两（各12 g），辰砂（细研，水飞）三钱（3 g）。

【用法】用竹沥一小碗，姜汁一杯，再用甘草四两煮膏，和药为丸，如弹子大，辰砂为衣。每服一丸，一日二次（现代用法：共为细末，用甘草120 g熬膏，加竹沥100 mL、姜汁50 mL，和匀调药为小丸，每服6 g，早晚各1次，温开水送下）。

【功效】涤痰息风，清热定痫。

【主治】痰热痫证。忽然发作，眩仆倒地，不省高下，甚则抽搐，目斜口歪，痰涎直流，叫喊作声。亦用于癫狂。

【证治机制】痫证之由，多缘于七情失调，先天因素，头部外伤，饮食不节，劳累过度或罹患他疾之后，情志失调，每致惊恐恚怒，惊则气乱，恐则气下，怒则气上，气机紊乱，触动积痰，或始于幼年“病从胎气而得”，或外伤之后，则神志逆乱，脏腑失调，或饮食不节，劳累过度，脾胃受损，致精微不布，痰浊内聚，经久失调，一遇诱因，肝气失和，肝风夹痰浊随气上逆，壅闭经络，蒙蔽清窍，以致突然发作。

【组方原则】本方主治风痰有热之痫证，故宜涤痰息风清热之法。方中竹沥为君，性寒，味甘苦，善于清热滑痰，镇惊利窍。臣以胆南星性凉味苦，清火化痰，镇惊定痫，以助竹沥豁痰利窍之功。佐以半夏性温味辛，具燥湿化痰、降逆止呕之功，配以姜汁，化痰涎，通神明，且可解半夏之毒。川贝母性寒味苦，清热化痰；陈皮味辛苦，性温，燥湿化痰，善行肺经气滞；茯苓性平，味甘淡，利水渗湿健脾以杜生痰之源，其与半夏、陈皮为伍，共成二陈之意，而助君臣化痰之功。全蝎味辛，性平，主入肝经，尤善息风止痉；僵蚕味咸辛，性微寒，入肝经，有息风止痉，化痰泄热之效。三药相合，息风止痉之力倍增，以定抽搐。丹参性微寒，味苦，凉血活血，清心除烦，兼有安神之功。麦冬味甘微苦，养阴清心除烦，兼防燥药伤津。石菖蒲味辛苦，性温，开窍化痰，化湿和胃。辰砂性寒，味甘质重，重可镇怯，寒能清热，主入心经，有重镇清心，安神定惊之效。真琥珀味甘性平，安五脏，定魂魄，有镇惊安神之功。茯神味甘性平，平肝安神。远志味辛苦，性微温，既利心窍以宁神，又祛痰止咳以利肺，诸药共为佐，镇惊安神，共助君臣醒神定痫之效。使以甘草调和诸药，补虚缓急，可解抽搐之拘急。综观全方，涤痰利窍以醒神，清热息风以定痫，故适用于痰热内闭之癫痫。

本方配伍特点：清热化痰与平肝息风并施，醒神开窍与镇惊安神相济，实为治疗痫证的常用良方。

【方论选录】

程国彭：痫者，忽然发作，眩仆倒地，不省高下，甚则瘛疭抽搐，目斜口㖞，痰涎直流，叫喊作畜声。医家听其五声，分为五脏。如犬吠者，肺也；羊嘶者，肝也；马鸣者，心也；牛吼者，脾也；猪叫者，肾也。虽有五脏之殊，而为痰涎则一，定痫丸主之。既愈之后，则用河车丸以断其根。（《医学

心悟》卷四）

【临床应用】

1. 证治要点　本方用于痫证发作之时，证属痰热者为宜。以舌苔白腻微黄，或脉滑略数为证治要点。

2. 加减法　原书云："照五痫分引下：犬痫，杏仁五枚，煎汤化下；羊痫，薄荷三分，煎汤化下；马痫，麦冬二钱，煎汤化下；牛痫，大枣二枚，煎汤化下；猪痫，黑料豆三钱，煎汤化下。"

【使用注意】痫证的发作有轻有重，来势有急有缓，病程有短有长。一般初起较轻，反复发作则正气渐衰，痰结日深，愈发愈频，证情逐渐加重。其发作期间，应着重涤痰息风，先治其标。发作之后，则宜健脾养心，补益肝肾，调补气血，缓治其本。本方乃涤痰息风之剂，故适用于由痰热上扰而致痫证发作者。待其痫证缓解，则须化痰与培本兼顾，并应注意饮食，调摄精神，扶其正气，以收全功。《医学心悟》卷四在定痫丸之后，附有河车丸一方，并曰："既愈之后，则用河车丸以断其根"。

【附方】

河车丸　组成：紫河车一具，茯苓、茯神、远志各一两，人参五钱，丹参七钱，炼蜜为丸。每早开水下三钱。对久病频发者，更须注重调补正气，原方后有"方内加人参三钱尤佳"一语，即是此意。

【现代研究】

1. 癫痫　痫三针结合定痫丸加减治疗癫痫的临床观察 50 例癫痫病人，采用随机数字表法分为对照组和观察组，每组各 25 例。对照组采用常规西药进行治疗，观察组采用常规西药基础上加上痫三针结合定痫丸加减进行治疗，比较两组临床疗效及不良反应。结果：观察组总有效率高于对照组（$P > 0.05$）；不良反应发生率观察组低于对照组（$P < 0.05$）。结论：痫三针联合定痫丸加减治疗癫痫有明确疗效，不良反应发生率较低，具有应用及推广价值。{周红，张璐璐，王佳．痫三针结合定痫丸加减治疗癫痫的临床观察［J］．江汉大学学报（自然科学版），2021，49（1）：37-40.}

2. 急性期癫痫　实验以急性期癫痫小鼠为研究对象，应用免疫组化和

western blot 分别检测海马组织内 β–Catenin，Cyclin D1 和 Wnt3a 的蛋白表达水平，运用 Tunel 法检测神经元的凋亡情况，尝试从 Wnt/β–Catenin 信号通路及神经元凋亡的方向探讨定痫丸潜在的疗效机制。运用免疫组化法可见模型组中的 CA1 区和 CA3 区的 β–Catenin 及 Wnt–3a 的阳性细胞的表达明显增加，蛋白免疫印记法检测模型组中 β–Catenin 及 Wnt–3a 的蛋白表达与生理盐水组比较也是上调的，仍可说明癫痫急性发作可能与 Wnt/β–Catenin 信号通路的激活，β–Catenin 及 Wnt–3a 的表达上调有关。用 unel 法检测急性期癫痫小鼠中海马神经元的凋亡情况，结果发现模型组的切片镜下可明显见到阳性细胞的表现，凋亡阳性指数也比生理盐水组的增高，说明急性癫痫发作引起神经元的凋亡，结合免疫组化法和免疫印迹法的结果，引起神经元的凋亡有可能是 Wnt/β–Catenin 信号通路的激活导致的。Wnt/β–Catenin 信号通路的激活导致神经元的凋亡可能是急性期癫痫发作的机制之一，因此中药方剂定痫丸的抗癫痫机制之一可能是抑制了 Wnt/β–Catenin 信号通路的活性，减轻神经元的凋亡损伤。{刁丽梅，李华琼，张庆梅，等．定痫丸对急性期癫痫小鼠海马组织 Wnt/β–Catenin 信号通路相关蛋白及神经元凋亡的影响［J］．中华中医药学刊，2020，38（3）：45–49+262.}

【附方】

1. 安神镇惊丸（《万氏家抄方》卷五） 组成：人参（去芦）、白术（炒）、白茯苓（去皮）、明天麻、胆南星、橘红、麦门冬各五钱（去心），木香一钱半，辰砂二钱（水飞），全蝎十个（洗，炙），麝香一钱，酸枣仁（炒）五钱，甘草（炙）一钱，桔梗、僵蚕（炙）各二钱。用法：上为细末，炼蜜为丸，如芡实大。每服一丸，惊风，薄荷汤送下；伤风，荆芥汤送下；夜啼，灯心汤送下；搐搦，防风汤送下；慢惊，冬瓜子仁汤送下；常服，薄荷、银花汤送下。功用：祛痰安神，祛风开窍。主治：小儿脾胃虚弱，风痰壅塞，昏睡不醒，惊悸搐搦。

2. 镇心至宝丹（《太平惠民和剂局方》卷十） 组成：天南星（煨）、白附子（炮）、雄黄（研）、干蝎各半两，白僵蚕（去丝嘴，炒）、郁金各一两，龙脑（研）、麝香（研）各二钱五分，辰砂（研）一分，腻粉二钱，滑石末二两。用法：上为细末，炼蜜为丸，如皂荚子大，金、银箔为衣。每服一丸，食后、临卧薄荷汤送下。功用：祛风开窍，清热化痰。主治：小儿惊风搐搦，壮热涎多，鱼口鸦声，眼睛直视。

抱龙丸

【方源】《小儿药证直诀》卷下

【组成】天竺黄一两（9 g），雄黄（水飞）一钱（0.5 g），辰砂、麝香（别研）各半两（各 1.5 g），天南星（腊月酿牛胆中，阴干百日，如无，只将生者去皮脐，锉，炒干用）四两（15 g）。

【用法】上为细末，煮甘草水和丸皂子大，温水化下服之。百日小儿，每丸分作三四服，五岁一二丸，大人三五丸。亦治室女白带。伏暑用盐少许，嚼一二丸，新水送下。腊月中，雪水煮甘草和药尤佳。一法：用浆水或新水浸天南星三日，候透软，煮三五沸，取出，乘软，切去皮，只取白软者，薄切，焙干，炒黄色，取末八两（240 g），以甘草二两半（75 g），拍破，用水二碗浸一宿，慢火煮至半碗，去滓，旋旋洒入天南星末，慢研之，令甘草水尽，入余药。

【功效】清热化痰，开窍安神。

【主治】小儿急惊，痰热闭窍之证。身热昏睡，痰盛气粗，发惊发厥，四肢抽搐。

【证治机制】本方所治小儿急惊，系痰热壅盛，内闭心窍所致。小儿脏腑娇嫩，形气未充，腠理不密，感受外邪，易里化热生痰，蒙蔽心窍，引动肝风，故见身热昏睡，痰盛气粗，惊厥抽搐。

【组方原则】本方为热闭窍之小儿急惊风而设。根据《素问·至真要大论》“热者寒之”与“开之发之”的原则，治清热化，开窍安神。方中胆南星性味苦凉，长于清热化，息风定惊，“治小儿急惊必用”（《景岳全书》卷四十八），故用量独重；麝香芳香开窍，除“小儿惊”（药性论，录自《中药大辞典），两药配伍，既能清热化痰，又能芳香开窍，治痰热闭窍，甚为合，共为君药。天竺黄清热痰，凉心定惊；雄黄祛痰解毒，两药助君药清热化痰，共为臣药。辰砂性寒重镇，安神定惊，为佐药。甘草调和诸药，为使药。诸药配伍，共奏清热化痰、开窍安神之功。

【方论选录】

张寿颐：是方胆星、竺黄不过为痰热而设，然方下主治不少，皆为实热痰壅言之。以小儿伤寒温热，每多痰热窒塞，故可通治。方下瘟疫，即今之所谓温病，然麝香开泄太重，此方太多，宜大减之。又谓壮实小儿可以时服，则言之太过。方后谓亦治室女白带，则带下每多湿热凝滞，停积胞中所致，此能涤湿清热，所以可治。腊雪合药，清温甚佳。(《小儿药证直诀笺正》卷下)

陈潮祖：痰热引起惊风，首当清其气郁所化之热，祛其津液凝结之痰，使神明不为痰热壅蔽，筋脉不为痰热所滞，神昏抽搐才可消失。此方用胆星、竺黄清热化痰，息风解痉，用量最重，当是针对基本病理及其主证抽搐而设。痰热之成，实由外感温邪所致，若不消除致病原因，实难期其必效。雄黄、朱砂有毒而擅长解毒，可以消除病因；雄黄又可劫痰，朱砂又可定惊，配入方中，实属一举两得。复用麝香开窍醒神，合而成方，能呈清热化痰，开窍安神功效。(《中医治法与方剂》)

俞景茂：此方竺黄、胆星清热化痰；雄黄祛痰解毒能治惊痫；麝香、辰砂芳香开窍而安心神，故适宜小儿痰热内壅而致之急惊实证。后世牛黄抱龙丸、琥珀抱龙丸，均从此方加减组成。《明医杂著》牛黄抱龙丸系本方加牛黄而成，清热解毒之力较本方为优，用治痰热迷心，狂乱神昏者为宜；《活幼心书》琥珀抱龙丸系本方加琥珀、人参、甘草、枳壳、枳实、茯苓、山药、金箔、檀香，去麝香而成，能兼益脾胃，对小儿体虚之痰热急惊颇为适合。(《小儿药证直诀类证释义》)

魏康伯：本方所治证属痰热闭窍所致，故治从化痰开窍立法。方中天竺黄、陈胆星清热化痰为君；麝香芳香开窍，雄黄劫痰解毒为臣；辰砂性寒重镇，安神定惊为佐使。诸药合用，共奏清热安神开窍之功。本方主要用于小儿急惊，痰热内塑者。临床以身热昏睡，痰盛气促，惊厥抽搐，苔黄垢腻，脉弦数，为辨证要点。本方也可用于妇女带下，属痰湿下注者。对于阳气衰微，寒痰上壅的慢惊，不宜使用。孕妇则忌服。(《中国医学百科全书·方剂学》)

【临床应用】

1. 证治要点　本方用于小儿急惊风之痰热闭窍者，以身热昏睡，痰盛气粗，惊厥抽搐为证治要点。

2. 加减法　本方息风定惊之力较弱，临床使用时可用钩藤、僵蚕等煎汤调服，以加强息风止痉之力。

3. 本方现代常用于流行性脑脊髓膜炎、流行性乙型脑炎、急性肺炎等证属痰热闭窍者。

【使用注意】对于阳气衰微，寒痰上壅的慢惊，本方不宜使用。

【现代研究】

木香烃内酯及去氢木香内酯的含量　HPLC 法测定抱龙丸中木香烃内酯及去氢木香内酯的含量采用 Agilent C_{18}（4.6 mm × 250 mm，5 μm）色谱柱；流动相为甲醇 − 水（65∶35）；流速 1.0 mL/min；检测波长 225 nm。结果：木香烃内酯的线性范围为 0.2 ~ 1 μg，r = 0.999 9，平均回收率为 99.96%，RSD = 0.56%；去氢木香内酯线性范围为 0.2 ~ 1 μg；r = 0.999 9，平均回收率为 99.68%，RSD = 0.68%。结论：该方法结果准确，重复性好，可作为抱龙丸质量控制的定量方法。{李慧，陈宝田，刘莉，等．HPLC 法测定抱龙丸中木香烃内酯及去氢木香内酯的含量［J］．中国实验方剂学杂志，2008，14（12）：7−8.}

【验案举例】

急惊　一小儿忽腰背反张，目上视，面青赤。曰：青属肝主风，赤属心主火，此风火相搏。用柴胡子散，倍加钩藤钩顿安，而痰如旧，又用抱龙丸而愈。(《保婴撮要》卷二）

小儿沉困发热，惊搐不乳，视其脉纹，如乱鱼骨，此风热急惊之症也。先用抱龙丸少许，祛风化痰；后用六君子汤加柴胡壮脾平肝而愈。(《历代儿科医案集成》录自《保婴撮要》)

按：以上两案均使用了抱龙丸，案 1 先用柴胡栀子散加味，案 2 继用六君子汤加味，皆为标本两治。

【附方】

宁神丹（《万氏家抄方》卷五）　组成：胆南星一两，天竺黄八钱，僵蚕

（炒）五钱，全蝎（炙）四钱，钩藤四钱，明天麻五钱，山药四钱，牛黄二钱，琥珀、珍珠各三钱，雄黄、麝香各一钱五分。用法：上为细末，甘草煎膏为丸，如芡实大，辰砂为衣。每服一丸，薄荷汤送下；慢脾风，四君子汤送下。功用：祛痰息风，开窍醒神。主治：小儿急慢惊风。

琥珀定志丸

【方源】《万病回春》

【组成】南星三两（250 g），真琥珀一两（30 g），人乳三两（90 g），白茯苓三两（90 g），人参三两（90 g），白茯神三两（90 g），远志二两（60 g），大辰砂二两（60 g），石菖蒲二两（60 g）。

【用法】上药研为极细末，炼蜜为丸，如梧桐子大。每夜卧时用盐汤送下 9 g。

【功效】补气化痰，安神定志。

【主治】惊悸属于气虚痰壅，见胸闷心悸气短，易惊多梦，健忘恍惚，舌质淡，苔腻。

【证治机制】本方所治心脾气虚，痰涎壅盛导致的惊悸、多梦等。心为君主之官，主神明，心气不足，则邪气所乘，惊而悸动不定，《素问·举痛论》曰：“惊则心无所倚，神无所归，虑无所定，故气乱矣。”心虚而郁痰，可以导致惊，心虚而停水，则胸中渗漉，虚气流动，水既上乘，心火恶之，心不自安，可以为悸。

【组方原则】方中南星入肺、肝、脾经，具有燥湿化痰、祛风定惊之功，可以振脾阳，补脾肺之气，脾为生痰之源，可以化痰。琥珀入心、肝、小肠经，可以镇惊安神，南星与琥珀共为君药，既可以化痰，又可以定惊安神。人参、人乳、白茯苓为臣药，其中人参为补脾之要药，可以大补元气，补脾肺之气，又可以安神益智。人乳荣五脏安，养神魂。白茯苓可以补益心气。远志宁心安神，石菖蒲可开窍豁痰，醒神益智。与琥珀相配，以加强安神之力；石菖蒲、远志与南星相配，则能加强化痰宁志之力；辰砂镇惊安神。诸药合用，共奏补心脾肺三脏之气、化痰浊、定神志、镇惊悸之功。

【临床应用】

1. 证治要点　本方以易惊多梦、胸闷心悸气短、健忘恍惚、舌质淡、苔腻为证治要点。

2. 加减法　痰热者，加黄莲、竹茹。

3. 现代可用于治疗心律失常、神经衰弱，以及阿尔茨海默病、精神分裂症、癫痫等病证。

【使用注意】本方中有朱砂，因此不宜久服、多服。

【附方】

1. 清神丹（《古今医鉴》卷七）　组成：石菖蒲（去毛）二两，辰砂（研细，水飞过，以一半为衣）六钱。用法：上为末，猪心血打面糊为丸，如梧桐子大。每服七八十丸，空心白汤送下。功用：清心开窍。主治：痫证。

2. 大定志丸（《圣济总录》卷四十三）　组成：消石一两，丹砂一分，白茯苓（去黑皮）、人参各二两。用法：上为末，粟米饭为丸，如弹丸大。每服一丸，沙糖新汲水调下。功用：清心安神。主治：心脏实热，狂言妄语，心神不宁。

辰砂远志丸

【方源】《普济本事方》卷二

【组成】石菖蒲（去须，洗）、远志（去心，洗，锉，炒令黄色）、人参（去芦）、茯神（去木）、川芎、山芋、铁粉、麦冬（水浥，去心）、天麻、半夏曲、胆南星（锉骰子大，麸炒黄）、白附子（生）各一两（50 g），细辛（去叶）、辰砂（水飞）各半两（25 g）。

【用法】上为细末，生姜五两取汁，入水煮糊为丸，如绿豆大，别以朱砂为衣，干之。每服三五十丸，夜卧生姜汤送下；小儿减丸服。

【功效】消风化痰，镇心安神。

【主治】风痰上扰，惊悸眩晕。

【证治机制】风为百病之长，风挟痰上扰于心，痰阻心神，可以导致心神不安；风挟痰上也可以扰于头面，阻塞经络见于眩晕等症状。

【组方原则】方中辰砂镇惊安神；远志宁心安神，又有祛痰之功，二药相配，祛痰安神，为主药。铁粉质重，镇心安神；石菖蒲芳香豁痰，宁心安神，助主药祛痰安神之功，为辅药。天麻、川芎、细辛平内风祛外风；半夏曲、胆南星、白附子化痰息风；人参、茯神、山芋补气健脾，养心安神；麦冬清心除烦，共为佐使药。诸药合用，共奏安神镇惊、消风化痰之功。

【临床应用】临床常用于治疗神经衰弱、失眠、神经性头痛、原发性高血压、心律失常等病。

【使用注意】本方中朱砂有毒，不宜大量服用，也不宜少量久服，肝肾功能不全者禁服。

宁神饮

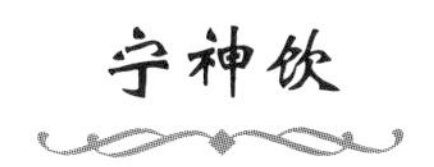

【方源】《仙拈集》卷二

【组成】茯苓、陈皮、瓜蒌各八分（2.4 g），黄芩、远志、枣仁各六分（1.8 g），半夏、贝母各一钱（3 g），甘草五分（1.5 g）。

【用法】生姜三片为引，水二钟煎，食远服。先服化痰丸，后服本方。

【功效】清心化痰，养心安神。

【主治】风狂痰迷心窍。治痰火内伏，心神不宁，发为癫狂。

【证治机制】心藏神，痰阻心窍，神明蒙蔽，可以见精神抑郁，表情淡漠，沉默痴呆的癫病；痰火扰心可见于精神亢奋，狂躁不安，喧扰不宁，骂詈毁物，动而多怒为特征的狂病。

【组方原则】方中半夏利气化痰；贝母凉润，化痰清热，开郁下气，为主药。远志化痰开窍，宁心安神；瓜蒌清化痰热；黄芩清热泻火，为臣药。茯苓配陈皮理气和中化痰，配枣仁、远志养心安神，为佐药。甘草调和药性，为使药。诸药协同，化痰开窍，清热而养心宁神。

【临床应用】

1. 证治要点　本方狂妄多言，少寐烦扰，苔黄腻，脉滑数为证治要点。

2. 现代临床用于躁狂症、精神分裂症、反应性精神病、脑器质性精神障碍等证属痰热迷闭之轻症。

【附方】

安神定志丸（《医林绳墨大全》卷四）组成：远志一两，人参一两，白茯三两，菖蒲二两，琥珀、天花粉、郁金各一两，贝母、瓜蒌各五钱。用法：上为末，姜汁、竹沥为丸，如绿豆大，朱砂为衣。每服二钱。功用：去痰开窍，宁心安神。主治：肥人痰迷心隔，惊悸怔忡。火盛者，加黄连一两。

宁志化痰汤

【方源】《古今医鉴》卷七

【组成】胆南星一钱（3 g），半夏（制）一钱（3 g），陈皮一钱（3 g），茯苓一钱（3 g），天麻一钱（3 g），人参一钱（3 g），黄连（姜汁炒）一钱（3 g），酸枣仁一钱（3 g），石菖蒲一钱（3 g）。

【用法】上锉一剂。加生姜五片，水煎服。再服养血清心汤。

【功效】去痰安神，开窍养心。

【主治】癫狂，心虚痰盛之证。

【证治机制】可以为情志所伤，心气不足，痰蒙神窍导致的癫狂。

【组方原则】胆南星清热化痰息风定惊，《药品化义》言其“主治一切中风、风痫、惊风，头风、眩晕，老年神呆，小儿发搐，产后怔忡”。半夏、陈皮化痰；茯苓入心、脾、肺经，可以宁心。天麻入肝经，息风，定惊可用于风痰。人参、酸枣仁补心气、安神；石菖蒲气味芳香，既可起窍祛痰湿之效，又可以安神定志。

瓜蒌薤白半夏汤

【方源】《金匮要略》

【组成】瓜蒌实（捣）一枚，薤白三两（12 g），半夏半斤（9 g），白酒（实为黄酒）一斗（70 mL）。

【用法】上四味，同煎，取四升，温服一升，日三服。

【功效】行气解郁，通阳散结，祛痰宽胸。

【主治】胸痹不得卧，心痛彻背者，瓜蒌薤白半夏汤主之。痰盛瘀阻胸痹证。症见胸中满痛彻背，背痛彻胸，不能安卧者，心慌心悸，短气，失眠，或痰多黏而白，舌质紫暗或有暗点，苔白或腻，脉迟。

【证治机制】本方主要治疗胸痹喘息不得卧，心慌心悸胸闷等症，其病机胸阳不振为本，痰浊壅盛为标。《黄帝内经》云："阳化气，阴成形。"胸阳不振，则浊气郁在胸中化而为痰。故治疗本病者，应以温阳降浊为主。

【组方原则】《金匮要略心典》云："胸痹不得卧，是肺气上而不下也；心痛彻背，是心气塞而不和也，其痹为尤甚矣。所以然者，有痰饮以为之援也。"方中以瓜蒌实为君，清热涤痰，宽胸散结，润燥滑肠，可治黄稠痰浊，胸痹心痛，开结胸之痞满，取急则治其标之意。薤白通阳散结，行气导滞，胸阳即通，胸痹疼痛即除，心慌心悸即安；半夏燥湿化痰，降逆止呕，消痞散结，辅助瓜蒌实祛痰散结，降胸中之浊气；薤白、半夏合而为臣，祛痰降逆的同时，温通心阳，开心窍止痹痛。佐以黄酒，上行药性，助其通经活络而痹自开。诸药合用，心阳得复，浊阴得降，心神得安，心痛得除。

【现代研究】

冠心病　冠心病心绞痛属于中医学"心痛""胸痹"的范畴，痰浊痹阻证的病机，为脾气运化失调，形成痰浊阻于心脉，进而导致血瘀发生，出现胸痹、心痛，治疗痰浊痹阻证应以祛痰治疗为主。瓜蒌薤白半夏汤为治疗胸痹的经典方剂，方中瓜蒌可解热止渴、祛痰镇咳；姜半夏可止呕降逆，可改善风痰眩晕、痰多咳喘、痰厥头痛、反胃呕吐等症状。结合病人情况在基本方上随症加减治疗，可明显提高临床效果。现代中药研究表明，瓜蒌薤白半夏汤可明显改善脂质代谢，有效改善血小板聚集性和血栓形成，从而延长凝血时间，改变血液黏度，有明显活血化瘀作用。本次研究结果显示：治疗后，观察组（在对照组基础上给予瓜蒌薤白半夏汤加减治疗，伴有四肢厥冷面色苍白加桂枝 6 g，当归 15 g；胸闷隐痛加桃仁、红花、川芎各 10 g；咳嗽痰多加苦杏仁、桔梗各 12 g）总有效率 95.9%，优于对照组（单硝酸异山梨酯、阿托伐他汀钙片、阿司匹林肠溶片、复方丹参注射液）的 75.5%，观察组总胆固醇、三酰甘油、高密度脂蛋白指标均优于对照组，$P < 0.05$。结论：高血脂会导致冠状动脉硬化，使冠状动脉发生不完全或完全梗阻，是冠心病心绞痛的发病与进展重要影响因素。在西药治疗基础上联合瓜蒌薤白半夏汤能够有效改善血脂水平，能够明显改善血瘀水停、阳气亏虚，有利于提高对冠心病心绞痛的治疗效果，其治疗效果优于单纯使用西药治疗。{李荣敏，刘嘉政．瓜蒌薤白半夏汤加减治疗冠心病心绞痛（痰浊痹阻证）的疗效观察［J］．内蒙古中医药，2020，39（9）：24-25.}

【附方】

瓜蒌薤白白酒汤（《伤寒论》） 组成：瓜蒌（捣）一枚，薤白半斤，白酒七升。用法：上四味，同煎，取四升，温服一升，日三服。功用：通阳散结，行气化痰。主治：治胸阳不振，气滞痰阻，致成胸痹，喘息咳唾，胸背痛，短气，寸口脉沉而迟，关上小紧数者。

第八节 活血调神剂

宁神汤

【方源】《嵩崖尊生》卷十四

【组成】人参二钱（6 g），川芎一钱（3 g），当归三钱（9 g），茯神一钱（3 g），桃仁十二个，柏子仁一钱（3 g），炮姜四分（1.2 g），炙甘草四分（1.2 g），益智仁八分（2.4 g），陈皮三分（0.9 g）。

【用法】加大枣，水煎服。

【功效】补血活血，益智养心。

【主治】气血两虚，妄言妄见，神魂无依，而痛未止者。

【证治机制】病人气血两虚，气虚则无力活动，言语声微；血虚则头晕、唇甲色淡、心慌心悸；加之受寒邪所扰，易成瘀血，形成痛处，刺痛或寒痛。治法应当补气养血治其本，温经活血治其标，温则寒消，血则得行。

【组方原则】当归为君药，补血活血，补而不滞，可以用于因血虚引起的面色㿠白、头晕目眩、心神不宁等症。川芎活血行气，具有走窜之性，辅助君药补血活血；血为气之母，气为血之帅，在本方中使用人参，一是取人参补气安神之功，二是气足方可推动血液运行，人参、川芎共为臣药。茯神宁神安神；柏子仁养心安神；益智仁中能温脾胃，下能温肾固精，心肾共调，沟通心肾；炮姜大补中阳、温中止血；桃仁性温活血，化瘀而不伤正；陈皮既可以理气又可以止痛，上六味共为佐药。炙甘草调和诸药且能缓急止痛，为使药。以上各药相互配合共奏益气补血、活血止痛之功。

血府逐瘀汤

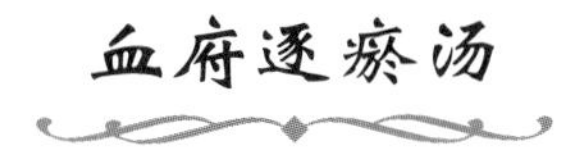

【方源】《医林改错》卷上

【组成】当归三钱（9 g），生地黄三钱（9 g），桃仁四钱（12 g），红花三钱（9 g），枳壳二钱（6 g），赤芍二钱（6 g），柴胡一钱（3 g），甘草二钱（6 g），桔梗一钱半（4.5 g），川芎一钱半（4.5 g），牛膝三钱（9 g）。

【用法】水煎服。

【功效】活血行气，祛瘀定魂。

【主治】胸中血瘀证所致的神志病。急躁易怒、心中闷热、夜睡梦多、胸痛、头痛日久不愈，痛如针刺而有定处，或呃逆久不止，入暮潮热，唇暗或两目暗黑，舌暗红或有瘀斑，脉涩或弦紧，或小儿夜啼或胸不任物或胸任重物。

【证治机制】本方为治疗瘀血内阻胸部，气机郁滞扰魂不安之方。瘀血内阻胸中，阻碍气机，清阳不升，则出现头痛；瘀血生热上冲胸膈，则见呃逆不止；瘀血生热，伤及阴血，则见入暮潮热、内热烦闷，瘀血气滞生热，病在血分，导致魂魄不安，则见急躁易怒、小儿夜啼等；瘀热上扰心神，闭阻心脉，心失所养，故而症见失眠、心悸、夜睡梦多；舌暗红或有瘀斑，脉涩或弦紧等皆为瘀血征象。

【组方原则】本方系由桃红四物汤合四逆（生地黄易熟地黄，赤芍易白芍）加桔梗、牛膝而成，王清任用以治疗“胸中血府血瘀”所致诸证。方中当归、川芎、赤芍、桃仁、红花活血行气，祛瘀定魂；牛膝祛瘀血，通血脉，并引瘀血下行，助上述药物活血行气、祛瘀定魂，共为方中主要组成部分。气能行血，血的循行，有赖于肺气的敷布，肝气的疏泄。故配柴胡疏肝解郁，桔梗开宣肺气，载药上行，合枳壳，则一升一降，宽胸行气，使气行则血行。生地黄凉血清热，合当归又能养血润燥，使瘀去新生。甘草调和诸药。

【方论选录】

唐宗海：王清任著《医林改错》，论多粗舛，唯治瘀血最长。所立三方，乃治瘀活套方也。一书中唯此汤歌诀“血化下行不作痨”句颇有见识。凡痨所由成，多是瘀血为害，吾于血症诸门，言之綦详，并采此语以为印证。（《血证论》卷八）

周凤梧：瘀血内阻胸中，故为胸痛烦闷，心悸失眠；瘀阻清阳不升，故上为头痛（无表邪、无里症、无气虚及痰饮等症）；胃有瘀热上冲，或食道、会厌有瘀血阻滞，则为呃逆干呕或饮水即呃；气郁不舒，则急躁善怒；其面、唇、舌、脉的见症，皆为瘀滞之象。前人认为本症乃由血瘀气郁，阳气不得宣发所致。故本方采用了升阳解郁、活血祛瘀之法以开胸止痛。全方是以桃红四物汤与四逆散（枳壳易枳实）合方，再加桔梗、牛膝而成。桃红四物汤活血祛瘀；四逆散疏肝解郁；加桔梗开胸膈之气，与枳壳、柴胡同用，尤善开胸散结；牛膝引瘀血下行，一升一降，促使气血更易于运行。配合成方，不仅适用于血瘀所致的上述病证，并可作为通治一切气滞血瘀之方。（《实用方剂学》）

岳美中：方中以桃红四物汤合四逆散，动药与静药配伍得好，再加牛膝往下一引，柴胡、桔梗往上一提，升降有常，血自下行，用于治疗胸膈间瘀血和妇女逆经证，多可数剂而愈。（《岳美中医话集》）

高体三：本方主治胸部的瘀血证。胸部属肝而包括上焦，肝司营血，性喜畅达，功能疏泄。今血瘀胸中，肝失疏泄畅达，故症见头痛、胸痛、失眠、心慌、呃逆等证。治宜调肝逐瘀为法。故本方除桔梗引药上行，牛膝引邪下行，甘草和中调药外，其余药物均入肝经。如当归、生地黄、柴胡养血活血，清热疏肝，适用于血瘀热证；桃仁、赤芍、红花逐瘀活血；血不得气不活，气不得血不行，川芎为血分气药，枳壳擅长理气硫肝，二者合用，助本方理气活血，并有调理肝脾作用。诸药配伍，共成活血逐、理气肝之剂。（《汤头歌诀新义》）

【临床应用】

1. 证治要点　本方治疗瘀阻胸部之证为主，以胸痛，痛有定处，舌红或有瘀斑脉涩或弦紧为证治要点。

2. 加减法　若瘀在胸部，宜重用赤芍、川芎，佐以柴胡、青皮；在脘腹部，重用桃仁、红花，加乳香、没药、乌药、香附；在少腹者，加蒲黄、五灵脂、官桂、小茴香等；瘀阻致肝肿胁痛者，加丹参、郁金、土鳖虫、九香虫；瘀积肝脾肿硬者，加三棱、莪术、制大黄，或水蛭、土鳖虫等。

3. 现代常加减用于治疗神经官能症、癫狂、精神分裂症、阿尔茨海默病、顽固性失眠、癫痫，以及脑震荡后遗症之头昏头痛、精神抑郁，属于阻气滞者，均取得一定疗效。

【使用注意】因方中活血祛瘀药物较多，故孕妇忌服。

【现代研究】

1. 急性脑梗死　急性脑梗死是大脑动脉硬化或形成血栓，造成大脑缺血缺氧性坏死，神经功能异常，临床表现为偏瘫、意识不清、言语不清等，若不尽早医治，会给病人生理及心理上造成伤害。中医认为，急性脑梗死多由风、火、痰、瘀等邪气导致，造成阴阳失调、气血逆乱、脑脉痹阻而发病，其中脑脉痹阻为关键环节。针对脑梗死脑脉痹阻的特点，本研究以活血化瘀通络为基本治则，试验组在西药常规治疗基础上，加用血府逐瘀汤。现代药理研究表明：桃仁、红花、川芎、当归、赤芍等中药具有抗凝、抗血栓形成、抗氧化、扩血管、改善微循环等作用。本研究提示血府逐瘀汤能够有效抑制氧化应激反应和炎症反应，并改善病人临床症状，进而表明血府逐瘀汤对神经损伤有保护作用。{朱昌华，庄克川．血府逐瘀汤对急性脑梗死病人氧化应激反应及炎症反应的影响［J］．光明中医，2021，36（12）：2012-2014.}

2. 失眠　选取2016年3月—2018年7月收治的老年女性失眠病人126例，将其分为对照组（63例）和观察组（63例），对照组给予西医治疗，观察组在此基础上给予血府逐瘀汤加减治疗，两组连续治疗4周，统计两组治疗后临床疗效和激素指标的差异，观察两组治疗前后睡眠质量和生活质量的变化。结果：治疗后观察组与对照组的临床总有效率分别为95.24%、79.37%，观察组显著高于对照组（$P < 0.05$）；与治疗前比，治疗后两组性激素指标和PSQI均显著下降（$P < 0.05$），治疗后观察组以上指标比对照组明显降低（$P < 0.05$）。与治疗前比，治疗后两组WHOQOL-BREF总分显著升高，且观察组显著高于对照组（$P < 0.05$）。结论：血府逐瘀汤加减治疗可有效缓解老年女性失眠病人临床症状，改善性激素指标，保障老年女性的正常睡眠，提高生活质量，且疗效优于西医治疗，值得临床推广应用。{卢茂华．血府逐瘀汤对老年女性失眠的效果及生活质量影响评价［J］．光明中医，2019，34（9）：1323-1325.}

3. 冠心病　选取2018年5月—2019年5月我院收治的78例冠心病心绞痛病人作为研究对象，随机分为对照组和观察组，各39例。对照组采用西医治疗，观察组在对照组基础上加用血府逐瘀汤加减治疗，比较两组血脂水平。

结果：观察组和对照组的血清分析检查，差异具有统计学意义（$P < 0.05$）。结论：在西医治疗的基础上采用血府逐瘀汤加减治疗冠心病心绞痛，血脂水平得到了调节，值得临床推广。{王琴琴.血府逐瘀汤加减治疗冠心病心绞痛的临床效果[J].内蒙古中医药，2021，40（5）：43-44.}

【验案举例】

精神分裂症　王某，男，32岁，1991年4月22日初诊。1年前因婚姻不遂，情绪波动，渐思维紊乱，头昏失眠，近举止乖异，夜不安寐。经西医检查诊断为精神分裂症，多种镇静药治疗月余无效。刻诊：体瘦面红，喜笑无常，独语妄言，脉弦紧，舌紫苔黄腻。此为气郁不畅，气血逆乱，进而化火，君火挟瘀，蒙蔽神明所致。血府逐瘀汤加味图之。方药：生地黄12 g，桃仁9 g，红花9 g，赤芍9 g，柴胡6 g，枳壳6 g，牛膝6 g，当归9 g，菖蒲9 g，生甘草3 g，桔梗6 g，磁朱丸（另吞）9 g。每日1剂，水煎服。复诊：服上方15剂后，神情较定，渐能入眠，舌红苔薄，脉弦滑，仍守前法。病人共服药40余剂后，精神稳定，言语思维转清，睡眠安稳，乃改为间日1剂，寓防于治。半年后随访生活自理，已复工。

按：《黄帝内经》云："血上逆则妄，血下蓄则狂。"古人称"癫狂由于气血凝滞"，《素问》说"阴平阳秘，精神乃治"。此主要病因病机在于气血凝滞，阴阳失调，血府逐瘀汤在疏通气机，调理气血基础上，活血养血，调整阴阳，心血得养而神自明，更有菖蒲醒脑开窍，磁朱丸重镇安神施之果验，近年来，血府逐瘀汤取效于头痛诸症的大量资料说明，活血化瘀能改善脑血液循环与神经营养，且有恢复大脑功能的作用，为临床提供了更有力的理论依据。对于预防精神分裂症的复发，可以血府逐瘀汤合磁朱丸或铁落饮间日1剂，或1月10剂，可供参考。{汪圣高.血府逐瘀汤治疗神志病举隅[J].安徽中医临床杂志，1994（4）：31-32.}

【附方】

1.通窍活血汤（《医林改错》卷上）　组成：血府逐瘀汤去柴胡、枳壳、桔梗、甘草、牛膝、当归、生地黄，加生姜、红枣、老葱、麝香。功用：活血祛瘀，通络开窍。主治：头面上部血瘀引起的认知功能障碍、血管性痴呆、脑卒中、阿尔茨海默症、脑卒中后抑郁、癫狂及脑震荡后遗症等。

2. 膈下逐瘀汤（《医林改错》卷上） 组成：血府逐瘀汤去柴胡、桔梗、牛膝、生地黄，加牡丹皮、乌药、香附、延胡索、五灵脂。功用：活血消癥，行气止痛。主治：膈下瘀血蓄积之癫狂。

3. 少腹逐瘀汤（《医林改错》卷下） 组成：血府逐瘀汤去柴胡、枳壳、桔梗、牛膝、甘草、生地黄，加蒲黄、五灵脂、干姜、肉桂、延胡索、小茴香、没药。功用：活血祛瘀，温经止痛。主治：产后子痫。

4. 身痛逐瘀汤（《医林改错》卷下） 组成：血府逐瘀汤去柴胡、枳壳、桔梗、生地黄，加秦艽、羌活、没药、五灵脂、香附、地龙。功用：活血祛瘀，通痹止痛，祛风除湿。主治：中风、脑震荡后遗症。

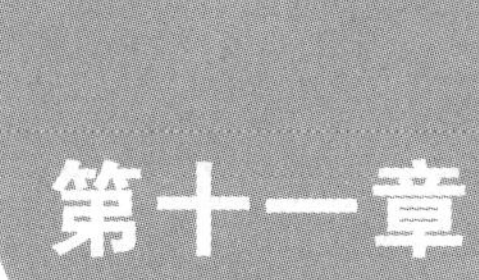

第十一章

调志剂

第一节　滋阴调志剂

六味地黄丸

【方源】《小儿药证直诀》卷下

【组成】熟地黄八钱（24 g），山萸肉、干山药各四钱（12 g），泽泻、牡丹皮、白茯苓（去皮）各三钱（9 g）。

【用法】上为末，炼蜜为丸，如梧桐子大，每服 3 丸，空心温水化下。亦可水煎服。

【功效】滋阴补肾。

【主治】肾阴虚型情志异常，腰膝酸软，头晕目眩，失眠多梦、情绪烦躁、头晕耳鸣盗汗，遗精，消渴，骨蒸潮热，手足心热，舌燥咽痛，舌红少苔，脉沉细数。

【证治机制】肾为先天之本，肾阴为一身阴液之根本，故肾阴不足不仅在诸阴虚证中最重，而且常变生诸证，临床表现复杂，故有“五脏之伤，肾为最重”（《医碥》卷二）之说。腰为肾之府，肾主骨生髓，齿为骨之余，肾阴不足，精亏髓少，骨失所养，则腰膝酸软无力，牙齿动摇；脑为髓之海，肾阴亏损，髓海空虚，则头晕目眩；肾开窍于耳，肾阴不足，精不上承，则耳鸣耳聋；肾藏精，为封藏之本，肾阴虚损，水不制火，相火内扰精室，则遗精；阴虚生内热，甚者虚火上炎，则骨蒸潮热，消渴，盗汗，舌红少苔，脉沉细数等。小儿囟门久不闭合，亦为肾虚生骨迟缓所致。由上可见，本证临床表现虽然繁杂，但均不出肾虚精亏，虚火内扰这一基本病机，且以阴虚为本，火动为标。

【组方原则】本方是为肾阴亏损，兼有虚火内扰之证而设，故从滋阴补肾立法，“壮水之主，以制阳光”。方中重用熟地黄，味甘纯阴，主入肾经，长于滋阴补肾，填精益髓，为本方之君药。山萸肉酸温，主入肝经，强补肝肾，秘涩精气，益肝血以生肾精；干山药甘平，主入脾经，“健脾补虚，涩精固肾”（《景岳全书》卷四十九），补后天以充先天，两药同为臣药。君臣相协，不仅滋阴益肾之力相得益彰，而且兼具养肝补脾之效。肾为水脏，肾元虚馁每致水浊内停，故又以泽泻利湿泄浊，并防熟地黄之滋腻恋邪；阴虚阳失所制，故以牡丹皮清泄相火，并制山茱萸之温；白茯苓淡渗脾湿，既助泽泻以泄肾浊，又助山药之健运以充养后天之本。三药相合，则渗湿浊，清虚热，平其偏胜以除由肾虚而生之病理产物；二则制约上述滋补之药的副作用，使补而不滞气，涩而不恋邪俱为佐药。如此三味补药与三味泻药配伍，且补重于泻，寓泻于补，故补而不碍邪，泻而不伤正，共奏平补肾阴之功。

【方论选录】

吴昆：肾非独水也，命门之火并焉。肾不虚，则水足以制火，虚则火无所制，而热证生矣，名之曰阴虚火动。河间氏所谓肾虚则热是也。今人足心热，阴股热，腰脊痛，率是此证。老人得之为顺，少年得之为逆，乃咳血之渐也。熟地黄、山茱萸，味厚者也，经曰：味厚为阴中之阴，故能滋少阴，补肾水；泽泻味甘咸寒，甘从湿化，咸从水化，寒从阴化，故能人水脏而泻水中之火；丹皮气寒味苦辛，寒能胜热，苦能入血，辛能生水，故能益少阴，平虚热；山药、茯苓，味甘者也，甘从土化，土能防水，故用之以制水脏之邪，且益脾胃而培万物之母也。（《医方考》卷三）

赵献可：熟地黄、山茱萸，味厚者也，经曰味厚为阴中之阴。故能滋少阴、补肾水。泽泻味咸，咸先入肾。地黄、山药、泽泻，皆润物也，肾恶燥，须此润之。此方所补之水，无形之水，物之润者亦无形，故用之。丹皮者，牡丹之根皮也，丹者，南方之火色，牡而非牝，属阳，味苦辛，故入肾而敛阴火，益少阴，平虚热。茯苓味甘而淡者也，甘从土化，土能防水，淡能渗泄，故用之以制水脏之邪，且益脾胃而培万物之母。壮水之主，以镇阳光，即此药也。(《医贯》卷四)

薛己：此壮水制火之剂。夫人之生，以肾为主。人之病，多由肾虚而致者。此方乃天一生水之剂，无不可用。若肾虚发热作渴，小便淋秘，痰壅失喑，咳嗽吐血，头目眩晕，眼花耳聋，咽喉燥痛，口舌疮裂，齿不坚固。腰腿萎软，五脏亏损，自汗盗汗，便血诸血，凡肝经不足之症，尤当用之。盖水能生木故也。此水泛为痰之圣药，血虚发热之神剂。又治肝肾精血不足虚热，不能起床，即八味丸去附子、肉桂。(《校注妇人良方》卷二十四)

【临床应用】

加减法　阴虚而火盛者，加知母、玄参、黄柏等以加强清热降火之功；兼纳差腹胀者，加焦白术、砂仁、陈皮等以防滞气碍脾。

【使用注意】忌不易消化食物。感冒发热病人不宜服用。

【现代研究】

1. 抗焦虑　通过建立焦虑动物模型，观察六味地黄丸对焦虑小鼠一般情况、行为、血清 γ- 氨基丁酸的影响，以及六味地黄丸对海马糖皮质激素蛋白表达的调控作用，发现六味地黄丸具有一定的抗焦虑作用，机制可能与滋肾阴进而提高 GABA 含量、下调海马 GR 表达有关。{朱梦茹．六味地黄丸对焦虑小鼠血清 GABA 与海马 GR 表达控作用的初步研究［D］．云南中医学院，2016.}

2. 调节下丘脑 – 垂体 – 肾上腺轴　六味地黄丸能明显减缓肾阴虚模型小鼠血清促肾上腺皮质激素、皮质醇含量上升的趋势，且能使其血清促肾上腺皮质激素、皮质醇含量基本恢复到正常水平。其作用机制可能与其降低下丘脑 – 垂体 – 肾上腺轴中垂体分泌的促肾上腺皮质激素含量、下调肾上腺分泌的皮质醇含量有关。{杨梦琳．从 HPA、HPT 轴探讨金匮肾气丸与六味地黄丸补肾作用机制的差异［D］．湖南中医药大学，2016.}

3. 调节下丘脑 – 垂体 – 甲状腺轴　六味地黄丸能明显减缓肾阴虚模型小鼠下丘脑 – 垂体 – 甲状腺轴中甲状腺激素、三碘甲腺原氨酸、甲状腺素含量上升的趋势，且能使其血清甲状腺激素、三碘甲腺原氨酸、甲状腺素含量基本恢复到正常水平。表明六味地黄丸改善肾阴虚证的作用机制可能与其降低HPT轴中垂体分泌的甲状腺激素含量、下调肾上腺分泌的三碘甲腺原氨酸、甲状腺素含量有关。{杨梦琳．从HPA、HPT轴探讨金匮肾气丸与六味地黄丸补肾作用机制的差异［D］．湖南中医药大学，2016.}

【验案举例】

更年期综合征　选取2011年1月—2016年1月收治的更年期综合征病人80例，随机分为对照组和观察组，每组40例。两组病人均予雌二醇/醋酸炔诺酮片口服，观察组在上述药物治疗基础上加用六味地黄丸，两组均以3个月为1个疗程。疗程结束后发现观察组在临床疗效、生命质量评分、去甲肾上腺素、多巴胺、五羟色胺，5-羟吲哚乙酸浓度各项指标的改善程度较对照组明显。结论：六味地黄丸可明显改善更年期综合征病人的生命质量，其作用机制可能通过调节病人神经内分泌免疫实现。{王钰婷，周咸莉，胡赟．六味地黄丸对更年期综合征病人神经内分泌免疫网络的影响［J］．世界中医药，2017，12（12）：3013-3015，3019.}

临床研究80例女性肾阴虚型更年期失眠、抑郁和焦虑病人，按照治疗方案划分为对照组和观察组，各40例。对照组予以单纯帕罗西汀治疗方案，观察组予以帕罗西汀与六味地黄丸联合穴位按摩治疗方案，对两组病人治疗效果、治疗前后抑郁症状、睡眠质量、血清细胞因子变化及不良反应发生情况进行评价和对比。结果显示：对于女性肾阴虚型更年期失眠、抑郁及焦虑病人实施帕罗西汀与六味地黄丸联合穴位按摩治疗方案效果尤为显著，能够有效调控机体血清细胞因子水平，改善病人的抑郁、焦虑症状及睡眠质量，促进病人身心健康早日康复。{徐玲梅，蔡琳，练维彬，等．帕罗西汀和六味地黄丸联合穴位按摩治疗女性肾阴虚型更年期失眠抑郁和焦虑的疗效及其对睡眠质量和生活质量的影响［J］．中国妇幼保健，2021，36（15）：3620-3623.}

【附方】

1.知柏地黄丸（《医方考》卷五，原名“六味地黄丸加黄柏知母方”）　组成：即六味地黄丸加知母（盐炒）、黄柏（盐炒）各二钱（6 g）。用法：上为细末，炼蜜为丸，如梧桐子大。每服二钱（6 g），温开水送下。功用：滋阴降火。主治：阴虚火旺证。骨蒸潮热，虚烦盗汗，腰脊酸痛，溃精等。

2. 杞菊地黄丸（《麻疹全书》，原名“杞菊六味丸”） 组成：即六味地黄丸加枸杞子、菊花各三钱（9 g）。用法：上为细末，炼蜜为丸，如梧桐子大。每服三钱（9 g），空腹服。功用：滋肾养肝明目。主治：肝肾阴虚证。两目昏花，视物模糊，或眼睛干涩，迎风流泪等。

3. 都气丸（《症因脉治》卷三） 组成：即六味地黄丸加五味子二钱（6 g）。用法同上。功用：滋肾纳气。主治：肾虚气喘，或呃逆之证。

4. 麦味地黄丸（《体仁汇编》，录自《医部全录》卷三百三十三，原名“八味地黄丸”） 组成：熟地黄（酒蒸）、山茱萸（酒浸，去核，取净肉）各八钱（24 g），丹皮、泽泻各二钱（6 g），白茯神（去皮、木）、山药（蒸）各四钱（12 g），五味（去梗）、麦冬（去心）各五钱（15 g）。上为细末，炼蜜为丸。每日 70 丸，空心白汤送下；冬天酒下亦宜。功用：滋补肺肾。主治：肺肾阴虚，或喘或咳者。

左归丸

【方源】《景岳全书》卷五十一

【组成】大怀熟地八两（240 g），山药（炒）四两（120 g），枸杞四两（120 g），山茱萸肉四两（120 g），川牛膝（酒洗，蒸熟）三两（120 g），菟丝子（制）四两（120 g），鹿胶（敲碎，炒珠）四两（120 g），龟胶（切碎，炒珠）四两（120 g）。

【用法】上先将熟地蒸烂杵膏，炼蜜为丸，如梧桐子大。每服百余丸，食前用滚汤或淡盐汤送下。亦可水煎服，用量按原方比例酌减。

【功效】滋阴补肾，填精益髓。

【主治】真阴不足之情志异常，腰酸腿软，头晕眼花，失眠多梦，情绪易于激动，记忆力减退，遗精滑泄，自汗盗汗，口燥舌干，舌红少苔，脉细。

【证治机制】肾藏精，主骨生髓充脑。若肾阴亏损，精髓不充，封藏失职，则头目眩晕，腰酸腿软，遗精滑泄；阴虚阳失所制，清窍失濡，故自汗盗汗，口燥舌干，并见舌红少苔，脉细等阴虚之征。

【组方原则】本方治证乃真阴不足，精髓亏损而致，治宜滋补肾阴，益髓填精为法。方中大怀熟地甘温，为滋补肾阴之要药。张氏称其“能补五脏之真阴，……诸经之阴血虚者，非熟地可……阴虚而神散者，非熟地之守不足以聚之；阴虚而火升者，非熟地之重不足以降之；阴虚而躁动者，非熟地之静不足以镇之；阴虚而刚急者，非熟地之甘不足以缓之”（《景岳全书·本草正》卷上），故重用以为君药。山茱萸肉养肝滋肾，涩精敛汗；山药补脾益阴，滋肾固精；枸杞补肾益精，养肝明目；再加龟鹿二胶血肉有情之品，峻补精髓。其中龟胶甘咸而寒，善补肝肾之阴，又能潜阳；鹿胶甘咸微温，益精补血之中又能温补肾阳，与诸滋补肾阴之品相伍又有“阳中求阴”之效，炒珠服用以缓其滋腻碍胃之弊。以上俱为臣药。佐以菟丝子平补肾之阴阳，固肾涩精，更助诸药补肾固精之功；川牛膝益肝肾，强腰膝，健筋骨，但其性走泄，故封藏失职而遗精滑泄者宜改用怀牛膝，两药用为佐药。诸药配伍，益肾滋阴，填精补髓之力颇著，为峻补真阴，纯甘壮水的代表方剂。

【方论选录】

徐镛：左归宗钱仲阳六味丸，减去丹皮者，以丹皮过于动汗，阴虚必多自汗、盗汗也；减去茯苓、泽泻者，意在峻补，不宜于淡渗也。方用熟地之补肾为君；山药之补脾，山茱之补肝为臣；配以枸杞补精，川膝补血，菟丝补肾中之气，鹿胶、龟胶补督任之元。虽曰左归，其实三阴并补，水火交济之方也。（《医学举要》卷五）

顾松园：此方壮水之主，以培左肾之元阴。凡精气大损，年力俱衰，真阴内乏，不能滋溉荣卫，渐至衰羸，即从纯补犹嫌不足，若加苓、泽渗利，未免减去补力，奏功为难，故群队补阴药中，更加龟、鹿二胶，取其为血气之属，补之效捷耳。景岳云：余及中年，方悟补阴之理，因推广其义而制左归丸、饮，但用六味之义，而不用六味之方，活人应手之效，不能尽述。凡五液皆主肾，故凡属阴分之药，亦无不皆能走肾，有谓必须引导者，皆属不明耳。（《顾松园医镜》卷十一）

【临床应用】

加减法　滑精者，去川牛膝；无火象者，去龟胶；真阴不足，虚火上炎者，去枸杞子、鹿胶，加女贞子、麦冬以养阴清热；火烁肺金，干咳少痰者，加百合以润肺止咳；夜热骨蒸者，加地骨皮以清虚热，退骨蒸；小便不利者，加茯苓以利水渗湿；大便燥结者，去菟丝子，加肉苁蓉以润肠通便；气虚者，加人参以补气。

【使用注意】本方组成药物以阴柔滋润为主，久服常服，每易滞脾碍胃，故脾虚泄泻者慎用。

【现代研究】

1. 免疫调节　左归丸能够通过激活胸腺内 Wnt/β-catenin 信号通路，增加 Foxn1 的表达，促进 TECs 分泌胸腺肽，调控 T 细胞分化发育和迁徙，改善肾虚免疫紊乱状态。{任梅荣．基于 Wnt/β-catenin 通路探讨左归丸对先天肾虚仔鼠免疫功能的影响及其机制研究［D］．湖北中医药大学，2021.}

另外，有研究通过实验发现先天肾虚仔鼠脾脏内 CD_4^+/CD_8^+ 失衡，左归丸可以通过提高胸腺内自身免疫调节因子、胰岛素样生长因子 2、套膜蛋白的表达，促进 T 细胞在胸腺正常成熟和外迁，纠正外周免疫器官脾脏的失衡状态。{任梅荣，曹继刚，桑红灵，等．基于自身免疫调节因子探讨左归丸对先天肾虚仔鼠 T 细胞迁移的影响［J］．中华中医药杂志，2021，36（4）：1934-1939.}

2. 调节抑郁状态　左归丸可改善围绝经期抑郁症模型小鼠抑郁样行为，其神经保护机制与增加血清 E_2 含量、增加脑组织单胺类神经递质含量、上调 CREB-BDNF 信号通路主要蛋白 CREB-1、p-CREB-1、BDNF、TrkB 蛋白表达有关。{王睿，吴睦霖，王伟，等．左归丸对围绝经期抑郁症模型小鼠行为学影响及神经保护机制研究［J］．医学研究杂志，2020，49（2）：135-139.}

3. 抗抑郁机制　马书娟等人通过实验研究，将 60 只 SPF 级雄性大鼠随机分为正常对照组、模型组、左归丸组，每组 20 只动物。应用慢性应激法制作抑郁症大鼠模型，左归丸组大鼠按生药量 7.5 g/kg · d 灌胃。从应激刺激开始灌胃至应激结束止，共用药 21 天，检测大鼠血清促肾上腺皮质激素和血浆肾上腺酮的浓度。结果显示：与正常对照组比较，模型组大鼠血清 ACTH 和血浆 CORT 的浓度均显著升高（$P < 0.05$）；与模型组比较，左归丸组大鼠血清 ACTH 和血浆 CORT 的浓度均显著降低（$P < 0.05$）。结论：抑郁症模型大鼠 HPA 轴功能亢进，左归丸通过改善 HPA 轴功能降低大鼠血清 ACTH 和血浆 CORT 的浓度，是其治疗抑郁症的机制之一。{马书娟，姚建平 . 左归丸对抑郁症模型大鼠 HPA 轴功能的影响［J］. 中医临床研究，2016，8（19）：15-17.}

【附方】

左归饮（《景岳全书》卷五十一）组成：熟地二三钱或加至一二两（9～30 g），山药二钱（6 g），枸杞二钱（6 g），炙甘草一钱（3 g），茯苓一钱半（4.5 g），山茱萸一二钱（3～6 g），畏酸者少用之。用法：以水二钟，煎至七分，空腹服。功用：补益肾阴。主治：真阴不足证。腰酸遗泄，盗汗，口燥咽干，口渴欲饮，舌尖红，脉细数。

七福饮

【方源】《景岳全书》卷五十一

【组成】人参二钱（6 g），熟地黄三钱（9 g），当归三钱（9 g），白术（炒）5 g，炙甘草一钱（3 g），酸枣仁二钱（6 g），远志（制用）5 g。

【用法】水煎服。

【功效】补肾填精，益髓增智。

【主治】痴呆髓海不足型，智能减退，头晕耳鸣，反应迟钝、记忆力和计算力明显减退、懈怠思卧、齿枯发焦，腰膝酸软，步行艰难，舌瘦色淡、苔薄白，脉沉细弱。

【证治机制】肾主精生髓，肾精不足，髓海必虚，脑海则失养，故智能减退，头晕耳鸣，反应迟钝。腰为肾之府，肾主骨，精髓不足，故腰膝酸软，步行艰难。肾之华在发，精不足则发易脱；齿为骨之余，精失充则齿摇早脱。舌淡，脉沉细弱为肾精不足之象。

【组方原则】方中重用熟地黄以滋阴补肾，合当归养血补肝；人参、白术、炙甘草益气健脾，用以强壮后天之本；远志、酸枣仁宣窍化痰。诸药合用，共奏补肾填精、益髓增智之功。

【方论选录】

张景岳：痴呆证，凡平素无痰而或以郁结，或以不遂，或以思虑，或以疑惑，或以惊恐而渐至痴呆，言辞颠倒，举动不经，或多汗，或善愁，其证千奇百怪，无所不至。脉必或弦，或数，或大，或小，变易不常。此其逆气在心，或肝胆之经气有不清而然，但查其形体强壮，饮食不减，别无虚脱等证，则悉宜服蛮煎治之，最稳最妙。然此症有可愈者，有不可愈者，亦在乎胃气元气之强弱待时而复，非可急也。凡此诸证，若以大惊卒恐，时偶伤心胆而至失神昏乱者，此当以速扶正气为主，宜七福饮或大补元煎主之。(《景岳全书·杂证谟》)

【临床应用】

加减法　若兼言行不经，心烦溲赤，舌红少苔，脉细而弦数，为肾精不足，水不制火而心火妄亢，可用六味地黄丸加丹参、莲子、石菖蒲等清心宣窍。也有舌质红而舌苔黄腻者，是内蕴痰热，干扰心窍，可加清心滚痰丸，待痰热化净，再投滋补之品。

【现代研究】

1. 阿尔茨海默病　已有研究表明七福饮对老年性痴呆有明显的治疗作用。七福饮可通过调节海马组织 Bax 和 Bcl-2 基因的表达水平、抑制神经细胞凋亡的发生，而对老年性痴呆大鼠损伤的神经细胞起到保护作用。{兴桂华，林春荣，张晓杰，等. 七福饮对 Aβ1-42 诱导老年性痴呆模型大鼠海马神经细胞凋亡的保护作用［J］. 中国实验方剂学杂志，2010，16（12）：138-141.}

另外七福饮可能通过上调老年性痴呆模型大鼠海马区生长抑素蛋白的表达，进而改善老年性痴呆大鼠的学习记忆能力，发挥防治老年性痴呆的作用。{兴桂华，林春荣，胡南，等. 七福饮对 Aβ1-42 诱导的老年性痴呆模型大鼠学习记忆能力及海马区生长抑素表达的影响［J］. 中国中医药信息杂志，2010，17（3）：34-36.}

2. 血管性痴呆　程玥等人通过动物实验发现，七福饮可明显缩短血管性痴呆模型大鼠的逃避潜伏期、探索距离（$P < 0.05$ 或 $P < 0.01$）；显著延长目标象限游泳时间（$P < 0.01$），增加站台穿越次数（$P < 0.01$）；升高海马组织超氧化物歧化酶、谷胱甘肽过氧化物歧化酶（$P < 0.01$ 或 $P < 0.05$），降低丙

二醛水平（$P < 0.05$）；能够减少血管性痴呆大鼠海马组织的 Bax 阳性表达，增加 Bcl-2 阳性表达。故七福饮能显著改善血管性痴呆大鼠认知障碍，其中抗氧化、改善胆碱能神经功能、减轻神经细胞凋亡是其可能的机制。{程玥，张雪，陈淑娴，等．七福饮对血管性痴呆大鼠认知障碍及神经病理改变的影响［J］．中成药，2015，37（9）：2066–2069.}

【附方】

五福饮　组成：人参随宜，熟地随宜，当归二三钱，炒白术一钱半，炙甘草一钱。用法：水二盅，煎七分，食远温服。主治：五脏气血亏损。痘收靥而痂不落，昏昏欲睡；胎动不安。五脏气血亏损，日晡潮热，阴虚盗汗，脾胃不香，疟痢反复，经久不愈，怔仲心悸，遗精滑脱等。张景岳谓："凡五脏气血亏损者，此能兼治之，足称王道之最。"

第二节　温阳调志剂

右归丸

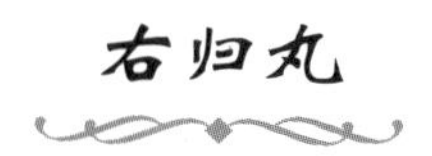

【方源】《景岳全书》卷五十一

【组成】熟地黄八两（240 g），山药（炒）四两（120 g），山茱萸三两（90 g），枸杞四两（120 g），鹿角胶四两（120 g），菟丝子四两（120 g），杜仲四两（120 g），当归三两（90 g），肉桂二两至四两（60 ~ 120 g），杜仲四两（120 g），当归三两（90 g），肉桂二两至四两（60 ~ 120 g），制附子二两至六两（60 ~ 180 g）。

【用法】上先将熟地黄蒸烂杵膏，加炼蜜为丸，如梧桐子大。每服百余丸，食前用滚汤或淡盐汤送下；或丸如弹子大，每嚼服二三丸，以滚白汤送下。亦可水煎服，用量按原方比例酌减。

【功效】温补肾阳，填精益髓。

【主治】肾阳不足所致更年期综合征。月经紊乱，潮热出汗，心悸，多疑多虑，外生殖器萎缩及排尿异常等。

【证治机制】肾为先天之本，肾阳为一身阳气之根，故又称“命门之火”。若久病耗伤肾阳，或他脏阳虚累及肾脏，或高年肾亏、房劳过度等因素，均可导致肾中阳气虚衰。肾阳亏虚，脏腑组织失于温煦濡养，火不生土，则气衰神疲，畏寒肢冷，饮食减少，大便不实；命门火衰，精气虚冷，封藏失职，则腰膝软弱，阳痿遗精，或阳衰无子；肾与膀胱相表里，肾阳虚弱则膀胱失约，可见小便清长，甚而自遗；舌淡苔白，脉沉而迟更为肾阳虚衰常见之征象。

【组方原则】本方所治诸症均由肾阳不足，命门火衰而致，故当“益火之源，以培右肾之元阳”《景岳全书》卷五十一）。方中制附子、肉桂辛热入肾，功擅温壮元阳，补命门之火；鹿角胶甘咸微温，补肾温阳，益精养血，三药相辅相成，以培补肾中元阳，用为君药。熟地黄、山茱萸、枸杞、山药皆甘润滋补之品，可滋阴益肾，养肝补脾，填精补髓，与肉桂、制附子、鹿角胶相伍有“阴中求阳”之功，共为臣药。菟丝子、杜仲补肝肾，强腰膝；当归养血和血，助鹿角胶以补养精血，并使补而不滞。诸药合用，补肾之中兼顾养肝益脾，使肾精得他脏之化育而虚损易复；温阳之中参以滋阴填精，则阳气得阴精的滋养而生化无穷。诸药全用，共奏温补肾阳、填精益髓之功。

【方论选录】

徐大椿：肾脏阳衰，火反发越于上，遂成上热下寒之证，故宜引火归原法。熟地补肾脏，萸肉涩精气，山药补脾，当归养血，杜仲强腰膝，菟丝补肾脏，鹿角胶温补精血以壮阳，枸杞子甘滋精髓以填肾也。附子、肉桂补火回阳，专以引火归原，而虚阳无不敛藏于肾命，安有阳衰火发之患哉？此补肾回阳之剂，为阳虚火发之专方。(《医略六书·杂病证治》卷十八）

徐镛：仲景肾气丸，意在水中补火，故于群队阴药中加桂、附。而景岳右归峻补真阳，方中惟肉桂、附子、熟地、山药、山茱与肾气丸同，而亦减去丹皮之辛，泽泻、茯苓之淡渗。枸杞、菟丝、鹿胶三味，与左归丸同；去龟

胶、牛膝之阴柔，加杜仲、当归温润之品，补右肾之元阳，即以培脾胃之生气也。(《医学举要》卷五)

【临床应用】

加减法　原书谓："如阳衰气虚，必加人参以为之主，或二三两，或五六两，随人虚实以为增减……如阳虚精滑，或带浊便溏，加补骨脂（酒炒）三两；如飧泄肾泄不止，加北五味子三两、肉豆蔻三两（面炒，去油用）；如饮食减少，或不易化，或呕恶吞酸，皆脾胃虚寒之证，加干姜三四两(炒黄用)；如腹痛不止，加吴茱萸二两（汤泡半日，炒用）；如腰膝酸痛，加胡桃肉（连皮）四两；如阴虚阳痿，加巴戟肉四两、肉苁蓉三两，或加黄狗外肾一二付，以酒煮烂捣入之。"(《景岳全书》卷五十一)，此外，便溏者，可去当归。

【使用注意】本方纯补无泻，故对肾虚有湿浊者，不宜应用。

【现代研究】

调节能量代谢异常　氢化可的松肌内注射建立肾阳虚证大鼠模型，发现模型大鼠肾脏线粒体肿胀明显，部分出现空泡，线粒体嵴排列不规则，基质不均匀，核膜不明显，ATP 含量明显减少，线粒体膜电位下降，细胞内 ROS 水平升高，表明肾阳虚证大鼠线粒体功能异常。右归丸干预后大鼠肾脏线粒体超微结构有所改善，ATP 含量明显增加，线粒体膜电位升高，细胞内 ROS 水平明显降低，其中，右归丸高剂量组作用最明显（$P < 0.01$），提示右归丸能改善肾阳虚证大鼠肾脏线粒体功能，调节能量代谢异常。{张巍岚，谭从娥．右归丸对肾阳虚证大鼠肾脏线粒体功能的影响［J］．中国中医药信息杂志，2021，28（8）：73-76.}

【验案举例】

围绝经期综合征　张永生对右归丸进行临床研究，具体将 120 例更年期综合征病人随机分成两组，治疗组 65 例，采用右归丸（处方：熟地黄 20 g，山药 20 g，山茱萸 15 g，枸杞子 10 g，鹿角胶 10 g，菟丝子 10 g，杜仲 10 g，当归 15 g，肉桂 10 g，制附子 7.5 g）加减治疗，对照组 55 例，采用雌激素替代治疗。结果显示：治疗组有效率 92.3%，对照组有效率 60.0%。结论：右归丸治疗更年期综合征疗效显著。{张永生．右归丸治疗更年期综合征的临床观察［J］．光明中医，2010，25（9）：1632-1633.}

张金钊也对右归丸加味治疗更年期综合征进行探究。将160例更年期综合征病人随机分为两组，治疗组100例中，年龄41～53岁，平均46岁；病程6～48个月，平均18个月。对照组60例中，年龄42～55岁，平均45岁；病程10～46个月，平均16个月。治疗组用加味右归丸治疗，处方：熟地15 g，山茱萸10 g，枸杞子20 g，附子10 g，肉桂10 g，干姜10 g，鹿角胶（烊化）10 g，杜仲15 g，菟丝子15 g，党参15 g，白术10 g，山药10 g，当归15 g，炙甘草10 g。每日1剂，水煎分2次温服。对照组服用尼尔雌醇片，每次2 mg，每2周1次。均30天为1个疗程。结果显示：治疗组100例中临床痊愈74例，显效16例，有效4例，无效6例，总有效率为94%；对照组60例中临床痊愈30例，显效11例，有效8例，无效11例，总有效率为81.67%。{张金钊.右归丸加味治疗妇女更年期综合征100例［J］.国医论坛，2005（5）：32.}

【附方】

1.右归饮（《景岳全书》卷五十一） 组成：熟地二三钱或加至一二两（9～30 g），山药炒二钱（6 g），山茱萸一钱（3 g），枸杞二钱（6 g），甘草炙一二钱（3～6 g），杜仲姜制二钱（6 g），肉桂一二钱（3～6 g），制附子一至三钱（3～9 g）。用法：上以水二钟，煎至七分，空腹温服。功用：温补肾阳，填精补血。主治：肾阳不足证。气怯神疲，腹痛腰酸，手足不温，及阳痿遗精，大便溏薄，小便频多，舌淡苔薄，脉来虚细者，或阴盛格阳，真寒假热之证。

2.赞育丹（《景岳全书》卷五十一） 组成：用熟地八两（蒸，捣），白术八两（240 g），当归、枸杞各六两（180 g），杜仲（酒炒）、仙茅（酒蒸一日）、巴戟肉、甘草（汤炒）、山茱萸、淫羊藿、羊脂（拌炒）、肉苁蓉（酒洗，去甲）、韭子（炒黄）各四两（120 g），蛇床子（微炒）、附子（制）、肉桂各二两（60 g）。用法：上为末，炼蜜为丸服。若作汤剂，则用量按原方比例酌减。阳气大虚者，可加人参、鹿茸。功用：温肾壮阳，益精补血。主治：肾阳不足，阳痿精衰，虚寒无子。

龟鹿二仙胶

【方源】《医便》卷一

【组成】鹿角（用新鲜麋鹿杀角，解的不用，马鹿角不用；去角脑梢骨二寸绝断，劈开，净用）十斤（5 000 g），龟甲（去弦，洗净）五斤（捶碎）（2 500 g），人参十五两（450 g），枸杞子三十两（900 g）。

【用法】前三味袋盛，放长流水内浸三日，用铅坛一只，如无铅坛，底下放铅一大片亦可，将角并版放入坛内，用水浸，高三五寸，黄蜡三两封口，放大锅内，桑柴火煮七昼夜，煮时坛内一日添热水一次，勿令沸起，锅内一日夜添水五次；候角酥取出，洗，滤净取滓，其滓即鹿角霜、龟甲霜也。将清汁另放，外用人参、枸杞子用铜锅以水三十六碗，熬至药面无水，以新布绞取清汁，将滓置石臼水捶捣细，用水二十四碗又熬如前；又滤又捣又熬，如此三次，以滓无味为度。将前龟、鹿汁并参、杞汁和入锅内，文火熬至滴水成珠不散，乃成胶也。候至初十日起，日晒夜露至十七日，七日夜满，采日精月华之气，如本月阴雨缺几日，下月补晒如数，放阴凉处风干。每服初起一钱五分，十日加五分，加至三钱止，空心酒化下，常服乃可（现代用法：上用铅坛熬胶，初服酒服 4.5 g，渐加至 9 g，空腹时服用）。

【功效】滋阴填精，益气壮阳。

【主治】真元虚损，精血不足证。记忆力衰退，全身瘦削，阳痿遗精，两目昏花，腰膝酸软，久不孕育。

【证治机制】肾脏之精，禀受于父母，来源于先天，为人体生命之本。故《灵枢·经脉》说“人始生，先成精”，《素问·金匮真言论》亦说：“夫精者，生之本也。”若先天禀赋不足，或后天调养失宜，酒色过度，以及病久伤肾等，均可导致肾精不足。肾主生殖，肾精亏虚，则男子精少不育，妇女经闭不孕；人体筋骨，赖精气以濡养，精充则筋骨隆盛，动作矫健，精损则筋骨疲惫，转摇不能，腰膝酸软无力；精血不足，形体失充，则肌肉瘦削；肝肾精血同源，目受血而能视，精血既亏，上窍失养，则视物昏花；肾为阴阳互根之地，肾精亏虚，阳气阴血皆失其化育，久之精血阴阳俱馁，导致阳痿遗精、发脱齿摇、未老先衰，诸虚百损之证，不一而足。综上所述，肾元虚损，精血阴阳不足为本方的基本病机。

【组方原则】本方为肾虚精血阴阳不足之证而设，故立法阴阳并补。方中鹿角胶甘咸微温，功擅温肾壮阳，益精养血；龟甲胶甘咸而寒，长于填精补髓，滋阴养血，二味俱为血肉有情之品，不仅峻补精髓，深合“精不足者，补之以味”之旨，而且滋阴之中又有温阳之力，一则补虚惫之阳气，一则蕴“阳中求阴”之功，共为君药。人参甘苦而温，为补元气之要药，与鹿、龟二胶相伍，既可补气生精以奏阳生阴长之功，又合鹿角胶之温以助壮阳之力，并藉补后天脾胃之中气，以资气血生化之源；枸杞子味甘性平，为补肾益精，养肝明目之良药，助君药滋补肝肾精血之不足，二味同为臣药。四药相伍，阴阳气血并补，先天后天兼顾，药简力宏，共成峻补精髓，益气壮阳之功，不仅可治真元不足，诸虚百损，亦能抗衰防老，益寿延年。

本方配伍特点有二：一是重用鹿、龟二胶等血肉有情之品，以峻补精髓为主；二是补气助阳生精，使阳气生而精髓长；三是补后天以养先天，则精血之虚化生有源，合而成阴阳气血并补之剂。

【方论选录】

吴昆：精、气、神，有身之三宝也。师曰：精生气，气生神。是以精极则无以生气，故令瘦削少气；气少则无以生神，故令目视不明。龟、鹿禀阴气之最完者，其角与版，又其身聚气之最胜者，故取其胶以补阴精，用血气之属剂而补之，所谓补以其类也；人参善于固气，气固则精不遗；枸杞善于滋阴，阴滋则火不泄。此药行，则精日生，气日壮，神日旺矣。（《医方考》卷三）

骆龙吉：龟也、鹿也，皆世间有寿之物，故称之曰二仙。龟、鹿禀阴之气最完者，龟取版，鹿取角，其精锐之力，尽在于是矣。胶，黏膏也。（《增补内经拾遗方论》卷四）

李中梓：人有三奇，精、气、神，生生之本也。精伤无以生气，气伤无以生神。精不足者，补之以味。鹿得天地之阳气最全，善通督脉，足于精者，故能多淫而寿；龟得天地之阴气最厚，善通任脉，足于气者，故能伏息而寿。

二物气血之属，又得造化之玄微，异类有情，竹破竹补之法也。人参为阳，补气中之怯；枸杞为阴，清神中之火。是方也，一阴一阳，无偏胜之忧；入气入血，有和平之美。由是精生而气旺，气旺而神昌，庶几龟鹿之年矣，故曰三仙。(《古今名医方论》卷四）

【临床应用】

加减法 头晕目眩者，加杭菊花、明天麻以息风止眩；遗精频作者，加金樱子、潼蒺藜以补肾固精。

【使用注意】本方味厚滋腻，脾胃虚弱而食少便溏者不宜；药性偏温，阴虚而有内热之征者亦不宜使用。

【现代研究】

创伤后应激障碍 龟鹿二仙胶对创伤后应激障碍具有良好的干预治疗作用，其作用机制与改善情感行为和认知功能，以及调节海马 GR、5-HT1A 和 5-HT2A 受体表达有关。已有实验研究对创伤后应激障碍大鼠进行探究，发现创伤后应激障碍的大鼠会表现出多种情感行为障碍，学习能力显著降低（$P < 0.01$）。海马 GR 表达增强（$P < 0.01$），5-HT1A 受体表达下降（$P < 0.05$），5-HT2A 受体表达则升高（$P < 0.05$）。龟鹿二仙胶（2.025 g/kg）能显著改善创伤后应激障碍大鼠的情感行为障碍，提高学习记忆能力（$P < 0.05$ 或 $P < 0.01$）。龟鹿二仙胶可以明显降低创伤后应激障碍大鼠海马 GR 的表达水平，升高 5-HT1A 受体表达水平和降低 5-HT2A 受体表达水平（$P < 0.05$ 或 $P < 0.01$）。{叶伟琼，陈洁，黄云玲，等. 龟鹿二仙胶对创伤后应激障碍大鼠行为学和 HPA 轴功能的影响［J］. 中国药理学通报，2019，35（7）：1014-1019.}

【验案举例】

阿尔茨海默病 将 120 例阿尔茨海默病病人，随机分为治疗组和对照组。治疗组给予龟鹿二仙胶，药物组成：鹿角胶 30 g，龟甲 18 g，人参 9 g，枸杞子 15 g。每日 1 剂，水煎分早晚 2 次服用。对照组给予脑复康，每次 0.8 g（2 片），每天 3 次，口服。治疗半年后，判定疗效。结果显示：治疗组疗效明显优于对照组，尤其是认知能力方面的改善更为显著。{孔德荣. 龟鹿二仙胶治疗老年性痴呆 60 例［J］. 中医研究，2007（10）：33-34.}

巴戟丸

【方源】《太平惠民和剂局方》卷五

【组成】良姜六两（180 g），紫金藤十六两（480 g），巴戟三两（90 g），青盐二两（60 g），肉桂（去粗皮）、吴茱萸各四两（120 g）

【用法】上为末，酒糊为丸。每服二十丸，日午夜卧各一服，暖盐酒送下，盐汤亦得。

【功效】补肾脏，暖丹田，兴阳道，减小便，填精益髓，驻颜润肌。

【主治】元气虚惫，面目黧黑，口干舌涩，梦想虚惊，眼中冷泪，耳作蝉鸣，腰胯沉重，百节酸疼，项筋紧急，背胛劳倦，阴汗盗汗，四肢无力，及妇人子宫久冷，月脉不调，或多或少，赤白带下。

【组方原则】本方又名“紫金藤丸”，方中重用紫金藤，温补肾阳，辅以良姜、巴戟、肉桂、吴茱萸温中助阳，青盐性凉，使诸药温补不伤阴，诸药共奏补肾脏、暖丹田之效。

【使用注意】本方以温热药为主组成，故素体阴虚或使人为病人，不宜使用本方。

【附方】

1. 巴戟天汤（《辨证录》卷二） 组成：人参、白术、茯神、巴戟天、车前子各三钱（9 g），半夏、肉桂各一钱（3 g），山药一两（15 g）。用法：水煎服。功用：补气增志。主治：风寒湿邪，结于心包，心下畏寒作痛，惕惕善惊，懒于饮食，以手按之，如有水声唧唧，心包之气较弱者。

2. 巴戟丸（《太平圣惠方》卷二十六） 组成：巴戟天、肉苁蓉（酒浸，刮去粗皮，炙干）、菟丝子（酒浸一宿，焙干别捣为末）、地黄、沉香各一两（40 g），柏子仁、牛膝（去苗）、五味子、远志（去心）、石斛（去根，锉）、山药、防风（去芦头）、白茯苓、人参（去芦头）、熟干地黄、覆盆子、石龙芮、萆薢（锉）、五加皮、天雄（炮裂，去皮脐）、续断、石楠、杜仲（去粗皮，炙令微黄，锉）、蛇床子各三分（1.2 g），天门冬（去心，焙）一两半

（60 g）。用法：上为细末，炼蜜为丸，如梧桐子大。每服三十丸，空心及晚食前以温酒送下。功用：除万病，久服延年。主治：肾劳，腰脚酸疼，肢节苦痛，目暗𥆧𥆧，心中恍惚，夜卧多梦，觉则口干，食不得味，恒多不乐，常有恚怒，心腹胀满，四体痹疼，多吐酸水，小腹冷痛，尿有余沥，大便不利。宜忌：忌生冷、油腻、鲤鱼。

3. 巴戟丸（《医学发明》卷九） 组成：五味子、川巴戟（去心）、肉苁蓉、人参、菟丝子、熟地黄、覆盆子、白术、益智仁（炒）、骨碎补（洗去毛）、白龙骨、茴香、牡蛎各等分。用法：上为细末，炼蜜为丸，如梧桐子大。每服三十丸，空心、食前米饮送下。功用：①（《医学发明》）收敛精气，补真戢阳，充越肌肤，进美饮食。②（《医方大成》）补精神，止汗。主治：①（《医学发明》）肝肾俱虚，面色白而不泽。②（《杂病源流犀烛》）肝肾两伤，精气衰弱，脉象空虚，悲愁欲哭，面色夭白，为脱精脱神。

4. 巴戟天丸（《古今医统大全》卷五十） 组成：巴戟天（去心）半两（20 g），石菖蒲、地骨皮、白茯苓（为末作糊）、远志（制）、白茯神各一两（40 g），人参三钱（12 g）。用法：上为末，黏米粉同茯苓末作糊，以菖蒲酒调为丸，如梧桐子大。每服三十丸，酒、白汤任下，一日三次。功用：令人聪明善记。主治：健忘。

第三节　益气调志剂

金锁固精丸

【方源】《医方集解》

【组成】沙苑蒺藜（炒）、芡实（蒸）、莲须各二两（60 g），龙骨（酥炙）、牡蛎（盐水煮一日一夜，煅粉）各一两（30 g）。

【用法】莲子粉糊为丸，盐汤下（现代用法：每日 1 ~ 2 次，每服 9 g，淡盐汤或开水送服。亦可加入莲子肉，水煎服，用量按原方比例酌减）。

【功效】涩精补肾。

【主治】肾虚不固之神疲乏力，遗精滑泄，四肢酸软，腰痛，耳鸣，舌淡苔白，脉细弱。

【证治机制】遗精滑泄一证，与心、肝、脾、肾四脏密切相关，尤其和肾虚不固的关系最为密切，本方所治为肾虚精关不固而致。《素问·六节藏象论》说："肾者主蛰，封藏之本，精之处也。"肾虚则封藏失职，精关不固，故遗精滑泄；肾虚精亏则气弱，故见神疲乏力，四肢酸软；腰为肾之府，肾精亏虚故有腰痛；耳为肾之窍，"肾气通于耳，肾和则耳能闻五音"（《灵枢·脉度》），肾虚则耳鸣。舌淡苔白，脉细弱均为肾虚之象。

【组方原则】方中沙苑蒺藜性味甘温，长于补肾固精止遗，《本经逢原》卷二谓其"益肾，治腰痛，为泄精虚劳要药，最能固精"，故为君药。莲子肉、芡实、莲须均为水生之物，甘涩质润，俱能固肾涩精，且莲子肉、芡实兼补脾气以充养先天，俾肾精充足；莲子肉、莲须又可交通心肾，养心安神，使精室不被淫欲所扰，配合君药则能加强固肾涩精之力，三药共为臣药。龙骨甘涩而平，镇惊，安神，固精；牡蛎成平微寒，敛阴，潜阳，涩精，两药清降镇潜，收涩止遗，兼可平肝潜阳，使相火不得妄动，共为佐药。诸药合用，共奏涩精补肾之功。

【方论选录】

张秉成：夫遗精一证，不过分其有火无火，虚实两端而已。其有梦者，责相火之强，当清心肝之火，病自可已。无梦者，全属肾虚不固，又当专用补涩，以固其脱。既属虚滑之证，则无火可清，无瘀可导，故以潼沙苑补摄肾精，益其不足。牡蛎固下潜阳，龙骨安魂平木，二味皆有涩可固脱之能。芡实益脾而止浊，莲肉入肾以交心。复用其须者，专赖其止涩之功，而为治虚滑遗精者设也。（《成方便读》卷四）

陈潮祖：《本经逢原》谓沙苑蒺藜"为泄精虚劳要药，最能固精"。本品专入肾经，补肾固涩，兼而有之，当是主药。辅以龙骨、牡蛎潜镇肝阳，固涩肾精，是固精而可兼调肝的疏泄；莲须清心热而涩肾精，莲子交心肾而固精气，是固精而可兼调心肾不交；芡实补脾收湿，固肾涩精，是固精而可兼防脾湿下注，合而用之，能呈固肾涩精功效。此方药仅六味，却能兼顾肾的封藏不密，肝的疏泄太过，心的心肾不交，脾的湿浊下注四种病机，虽以固涩为主，亦有治病求本之意，是可取处。(《中医治法与方剂》)

【临床应用】

加减法　肾阴虚者，加女贞子、龟甲等滋养肾阴；阴虚火旺，加生地黄、牡丹皮、知母以滋阴降火；肾阳虚损，加鹿角霜、补骨脂、巴戟天以温肾固涩；肾精亏虚，加熟地黄、紫河车以填补肾精；肝阳偏亢，加石决明、代赭石、白芍等平肝潜阳；心火偏旺，加黄连、麦冬等清心安神；气虚弱，加党参、白术、山药等健脾补气；腰膝酸痛者，加杜仲、续断以补肾壮腰；兼见阳痿者，可加锁阳、淫羊藿等壮阳补肾；大便干结者，可加熟地黄、肉苁蓉以补精血而通大便；大便溏泄者，加补骨脂、五味子以固肾止；若欲增强固涩力量，则加五味子、金樱子、菟丝子之类。

【验案举例】

梦交　卓某，女。35岁，1998年8月3日初诊。病人离异2年，苦于梦交频作，心神恍惚，心烦口干，带下缠绵，腰膝酸软，精神萎靡，舌质红、苔薄，脉稍数。证属心肾失交。治宜补肾固精，养心安神，方以金锁固精丸合甘麦大枣汤加味。处方：蒺藜、芡实、莲子各12 g，莲须2 g，龙骨（先煎）、牡蛎（先煎）各25 g，山茱萸、麦冬各10 g，远志、炙甘草各6 g，小麦30 g，大枣10枚。7剂，每天1剂，水煎服。复诊：精神转佳，带下明显减少，服药期间仅梦交1次，余症改善。守方连服10剂，诸症消失，心定神安，身体恢复健康。{吴品琮，吴毓骦，吴爱芬，等.金锁固精丸新用［J］.新中医，2006（3）：70−71.}

五子衍宗丸

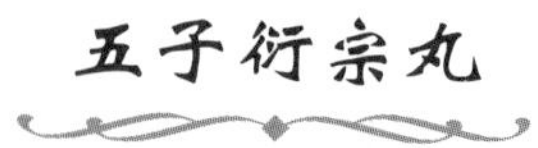

【方源】《摄生众妙方》卷十一

【组成】菟丝子（炒）八两（240 g），枸杞子八两（240 g），覆盆子四两（120 g），五味子（蒸）二两（60 g），盐车前子二两（60 g）。

【功效】补益肾气，填精益髓，固精缩尿。

【组方原则】方中菟丝子性平味辛、甘，辛可温散阳气，甘可补虚，能平补肾阴阳之气，且又具收涩之性。故本品具有补肾阳、益肾精、固精缩尿之功效；枸杞子味甘性平，以填精补血见长，平补肾精肝血，通过阴中求阳来补益肾气。两药合用，阴阳共济，同达补肾益精、固精缩尿之功效。此二药共为君药。覆盆子既有补益虚损之功，又具收敛固摄之效。其温补而不燥，固摄而不凝，既能收敛固精缩尿，又可补益肝肾之虚；五味子五味俱全，又以酸性为主，酸甘化阴，收敛固摄，益气生津；又甘温而涩，补肾涩精，补中寓涩。两药虽温但不热亦不燥，同协君药泌精滋肾、固精缩尿，共为臣药。盐、车前子是方中唯一一味甘性微寒之品，其甘寒而利，善通利水道，起利尿固精之效。同时可泻肾中虚火，又能以其微寒之性制约方中其他温热之品，使整方补而不滞，涩中有通，为佐药。

【方论选录】

张时彻：男服此药，添精补髓，疏利肾气，不问下焦虚实寒热，服之自能平秘。旧称古今第一种子方。（《摄生众妙方》）

【现代研究】

1. 帕金森　五子衍宗丸可有效改善帕金森病小鼠的一般表现和运动功能，缓解焦虑心理，并减少或延缓中脑黑质多巴胺能神经元的丢失，具有神经保护作用。并能够上调超氧化物歧化酶和过氧化氢酶的表达，增加谷胱甘肽的含量，减少丙二醛的产生，从而缓解脑内氧化应激状态。五子衍宗丸能够调控内质网应激介导的未折叠蛋白反应信号传导通路，包括 PREK/eIF2α/ATF4 信号通路以及 IRE1α/XBP1 信号通路，抑制跨膜蛋白的磷酸化和二聚化，减少下游转录因子的表达，从而减轻内质网应激反应，缓解细胞损伤。五子衍宗丸还可以调节内质网应激介导的凋亡途径，抑制凋亡因子 CCAAT/ 增强子结合蛋白同源蛋白的转录表达、下调特有凋亡途径中 Caspase-12、Caspase-3 及 Caspase-9 的水平，进而减少神经元的凋亡。{李艳荣．五子衍宗丸对帕金森病模型小鼠的防治作用及机制研究［D］．山西中医药大学，2020.}

2. 增强记忆力　金龙等人观察五子衍宗丸对小鼠记忆力、免疫功能、耐缺氧及耐疲劳的影响发现，五子衍宗丸具有明显增强小鼠记忆力和空间认知力，提高小鼠耐缺氧、抗疲劳能力的作用，同时可提高非特异性免疫功能，但对细胞免疫功能无明显作用。{金龙，葛争艳，刘建勋．五子衍宗丸对小鼠记忆力、免疫功能、耐缺氧及耐疲劳的影响［J］．中国实验方剂学杂志，2010，16（16）：123-125.}

3. 轻度认知功能障碍　黎巍威等研究发现，加味五子衍宗方可不同程度地提高轻度认知功能障碍病人的图像自由回忆、指向记忆、联想学习等能力，明显减小海马指数和颞角宽度，说明加味五子衍宗方可提高病人的记忆能力，延缓海马萎缩，其机制可能与提高病人抗氧化应激能力，调节血清β淀粉样蛋白代谢功能有关。{黎巍威，王琳琳，富宏，等．加味五子衍宗方的神经保护作用机制研究现状［J］．中国实验方剂学杂志，2015，21（6）：219-223.}

【验案举例】

围绝经期综合征　王某，女，35岁。2014年3月12日初诊。病人2年前出现闭经，并有性欲减退、全身乏力、脱发等症状，曾就诊于某西医院，诊断为垂体功能减退，予激素替代治疗，症状略缓解。刻诊：神志清，反应迟钝，面色不华，月经量少，经期延迟，性欲减退，全身乏力，劳累后腰膝酸软，食欲减退，便秘，失眠，脱发，眉毛稀疏，耳鸣，舌淡，苔薄白，脉沉细。中医辨证属肾精亏虚、气血不足之证，治以补益肾精、益气养血，方选五子衍宗丸加减。处方：五味子10g，菟丝子20g，覆盆子20g，枸杞子20g，车前子10g，熟地黄20g，当归20g，黄芪20g，白芍20g，香附10g，砂仁10g，鸡内金20g，焦神曲、焦山楂、焦麦芽各10g。7剂，每天1剂，水煎服。3月20日二诊：病人乏力、耳鸣减轻，食欲增加，睡眠改善，其他症状如前。故于原方加益母草10g，续断20g，杜仲20g，酸枣仁12g。继服14剂。4月5日三诊：病人面色无华，仍乏力、腰膝酸软，但食欲、睡眠等较前明显改善，脱发减轻，舌淡，苔薄白，脉沉细。嘱继服上方3个月。7月8日四诊：病人月经周期正常，月经量增加，脱发等症状明显减轻。嘱病人继续服用上方，巩固疗效。{杜端华，梁苹茂．梁苹茂运用五子衍宗丸验案举隅［J］．湖南中医杂志，2016，32（11）：97-98.}

第四节 调和心肾调志剂

孔圣枕中丹

【方源】《备急千金要方》卷十四

【组成】龟板、龙骨、远志、菖蒲各等分。

【用法】上药为末，酒服一方寸匕（3 g），日三，常服令人大聪。亦可蜜丸，每服二钱（6 g），黄酒送服。

【功效】补肾宁心，益智安神。

【主治】心肾不足之惊悸失眠，心神不安，舌质光红少苔，脉沉细。

【组方原则】孔圣枕中丹以龟板、龙骨、菖蒲等质重沉降之品重镇安神，补肾益智，同时配伍远志养心安神，使降中有补，质重不碍胃，补而不壅滞，与黄酒同服可增强其补益心肾之功，同时可收活血行气之功。临床常用于心肾不足诸证。

【方论选录】

汪昂：治读书善忘，久服令人聪明。读书易忘者，心血不足，而痰与火乱其神明也……此手足少阴药也。龟者，介虫之长，阴物之至灵者也；龙者，鳞虫之长，阳物之至灵者也；借二物之阴阳，以补吾身之阴阳；假二物之灵气，以助吾心之灵气也。又人之精与志皆藏于肾，肾精不足则志气衰，不能上通于心，故迷惑善忘也。远志苦泄热而辛散郁，能通肾气上达于心，强志益智；菖蒲辛散肝而香舒脾，能开心孔而利九窍，去湿除痰（菖蒲为水草之精英，神仙之灵药）；又龟能补肾（玄武龟蛇属肾，肾藏志），龙能镇肝（青龙属肝，肝藏魂）使痰火散而心肝宁，则聪明开而记忆强矣。(《医方集解》)

【现代研究】

1. 痴呆　庞小刚等人通过实验研究发现，加味孔圣枕中丹能上调慢性脑缺血痴呆大鼠脑组织 VEGF 表达，促进脑组织血管生成，这可能是其改善痴呆模型大鼠学习记忆能力的作用机制之一。{庞小刚，毕春玉，于华芸，等．加味孔圣枕中丹对慢性脑缺血痴呆大鼠 VEGF 表达和微血管密度的影响［J］．现代中西医结合杂志，2016，25（23）：2515-2518.}

2. 镇静催眠作用　胡锐等对孔圣枕中丹及进行深入探究发现，孔圣枕中丹具有镇静催眠作用。其可有效有减少小鼠自主活动的趋势，可协同催眠剂量戊巴比妥钠的催眠作用。{胡锐，尚俊平，贠熙章，等．孔圣枕中丹对小鼠镇静催眠作用的拆方研究［J］．中药药理与临床，2011，27（6）：10-12.}

3. 增强记忆力　孔圣枕中丹能明显提高痴呆动物的学习记忆能力，具体通过实验研究发现其能增强模型动物的学习记忆能力，降低乙酰胆碱酯酶含量，增强神经生长因子表达。{季旭明，于华芸，张桂菊．孔圣枕中丹对痴呆大鼠学习记忆能力的影响及其机制研究［J］．山东中医药大学学报，2007（5）：422-424.}

4. 抑郁症　胡锐等通过正交试验设计孔圣枕中丹抗小鼠抑郁作用的拆方研究，得出结论：孔圣枕中丹可以改善小鼠抑郁状态行为，具有抗抑郁作用，其药物强度远志 > 龙骨 > 菖蒲 > 龟板。{胡锐，冯康，杨瑞瑞，等．正交试验设计孔圣枕中丹抗小鼠抑郁作用的拆方研究［J］．中药药理与临床，2010，26（5）：19-21.}

尚俊平通过孔圣枕中丹拆方对抑郁小鼠的干预作用，发现该方剂具有较好的抗抑郁作用，其中四种药的优先顺序是：龙骨、远志、石菖蒲、龟板。最佳配伍关系是：2 g/kg：2 g/kg：2 g/kg：2 g/kg。{尚俊平．孔圣枕中丹煎剂对抑郁症模型小鼠抗抑郁作用的实验研究［D］．陕西中医学院，2011.}

邓威等对孔圣枕中丹拆方研究其抗抑郁的作用，推测菖蒲可能为该方的君药，龙骨、远志为臣药，龟板为佐使药。{邓威，刘育栋，刘梦玲，等．孔圣枕中丹拆方抗小鼠抑郁作用的实验研究［J］．赣南医学院学报，2015，35（1）：27-29.}

5. 失眠　孔圣枕中丹加减治疗辨证为肝肾阴亏，虚火上浮，热扰心神的神经衰弱失眠病人 57 例。以睡眠情况变化评是疗效，9 日为 1 个疗程。结果：显效 50 例，有效 6 例，无效 1 例。{赵美丽．孔圣枕中丹加减治疗神经衰弱导致的失眠［J］．中国民间疗法，2014，22（2）：45-46.}

6. 阿尔茨海默病　本方辨证加味治疗老年痴呆 60 例（辨证分型：肝肾阴

精亏虚、脾肾不足、痰浊瘀阻、气滞血瘀），对照组 25 例服用尼群地平和吡拉西坦。以 WAIS 记忆量表和记忆商（MQ）分值、日常生活能力变化、语言、理解能力等变化评价疗效，1 个月为 1 个疗程。结果：治疗组病人显效 10 例，有效 47 例，无效 3 例，总有效率 95%；对照组总有效率 82%，两组差异显著（$P < 0.01$）。{康震，梁爽，杜志超．孔圣枕中丹辨证加味治疗老年痴呆 60 例临床疗效［J］．承德医学院学报，2008（2）：158–159.}

7. 儿童多动综合征　孔圣枕中丹加味治疗儿童多动综合征 56 例，对照组 56 例服用盐酸哌甲酯缓释片。以症状、体征、学习成绩变化评定疗效，3 个月为 1 个疗程。结果显示：治疗组治愈 14 例，有效 35 例，无效 7 例，有效率 87.5%；对照组治愈 8 例，有效 30 例，无效 18 例，有效率 67.9%，差别有统计学意义（$P < 0.01$）。{邹文庆．加味孔圣枕中丹治疗儿童多动综合征 56 例［J］．中医研究，2011，24（6）：47–48.}

桑螵蛸散

【方源】《本草衍义》卷十七

【组成】桑螵蛸、远志、菖蒲、龙骨、人参、茯神、当归、龟甲（酥炙）各一两（30 g）。

【用法】上为末，夜卧人参汤调下二钱（6 g）（现代用法：研末，睡前，党参汤调下 6 g；亦可白水冲服）。

【功效】调补心肾，涩精止遗。

【主治】心肾两虚证。遗尿、滑精，心神恍惚，健忘，或小便频数，或尿如米泔色，舌淡苔白，脉细弱。

【证治机制】本方主治证乃心气不足，肾虚不摄，水火不交所致。肾藏精，主水，与膀胱互为表里，肾气有助膀胱气化，司膀胱开合以约束尿液的作用。肾虚不摄则膀胱失约，以致小便频数，或尿如米泔色，甚或遗尿；肾虚精关不固，而致遗精。心藏神，心气不足则心神不宁，且因肾精不足，不能上济于心，使心神失养，故心神恍惚，健忘。舌淡、脉细弱亦为心肾两虚所致。

【组方原则】方中桑螵蛸甘咸而平，为“肝肾命门药也，功专收涩，故男子虚损，肾衰阳痿，梦中失精，遗溺白浊方多用之”（《神农本经逢原》卷四）。本品既能补肾助阳，又能固精止遗，标本兼顾，故为君药。龙骨甘涩收敛，能镇惊安神，缩尿固精，《本经逢原》卷四谓其“益肾镇心，为收敛精气要药”；龟甲咸甘性平，滋阴、潜阳、补肾，“能通心入肾以滋阴”（《神农本草经疏》卷二十），龟甲得龙骨则益阴潜阳安神之功更著，两药交通心肾，共为臣药。且桑螵蛸得龙骨则固涩止遗之力增，得龟甲则补肾固本之功著。人参大补元气，补心安神；茯神宁心安神，配人参养心安神之力尤著；菖蒲善开心窍，宁心安神；远志安神强志，通肾气上达于心，合菖蒲则交通心肾，益肾宁神之力增强；当归补养心血，得人参补气生血；以上五药均为佐药。诸药相合，共奏调补心肾、补益气血之效。

【方论选录】

汪昂：此足少阴、手足太阴药也。虚则便数，故以螵蛸、龙骨固之。热则便欠，故以当归、龟版滋之。人参补心气，菖蒲开心窍，茯苓能通心气于肾，远志能通肾气于心，并能清心解热。心者，小肠之合也，心补则小肠不虚，心清则小肠不热矣。（《医方集解·收涩之剂》）

徐大椿：心不下交，肾气不密，故封藏不固，遗溺不止焉。桑螵蛸固涩脬气，龙骨固涩溺窍，人参扶元气以摄水，当归养血脉以荣经，茯神渗湿清水府，龟甲滋阴壮肾水，菖蒲开窍通神明，远志宁神交心肾。为散参汤下，使真元布濩，则心肾相交，而真阳秘密，脬气自固，遗溺无不止矣。此通心固肾之剂，为心肾不交遗溺之专方。（《徐大椿医书全集·杂病证治卷七》）

费伯雄：交通心肾，去虚热而固精，此方最佳。（《医方论》卷四）

张秉成：治小便频数，并能安神魂，补心气，疗健忘。夫便数一证，有属火盛于下者，有属下虚不固者。但有火者，其便必短而赤，或涩而痛，自有脉证可据。其不固者，或水火不交，或脾肾气弱，时欲便而不能禁止，老人、小儿多有之。凡小儿睡中遗溺，亦属肾虚而致。桑螵蛸补肾固精，同远志入肾，能通肾气上达于心，菖蒲开心窍，使君主得受参、归之补，而用茯苓之下行者，降心气下交于肾，是则心肾自交。龙与龟皆灵物，一则入肝而安其魂，

一则入肾而宁其志，以肝司疏泄，肾主闭藏，两脏各守其职，宜乎前证皆瘳也。(《成方便读》卷四)

【临床应用】

加减法 若肾阳虚者，加巴戟天、补骨脂、菟丝子温补肾阳；若遗精，脉细者，可加山萸肉、沙苑蒺藜以固肾涩精；糖尿病之小便频数，可加淮山药、山萸肉以固肾填精；神经衰弱之滑精、健忘、心悸、失眠等，可酌加五味子、酸枣仁等以养心安神。

【使用注意】若由下焦湿热而致的小便频数，溺赤涩痛，或由脾肾阳虚所致的尿频失禁均非本方所宜。

【验案举例】

胸闷 姜某，男性，72岁。2002年5月10日初诊。病人有原发性高血压病史十余年，5年前开始感胸闷不适，经多方治疗效果不佳。现表现为头晕乏力，腰酸耳鸣，心烦少寐，胸闷口干，偶有心悸，舌质暗红少苔，脉细涩。证属心肾不交，阴虚血瘀，治拟调补心肾，滋阴活血。予桑螵蛸散加味：桑螵蛸10 g，煅龙骨15 g，炙龟板15 g，当归10 g，石菖蒲15 g，远志10 g，茯苓10 g，党参10 g，生地黄15 g，丹参30 g，三七粉（包）3 g，炙甘草3 g。每日1剂，水煎，分2次服。服用7剂后病人胸闷减轻，睡眠好转，仍有口干心悸，舌脉同前。上方去桑螵蛸，加麦冬15 g。再服7剂后口干心悸、胸闷消失，舌色转润，嘱原方续服2周善后。{李求兵，赵东，田心，等．桑螵蛸散的临床应用心得［J］．国际中医中药杂志，2011（5）：474-476.}

心肾两交汤

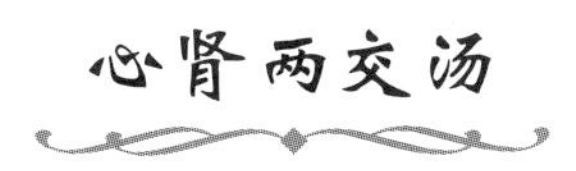

【方源】《辨证录》卷四

【组成】熟地黄一两（30 g），山茱萸八钱（24 g），人参五钱（15 g），当归五钱（15 g），炒枣仁八钱（24 g），白芥子五钱（15 g），麦冬五钱（15 g），肉桂三分（0.9 g），黄连三分（0.9 g）。

【用法】水煎服。

【功效】交通心肾。

【主治】心肾不交之健忘，怔忡，日轻夜重，熟睡不得，甚者彻夜不眠。

【证治机制】病因多由久病伤阴或房劳不节，或情志内郁化火，以致心火独亢。肾水下亏，不能上承于心，水火失济而成，心肾失交，水火不济，则心之神明不能下通于肾，肾之精髓不能上达于脑，致令脑海空虚，故遇事转瞬即忘，随记随忘，难以回忆；肾水不升，心火无制，阴虚火旺，扰于神明，心神不安，则虚烦不眠，心悸怔忡；阴亏于下，阳亢于上，故头晕耳鸣；阴虚阳亢，虚火妄动，故潮热盗汗；相火妄动，扰动精室，故多梦遗精；腰为肾之腑，肾虚火亢，火不归原，肾水不凝，故腰酸腿软。

【组方原则】方中熟地黄甘，微温，归肾经，补血滋阴，填精益髓为君药。山茱萸酸、涩，微温，归肾经，功能补益肝肾，合炒枣仁养心、宁心、安神，共为臣药。佐以人参、当归益气养血，白芥子、麦冬清心宁神，兼祛扰心之痰涎。用以肉桂、川黄连为使药，以奏交通心肾之功。

【验案举例】

记忆力　张某，男，20 岁。主诉：近 2 个月来，记忆力明显减退。病人潜心苦读，废寝忘食，因而经常头痛头晕，精神萎靡。甚则精神恍惚，读后忘前，合卷若无，再三思索，不得其影。查体示：病人精神不振，口中烦热，少寐多梦，腰酸腿软，头晕耳鸣。咽干口渴，舌红少津，无苔，脉弦细而数。此为心肾不交之症，予心肾两交汤加减（生地黄 18 g，熟地黄 18 g，菟丝子 12 g，石斛 18 g，地骨皮 12 g，石菖蒲 6 g，远志 6 g，桑葚子 30 g，麦冬 12 g，连翘 9 g，五味子 6 g，黄连 6 g，肉桂 1 g）。连服 3 剂后，病人津液渐复，咽干转润，他症尚无起色，再守原方加枸杞子 12 g。连服 6 剂后，烦热得清，心神得宁，头痛头晕减轻，精神日趋振作，记忆力较前进步，脉尚细弦，舌红少津。病来已久，除之以渐，再以处方：生地黄 18 g，石斛 16 g，麦冬 12 g，枸杞子 12 g，巴戟天 18 g，菟丝子 12 g，龟板 25 g，鳖甲 25 g，炒枣仁 15 g。上方加减服药月余，记忆里恢复正常。(《中医精神病学》)

金匮肾气汤

【方源】《伤寒杂病论》

【组成】熟地黄八两（240 g），山药、山茱萸各四两（120 g），泽泻、茯苓、牡丹皮各三两（90 g），肉桂、制附子各一两（30 g）。

【用法】水煎服。

【功效】温补肾阳，安神宁心。

【主治】肾阳虚所致躁狂抑郁性精神失常，情绪异常躁狂和低落。

【组方原则】本方是治疗肾阴阳两虚病变。方中熟地黄、山茱萸滋肾精、补肝血。山药培中土以滋精血之源。肉桂、制附子暖肾阳，意取阳性动而助滋阴之效。茯苓、泽泻渗水于下，使水归水脏，肾有水精可藏。牡丹皮舒血，调活络脉之滞，肉桂、制附子温通引火，则各症自愈。

【方论选录】

王履：张仲景八味丸用泽泻，寇宗奭《本草衍义》云：不过接引桂、附等归就肾经，别无他意，而王海藏韪之。愚谓八味丸以地黄为君，而以余药佐之，非止为补血之剂，盖兼补气也。气者，血之母，东垣所谓阳旺则能生阴血者，此也。若果专为补肾而入肾经，则地黄、山茱萸、白茯苓、牡丹皮皆肾经之药，固不待夫泽泻之接引而后至也。其附子、官桂，虽非足少阴经本药，然附子乃右肾命门之药，况浮、中、沉无所不至，又为通行诸经引用药；官桂能补下焦相火不足，是亦右肾命门药也。易老亦曰补肾用肉桂。然则桂、附亦不待夫泽泻之接引而后至矣。唯干山药虽独入手太阴经，然其功亦能强阴，且手太阴为足少阴之上源，源既有滋，流岂无益？夫其用地黄为君者，大补血虚不足与补肾也，用诸药佐之者，山药之强阴益气，山茱萸之强阴益精而壮元气，白茯苓之补阳长阴而益气，牡丹皮之泻阴火而治神志不足，泽泻之养五脏、益气、起阴气而补虚损五劳，桂、附之补下焦火也。由此观之，则余之所谓兼补气者，非臆说也。且泽泻也，虽曰咸以泻肾，乃泻肾邪，非泻肾之本也。故五苓散用泽泻者，讵非泻肾邪乎？白茯苓亦伐肾邪，即所以补正耳。是则八味丸之用泽泻者，非他，盖取其泻肾邪，养五脏，益气，起阴气，补虚损五劳之功而已。寇氏何疑其泻肾，而为接引桂、附等之说乎？且泽泻固能泻肾，然从于诸补药群众之中，虽欲泻之，而力莫能施矣。……夫八味丸，盖兼阴火不足者设；六味地黄丸，则惟阴虚者用之也。(《医经溯洄集》)

【使用注意】若咽干口燥，舌红少苔，属肾阴不足，虚火上炎者，不宜应用。

【现代研究】

1. 糖尿病肾病　金匮肾气汤作用于糖尿病小鼠发现，24 h 尿白蛋白水平降低，肾小球内系膜增宽程度减轻，肾小球内足细胞足突倒伏、融合明显减轻，肾小球内 podocin 线样荧光明显增强，肾皮质内 caspase-3 表达明显降低（$P < 0.05$），JNK1 和 Bcl-2 磷酸化明显下调（$P < 0.05$）。故金匮肾气汤可通过 JNK1/Bcl-2 信号途径，改善足细胞凋亡，保护足细胞，延缓糖尿病肾病的进展。{刘春燕，杨胜辉，朱伟，等.金匮肾气汤对糖尿病肾病小鼠足细胞凋亡信号的影响[J].中国药理学通报，2019，35（10）：1466-1470.}

2. 慢性精神分裂症　金匮肾气丸加减治疗慢性精神分裂症有较好疗效，具体应用金匮肾气丸加减治疗慢性精神分裂症 60 例。结果 60 例中服 40 剂后痊愈 15 例，6 例无效终止治疗；服药 60 剂后痊愈 6 例，无效 3 例。共计痊愈 21 例，占 35%，好转 30 例，占 50%，无效 9 例，占 15%，总有效率 85%。{张学斌.金匮肾气汤加减治疗慢性精神分裂症 60 例[J].现代中医药，2007（3）：16.}

3. 抑郁症　罗小群等人进行临床试验，研究金匮肾气汤联合齐拉西酮对躁狂抑郁性精神病病人生活质量及治疗效果的影响，具体选取 2018 年 8 月—2019 年 8 月收治的 130 例躁狂抑郁性精神病病人，随机分为对照组和观察组，各 65 例。对照组予以齐拉西酮口服治疗，观察组在对照组基础上加用金匮肾气汤，两组均治疗 8 周。比较两组临床疗效、躁狂程度评分、生活质量变化及不良反应发生率。结果显示：观察组治疗总有效率为 89.23%，高于对照组的 73.31%。结论：金匮肾气汤联合齐拉西酮可显著提高躁狂抑郁性精神病病人治疗效果，提高病人生活质量，降低病人躁狂程度及不良反应发生率。{罗小群，潘金娥，蒋海燕，等．金匮肾气汤联合齐拉西酮对躁狂抑郁性精神病病人生活质量及治疗效果的影响［J］．中外医学研究，2020，18（10）：1-3.}

镇心丹

【方源】《普济方》卷十六

【组成】人参（洗净，去芦，切）、茯神（去皮）、绵黄芪（去芦）、当归（洗净，去芦）、酸枣仁（去皮，别研）、菖蒲节（密者）、熟干地黄、柏子仁（别研成膏）各一两（30 g），肉苁蓉半两（15 g），远志（去心）半两（15 g），五味子半两（15 g），朱砂（别研）六钱（18 g）。

【用法】上为细末，与柏子仁一处和匀，炼蜜为丸，如梧桐子大。朱砂为衣。每服二十丸，食后、临卧温酒送下。

【功效】养心安神，调和心肾。

【主治】忧愁思虑繁多，以致心气不足。

【组方原则】人参为君药，开心益智，添精神，定惊悸，邪火退，正气旺则心肝而惊悸定安神。绵黄芪、酸枣仁、茯神共为臣药，绵黄芪甘温，入脾、肺经，甘补中土，温养脾胃，且补脾益气之中而具升发之性，可以助人参补气，补气能力更强。酸枣仁可安神宁心，《本草纲目》记载酸枣仁“熟用疗胆虚不得眠，烦渴虚汗之症；生用疗胆热好眠，皆足厥阴少阳药也”，为治疗失眠的要药；茯神入心、脾两经，具有宁心、安神之效，《名医别录》说茯神“疗风眩，风虚，五劳，口干。止惊悸，多恚怒，善忘。开心益智，养精神”。当归、熟地黄补血，菖蒲节理气活血，补而不凝滞。肉苁蓉补肾阳，心肾同补，远志安神益智，五味子补肾益气宁心协助君药安神益气，朱砂也可安神。诸药通用，发挥安神补气宁心、心肾同调、阴阳互补之功。

【附方】

1. 镇心丹（《卫生家宝》引俞山人方，见《普济方》卷十六） 组成：苁蓉（焙干）一两，牛膝（细锉，酒浸，焙）一两，菟丝子（酒浸，煮研）一两，五味子（拣）半两，人参（去芦头）二两，山药二两，鹿角霜二两，远志（去心）二两，龙齿（飞）一两，黄芪（蜜炙）半两，茯苓（白者）二两，石菖蒲半两，茯神（同茯苓一处用柏叶裹定蒸九次）二两。用法：上为细末，炼蜜为丸，如梧桐子大。每服三十丸，空心盐汤米饮或酒盐汤吞下，渐加至四十丸；用辰砂为衣，食后人参汤送下，闭目良久。功用：补肾养心，调和心肾。常服安神，去百邪，调顺荣卫，补养真气。主治：忧愁思虑过伤，心气不足，恍惚惊悸，骨热诸劳，失精乱梦，飞尸鬼注，肌瘦色黄，食衰倦怠，心腑不利，以致大恐所伤，及吐血便血，种种心疾。

2. 镇心丹（《鸡峰普济方》卷十一） 组成：熟地黄、远志、茯苓、柏子仁、白术各一两半，人参、菖蒲、麦门冬、酸枣仁、木通、百部、贝母、茯神、甘草、朱砂、天门冬、赤石脂心、防风、桂各一两，枣仁四两。用法：上为细末，炼蜜为丸，如梧桐子大。每服三十丸，人参汤送下；如血气虚弱，食少不眠，煎酸枣仁汤送下。功用：养心安神，开窍去痰。主治：忧愁思虑，过伤心气，神色损变，志意沉伏，怔忪恍惚，眩冒恐怯惊怖，及治骨热诸劳，失精乱梦，飞尸鬼注，肌瘦色黄，食少倦怠，夜寝盗汗，胃府气痞，以至大怒小恐所伤，吐血失血，丈夫劳损，妇人血虚，产前产后虚损，种种心疾。

交泰丸

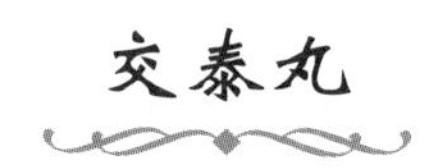

【方源】《韩化医通》卷下

【组成】川黄连五钱（15 g），肉桂五分（1.5 g）。

【用法】上为末，炼蜜为丸，空心淡盐汤送下。

【功效】交通心肾，安神。

【主治】心火旺盛，心肾不交，心烦不安，下肢不温，不能入睡，舌红无苔，脉虚数等症。

【组方原则】失眠一证，多由心火上亢所致。而心火上亢，可因肾水亏耗或肾阳虚衰所为，前者属于阴虚火旺，后者属于火不归原，二者虽有不同，但都属于心肾不交。交泰丸以川黄连泻心火，配以肉桂温其肾阳，引火归原，使心火得降，肾阳得复，心肾相交，故治心火旺盛，肾阳虚弱之失眠，怔忡，下肢不温，不能入睡者。

【临床运用】现代常用于治疗神经衰弱，以及虚劳、心悸、遗精、遗尿、精神病、抑郁症等病证。

【现代研究】

1. 抑郁症　以慢性不可预知温和刺激抑郁模型小鼠为研究对象，以脑内海马区 SIRT1 为切入点，探索了交泰丸治疗抑郁症的作用机制，交泰丸可以显著改善 CUMS 抑郁模型小鼠的抑郁样行为，上调抑郁模型小鼠海马区 SIRT1 水平，同时可抑制抑郁模型小鼠海马区 NF-κB 及 FOXO1 的表达。此外，交泰丸降低了抑郁模型小鼠海马及血清中炎症因子，同时调节了抑郁模型小鼠体内的氧化 / 抗氧化系统的平衡。{戴国梁，杨欣怡，陈闪闪，等. 基于脑内海马区 SIRT1 表达的变化研究交泰丸对 CUMS 抑郁模型小鼠的影响［J］. 中国中药杂志，2021，46（24）：6511-6519.}

2. 治疗心肾不交型失眠　2019 年 3 月—2020 年 3 月接受治疗失眠病人 100 例，随机分为对照组和治疗组，各 50 例，对照组给予右佐匹克隆片治疗，治疗组给予交泰丸加减，疗程为 4 周，并比较分析两组病人的临床有效率、入睡时间、睡眠时间、睡眠效率以及中医证候积分。结果：治疗组有效率（92%）明显高于对照组（72%），经治疗，两组病人的入睡时间、睡眠时间、睡眠效率以及中医证候积分具有明显改善，且治疗组要明显好于对照组（$P < 0.01$）。结论交泰丸加减治疗心肾不交型失眠症疗效明显。{姜垚. 交泰丸加减治疗心肾不交型失眠症的疗效观察［J］. 航空航天医学杂志 .2021，32（2）：211-212.}

3. 交泰丸对心肾不交型失眠大鼠中枢及外周神经递质的调控作用　PCPA 复制“心肾不交”大鼠失眠模型，继续探索失眠状态下大鼠血清、尿液和各组织中上述 9 种神经递质的变化以及交泰丸的调控作用，失眠状态下血小板中 5-HT 和 5-HIAA 的含量及 5-HT/5-HIAA 均显著减少，经交泰丸治疗后显著上升，因此血小板中 5-HT 和 5-HIAA 的水平及其比值可作为评判失眠程度及药效的重要指标。尿液中未检测到 5-HT，因为 5-HT 是以无活性的 5-HIAA 排出体外，但其他 8 种神经递质在给药前后均显示出明显的差别。失眠大鼠血液和各组织中神经递质水平均发生了变化，使心肾两脏不能进行正常的信息反馈，表现出心肾不交失眠之症。交泰丸治疗后，不同组织中各神经递质水平均有回调趋势，其中以脑和肾上腺的变化最为明显。表明交泰丸治疗心肾不交失眠的作用机制之一可能是通过调控血液和组织中神经递质的含量，从而交通心肾，恢复机体正常信息交流和生理功能关系。{黄运芳，毕欣宁，郑伟，等.交泰丸对心肾不交型失眠大鼠中枢及外周神经递质的调控作用[J].中国中药杂志.2020，45（9）：2172–2179.}

4.交泰丸的镇静催眠及抗惊厥作用　以2.0、4.0、8.0 g/kg・d的生药剂量交泰丸给小鼠灌胃，进行自主活动、镇静催眠、学习记忆的药理学实验。结果：交泰丸可明显降低小鼠自主活动次数，显著延长阈上戊巴比妥钠剂量所致小鼠睡眠时间，同时能提高阈下戊巴比妥钠剂量的小鼠睡眠百分率，显著延长硝酸士的宁诱发的小鼠惊厥的潜伏期和存活时间，明显对东莨菪碱所致记忆获得障碍具有改善作用。结论：交泰丸有明显的镇静催眠及改善东莨菪碱所致记忆获得障碍的作用。{孙云龙、庞博，褚颖.交泰丸的镇静催眠及抗惊厥作用[J].中国老年学杂志.2018，38（18）：4519–4521.}

【验案举例】

不寐　病人，女，52岁。寐不实、多梦10余年。刻诊：形体消瘦，夜间心悸明显，易醒，多梦，胃纳可，大便每日一行，不成形，口干不明显，舌质略绛，少苔，脉弦细数。该病人平素因工作，喜思虑。中医诊断：不寐，辨证属肝肾阴虚，心肾不交。治当滋阴清热，交通心肾，养血安神。拟交泰丸加减：黄连10 g，肉桂3 g，生地黄15 g，当归10 g，远志10 g，石菖蒲6 g，女贞子15 g，墨旱莲15 g，丹参20 g，党参15 g，玄参15 g，酸枣仁20 g，生龙骨20 g，浮小麦20 g，茯苓、茯神各15 g，砂仁10 g。水煎分2次温服，日1剂，服药14剂后，寐不实、易醒、心悸较前减轻。原方减去浮小麦，继服14剂。诸症缓解，改服养心安神丸巩固。{余娴，毛大鹏，方小霞.毛大鹏主任医师运用交泰丸临证验案录[J].光明中医，2011，26（2）：364–365.}

磁朱丸

【方源】《备急千金要方》卷六

【组成】磁石二两（60 g），朱砂一两（30 g），神曲四两（120 g）。

【用法】上药为末，炼蜜为丸，如梧子大。饮服三丸，每日三次（现代用法：上药研末，炼蜜为丸，每服 6 g，每日 2 次，开水送服）。

【功效】重镇安神，潜阳明目。

【主治】心肾不交，神志不安证。心悸失眠，耳鸣耳聋，视物昏花；亦治癫痫。

【证治机制】本方治证之病机，乃水不济火，心阳偏亢，心肾不交所致。耳目之所以能听视，有赖于五脏六腑之精气上行灌输，正如《灵枢·大惑论》所云“五脏六腑之精气，皆上注于目而为之精。……骨之精为瞳子。”耳为肾之外窍，为十二经脉所灌注，内通于脑。肾藏精，主骨生髓，脑为髓之海，而“肾者主水，受五脏六腑之精而藏之”（《素问·上古天真论》），髓海得濡，则视听正常。反之，“髓海不足，则脑转耳鸣”（《灵枢·海论》）。《素问·灵兰秘典论》云：“心者，君主之官，神明出焉。”肾阴不足，肾水不能上济心火，心阳独亢，以致心神不宁，故见心悸失眠。阳亢风动，发为癫痫。

【组方原则】本方所治乃水不济火，心阳偏亢，心肾不交之证，但以心阳偏亢为主。《辨证录》卷四云：“心原属火，过于热则火炎于上，而不能下交于肾；肾原属水，过于寒则水沉于下，而不能上交于心矣。然则治法，使心之热者不热，肾之寒者不寒，两相引而自两相合也。”故以交通心肾，益阴潜阳，重镇安神立法。磁石辛寒质重入肾，能“养肾脏”，“益精，除烦”，疗“小儿惊痫”（《神农本草经》卷一），“治肾家诸病，而通耳明目”（《神农本草纲目》卷十），方中用之旨在养肾益阴潜阳，聪耳明目安神；朱砂入心，秉寒降之性，《神农本草经》卷一谓能“养精神，安魂魄，益气明目”，《神农本草经疏》卷三曰：“丹砂为清镇少阴君火之上药。”方中用之，清心安神定志。二药相配，共为君药，可益阴潜阳，交融水火，使心肾相交，精气得以上输，心火不致上扰，则心悸失眠、耳鸣耳聋、视物昏花，诸证悉除。然磁石、朱砂皆金石之品，最易碍胃，故佐以神曲健脾和胃，以助运化。再则本方的治证病机为水不济火，心肾不交，而中焦脾胃为气机升降之枢纽，神曲妙在斡旋中焦气机，有利于心肾相交，水火既济，故与磁石、朱砂配伍，能增其疗效。丸以炼蜜，用米汤送服，是取其和胃补中，有利于药物的运化输布。全方配伍合宜，药简效宏，共奏重镇安神、潜阳明目之功。《本草纲目》卷十评释此方曰："磁石治肾家诸病，而能通耳明目……盖磁石入肾，镇养真精，使神水不外移；朱砂心镇养心血，使邪火不上侵，而佐以神曲化滞气，生熟并用，温养脾胃生发之气。"可谓言简意赅。

【方论选录】

王肯堂：磁石辛咸寒，镇坠肾经为君，令神水不外移也。辰砂微甘寒，镇坠心经为臣，肝其母，此子能令母实也，肝实目明。神曲辛温甘，化脾胃中宿食为佐，生用者，发其生气；熟用者，敛其暴气也。服药后俯视不见，仰视渐睹星月者，此其效也。亦治心火乘金，水衰反制之病，久病累发者，服之则永不更作。（《证治准绳·类方》卷七）

罗美：经曰：五脏六腑之精，皆上注于目。则目之能视者气也，目之所以能视者精也。肾惟藏精，故神水发于肾；心为离照，故神光发于心。光发阳而外映，有阴精以为守，则不散而常明；水发阴而凝结，有阳气以为布，则洞悉而不穷。惟心、肾有亏，致神水干涸，神光短少，昏眊、内障诸证所由作也。磁石直入肾经，收散失之神，性能引铁吸肺金之气归藏肾水。朱砂体阳而性阴，能纳浮游之火而安神明。水能鉴，火能烛，水火相济，而光华不四射欤？然目受脏腑之精，精资于谷，神曲能消化五谷，则精易成矣。盖神水散大，缓则不收，赖镇坠之品疾收而吸引之，故为急救之剂也。其治耳鸣、耳聋等症，亦以镇坠之功，能制虚阳之上奔耳。（《古今名医方论》卷四）

【临床应用】

加减法　若心中烦热，失眠较甚者，可加栀子、莲子心，以增强清心除烦之力；若惊悸重者，加生龙骨、紫贝齿等，以加强重镇安神之效；若兼见肝肾阴虚者，宜配合六味地黄汤送服，以滋补肝肾。

【使用注意】

1. 本方为镇摄之剂，眼耳病属于心肾不交者宜之，若肝肾阴虚有火者，非仅用此方所能奏效，宜合用滋补肝肾之品，如六味地黄丸之类。

2. 胃气虚弱，纳谷不佳，消化退缓者，本方少用为宜。因重坠之药，影响运化，损伤脾胃。

3. 朱砂为矿物类药品，含硫化汞等物质，多用、久用能引起中毒。《本草从新》卷十三谓朱砂“独用多用，令人呆闷”。故运用本方时，应注意用量及疗程。

【现代研究】

1. 睡眠时相　李尔逊等人恒温、恒湿、自动光控和电磁屏蔽实验条件下，采用大鼠皮层脑电描记方法，观察了磁朱丸对失眠大鼠睡眠时相的影响。给予大鼠磁朱丸后，大鼠觉醒时间明显减少，睡眠总时间延长，主要表现为延长慢波睡眠Ⅱ期和快动眼睡眠。{李尔逊，孙春宇，李廷利，等.磁朱丸对失眠大鼠睡眠时相的影响[J].中国医药导报，2008(2)：20-21.}

2. 精神分裂症　陈玲燕等人研究磁朱丸联合小剂量阿立哌唑治疗精神分裂症的临床研究。方法：将符合CCMD-3精神分裂症诊断标准60例病人随机分为两组，磁朱丸联合小剂量阿立哌唑组（A组）30例，阿立哌唑组（B组）30例，观察治疗情况。治疗8周后A组总有效率96.7%，B组总有效率93.4%，A组和B组PANSS均明显低于治疗前（$P < 0.01$），A组的不良反应发生率低且程度轻微，病人能耐受。结论：磁朱丸联合小剂量阿立哌唑治疗精神分裂症的应用疗效确切，不良反应少，是一组安全、有效的抗精神分裂症药物组合。{陈玲燕，闫丽，贾立刚，等.磁朱丸联合小剂量阿立哌唑治疗精神分裂症的临床研究[J].河北中医药学报，2013，28(3)：9-10.}

【验案举例】

不寐　赵某，女，45岁。2016年5月24日初诊。主诉：失眠4年，加重伴头晕3个月。病人4年前因母亲去世，悲伤过度，开始出现失眠多梦症状，间断服用中西药治疗后症状时轻时重。3个月前，因发现丈夫出轨，心情郁闷烦躁。自此失眠症状逐日加重，入睡困难或睡后易醒，甚至整夜难眠，睡前口服安定2片方可入睡。初诊见：入睡困难，甚彻夜难眠，梦多，头晕，日间体倦乏力，时情绪低落，时心烦焦躁，口苦，纳食少，二便调，舌边尖红，苔薄黄，脉弦细数。根据病史及舌脉证，张师辨证为心肾不交、心神失养，治以交通心肾、养心安神。处方：黄连6 g，肉桂3 g，磁石30 g，朱砂0.5 g（冲），神曲30 g，首乌藤30 g，茯神30 g，百合30 g，合欢皮30 g，合欢花30 g，淡竹叶15 g，小麦30 g，天麻10 g，大枣6枚，炙甘草9 g。10剂，水煎服，日1剂。嘱根据入睡情况逐渐减安定用量。2016年6月5日二诊：病人自述睡眠情况有所改善，已减安定为半片，头晕症状好转，但仍感心烦，口苦，乏力体倦，纳差，但较前有所减轻。守上方易黄连为10 g，加黄芪10 g，炒白术10 g，砂仁6 g，当归10 g，川芎10 g，琥珀3 g（冲），10剂。2016年6月15日三诊：睡眠情况明显改善，3天前已停服安定，心烦口苦、乏力症状明显减轻，头晕症状消失，纳食改善。守上方去天麻、朱砂，易黄连为6 g，黄芪为15 g，加刺蒺藜15 g，连服20剂。2016年7月10日四诊：睡眠情况良好，夜里可睡5～6 h，半小时左右便可入睡，精神状况明显好转，情绪波动症状减轻，口苦消失，纳可，乏力症状明显改善，舌红苔薄黄，脉略弦。守方15剂，巩固治疗。

第五节　温肾制水调志剂

猪苓汤

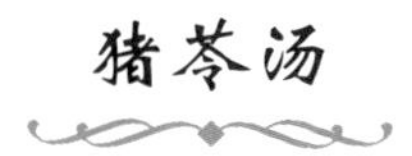

【方源】《太平圣惠方》卷十六

【组成】猪苓（去皮）、茯苓、泽泻、阿胶、滑石（碎）各一两（30 g）。

【用法】上五味，以水四升，先煮四味，取二升，去滓，内阿胶烊消，温服七合，日三服（现代用法：原方水煎，阿胶烊消，日分3服）。

【功效】利水，清热养阴。

【主治】水热互结证。小便不利，发热口渴欲饮，或心烦不寐，或兼有咳嗽，呕恶，下利等，舌红苔白或微黄，脉细数者。

【证治机制】肾主水，与膀胱相表里。人体之水液代谢，主要依赖于肾的气化功能。伤寒之邪传入阳明或少阴，化而为热，与水相搏，遂成水热互结，邪热伤阴之证。阴虚邪热上扰，心神不宁，则心烦不寐；水热相搏，气化不行，则小便不利；邪热伤阴，加之气化不利，水津不布，故口渴欲饮；水气内停，不得输布，上逆于肺，肺气不利，则为咳逆；水湿下渗于大肠，胃肠升降传导失职，清浊交混，则为下利；水湿中攻于胃，胃气上逆，则为呕逆。

【组方原则】本方证属水热互结，阴津受损，水气不化所致。法当利水清热养阴。方中猪苓为君，取其入肾与膀胱，淡渗利水，利水作用较茯苓强，凡是水湿滞留者均可选用。臣以泽泻、茯苓之甘淡，以助猪苓利水渗湿之功，其中泽泻性寒，尚有泄热之用。猪苓、茯苓、泽泻三药，相须为用，相得益彰，其力更宏，使水道通利，水湿尽出，则其热安附？正如《本草思辨录》卷二所说“猪苓、茯苓、泽泻三者，皆淡渗之物，其用全在利水。仲圣五苓散、猪苓汤，三物并用而不嫌于复……三物利水，有一气输泻之妙。水与热结之证，如五苓散、猪苓汤，若非三物并投，水未必去，水不去则热不除，热不除则渴不止，小便不通，其能一举而收全效哉。”滑石甘淡寒，能清膀胱热结，通利水道，既可加强上三药利水渗湿之功，又可增强清热之效，一药两用，可使水去热清，则水热互结，荡然无存。然以上诸药仅有祛邪之力，却无复阴之功，且渗利之品易耗其阴，故又以阿胶滋阴润燥，其不但可于肾养阴，且能防止渗利之药伤阴耗液之弊，与滑石共为佐药。诸药合用，共奏利水清热养阴之功。

【方论选录】

许宏：猪苓汤与五苓散二方，大同而异者也。但五苓散中有桂、术，兼治于表也；猪苓汤中有滑石，兼治于内也。今此脉浮发热，本为表；又渴欲饮水，小便不利，乃下焦热也。少阴下利不渴者为寒，今此下利渴，又咳又呕，心烦不得眠，知非虚寒，乃实热也。故用猪苓为君，茯苓为臣，清淡之味，而

理虚烦，行水道；泽泻为佐，而泄伏水；阿胶、滑石为使，镇下而利水道者也。(《金镜内台方议》卷八)

柯琴：脉证全同五苓，彼以太阳寒水，利于发汗，汗出则膀胱气化而小便行，故利水之中仍兼发汗之味；此阳明燥土，最忌发汗，汗之则胃亡津液，而小便不利，所以利水之中仍用滋阴之品。二方同为利水，太阳用五苓者，因寒水在心下，故有水逆之证，桂枝以散寒，白术以培土也；阳明用猪苓者，因热邪在胃中，故有自汗证，滑石以滋土，阿胶以生津也。散以散寒，汤以润燥，用意微矣。(《伤寒来苏集·伤寒论注》卷四)

柯琴：此少阴初病而下利，似为虚寒，至六七日，反见咳而呕渴，心烦不得卧者，此岂上焦实热乎？是因下多亡阴，精虚不能化气，真阳不藏，至上焦之虚阳扰攘而致变证见也。下焦阴虚而不寒，非姜、附所宜，上焦虚而非实热，非芩、连之任，故制此方。二苓不根不苗，成于太空元气，用以交合心肾，通虚无氤氲之气也；阿胶味厚，乃气血之属，是精不足者补之以味也。泽泻气味轻清，能引水气上升，滑石体质重坠，能引火气下降，水升火降，得既济之理矣。且猪苓、阿胶，黑色通肾，理少阴之本，茯苓、滑石，白色通肺，滋少阴之源，泽泻、阿胶，咸先入肾，培少阴之体，二苓、滑石，淡渗膀胱，利少阴之用，五味皆甘淡，得土中冲和之气，是水位之下，土气承之也。五物皆润下，皆滋阴益气之品，是君火之下，阴精承之也。以此滋阴利水而生津，诸症自平矣。(《伤寒附翼》卷下)

【临床运用】

加减法　本方亦可用于热淋、血淋属湿重热轻而兼阴虚者。若治热淋，宜加栀子、车前子以清热利水通淋；血淋者，宜加白茅根、大蓟、小蓟以凉血止血。

【使用注意】若内热盛，阴津大亏者，忌用。《伤寒论》指出：“阳明病，汗出多而渴者，不可与猪苓汤，以汗多胃中燥，猪苓汤复利其小便故也。”如水湿内滞而无阴虚征象者忌用，防阿胶滋腻以助湿留邪。

【现代研究】

心力衰竭　黄玉冰等人研究猪苓汤联合氟伐他汀对心力衰竭病人的影响。

方法：将2016年3月—2018年2月医院76例心力衰竭病人，随机分为两组，各38例，对照组采用氟伐他汀40 mg口服；治疗组采用氟伐他汀40 mg口服联合猪苓汤治疗，持续治疗4周。结果：对照组有效率78.95%（30/38）低于治疗组94.74%（36/38），差异具有统计学意义（$P<0.05$）。结论：猪苓汤联合氟伐他汀对心力衰竭病人的治疗效果确切，有助于降低血清可溶性细胞间黏附分子-1、可溶性血管细胞黏附分子-1，改善心功能。{黄玉冰，廖旺，王苗，等．猪苓汤联合氟伐他汀对老年慢性心力衰竭血清炎症因子及可溶性细胞黏附分子水平的影响[J]．中华中医药学刊，2020，38（4）：166-169.}

【验案举例】

不寐　王某，女，48岁。2019年4月20日初诊。失眠伴多梦5年余，间断服用西药艾司唑仑，服药时效果可，停药后加重，后期服药效果欠佳。现多梦，怕热，便秘，口渴，头晕，月经量少，舌红胖少苔，脉沉细涩。5年多前因下岗，工作、生活突然变化，出现失眠，同时伴有月经不规律。诊断为失眠。用当归芍药散合猪苓汤加减。药用猪苓10 g，滑石10 g，茯苓20 g，泽泻30 g，阿胶4 g，当归10 g，白芍10 g，白术6 g，川芎6 g。14剂，日1剂，分2次温服。2019年5月4日二诊：失眠好转，口渴、头晕，烦热减轻，但仍有多梦易醒，但仍便秘。舌红胖舌苔薄白，脉象沉细。前方猪苓加为20 g，泽泻减为10 g，加酸枣仁20 g，柏子仁15 g。14剂，日1剂，分2次温服。2019年5月18日三诊：现症见失眠继续缓解，头晕好转，便秘症状消失，月经仍少，周期延后，舌红舌苔薄白，脉象弦细。前方加减，猪苓10 g，茯苓20 g，泽泻10 g，当归10 g，白芍20 g，白术12 g，川芎6 g，丹参20 g，茜草10 g，酸枣仁20 g，柏子仁15 g。14剂，日1剂，分2次温服。2019年6月2日四诊：失眠进一步好转，口渴，头晕，怕热缓解，无易醒梦多症状，舌稍红苔薄白，脉细滑。前方茜草加为20 g。14剂，日1剂，分2次温服。随访3个月病情稳定，未复发。{张印新，娄方璐．当归芍药散合猪苓汤加减治疗失眠1例[J]．实用中医药杂志，2020，36（8）：1097-1098.}

地黄饮子

【方源】《圣济总录》卷五十一

【组成】熟干地黄（焙）、巴戟天（去心）、山茱萸（炒）、肉苁蓉（酒浸，切，焙）、附子（炮裂，去皮、脐）、石斛（去根）、五味子（炒）、肉桂（去粗皮）、白茯苓（去黑皮）各一两（30 g），麦门冬（去心，焙）、远志（去心）、石菖蒲各半两（15 g）。

【用法】上锉，如麻豆大。每服三钱匕（9 ~ 15 g），水一盏，加生姜三片，大枣二枚（擘破），同煎七分，去滓，食前温服。

【功效】滋肾阴，补肾阳，开窍化痰。

【主治】震颤，阴阳两虚，表情呆板，肢体或头震颤日久，项背僵直，或肢体拘痉，言语謇涩，失眠健忘，汗出畏寒，体倦肢冷，或腰酸腿痛，阳痿遗精，溲少便溏。舌质嫩红或淡，舌苔薄白，脉沉细。

【证治机制】肾主骨，下元虚衰，则筋骨痿软无力，甚至足废不用；足少阴肾脉夹舌本，肾虚精气不能上承，舌本失荣，加之虚阳上浮，痰浊随之上泛，堵塞心之窍道，故舌强不语；其他如口干不欲饮，足冷面赤，脉沉细而弱等症，均属肾阴不足，虚阳浮越之征。斯证虽然本虚标实，上实下虚，但以下元虚衰为主。

【组方原则】本方治证以肾阴阳两虚，痰浊上泛，机窍不利为基本病机变化，故立法重在温补下元，兼以开窍化痰。方中熟地黄甘温，为滋肾填精益髓之要药；山茱萸酸温而涩，长于补肝肾，益精气，两药相辅相成，滋肾益精之力尤著。肉苁蓉甘温而润，补而不腻，温而不燥，擅补肾阳，益精血，起阳痿，暖腰膝；巴戟天温补肾阳，亦质润不燥，可壮阳益精，强筋壮骨，二者相须而用，温肾补精之功益彰。四药配伍，以治下元虚衰之本，共为君药。附子、肉桂大辛大热，擅长助阳益火，协肉苁蓉、巴戟天温暖下元；补肾壮阳，并可摄纳浮阳，引火归原：石斛、麦门冬甘寒滋阴益胃，补后天以充养先天；五味子酸涩收敛，合山茱萸可固肾涩精，伍肉桂能摄纳浮阳，纳气归肾，五药合用，助君药滋阴温阳治本之功，俱属臣药。石菖蒲“辛苦而温，芳香而散，开心孔，利九窍，明耳目，发声音”(《本草从新》卷六)，为化痰浊而开心窍之良药；远志专入心经，长于化痰安神；白茯苓健脾渗湿，治疗生痰之本，并可使补而不腻。三药开窍化痰，与诸补肾药相伍，还可交通心肾，以治痰浊阻窍之标，用为佐药。煎药时少加生姜、大枣以和胃补中，调和药性。

【方论选录】

赵献可：观刘氏之论，则以风为末，而以火为本。世之尊刘氏者，专以为刘氏主火之说，殊不知火之有余，水之不足也。刘氏原以为补肾为本，观其地黄饮子之方可见矣。故治中风当以真阴虚为本。但阴虚有二：有阴中之水虚，有阴中之火虚。火虚者，专以河间地黄饮子为主；水虚者，又当以六味地黄丸为主。果是水虚，则辛热之药与参、芪之品，俱不可加。(《医贯》卷二)

喻昌：肾气厥，不至舌下，乃脏真之气不上荣于舌本耳。至其浊阴之气必横格于喉舌之间，吞咯维艰，昏迷特甚，又非如不言之证，可以缓调。方中所用附、桂、巴、苁，原为驱逐浊阴而设，用方者不可执已见而轻去之也。(《医门法律》卷三)

汪昂：此手足少阴、太阴、足厥阴药也。熟地以滋根本之阴，巴戟、苁蓉、官桂、附子以返真元之火，石斛安脾而秘气，山茱温肝而固精，菖蒲、远志、茯苓补心而通肾脏，麦冬、五味保肺以滋水源，使水火相交，精气渐旺，而风火自熄矣。(《医方集解·祛风之剂》)

【临床应用】

加减法　若夜尿多者，加益智仁、乌药；血瘀明显者，加鸡血藤、丹参、赤芍。

【使用注意】本方偏于温补，对气火上升，肝阳偏亢之证，不宜应用。

【现代研究】

1. 血管性痴呆　杨钤等人通过动物实验探究了地黄饮子对血管性痴呆大鼠学习记忆障碍的改善作用，及对神经元 c-fos、神经型一氧化氮合酶表达的影响。与模型组比较，灌胃给予地黄饮子干预后，血管性痴呆大鼠大脑皮质、海马各区病理损伤状况减轻，c-fos、神经型一氧化氮合酶表达显著降低，且学习记忆能力有所提高。具体作用机制可能通过降低 c-fos 表达，抑制神经细胞凋亡，发挥保护作用；或通过抑制神经型一氧化氮合酶表达，减少 NO 的释放，降低其对神经细胞的毒性作用，缓解脑缺氧缺血诱发的早期脑损伤。{杨钤，吉海杰，宋美卿，等 . 地黄饮子对血管性痴呆大鼠学习记忆障碍及神经元 c-fos 神经型一氧化氮合酶表达的影响［J］. 中国药物与临床，2020，20（14）：2325-2327.}

2. 保护神经元　地黄饮子可以抑制能量代谢障碍导致的内质网应激，抑制 ATF4/CHOP 信号通路激活，调节凋亡相关蛋白，显著减少神经元凋亡。{温彬宇，张志辰，高俊峰，等 . 地黄饮子抑制能量障碍诱导的 APP/PS1 小鼠内质网应激及神经元凋亡的作用机制［J］. 中国实验方剂学杂志，2018，24（21）：111-117.}

【验案举例】

1. 血管性痴呆　将本病 78 例病人分为两组，对照组 39 例给予尼莫地平 20 mg，1 天 3 次，口服；并服哈伯因（石杉碱甲）50 mg，1 天 3 次，口服。治疗组 39 例在对照组的基础上加用地黄饮子（熟地黄 10 g，山药 20 g，山茱萸 15 g，附子 5 g，肉桂 10 g，肉苁蓉 15 g，巴戟天 15 g，石菖蒲 15 g，郁金 15 g，当归 10 g，川芎 15 g）。两组病人分别治疗 15 天为 1 个疗程，连用 3 个疗程。治疗结果显示：治疗组显效 14 例，有效 15 例，改善 5 例，无效 5 例，总有效率 87.18%。对照组显效 4 例，有效 10 例，改善 12 例，无效 13 例，总有效率 66.67%。两组总有效率比较有显著性差异（$P<0.01$）。{谢静红 . 地黄饮子治疗血管性痴呆 39 例［J］. 福建中医药，2006（1）：38.}

2. 脑萎缩　以地黄饮子加减治疗脑萎缩 36 例。处方：巴戟天 25 g，山萸肉 12 g，石菖蒲 12 g，熟地黄 30 g，制首乌 30 g，韭菜子 25 g，白茯苓 15 g，远志 12 g，白附子 9 g，胆南星 10 g，土鳖虫 10 g，水蛭 6 g，沙苑子 10 g，郁金 10 g，丹参 30 g。30 天为 1 个疗程，一般治疗 2 ~ 3 个疗程。气虚者加黄芪，心神不宁重者加酸枣仁，阴虚阳亢者加龟甲。对照组给脑康复、都可喜口服，胞二磷胆碱加液体静滴，疗程观察同中药组。结果显示：治疗组治愈 22 例，有效 12 例，无效 2 例，总有效率为 94.44%；对照组痊愈 11 例，有效 10 例，无效 9 例，总有效率 70%。两组疗效有显著性差异（$P<0.05$）。{侯树芝 . 地黄饮子加减治疗脑萎缩 36 例体会［J］. 江西中医药，2003（4）：34-35.}

真武汤

【方源】《伤寒论》

【组成】茯苓三两（12 g），芍药三两（12 g），生姜（切）三两（15 g），白术二两（9 g），附子（炮，去皮，破八片）一枚（9 g）。

【用法】上五味，以水八升，煮取三升，去滓，温服七合，日三服。

【功效】温阳利水。

【主治】脾肾阳虚，水汽内停所致。四肢沉重疼痛，心下悸，头晕目眩，身瞤动，振振欲擗地，小便不利，苔白不渴，脉沉。

【证治机制】本方是治疗脾肾阳虚，水气内停的主要方剂。人体的水液代谢虽与多个脏腑的功能正常与否有关，但其中尤与脾、肾的关系最为密切。肾阳是人身阳气之根，能温煦生化各脏腑组织器官。清阳之气不升，浊阴不降，湿浊之邪困郁清空，故见头眩头重。寒湿凝结于里，水停气滞，故见腹痛。水气上凌于心，则见心悸。《素问·生气通天论》指出："阳气者，精则养神，柔则养筋。"因表证发汗太过，则伤阳耗阴，阳气大虚，筋肉失养，经脉失于温煦，故见筋肉瞤动，站立不稳，振颤欲倒地等症。水之所制在脾，所主在肾。《素问·逆调论》谓："肾者水脏，主津液。"今肾阳虚，气化失常，开合失司，故见小便不利等症。《素问·水热穴论》云："肾者，胃之关也，关门不利，故聚水而从其类也。上下溢于皮肤，故为胕肿。胕肿者，聚水而生病也。"除此，亦可引起水不化气，而见小便清长，尿量增多等症。总之，上述诸症的出现，是由于肾阳虚而导致脾阳亦虚，水湿不运所致，脾肾阳虚是"本"，水气内停是"标"。

【组方原则】方中用大辛大热之附子为君药，峻补元阳，"益火之源，以消阴翳"。盖本品乃纯阳燥烈之品，归心、肾、脾经，其性善走，长于补命门真火，且能逐在里之寒邪。正如《本草求真》卷一所云："附子大辛大热，纯阳有毒，其性走而不守，通行十二经，无所不至。为补先天命门真火第一要剂。凡一切沉寒痼冷之症，用此无不奏效。"张锡纯也指出："附子味辛，性大热，为补助元阳之主药。”（《医学衷中参西录》）主水虽在肾，制水则在脾，今肾阳虚衰，必致脾阳不足，脾胃之气亏虚，故方中又配白术益气健脾燥湿。《本草求真》卷一云“白术缘何专补脾气？盖以脾苦湿，急食苦以燥之，脾欲缓，急食甘以缓之。白术味苦而甘，既能燥湿实脾，复能缓脾生津，且其性最温。服则能以健食消谷，为脾脏补气第一要药也。”茯苓甘淡性平，长于健脾利水渗湿，使水湿从小便而去。尤其适用于脾虚不健，水湿内停之证。茯苓、白术相伍，以益气健脾祛湿，均为臣药。生姜辛而微温，走而不守，既能助附子以化气，又可助茯苓、白术以温中健脾，还可直接温散溢于肌表之水湿，故以之为佐。仲景在方中配伍芍药一味，颇具深义，盖芍药味酸苦性寒，用于此方，一药而具三用：一者芍药可利小便而行水气，如《神农本草经》卷中谓其能“利小便”，故可助苓、术以祛除水湿；二者本品能益阴柔肝，缓急止痛，以治水饮下注肠间所致之腹痛；三者可敛阴舒筋以止筋惕肉瞤，并可防附子燥热以伤阴。在补阳利水药中佐以酸敛护阴之品，乃阴阳互根之意，补阳而不致亢，护阴而不留邪。使阳生阴长，水火相济。诚如赵羽皇所云“更得芍药之酸，以收肝而敛阴气，阴平阳秘矣”（《古今名医方论》卷三）。从上可见，仲景组方用药，确有超人之处。方中诸药配伍，温脾肾，利水湿，共奏温阳利水之功。

【方论选录】

成无己：真武，北方水神也，而属肾，用以治水焉。水气在心下，外带表而属阳，必应发散，故治以真武汤。青龙汤主太阳病，真武汤主少阴病。少阴，肾水也，此汤可以和之，真武之名得矣。茯苓味甘平，白术味甘温。脾恶湿，腹有水气，则脾不治。脾欲缓，急食甘以缓之。渗水缓脾，必以甘为主，故以茯苓为君，白术为臣。芍药味酸微寒，生姜味辛温。《内经》曰：湿淫所胜，佐以酸辛。除湿正气，是用芍药、生姜酸辛为佐也。附子味辛热。《内经》曰：寒淫所胜，平以辛热。温经散湿，是以附子为使也。（《伤寒明理论》卷四）

许宏：少阴者，肾也。真武者，北方之正气也。肾气内虚，不能制水，故以此方主之。其病腹痛者，寒湿内胜也；四肢沉重疼痛者，寒湿外甚也；小便不利，又自下利者，湿胜而水谷不化也；或咳或呕者，水气在中也。故用茯苓为君，白术为臣，二者入脾走肾，逐水祛湿；以芍药为佐，而益脾气；以附子、生姜之辛为使，温经而散寒也。又发汗，汗出不解，其人仍发热，邪气未解也；心下悸，头眩身瞤动，振振欲擗地者，为真气内虚而亡其阳。亦用此汤，正气温经，而复其阳也。(《金镜内台方议》卷七)

【临床运用】

加减法　原文云："若咳者，加五味子、细辛、干姜；若小便利，去茯苓；若下利者，去芍药加干姜；若呕者，去附子加生姜，足前为半斤。"盖咳嗽，为水气上犯于肺，故加细辛、干姜以温肺化饮，五味子以敛肺止咳；小便利者，去茯苓，恐过利伤肾；若脾阳虚甚而下利者，去白芍之酸寒，加干姜以温运脾阳；若呕者，为水停于胃，病非在下焦，故去附子，加重生姜，以温胃散水而止呕。

【使用注意】忌酢、猪肉、桃、李、雀肉等。

【现代研究】

1. 慢性心力衰竭　林思炜等人研究发现，真武汤加减治疗心肾阳虚型慢性心力衰竭能提高心功能，改善中医证候积分以及生存质量，为理想的辅助性中医药方法。方法：通过收集 2013 年 12 月—2014 年 7 月在广州市某医院住院或门诊诊断为心肾阳虚型 CHF 病人 90 例，随机分为对照组（仅给予常规抗心衰药物治疗，$n = 40$）与真武汤组（常规抗心衰药物治疗基础上给予真武汤加减治疗，$n = 50$），病人治疗随访 12 周后观察对比三组病人治疗前后心功能、中医证候积分、左室射血分数和生存质量评分的变化。结果：与对照组比较，真武汤组的心功能总有效率显著升高（82.0%vs.47.5%，$P = 0.001$）。两组病人治疗后中医证候积分、左室射血分数及生存质量评分均较治疗前显著改善（均 $P < 0.001$）。对治疗后两组病人各项检验指标进行比较，与对照组相比，真武汤组的中医证候积分显著下降（$P < 0.001$）、左室射血分数显著性升高（$P < 0.001$），生存质量显著提高（$P = 0.014$）。{林思炜，梁北南，陈丽霞．真武汤加减治疗心肾阳虚型慢性心力衰竭 50 例［J］．实用医学杂志，2016，32（1）：140-142.}

2. 失眠　辛海通过临床试验比较真武汤配合针刺疗法和口服艾司唑仑片

治疗失眠的疗效差异。将失眠病人随机分为治疗组和对照组，治疗组 77 例给予真武汤加减，每日 1 剂，配合针刺治疗，隔日 1 次，每周 3 次，对照组 78 例给予艾司唑仑片 1 片，每晚睡前 30 min 服用，连续治疗 14 天后，两组治疗后匹兹堡睡眠质量指数总分及治疗组各项分数值较治疗前均有改善（$P < 0.01$，$P < 0.05$），治疗组在总有效率、匹兹堡睡眠质量指数总分、睡眠质量、睡眠障碍及日间功能障碍的评分均优于对照组（$P < 0.05$，$P < 0.01$）。结论：真武汤辨证应用配合针刺治疗失眠的疗效优于口服艾司唑仑片。{辛海，张健，张广中.真武汤配合针刺治疗失眠的疗效观察[J].中华中医药杂志，2018，33（1）：380-382.}

【验案举例】

脑萎缩　病人，男，76 岁。2013 年 4 月 18 日初诊。主诉：肢体震颤 5 年，头晕、反应迟钝、行动缓慢 2 年。5 年前发现阵发性四肢震颤，发作无规律，静止和运动时均可出现，渐加重。2 年来反应进行性迟钝，主动语言减少，肢体有僵硬感，行动迟缓；于某医院诊为脑萎缩、帕金森病、抑郁状态，给予美多巴 0.25 mg，每日 3 次，抗抑郁药口服无效。同时口服阿司匹林、阿托伐他汀钙。刻下头晕多发生于上午，口中流大量清水样涎液，饮水偶呛，恶寒，四末不温，尿频，夜尿 6 ~ 7 次，大便 1 周 1 行。既往有原发性高血压，口服络活喜，平素控制在 140/60 mmHg 左右。查体：神清，语利，表情呆板，反应迟钝，对答尚切题，记忆力、计算力、定向力粗测正常，眼动充分，双眼睑轻度下垂，面纹对称，伸舌居中，四肢肌力 5 级，肌张力不高，未见静止性震颤，腱反射适中，针刺觉对称，指鼻稳准，轮替稍笨拙。龙贝格征阴性。舌苔白、水滑，质淡嫩，脉沉细弦，四末不温。辅助检查：血脂和血小板聚集率正常，甲状腺功能正常。头磁共振示脑萎缩。经颅多普勒示左侧大脑后动脉血流速度稍减慢。视频脑电图示各导联较多低至中波幅每秒 5 ~ 7 次 θ 波，颞部稍多低至中波幅每秒 1.5 ~ 3 次复形慢波及其活动。单光子发射计算机断层成像术脑血流灌注显像示左侧颞叶、双侧叶枕血流灌注减低。诊断：脑萎缩，脾肾阳虚型。治法：温补肾阳，健脾利湿。处方真武汤合缩泉丸加味，处方：白术 20 g，茯苓 15 g，白芍 10 g，干姜 10 g，炮附片 15 g，肉苁蓉 20 g，炙甘草10 g，当归20 g，川芎10 g，山药10 g，乌药10 g，益智仁10 g，7剂。嘱查血脂、血小板凝聚试验，决定是否需要继续服用阿托伐他汀钙和阿司匹林。6月4日复诊，诸症好转，自述精神好转，流涎明显减少，手足温，便秘缓解，每日1行，夜尿减为2～3次，饮食睡眠佳。上方加山萸肉10 g，停用美多巴、阿托伐他汀钙，西药仅保留阿司匹林和络活喜继续服用。后以升陷祛瘀和补益气血的汤药巩固。半年后随访，病人病情稳定，未再震颤，生活自理。{徐敏，史载祥.运用真武汤治疗发作性震颤［J］.中医杂志，2014，55（18）：1605-1606.}

第六节　滋水涵木调志剂

杞菊地黄丸

【方源】《医级》卷八

【组成】熟地黄八钱（24 g），山萸肉（制）四钱（12 g），山药四钱（12 g），泽泻、茯苓、牡丹皮各三钱（9 g），枸杞、菊花各三钱（9 g）。

【用法】以上八味，粉碎成细粉，过筛，混匀。每100 g粉末用炼蜜35～50 g加适量的水泛丸，干燥，制成水蜜丸；或加炼蜜80～110 g制成小蜜丸或大蜜丸，即得。为棕黑色的水蜜丸、黑褐色的小蜜丸或大蜜丸；味甜、微酸。

【功效】滋补肝肾。

【主治】肝肾阴虚，头晕耳鸣，失眠多梦，喜怒无常。

【证治机制】本证多由肾阴不足或肝郁日久，耗伤肝阴所致。肾阴亏耗，水不涵木，精不化血，则可导致肝阴不足。阴精不能上承于目，目失濡养，则见目涩畏光，视物昏花；肝主筋，筋脉失于濡养则肢体麻木，筋惕肉瞤，手足蠕动，肝阴不足，以致肝阳偏亢，肝火上炎，上扰清空，则引起头晕、耳鸣，头胀痛，面红目赤，急躁易怒；阴虚则火旺，虚火上炎，扰动神明，故见失眠多梦，喜怒无常。

【组方原则】本方为六味地黄丸合枸杞、菊花而成。方中熟地黄补肾水，合泽泻宣泄肾浊以济肾水，山萸肉温补肝肾，合牡丹皮清泄肝火以佐之；山药滋补脾肾，合茯苓渗湿利水以和之。配枸杞以补阴壮水涵木；菊花平肝清热。药共八味，开合有度，共奏滋补肝肾之功。

【现代研究】

注意缺陷多动障碍　孔德荣等人治疗120例注意缺陷多动障碍患儿随机分为中药组和西药组各60例，分别给予杞菊地黄丸及利他林治疗于治疗前、治疗后及治疗后6个月、12个月进行评定。治疗后两组Conners量表行为、学习、多动因子及多动指数评分均低于治疗前（$P < 0.01$）。治疗后12个月随访中药组上述因子评分仍显著低于治疗前（$P < 0.01$），而西药组上述因子评分与治疗前没有显著性差异（$P > 0.05$）。韦氏儿童智力测验c因子评分比较，两组治疗后较治疗前均有明显升高（$P < 0.01$）。治疗后12个月随访中药组c因子评分仍显著高于治疗前（$P < 0.01$），西药组则无显著性差异（$P > 0.05$）。两组不良反应发生频度比较有非常显著性差异（$P < 0.01$）。结论：杞菊地黄丸与利他林治疗注意缺陷多动障碍近期疗效相当，远期疗效优于利他林，且不良反应少。{孔德荣，霍军，付惠鹏，等.杞菊地黄丸治疗注意缺陷多动障碍60例[J].山东中医杂志，2007（7）：445-447.}

【验案举例】

抑郁症　贾某，女，29岁。于1978年3月15日来诊。主要表现：面色潮红，白睛充血，喜怒无常，失眠多梦，急躁易怒，头痛且胀，有时肢体麻木加重已半年。病人自小性格内向，寡言少语，遇事忧虑不定。婚后婆婆见其少语，常对之责备，由此闷闷不乐，渐觉头昏、头痛，脑胀耳鸣，每至深夜才能入睡，眼睛干涩发痒，视物模糊不清，有时腰困，胁肋部不舒。半年后病情加重，表现哭笑无常，常与人争吵不休。丈夫见其精神失常，在当地医院用中、西药治疗月余，不见好转。给予杞菊地黄汤加味（生地黄15 g，熟地黄12 g，山萸肉 10 g，泽泻 12 g，牡丹皮 10 g，怀山药 15 g，枸杞 15 g，菊花 15 g，佛手 10 g，郁金 9 g）。服 20 剂后，头晕目赤消失，胸胁不舒已除，仍见哭笑无常。故去生地黄、佛手、郁金，加浮小麦 20 g，甘草 10 g，百合 20 g，枣仁泥 15 g。服用 14 剂，哭笑无常消除，睡眠转佳，饮食增进，仍觉肢麻腰困，遵前法，上方加当归 15 g，木瓜 10 g，鸡血藤 18 g。服用上药 30 剂痊愈。随访 2 年，未见复发。（《中医精神病学》）

滋肾理肝汤

【方源】自拟方

【组成】熟地黄 30 g，山药 20 g，枸杞子 20 g，柴胡 12 g，陈皮 12 g，香附 10 g，郁金 10 g，白芍 20 g，当归 10 g，桃仁 10 g，刺五加 20 g，怀牛膝 30 g。

【用法】水煎服。

【功效】补肾疏肝，理气活血。

【主治】抑郁肾虚肝郁型。神情抑郁，腰膝酸软，烦躁，思维迟缓，疲乏无力，面色晦暗，畏寒，小便清长，短气，胸胁胀满，太息，胸闷，舌质淡或暗，脉沉细或沉弦。

【组方原则】方中熟地黄滋补肝肾；柴胡入肝、胆经，升发阳气，疏肝解郁；山药、枸杞子健脾固肾，养肝益精；白芍、当归养血和血，入肝经，可补肝体，助肝用，加强滋肾柔肝之效；陈皮、香附、郁金为气分药，入肝经，助柴胡疏肝理气，通畅三焦；桃仁、刺五加为血分药，破血行滞，怀牛膝补肝肾，合熟地黄、枸杞子、山药可增强滋肾养肝之用，其性下行，与柴胡升散之气，使全身气机升降有司。诸药合用，滋肾与理肝并举，故获良效。

【现代研究】

脑卒中后抑郁　滋肾理肝汤联合盐酸帕罗西汀片治疗脑卒中后抑郁有较好疗效，可改善神经功能缺损和抑郁程度，提高病人日常生活能力。赵剑锋等人研究了滋肾理肝汤联合盐酸帕罗西汀片治疗脑卒中后抑郁的临床疗效及其对神经功能的影响。将 70 例脑卒中后抑郁病人随机分为两组，每组 35 例。两组均采用脑梗死基础治疗。对照组给予盐酸帕罗西汀片，1 片 / 次，1 次 / 天，口服；治疗组在对照组治疗基础上加用滋肾理肝汤（熟地黄、山药、枸杞子、柴胡、陈皮、香附、郁金、白芍、当归、桃仁、刺五加、怀牛膝）配方颗粒，每日 1 剂，早晚饭后冲服。两组均以 2 周为 1 个疗程，治疗 4 个疗程后判定疗效。结果：治疗组治愈 9 例，显效 13 例，有效 9 例，无效 4 例，有效率为 88.57%；对照组治愈 4 例，显效 7 例，有效 12 例，无效 12 例，有效率为 65.71%。两组对比，差异有统计学意义（$P < 0.01$）。治疗后，两组 HAMD 评分、NIHSS 评分、ADL 评分均较治疗前明显改善，且治疗组优于对照组，差异均有统计学意义（$P < 0.01$）。{赵剑锋，崔春凤，郜旭娜，等 . 滋肾理肝汤联合盐酸帕罗西汀片治疗脑卒中后抑郁 35 例 [J] . 中医研究，2020，33（5）：17-20.}

【附方】

滋肾养肝汤　组成：熟地黄 15 g，白芍、女贞子、墨旱莲、制首乌、生地黄、玄参、怀牛膝各 12 g，枸杞子、黄芩各 9 g，金银花 15 g，黄连 6 g。功用：滋养肝肾，固本清热。主治：风湿性舞蹈症之稳定期或恢复期，不自主动作消失，情绪稳定，或舌苔薄黄。方解：急性发作期过后稳定期，或经治初愈之恢复期，肝风虽止，肝肾阴亏未复，余邪尚存。故方用熟地黄、女贞子、墨旱莲、枸杞子滋肾阴；白芍、首乌养肝肾；怀牛膝补益肝肾；生地黄、玄参滋阴降火；肝肾之真阴得复，筋脉濡润，动风因之可止。佐以黄连、黄芩、银花清热解毒。本方以治本为主，兼治其标，标本兼施，正复邪却，其病自愈。

仁熟散

【方源】《医学入门》卷七

【组成】人参、枳壳、五味子、桂心、山茱萸、甘菊花、茯神、枸杞子各三分（0.9 g），柏子仁、熟地黄各一两（30 g）。

【用法】上为末，每服二钱，温酒调下。

【功效】补肝肾，养血安神。

【主治】胆虚，常多畏恐，不能独卧，头目不利。

【组方原则】方中柏子仁、熟地黄为君，柏子仁甘平，善于养心、安神，熟地黄善于补精填髓、养血滋肝，精血充足，肝有所藏，神魂有所舍；枸杞子甘平，善养肝血，为平补肝肾之佳品，山茱萸味酸，善入肝经，补益肝肾，兼具涩性，补中有收，可使补而不失，增强疗效，二者共助熟地黄补益精血；五味子、茯神皆入心经，可助柏子仁宁心安神；人参善于大补元气，能够安精神，定魂魄，既可助柏子仁养心安神，又可补气，此五者皆为臣药；枳壳行气宽中，补而不滞，甘菊花清利头目，共为佐使之药。

【临床应用】

加减法　心烦失眠，加黄连 5 g，郁金 10 g；烘热汗出，加龙骨 15 g；恶心呕吐，加半夏 10 g，生姜 3 片；面赤潮红，加地骨皮 15 g，牡丹皮 15 g；情绪易激动者，加淮小麦 30 g；四肢水肿，加茯苓皮 15 g。

一贯煎

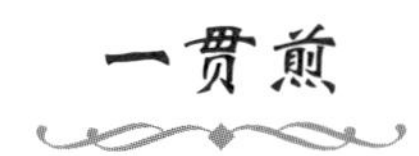

【方源】《续名医类案》卷十八

【组成】生地黄六钱至一两五钱（18 ~ 30 g），沙参、麦冬、当归各三钱（9 g），枸杞子三钱至六钱（9 ~ 18 g），川楝子一钱半（4.5 g）。

【功效】补益肝肾，滋养阴精。

【主治】郁病肝肾阴虚型。情绪低落，精神萎靡，自罪自责，健忘少寐，颧红盗汗，耳鸣，胁痛，腰膝酸软，舌干红，苔薄白，脉弦细或数。

【证治机制】肝藏血，主疏泄，体阴而用阳，喜条达而恶抑郁。肝肾阴血亏虚，肝体失养，则疏泄失常，阴虚津液不能上承，故咽干口燥、舌红少津；阴血亏虚，血脉不充，故脉细弱或虚弦。肝肾阴血亏虚而肝气不舒，治宜滋阴养血，柔肝舒郁。

【组方原则】方中重用生地黄滋阴养血、补益肝肾为君，内寓滋水涵木之意。当归、枸杞子养血滋阴柔肝；沙参、麦冬滋养肺胃，养阴生津，意在佐金平木，扶土制木，四药共为臣药。佐以少量川楝子，疏肝泄热，理气止痛，复其条达之性。该药性虽苦寒，但与大量甘寒滋阴养血药相配伍，则无苦燥伤阴之弊。诸药合用，使肝体得养，肝气得舒，则诸症可解。

【方论选录】

张山雷：胁肋胀痛，脘腹搘撑，多是肝气不疏，刚木恣肆为病。治标之法，每用香燥破气，轻病得之，往往有效。然燥必伤阴，液愈虚而气愈滞，势必渐发渐剧，而香药、气药不足恃矣。若脉虚舌燥，津液已伤者，则行气之药，尤为鸩毒。柳洲此方，虽是从固本丸、集灵膏二方脱化而来，独加一味川楝，以调肝气之横逆，顺其条达之性，是为涵养肝阴第一良药。凡血液不充，络脉室滞，肝胆不驯，而变生诸病者，皆可用之，苟无停痰积饮，此方最有奇功。陆定圃《冷芦医话》肝病一节，论之极其透彻，治肝胃病者，必知有此一层理法，而始能觉悟专用青陈、乌、朴、沉香、木香等药之不妥。且此法固不仅专治胸胁脘腹搘撑胀痛已也，有肝肾阴虚而腿膝酸痛，足软无力，或环跳、髀枢、足跟掣痛者，是方皆有捷效，故亦治痢后风及鹤膝、附骨、环跳诸证。读《续名医类案》一书，知柳洲生平得力，在此一方，虽有时未免用之太滥，其功力必不可没，乃养阴方中之别出机杼者，必不可与六味地黄同日而语。口苦而燥，是上焦之郁火，故以川连泄火。连本苦燥，而入于大剂养阴队中，反为润燥之用，非神而明之，何能辨此？方下舌无津液四字，最宜注意，如其舌若浊垢，即非所宜。(《中风斠诠》卷三)

秦伯未：治疗肝气不难，难于肝阴不足而肝气横逆，因为理气疏肝药大多香燥伤阴，存在着基本上的矛盾。本方在滋肝润燥药内稍佐金铃子（川楝子），使肝体得养，肝用能舒，对肝虚气滞引起的胸胁满痛，吞酸口苦，以及疝气瘕聚等证，可得到缓解，可以说是法外之法。(《谦斋医学讲稿》)

【临床应用】

加减法　失眠、多梦者，加珍珠母、磁石、生铁落等重镇安神；腰酸、遗精、乏力者，加龟甲、知母、杜仲、牡蛎以益肾固精；月经不调者，加香附、益母草以开郁理气调经。

【使用注意】本方滋腻之药较多，故有停痰积饮而舌苔白腻，脉沉弦者不宜使用。

【现代研究】

抑郁症　梅海云探究了加减一贯煎治疗2型糖尿病伴焦虑抑郁情绪的疗效。将60例病人随机分为两组，每组30例。治疗组在常规西药降糖的基础上予加减一贯煎，对照组在常规西药降糖的基础上口服谷维素。两组均以4周为1个疗程，连服2个疗程。治疗组治疗后SAS及SDS评分较治疗前明显降低，且显著优于对照组。故加减一贯煎治疗2型糖尿病伴焦虑抑郁情绪疗效确切。{梅海云.加减一贯煎治疗2型糖尿病伴焦虑抑郁情绪30例临床研究[J].江苏中医药，2014，46（6）：33-34.}

张小健研究一贯煎合柴胡加龙骨牡蛎汤加减治疗脑卒中后抑郁肝肾阴虚型疗效。具体分为治疗组30例，对照组30例，两组均给予常规脑血管治疗，治疗组给予一贯煎合柴胡龙骨牡蛎汤加减，对照组加服氟哌噻吨美利曲辛片。结果显示：治疗组总有效率90%，对照组总有效率70%，明显优于对照组（$P < 0.01$）。故一贯煎合柴胡龙骨牡蛎汤加减治疗脑卒中后抑郁疗效可靠。{张小健.一贯煎合柴胡加龙骨牡蛎汤加减治疗脑卒中后抑郁30例[J].实用中医内科杂志，2011，25（6）：54-55.}

【验案举例】

抑郁症　胡某，女，40岁。1961年9月30日初诊。眩晕，耳鸣，易怒易哭，烦躁，身颤，精神不快尤甚。重时常晕倒，心悸怔忡，2～3小时才能恢复。月经量甚多，周期规律。生育6胎。面色萎黄不泽，血红蛋白85 g/L，大便偏干。脉沉弱，舌淡无苔。属血虚心肝失养，下虚上眩，治宜滋养心肝。处方：桑椹120 g，熟地黄、珍珠母、白人参、龙骨各90 g，龙眼肉、茯神各30 g，山药、山萸肉、枸杞子、巴戟肉、肉苁蓉、龟甲、红枣、枣仁、清阿胶各60 g，琥珀粉15 g。慢火浓煎3次，取汁再浓缩，入琥珀粉，烊化阿胶，加炼蜜为膏。早、晚各服6 g，开水冲服。11月1日二诊：服药后病情明显缓解，前天生气着急，又引起犯病，言语不能自主，烦躁，易怒，夜不能寐，头目晕眩，走路身不稳，恐惧。脉左关独弦数，舌正无苔。属肝肾阴虚，水火不相济，治宜滋肝潜阳。处方：酸枣仁、石决明、珍珠母各15 g，茯苓、甘菊各6 g，知母、川芎、炙甘草各3 g，白蒺藜10 g，浮小麦12 g，大枣6枚，羚羊粉（分吞）1.2 g。11月8日三诊：药后渐安静舒适。脉左关弦缓，余沉缓，舌正无苔。原方加石斛10 g，沉香粉（冲服）1 g。11月20日四诊：自觉症状已轻微，病情稳定。脉沉弦细，舌同前。第一方加灵磁石60 g，龟甲90 g，炼成膏后和入羚羊角粉15 g。早、晚各服6 g。(《神经科病》)

大补阴丸

【方源】《丹溪心法》卷三

【组成】黄柏（炒褐色）、知母（酒浸，炒）各四两（120 g），熟地黄（酒蒸）、龟甲（酥炙）各六两（180 g）。

【用法】将以上药物碾碎为末，猪脊髓蒸熟，捣为泥状，蜂蜜烧开，将以上药物混合均匀和药为丸，每丸约重15 g。

【功效】滋补肝肾，育阴息风。

【主治】震颤肝肾阴虚型。表情呆板，肢体或头震颤日久，震颤幅度大，或肢体拘痉，情绪激动时加剧，活动笨拙，上肢协调不能，步态拖拉，动作迟缓，言语謇涩，或智力减退，形体消瘦，头晕耳鸣；失眠多梦，或头痛盗汗，腰酸腿重，口干咽燥，小便频数，大便秘结，舌体瘦小，舌质黯红，舌苔少或剥苔或微黄，脉象细弦或细数。

【证治机制】肾居下焦，内寄相火，一旦明精亏损，阴不制阳，则相火妄动，阴阳失衡，水火失济，遂成阴虚火旺之证，而见骨蒸潮热，盗汗遗精，足膝疼热，舌红少苔，尺脉数而有力等。肾阴为一身阴液之根本，肾阴亏虚，往往累及他脏，若母病及子，损及肝阴，肝阳偏亢，疏泄失职，则病人心烦意乱，急躁易怒。是证阴虚为本，火旺为标，且阴愈虚而火愈炽，火愈炽而阴愈损，二者互为因果。

【组方原则】《素问》云："年过四十，阴气自半。"又云"诸风掉眩，皆属于肝。"年迈之人，脏气逐渐衰微，加之七情过极，肝肾虚损则头晕目眩，健忘耳鸣。肝藏血而主筋，筋失所充，故肢体震颤挛急、运动不利。肝经布于两胁，经筋失养则胁痛。肾藏精而主脑髓，肝肾虚损，则脑髓失养，而见言语謇涩、智力减退、神情呆滞。肝肾不足，阴不敛阳，肝阳上亢，虚风内动，故摇摆不宁、震颤、强直、拘痉。阴虚火盛，故见五心烦热、失眠多梦、盗汗颧红、口干咽燥，舌红少苔、脉细数为阴虚内热之象。方中熟地黄、龟甲滋阴补肝益肾；黄柏、知母滋阴清热。

【方论选录】

汪昂：此足少阴药也。四者皆滋阴补肾之药，补水即所以降火，所谓壮水之主，以制阳光是也。加脊髓者，取其能通肾命，以骨入骨，以髓补髓也。（《医方集解·补养之剂》）

王子接：丹溪补阴立法，义专重于黄柏，主治肾虚劳热，水亏火炎，以之治虚火呃逆，亦为至当。……第肝肾之气，在下相凌，左肾属水，不能自逆，而右肾为相火所寓，相火炎上，挟其冲气，乃能逆上为呃。主之以黄柏，从其性以折右肾之相火，知母滋肾水之化源，熟地固肾中之元气，龟甲潜通奇脉，伏藏冲任之气，使水不妄动。治虚呃用参术汤下之者，人之阴气，依胃为养，胃土损伤，则相火直冲清道而上，此土败于相火之贼，当崇土以制龙雷之火也。（《绛雪园古方选注》卷中）

吴谦：是方能骤补真阴，承制相火，较之六味功效尤捷。盖因此时以六味补水，水不能遽生，以生脉保肺，金不免犹燥，惟急以黄柏之苦以坚肾，则能制龙家之火，继以知母之清以凉肺，则能全破伤之金。若不顾其本，则病去犹恐复来，故又以熟地、龟甲大补其阴，是谓培其本，清其源矣。（《医宗金鉴·删补名医方论》卷二）

【临床应用】

加减法　若阴虚火旺，兼见五心烦热，口干舌燥，便秘溲赤，舌苔薄黄，脉弦细数者，加地骨皮、玄参等滋阴降火；兼见阳虚者酌加炮附子或肉桂，以引火归原；如兼有血瘀阻络者，可见固定不移的头痛，肢痛，舌黯或舌上有瘀点、瘀斑等，加丹参、鸡血藤等活血化瘀，以“血行风自灭”；若震颤不已者，可加全蝎、蜈蚣、地龙等以息风止痉；大便秘结者，加大黄；失眠者，加酸枣仁、茯神；腰膝酸软者可加杜仲、川续断、桑寄生。

【使用注意】本方组成药物以阴柔滋润为主，久服常服，每易滞脾碍胃，故脾虚泄泻者慎用。

【现代研究】

1. 更年期综合征　方慧晓对 66 例更年期综合征病人进行临床研究，随机分为两组，对照组 32 例，治疗组 34 例。对照组给予常规西医治疗：维生素 E 胶丸 1 粒，谷维素片 30 mg 口服，每天 2 次，分早晚服食。治疗组给予大补阴丸口服，一次 6 g，1 日 2～3 次，并配合情志调理。结果显示：对照组 4 例显效，13 例好转，15 例无效；治疗组 23 例显效，9 例好转，1 例无效，总有效率为 97.06%。故大补阴丸对更年期综合征的治疗作用是有效的。{方慧晓，沈鹏.大补阴丸配合情志调理治疗更年期综合征 34 例［J］.浙江中医杂志，2011，46（8）：588.}

2. 失眠　俞有宝应用大补阴丸加味治疗阴虚火旺型失眠症 60 例，治愈 20 例，好转 34 例，未愈 6 例，总有效率为 90%。{俞有宝.大补阴丸治疗阴虚火旺型失眠症 60 例疗效观察［J］.云南中医中药杂志，2010，31（11）：39-40.}

【验案举例】

震颤　夏某，男，38 岁。1965 年 7 月 8 日初诊。1958 年秋，突发右上下肢震颤，伴麻木，触觉、痛觉均消失，经中西药治疗 40 余天，下肢知觉恢复，但右上肢震颤加剧，行走不稳，疲乏无力，反应迟钝，消谷善饥，便干尿黄，经某医院检查，诊断为帕金森病，治疗无效。诊视脉弦，舌尖红，苔黄少津，以其脉证，当责之于肝，肝主筋，肝藏血，血虚生风，肝阴不足，筋脉失于濡养，发为震颤，证属肝肾阴虚，筋脉失养。目前病人消谷善饥，大便干结如羊屎，此属胃火旺，肠津枯，拟养血柔肝，清胃润肠。处方：怀山药 25 g，鲜生地黄、火麻仁各 12 g，金石斛、杭白芍、全当归各 10 g，炙甘草 3 g。二诊：上方连续服用 40 余剂，病情好转，纳食稍减，体重增加，但震颤未减轻，改用养血柔肝息风。处方：鲜生地黄、玉竹参各 15 g，川芎 5 g，杭白芍 12 g，秦艽、粉甘草、明天麻各 3 g，钩藤、全当归、炒僵蚕、川独活各 10 g。三诊：服上方 30 余剂，震颤未减，体寒肢冷，食纳已转正常，二便平，改用补益肝肾，平肝息风。处方：生黄芪、熟地黄各 12 g，明天麻、山萸肉各 6 g，肉苁蓉、巴戟天、全当归、怀山药、云茯苓、钩藤、软白薇各 10 g，怀牛膝、炙甘草各 3 g。四诊：上方 30 余剂，病情明显好转，纳食正常，走路不感摇摆，站立时仍有震颤，嘱其继续上方，加北枸杞子 12 g，生牡蛎 20 g，去巴戟天。五诊：服上方 20 剂，震颤较前又有减轻，除站立时有轻微震颤外，余无特殊。嘱其继续按上方治疗，以善其后。(《神经科病》)

还少丹

【方源】《杨氏家藏法》

【组成】熟地黄、枸杞子、山茱萸、肉苁蓉、远志、巴戟天、小茴香、杜仲、怀牛膝、楮实子、茯神、山药、五味子、石菖蒲、何首乌。

【用法】上药制成粉末，炼蜜并加枣制成丸，每丸重 9 g，1 次 1 丸，每天 2 次，用白开水冲服或者温黄酒送服。

【功效】补益肝肾，填精益髓。

【主治】近事善忘，头晕耳鸣，神情呆钝，言语颠倒不伦，甚时哭笑无常，头摇肢颤，腰膝酸软无力。舌质黯淡、苔薄白，脉弦细。

【证治机制】林珮琴《类证治裁·健忘》云：“人之神宅于心，心之精依于肾，而脑为元神之府，精髓之海，实记性所凭也。”人老年迈，或思虑过度耗伤营阴，或嗜酒过度，伤及肝肾，均能致使髓海不足，元神之府亏虚，出现近事善忘，头晕耳鸣，神情呆钝，言语颠倒不伦，甚时哭笑无常，头摇肢颤，腰膝酸软等症。舌质黯淡苔薄白，脉弦细均为肝肾亏虚之象。

【组方原则】方中熟地黄、枸杞子、山茱萸滋阴补肾；肉苁蓉、巴戟天、小茴香助命火补肾气；杜仲、怀牛膝、楮实子、何首乌补益肝肾；山药益气健脾而补后天；石菖蒲、远志、五味子交通心肾而安神。

【现代研究】

轻度认知障碍　余德海进行临床研究，将 114 例脑动脉硬化导致的轻度认知障碍病人，随机将 114 例病人分为观察组（$n = 57$）和对照组（$n = 57$），对照组采用西医西药治疗方案，观察组在对照组治疗基础上加用还少丹并辨证加减治疗。结果：经过 4 周连续治疗，两组病人长谷川痴呆量表评分及简易智能量表评分均有明显改善，但观察组病人改善程度明显优于对照组（$P < 0.05$）；观察组病人治疗有效率为 91.2%，对照组为 73.7%（$P < 0.05$）。结论：在常规西医治疗基础上加用还少丹加减治疗因脑动脉硬化导致的轻度认知障碍病人，能有效改善病人临床症状，改善病人预后，提高病人日常生活能力，值得临床推广应用。{余德海．还少丹治疗脑动脉硬化轻度认知障碍 57 例［J］．中国中医药现代远程教育，2016，14（8）：87–88.}

【验案举例】

血管性痴呆　朱某，男，69 岁。健忘进行性加重半年，1992 年 4 月 18 日来诊。于 1991 年 2 月经 CT 诊断为多发性脑梗死，经治疗后症状好转，近半年来病人健忘逐渐加重，入院时健忘，食后即忘所食食物，性格改变，不能正确回答年龄、住址，计算错误，头晕耳鸣，腰膝酸软，潮热口干，左侧肢体麻木无力，舌红少苔，脉细数。中医诊断：呆病、中风后遗症期。辨证：精血不足，肝肾阴虚。治法：滋补肝肾，开窍醒脑。处方：白术、枸杞子、白芍各 15 g，泽泻、川芎各 10 g，当归熟地黄、鳖甲（先煎）各 20 g，茯苓、何首乌、山药、知母各 12 g。每日 1 剂，共煎 400 mL。早、晚分服。连服 1 个月后病人记忆力增强，能基本正确回答时间、地点、方向等问题，进行简单的二位数加减法，头晕耳鸣，潮热盗汗，口干消失。为巩固疗效改用散剂，连服 2 个月，当归 150 g，白芍、白术、茯苓各 100 g，泽泻、川芎各 80 g，共研为未，每服 3 ~ 6 g，每日 3 次，健忘消失。(《神经科病》)

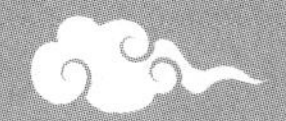

第十二章

调意剂

第一节　益气健脾调意剂

人参远志丸

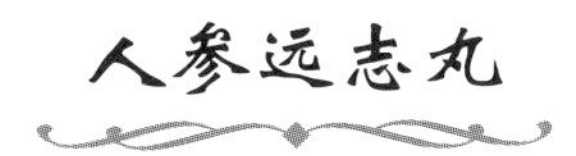

【方源】《圣济总录》卷四十三

【组成】人参、远志（去心）、黄芪（薄切）、酸枣仁各一两（30 g），官桂（去粗皮）、桔梗（去芦头，炒）、丹砂（别研）各半两（15 g），天冬（去心，焙）、菖蒲、白茯苓（去黑皮）各一两半（45 g）。

【用法】上为细末，炼蜜为丸，如梧桐子大。每服十五丸至二十丸，米汤送下，不拘时候。

【功效】补气安神，定惊益智。

【主治】神思不安，健忘惊悸。思虑过多，心气不安，惊悸恍惚，烦倦，神思不清，舌苔淡白，脉缓或弱。

【证治机制】《诸病源候论·虚劳病诸候》："虚劳损伤血脉，致令心气不足，因为邪气所乘，则使惊而悸动不定。"

【组方原则】本方为补气安神之代表方。人参味甘、微温，具有大补元气、复脉固脱、补脾益气、生津养血、安神益智的功效。远志、白茯苓长于宁心安神。人参与此两味药相配，善于补心气、安心神、止惊悸。黄芪味甘，性微温，归脾、肺经，有补气升阳之功。酸枣仁甘、酸，平，归肝、胆、心经，寓养心补肝、宁心安神、敛汗、生津之效。官桂辛、甘，温，归脾、胃、肝、肾经，有温脾胃、暖肝肾之用。桔梗苦、辛，平，归肺经，能宣肺、利咽、祛痰、排脓。朱砂甘，微寒，有毒，归心经，可清心镇惊、安神、明目、解毒。天冬味甘、苦，性寒，归肺、肾经，能滋阴润燥、清肺降火。菖蒲辛、苦，温，归心、胃经，有开窍豁痰、醒神益智、化湿开胃之用。诸药配伍，共奏补养安神之功用。

【临床运用】临床常用于治疗心肾气不足，惊悸健忘，梦寐不安，遗精，面色无华，足胫酸疼等症。

人参丸

【方源】《千金翼方》卷七

【组成】人参、茯苓、麦冬（去心）、甘草（炙）各三两（90 g），桂心一两（30 g），大枣五十枚（作膏），菖蒲、泽泻、山药、干姜各二两（60 g）。

【用法】上一十味，捣筛为末，炼蜜枣膏和丸如梧桐子大。空腹酒下二十丸，日三夜一服，不知稍增至三十丸。

【功效】补气血，除痰邪，安神志。

【主治】志意不安，心悸，思虑过多，恍惚不自觉，心中畏恐，夜不得眠，虚烦少气，舌红少苔，脉沉细无力。

【证治机制】

1. 体虚久病　禀赋不足，素体虚弱，或久病失养，劳欲过度，气血阴阳亏虚，以致心失所养，发为心悸。

2. 饮食劳倦　嗜食膏粱厚味，煎炸炙煿，蕴热化火生痰，或伤脾滋生痰浊，痰火扰心而致心悸。劳倦太过伤脾，或久坐卧伤气，引起生化之源不足，而致心血虚少，心失所养，神不潜藏，而发为心悸。

3. 七情所伤　平素心虚胆怯，突遇惊恐或情怀不适，悲哀过极，忧思不解等七情扰动，忤犯心神，心神动摇，不能自主而心悸。

4. 感受外邪　风寒湿三气杂至，合而为痹，痹证日久，复感外邪，内舍于心，痹阻心脉，心之气血运行受阻，发为心悸；或风寒湿热之邪，由血脉内侵于心，耗伤心之气血阴阳，亦可引起心悸。如温病、疫毒均可灼伤营阴，心失所养而发为心悸。或邪毒内扰心神，心神不安，也可发为心悸，如春温、风温、暑温、白喉、梅毒等病，往往伴见心悸。

5. 药物中毒　药物过量或毒性较剧，损害心气，甚则损伤心质，引起心悸，如中药附子、乌头，或西药锑剂、洋地黄、奎尼丁、肾上腺素、阿托品等，当用药过量或不当时，均能引发心动悸、脉结代一类症状。

【组方原则】人参、甘草、山药补益中焦脾气；桂心、茯苓、大枣宁心定志；麦冬滋阴养液；干姜、菖蒲一阴一阳，共除痰邪；泽泻泻湿浊之气，使补不壅滞。全方血气双补而不滞涩，令痰邪得去，气血得充，神志自安。

【临床运用】此方针对产后虚弱，而导致的恍惚，恐惧，心悸而失眠者，其病机归结为虚烦少气。

预知子丸

【方源】《太平惠民和剂局方》卷五

【组成】枸杞子（净）、白茯苓（去皮）、黄精（蒸熟）、朱砂（研，水飞）、预知子（去皮）、石菖蒲、茯神（去木）、人参（去芦）、柏子仁、地骨皮（去土）、远志（去心）、山药各等分。

【用法】上一十二味，捣罗为细末，炼蜜丸如龙眼核大，更以朱砂为衣。每服一丸细嚼，人参汤下，不计时候。

【功效】益气养心，安定志意。

【主治】心气不足，志意不定之错语、抑郁，健忘，癫狂，苔薄白，脉细弱无力。

【证治机制】本病由于病人脏腑功能失调，或气血素虚，加之劳倦内伤、忧思恼怒、饮酒饱食致气虚血瘀、痰热腑实、痰浊阻络、肝肾阴虚。

【组方原则】方用枸杞子、黄精补精滋阴，柏子仁、白茯苓、茯神养心安神，人参、山药补益中气，石菖蒲宁神益志，朱砂镇静安神，地骨皮退解余热，远志豁痰开窍，预知子疏肝理气。诸药合用，有豁蒙蔽之痰、定不宁之意。

【临床运用】临床常用于神情恍惚，语言错妄，忪悸烦郁，愁忧惨戚，喜怒多恐，健忘少睡，夜多异梦，寐即惊魇，或发狂眩，暴不知人。

安神复元汤

【方源】《寿世保元》卷六

【组成】黄芪（蜜炙）一钱五分（4.5 g），人参一钱五分（4.5 g），当归（酒洗）一钱五分（4.5 g），柴胡一钱（3 g），升麻五分（1.5 g），黄连（酒炒）一钱（3 g），黄芩（酒炒）一钱（3 g），黄柏（酒炒）三钱（9 g），知母一钱（3 g），防风一钱（3 g），蔓荆子七分（2.1 g），麦冬一钱（3 g），茯神一钱（3 g），酸枣仁（炒）一钱五分（4.5 g），川芎一钱（3 g），甘草五分（1.5 g），甘枸杞子一钱五分（4.5 g）。

【用法】上锉一剂，加龙眼肉三枚，水煎服。

【功效】补气养血，清解郁热。

【主治】思虑烦心而神散，舌苔淡白，脉虚数。

【证治机制】心为五脏六腑之大主，心主神志。脾主运化，为气血生化之源。气血亏虚，则累及心脾，郁热在内，则阴阳不合，志意不定，神志不安。

【组方原则】方用黄芪、人参、当归气血双补；柴胡、升麻升清舒气；黄连、黄芩、黄柏清解郁热；知母、川芎、酸枣仁、甘草、茯神为酸枣仁汤组成，用以养血安神、清热除烦；龙眼肉、麦冬、甘枸杞子兼以滋阴养血；防风、蔓荆子疏散风邪，清利头目。诸药合用，使气血得充、郁热得去，虚烦得除，神志得安。

【临床运用】临床常用于精脱于下，真阴不上泥丸，而气不聚，耳鸣、耳重听，及耳内痒。

归神汤

【方源】《辨证录》卷四

【组成】人参五钱（15 g），白术一两（30 g），巴戟天一两（30 g），茯神五钱（15 g），紫河车一具，半夏三钱（9 g），陈皮一钱（3 g），甘草一钱（3 g），丹砂一钱（3 g），菖蒲一钱（3 g），麦冬五钱（15 g），柏子仁（不去油）三钱（9 g），白芥子三钱（9 g）。

【用法】上各为末，先将紫河车净水煮熟，不可去血丝，捣烂，将各药末再捣为丸。每服五钱，白滚水送下，连服数日。

【功效】补阳助阴，养血益气。

【主治】思虑过度，耗损心血，遂致失志之癫，或哭或笑，或裸体而走，或闭户自言，喃喃不已，舌淡，苔薄白，脉细弱无力。

【证治机制】《黄帝内经》曰："亢则害，承乃制。"血者阴也，虚则阳亢，亢则害。心主血，若心血亏虚，心气不足而浮越，心火不敛，心神不宁，肝藏血，体阴而用阳，血虚则肝失濡养，加之所欲不遂，思虑过度，肝气郁结，肝阳易亢，阴阳失和，故见梦交。

【组方原则】方用人参、白术健脾补气，助中焦运化；兼以巴戟天补阳，麦冬助阴，茯神宁心安神；紫河车血肉有情之品大补气血。半夏、陈皮化痰行气，白芥子利气化痰，蠲除蒙蔽之痰。柏子仁养心安神，菖蒲清心开窍，丹砂镇静安神。全方阴阳并补，血气并重，共奏补阳助阴、养血行气之功，共寓安思定志、益气安神之效。

【临床运用】本方现代常用于气血虚损、阴阳不足之多梦、失眠、恐惧，梦交等症。

【验案举例】

梦交　张某，女，24 岁。自诉婚前多梦失眠，夜间多汗，入眠后做梦与其未婚夫交媾。半月前新婚后与夫同居时仍经常梦中性交。内心极为恐惧。四肢酸软，脉象虚细无力，舌质淡红，苔薄。予归神汤加减潞党参、茯苓、酸枣仁、龙骨、牡蛎各18 g，焦白术15 g，当归10 g，龙眼肉30 g，陈皮9 g，甘草6 g。3剂，水煎，早晚各服1次。二诊时，失眠盗汗好转，方去陈皮加青皮9 g，柴胡10 g，5剂。另以羚羊角粉2 g，琥珀粉30 g混合后分成16包，每日早晚各服1包。服上药10天，梦中交媾1次，余症均减，遂以上方3倍量研末炼蜜为丸10 g重，日服3饮，每服1丸，并续服汤药剂。月余后告知病愈。{阎俊山.归神汤临床运用［J］.四川中医，1989（4）：12-13.}

归脾汤

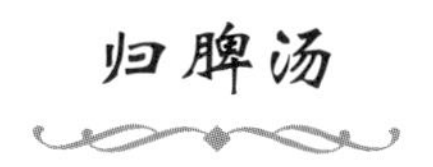

【方源】《正体类要》

【组成】白术、当归、白茯苓、黄芪（炒）、龙眼肉、远志、酸枣仁（炒）、人参各一钱（3 g），木香五分（1.5 g），甘草（炙）三分（1 g）。

【用法】加生姜、大枣，水煎服。

【功效】益气补血，健脾养心。

【主治】心脾气血两虚之抑郁症、焦虑症、失眠。心悸怔忡，健忘失眠，盗汗，体倦食少，面色萎黄，舌淡，苔薄白，脉细弱。

脾不统血证。便血，皮下紫癜，妇女崩漏，月经超前，量多色淡，或淋漓不止，舌淡，脉细弱。

【证治机制】本方多由思虑过度，劳伤心脾，气血亏虚所致，治疗以益气补血、健脾养心为主。心藏神而主血，脾主思而统血，思虑过度，心脾气血暗耗，脾气亏虚则体倦、食少；心血不足则见惊悸、怔忡、健忘、不寐、盗汗；面色萎黄，舌质淡，苔薄白，脉细缓均属气血不足之象。

【组方原则】方中以人参、黄芪、白术、甘草甘温之品补脾益气以生血，使气旺而血生；当归、龙眼肉甘温补血养心；白茯苓（多用茯神）、酸枣仁、远志宁心安神；木香辛香而散，理气醒脾，与大量益气健脾药配伍，复中焦运化之功，又能防大量益气补血药滋腻碍胃，使补而不滞，滋而不腻；用生姜、枣调和脾胃，以资化源。

【临床运用】

1. 证治要点　本方为补益剂，临床以气短乏力，心悸失眠，便血崩漏，舌淡，脉细弱为证治要点。

2. 加减法　崩漏下血偏寒者，可加艾叶炭、炮姜炭，以温经止血；偏热者，加生地炭、阿胶珠、棕榈炭，以清热止血。

3. 本方现代常用于治疗心脾气血两虚之抑郁症、焦虑症、失眠。

【方论选录】

汪昂：此手少阴、足太阴药也。血不归脾则妄行，参、术、黄芪、甘草之甘温，所以补脾；茯神、远志、枣仁、龙眼之甘温酸苦，所以补心，心者，脾之母也。当归滋阴而养血，木香行气而舒脾，既以行血中之滞，又以助参、芪而补气。气壮则能摄血，血自归经，而诸症悉除矣。（《医方集解·补养之剂》）

跌仆等症，气血损伤；或思虑伤脾，血虚火动，寤而不寐；或心脾作痛，怠惰嗜卧，怔忡惊悸，自汗，大便不调；或血上下妄行。（《正体类要》卷下）

【现代研究】

1. 抑郁症　有学者对 84 例成年抑郁症病人进行了治疗，发现归脾汤结合中医情绪护理降低了病人 HAMD 和抑郁自评量表的评分，降低了病人的抑郁程度，有效率为 92.86%。在一项对 90 例脑卒中后抑郁病人的研究中，给予归脾汤和艾司西酞普兰的病人比仅给予艾司西酞普兰的病人 HAMD 评分均较低，生活质量更好。采用 HAMD、中医症状量表和社会残疾筛查表对 60 例心脾不足抑郁症病人进行归脾汤治疗效果评价，归脾汤比氟西汀见效快，不良反应少。另一项针对 60 例抑郁症病人的研究中，归脾汤和氟西汀在降低 HAMD 评分和提高病人血清 5- 羟色胺水平方面疗效相当，但归脾汤比氟西汀疗效更快，不良反应更少。对 275 例老年抑郁症病人的研究发现，归脾汤能显著降低病人 HAMD 评分，改善病人的抑郁症状，有效率为 80.2%，优于氟西汀，不良反应低。实验药理学研究发现，归脾汤可以减轻慢性不可预知温和刺激大鼠的抑郁样行为，恢复糖水偏爱实验中大鼠对糖水的偏好，减少了大鼠在新环境抑制实验中的摄食潜伏期和强迫游泳实验中的不动时间，增加了大鼠在旷场实验的进入中央区次数和穿格次数。这些临床与实验研究结果表明，归脾汤可以防治多种原因引起的抑郁症。{陈丽媛，叶田园，齐冬梅，等.归脾汤的现代临床应用与防治疾病种类研究进展［J］.中国实验方剂学杂志，2021，27（15）：219–226.}

2.焦虑症　临床研究表明，归脾汤可有效治疗焦虑症。研究者对40例心脾两虚型广泛性焦虑障碍病人实施归脾汤加减治疗及常规治疗研究，结果发现：归脾汤组病人HAMA评分更低，治疗总有效率更高、不良反应发生率更低。在另一项针对60例心脾两虚型广泛性焦虑障碍病人的研究中，也发现归脾汤联合小剂量地西泮治疗6周后能显著降低病人HAMA、焦虑自评量表评分，且与仅给予地西泮治疗相比，TESS评分更低，显示归脾汤能降低传统药物带来的不良反应。在与帕罗西汀治疗广泛性焦虑障碍患的临床药效进行比较时，归脾汤也展现了同等的治疗效果和较低的不良反应，治疗有效率为86.67%，病人服用归脾汤8周后，HAMA、TESS评分低。另外，归脾汤还用于治疗焦虑症合并其他疾病，如卒中后抑郁伴焦虑、功能性消化不良伴焦虑。{陈丽媛，叶田园，齐冬梅，等.归脾汤的现代临床应用与防治疾病种类研究进展［J］.中国实验方剂学杂志，2021，27（15）：219–226.}

3.失眠　失眠在人群中高发，归脾汤对其治疗有效，如对36例心脾两虚型失眠病人给予佐匹克隆进行治疗，对另外36例病人给予归脾汤加佐匹克隆进行治疗，60天后归脾汤加佐匹克隆组病人治疗有效率为94.44%，与佐匹克隆组的治疗有效率50%相比，治疗效果明显更好。有研究使用归脾汤加减配合脑功能治疗仪对32例失眠病人进行治疗，结果显示：病人临床治愈总有效率为93.75%，且该治疗方法能较好地改善病人的睡眠质量。另有研究对57例顽固性不寐病人使用归脾汤加味进行治疗，治疗有效率为96.5%，地西泮片组病人的治疗有效率为80.0%，归脾汤加味治疗失眠疗效显著优于地西泮组对50例心脾两虚型失眠病人口服归脾汤加味治疗，4周后，治疗总有效率92%，而艾司唑仑组总有效率86%，而且归脾汤还能明显改善病人睡眠时间和失眠带来的头晕等症状。利用归脾汤加减方对100例失眠病人进行治疗，其中对照组40例病人给予苯二氮䓬治疗，结果发现：归脾汤加减组病人参照《中医病证诊断疗效标准》评价治疗效果，其治疗有效率为95%，明显高于对照组。此外，某研究中归脾汤加减治疗产前焦虑所致失眠病人的总有效率达到100%。

{陈丽媛，叶田园，齐冬梅，等.归脾汤的现代临床应用与防治疾病种类研究进展[J].中国实验方剂学杂志，2021，27（15）：219-226.}

【验案举例】

产后抑郁症　王某，女，28岁。2016年10月11日初诊。主诉：情绪低落伴悲忧易哭1个月。病人平素易气短，感疲乏，汗多。顺产20天后出现情绪低落，易焦虑哭泣，不能自控。曾在当地医院就诊，诊断为产后抑郁症。因病人及家属恐惧西药之副作用，遂转向中医求治。家属诉其易莫名哭泣，对周围事物不感兴趣，不愿照顾婴儿。刻诊：面色萎黄，神靡懒言，自诉眠差多梦，纳差，心慌，动辄汗出湿衣，乳汁自漏，乳房难有胀感，舌质淡胖、边有齿痕、苔薄白，脉细弱。对本案的诊治，周教授辨体为气虚质，辨病为郁证，辨证为气虚血弱、心神失养。治法以益气养血、健脾养心为主，辅以解郁安神。予归脾汤合甘麦大枣汤化裁。处方：白术20 g，人参10 g，黄芪30 g，当归15 g，炙甘草10 g，茯苓20 g，远志10 g，酸枣仁20 g，木香5 g，龙眼肉15 g，生姜20 g，大枣15 g，浮小麦30 g，陈皮10 g。5剂。2日1剂，水煎分4次服。二诊：自诉情绪低落有好转，心悸、睡眠明显好转，服药期间少有哭泣，伴面色萎黄，胃纳可，出汗较前减少，已未漏乳，舌质淡红、边有齿痕、苔薄，脉细弱。以初诊方加佛手10 g，玫瑰花5 g等宽胸理气，共5剂。三诊：自诉情绪稳定，纳眠可，面色较前明显红润，汗出无异常，舌质淡红、苔薄，脉细。遂停药，嘱重视饮食调养与运动调养，多食用糯米、牛肉、鲫鱼、鸡肉、板栗、莲子、大枣、山药等健脾益气食物，坚持练习产后瑜伽。1个月后随访，自诉：纳眠佳，心情平和，与家人相处融洽，遇事能理性处理，能独自愉快地照顾婴儿。{汤凤池，周智春.周智春从体质论治产后抑郁症之经验[J].江苏中医药，2021，53（9）：39-41.}

参苓白术散

【方源】《太平惠民和剂局方》

【组成】莲子肉（去皮）一斤（480 g），薏苡仁一斤（480 g），缩砂仁一斤（480 g），桔梗（炒令深黄色）一斤（480 g），白扁豆（姜汁浸去皮，微炒）一斤半（720 g），白茯苓二斤（960 g），人参二斤（960 g），甘草（炒）二斤（960 g），白术二斤（960 g），甘草（炙）二两（60 g），山药二斤（960 g）。

【用法】上为细末。每服二钱（6 g），枣汤调下。小儿量岁数加减服之（现代用法：水煎服，用量按原方比例酌减）。

【功效】益气健脾，渗湿止泻。

【主治】脾虚夹湿，志意不安之失眠。舌质淡苔白腻，脉虚缓。

【证治机制】本方证由脾虚不运，湿浊内阻所致。脾虚不运，饮食不化，湿浊内阻，气机不畅，清浊不分，故见胸脘痞闷、肠鸣泄泻；脾虚气血生化不足，肢体肌肤失于濡养，故四肢无力、形体消瘦、面色萎黄；舌淡，苔白腻，脉虚缓皆为脾虚湿盛之象。治宜补益脾胃，兼以渗湿止泻。

【组方原则】方中人参、白术、白茯苓益气健脾渗湿为君，配伍山药、莲子肉助君药以健脾益气，兼能止泻；并用白扁豆、薏苡仁助白术、白茯苓以健脾渗湿，均为臣药；更用缩砂仁醒脾和胃，行气化滞，是为佐药；桔梗宣肺利气，通调水道，又能载药上行，培土生金，为佐药。炙甘草健脾和中，调和诸药，为使药。综观全方，补中气，渗湿浊，行气滞，使脾气健运，湿邪得去，则诸症自除。本方是在四君子汤基础上加山药、莲子肉、白扁豆、薏苡仁、砂仁、桔梗而成。两方均有益气健脾之功，但四君子汤以补气为主，为治脾胃气虚的基础方；参苓白术散兼有渗湿行气作用，并有保肺之效，是治疗脾虚湿盛证及体现“培土生金”治法的常用方剂。诸药合用，可益气健脾，渗湿止泻而行安定志意之功。

【临床运用】

1. 证治要点　本方药性平和，温而不燥，是治疗脾虚湿盛泄泻的常用方。临床应用以泄泻，舌苔白腻，脉虚缓为证治要点。

2. 本方常用于治疗慢性胃肠炎、贫血、慢性支气管炎、慢性肾炎以及妇女带下清稀量多、失眠等证属脾虚湿盛者。

【方论选录】

吴昆：脾胃虚弱，不思饮食者，此方主之。脾胃者，土也。土为万物之母，诸脏腑百骸受气于胃而后能强。若脾胃一亏，则众体皆无以受气，日见羸弱矣。故治杂证者，宜以脾胃为主。然脾胃喜甘而恶苦，喜香恶秽，喜燥而恶湿，喜利而恶滞。是方也，人参、扁豆、甘草，味之甘者也；白术、茯苓、山药、莲肉、薏苡仁，甘而微燥者也；砂仁辛香而燥，可以开胃醒脾；桔梗甘而微苦，甘则性缓，故为诸药之舟楫，苦则喜降，则能通天气于地道矣。(《医方考》)

汪昂：此足太阴、阳明药也。治脾胃者，补其虚，除其湿，行其滞，调其气而已。人参、白术、茯苓、甘草、山药、薏仁、扁豆、莲肉，皆补脾之药也，然茯苓、山药、薏仁理脾而兼能渗湿；砂仁、陈皮调气行滞之品也，然合参、术、苓、草，暖胃而又能补中；桔梗苦甘入肺，能载诸药上浮，又能通天气于地道，使气得升降而益和，且以保肺，防燥药之上僭也。(《医方集解》)

冯兆张：脾胃属土，土为万物之母，东垣曰：脾胃虚则百病生，调理中州，其首务也。脾悦甘，故用人参、甘草、苡仁；土喜燥，故用白术、茯苓；脾喜香，故用砂仁；心生脾，故用莲肉益心；土恶火，故用山药治肾；桔梗入肺，能升能降。所以通天气于地道，而无否塞之忧也。(《冯氏锦囊秘录》)

徐大椿：脾胃两虚，不能健运胜湿，而输纳无权，故食少体倦，吐泻不止焉。人参扶元补胃，白术燥湿健脾，山药补脾益阴，莲肉清心醒脾，扁豆健脾和胃气，米仁健脾渗湿热，炙草缓中，桔梗清肺，茯苓渗湿以和脾胃也。为散米饮煎服，使湿化气调，则脾胃壮盛而体强食进，何吐泻之不止哉？此健脾强胃之剂，为土虚不能胜湿吐泻之专方。(《医略六书·杂病证治》)

费伯雄：此健脾和胃之正药也。惟扁豆性劣宜减去，尝见疟愈之后服扁豆者，无不复发，此可知也。(《医方论》)

谢观：此方不寒不热，性味和平，调理病后痢后尤宜。常服调脾悦色，顺正去邪，功难尽述。(《中国医学大辞典》)

盛心如：参苓白术散本治饮食不消，泄泻等症。所加诸药，无非健脾开胃，利湿行滞，而其重要关键在于桔梗一味。盖桔梗开通肺气，肺气开通，则气之上下升降无阻。脾宜升而胃宜降，饮食不消、泄泻等症，无非升降不和，是以陈修园谓桔梗乃通利三焦之品，张洁古谓能载诸药上浮，此说吾无取焉。(《实用方剂学》)。

【验案举例】

失眠　病人甲，女，61岁。反复失眠2年。2017年7月4日就诊，失眠，每日睡眠时间3～4小时，醒后不易入睡，伴胃胀、嗳气，纳差，口干口苦，夜间明显，晨起口干口苦可缓解。平素4～5日排便1次，此次已5天未排便，但腹部无明显胀满感。右脚脚背出现结节，局部可扪及一大小约2 cm × 2.5 cm较硬包块，边界清楚，病人诉若胃部症状改善、睡眠改善，则包块较平；反之，包块可高于现有高度。辨证：脾胃失调、心神失养。处方：参苓白术散合楂曲平胃散及甘麦大枣汤。药物组成：生晒参30 g，茯苓30 g，炒白术30 g，炒白扁豆30 g，陈皮15 g，莲子30 g，山药30 g，砂仁15 g，薏苡仁30 g，大枣30 g，蜜甘草15 g，焦山楂30 g，建曲15 g，浮小麦30 g，姜厚朴15 g，炒鸡内金15 g，炒酸枣仁30 g，7剂，水煎服，2日1剂，每次150 mL，饭后半小时服。二诊：服药后睡眠改善，上方加莱菔子30 g，续用7剂。

按：病人脾胃失调，升降之枢逆乱，胃不和则卧不安，出现失眠；因为脾胃虚弱，而非阳明腑实，故虽大便多日未解而腹部无明显胀满感；脾胃虚弱，运化无权，则纳差；升降失调，则胃胀、嗳气；口干口苦，夜间明显，晨起缓解，不能将其认为湿热中阻或肝胆不利，而是脾不升清降浊所致。同时，病人出现脚背扪及结节，可随胃病及睡眠变化，亦因足背为足阳明胃经循行部位，是体现脾胃功能异常的体征。正如《灵枢·经脉》所言“胃足阳明之脉……其支者……下循胫外廉，下足跗，入中指内间。其支者，下膝三寸而别，下入中指外间。其支者，别附上，入大指间，出其端。”故使用参苓白术散和楂曲平胃散健脾益气、化湿和胃，同时加甘麦大枣汤补益心脾，养心安神。得效后，二诊方中加入莱菔子30 g，众所周知，“十八反十九畏”中生晒参和莱菔子相恶，但此时人参与莱菔子同用是否影响疗效？早在清代陈士铎的《本草新编》中就已指出：“或问萝卜子专解人参，一用萝卜子则人参无益矣，此不知萝卜子而并不知人参者也。人参得萝卜子，其功更神，盖人参补气，骤服气必难受，得萝卜子以行其补中之利气，则气平而易受，是萝卜子平气之有余，非损气之不足，实制人参以平其气，非制人参以伤其气也。”此时莱菔子得人参，可降气消痰而不耗气，人参得莱菔子补而不滞，故效验。{陈辉，杨伟

兴，肖国辉，等．参苓白术散论治失眠症思路探讨［J］．中医临床研究，2019，11（32）：64-66.}

清神丹

【方源】《万氏家抄方》卷五

【组成】山药、归身、远志、甘草（汤浸，去骨）、白茯苓、辰砂各六钱（18 g），川黄连（姜汁炒）、贝母（去心）、人参、白术（炒）各四钱（12 g），酸枣仁（炒）五钱（15 g），甘草（炙）二钱（6 g），麦冬（去心）五钱（15 g）。

【用法】上为细末，竹沥为丸，如豌豆大，辰砂为衣，米汤化下。

【功效】养心安神。

【主治】小儿夜啼。舌苔正常，指纹色紫，脉数。

【证治机制】本病主要因脾寒、心热、惊恐所致。脾寒腹痛是导致夜啼的常见原因。常由孕母素体虚寒、恣食生冷，胎禀不足，脾寒内生；或因护理不当，腹部中寒，或用冷乳哺食，中阳不振，以致寒邪内侵，凝滞气机，不通则痛，因痛而啼。

【组方原则】远志、辰砂、白茯苓宁心安神镇静，山药、归身补脾胃，共为君药。麦冬即可以滋阴润肺也可以安神，为臣药。川黄连、贝母清热、润肺可用清心热，润肺气，人参补气，安神，白术健脾益气。甘草调和药性。

琥珀定志丸

【方源】《饲鹤亭集方》

【组成】人参二两（60 g），琥珀五钱（15 g），麦冬（辰砂三钱（9 g）拌）一两（30 g），冬术一两五钱（45 g），茯苓二两（60 g），远志八钱（24 g），菖蒲五钱（15 g），甘草八钱（24 g）。

【用法】上炼蜜为丸。每服三钱，桂圆汤送下。

【功效】补益虚损。

【主治】思虑恐惧，神志不宁，疲倦喜忘，寐中多梦，盗汗遗精，舌红少苔，脉细数。

【证治机制】先天禀赋素弱，或因久病及肾，或因房劳产伤，或因恐惧优劳，渐至肾阴亏耗，肝肾不足。阴不制阳而虚火独亢，上扰于心。火热扰动其心，则神乱易惊。肾主恐，阴虚精亏，足少阴之脉亏空，故善恐惧。

【组方原则】方中人参大补元气，安神益智。琥珀镇静安神，麦冬清心除烦，白术健脾益气，茯苓健脾止泻，远志宁心安神。菖蒲化湿开胃，醒神益智。甘草调和诸药。

【临床运用】本方现代常用于治疗心神不宁之恐惧、遗精，失眠多梦。

【验案举例】

遗精　史某，男，24岁。2013年5月4日初诊。病人4年来经常梦遗，周期多则4～5天，少则2～3天。刻下症见：疲乏，气短，心悸不宁，夜寐欠安，梦多，遗精，舌红苔薄，脉细弦。证属心气不足，心肾不交，治以益气养心，交通心肾。予定志丸加减，处方：太子参15 g，石菖蒲10 g，远志10 g，茯苓10 g，丹参30 g，生龙骨30 g，生牡蛎30 g，酸枣仁15 g，首乌藤30 g，分心木10 g，刺猬皮10 g，覆盆子15 g，芡实15 g，金樱子15 g，砂仁10 g，炙甘草10 g。7剂，水煎服，每日1剂。二诊：1周未遗精，夜寐欠安，舌红苔薄，脉细。处方：前方增酸枣仁至30 g，加莲须10 g，五味子10 g。8剂，水煎服，每日1剂。三诊：前症悉减，舌红苔薄，脉细弦。处方：前方加玉竹10 g。7剂，水煎服，每日1剂。随诊1个月余，月遗精2次，除偶感焦虑，余无明显不适。{李靖磊，王耀光．黄文政教授定志丸治疗遗精验案1则［J］．中医药信息，2014，31（2）：51.}

智意汤

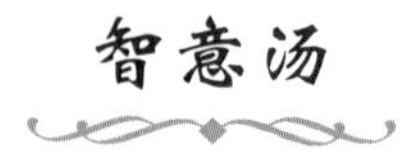

【方源】《鸡峰普济方》卷十二

【组成】肉豆蔻、白术、益智仁、半夏、附子、桂、干姜各一两（30 g），藿香、甘草、茴香、人参、木香、丁香、大麦蘖、补骨脂、当归、曲各半两（15 g），青皮、陈皮、荜澄茄、细辛、高良姜各半两（15 g）。

【用法】上为细末。每服三钱，水一盏，加生姜三片，大枣一个（劈破），同煎七分，去滓，空心温服。

【功效】补中益气，燥湿化痰。

【主治】脾胃虚弱，中满气痞，四肢怠惰，九窍不通，腰背疼痛，食下闷乱，昏倦嗜卧，愁忧伤意，胃中痞闷，饮食无味，不为肌肤，面色萎黄，大便秘涩不调，面目四肢时肿，身重，喜饥吞酸，呕逆痰水，不能消谷，舌苔淡白，脉缓弱。

【证治机制】饮食不节，劳倦过度，忧思日久，禀赋不足，年老体衰，大病初愈，调养失慎都可以导致脾胃虚弱证。《诸病源候论·五脏六腑病诸候·脾病候》："脾气盛，为形有余，则病腹胀，溲不利，身重苦饥，足痿不收……是为脾气之实也，则宜泻之。脾气不足，则四肢不用，后泄，食不化，呕逆，腹胀肠鸣，是为脾气之虚也。"因此其病因有三方面：一为饮食失调；二为劳累过度；三由于急慢性病。以上诸因，耗伤脾胃，导致脾胃不足，运化失健，形成脾胃虚弱证。

【组方原则】方中肉豆蔻温中行气；白术健脾益气；益智仁温脾止泻；半夏燥湿化痰，降逆止呕。附子补火助阳；干姜温中散寒；藿香芳香化湿，和中止呕。甘草补脾益气，兼以调和诸药。人参大补元气，补脾益气。木香行气止痛，健脾消食。丁香温中降逆，补肾助阳。大麦蘖健脾和胃，补骨脂温脾止泻胃，当归补血活血胃，青皮消积化滞。陈皮理气健脾，燥湿化痰。荜澄茄温中散寒，行气止痛。细辛通窍止痛。高良姜温胃止呕，散寒止痛。诸药合用，共寓补益脾胃、消痞化痰之功用。

辰砂宁心散

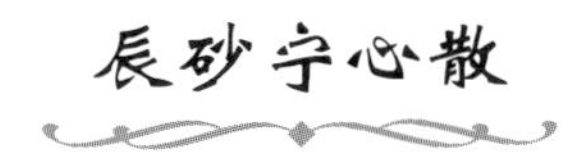

【方源】《魏氏家藏方》卷二

【组成】人参（去芦）、白茯苓（去皮）各一两半（45 g），木香（不见火）、白术（炒）、藿香叶（洗去土）、肉豆蔻（面裹煨）、酸枣仁（别研）、龙齿（别研）、白附子（炮）、远志（去心）、甘草（炙）、牡蛎粉各一两（30 g），辰砂（别研）、肉桂（去粗皮，不见火）各半两（15 g）。

【用法】上为细末。每服二钱，水一盏，加生姜三片，大枣一个，煎七分，空心、食前、临卧温服。

【功效】健脾强意，养心安神。

【主治】心疾。男子、妇人心血久虚，阴阳不和，忧愁思虑，睡卧不安，精神恍惚，五心烦热，骨节酸痛，面如火燃，头目昏眩，耳内蝉鸣，虚气独行，中满气隘，口无津液，状若饮酒，舌红少苔，脉细数。

【证治机制】外感邪气，脾胃不和，气血阴阳失衡，情志失常。病机总属阳盛阴衰，阴阳失交，任何原因引起气血阴阳失衡均可导致不寐。

【组方原则】方中人参大补元气，安神益智。白茯苓健脾宁心。木香健脾；白术健脾益气；藿香叶芳香化湿；肉豆蔻温中行气；酸枣仁养心补肝，宁心安神。龙齿镇惊安神。白附子祛风痰，定惊搐。远志宁心安神，甘草调和诸药。牡蛎粉重镇安神，辰砂清心镇惊。肉桂温经通脉，引火归原。诸药合用，行健脾强意、安定志意之功。

【附方】

1. 宁心膏（《何氏济生论》卷五） 组成：白茯神（去木）、白茯苓、白术（土蒸）各二两，山药二两，辰砂一两，人参五钱，酸枣仁（炒）二两，寒水石（煅，研末）二两，远志、甘草（炙）各一两五钱。用法：上为末，炼蜜为丸，如弹子大。临卧灯心汤化下。主治：通宵不寐者。

2. 宁志膏（《普济方》卷一九〇引《如宜方》） 组成：人参、酸枣仁各一两，辰砂半两。用法：上为末，炼蜜为丸，如弹子大。每服一丸，薄荷汤送下。一方灯心汤调琥珀末送下。主治：出血失血过多，心神不安，睡卧不得，语言失当。

3. 宁眠散（《幼幼新书》卷九引张涣方） 组成：天南星（炮裂）、人参（去芦头）、白附子各半两，干蝎二十一个，干赤头蜈蚣（酒浸，酥炙微黄）一条。用法：上为细末。次用乳香、血竭各研一分，同诸药拌匀。每服一字至半钱，用好酒少许，浸薄荷煎汤调下。每儿潮搐，服之得眠是验，次用辰砂膏相兼服之。主治：小儿慢惊抽搐，不得安卧。

4. 宁眠膏（《诚书》卷八）组成：甜消、人参、辰砂、茯苓、山药各一两，甘草（炙）、寒水石（煅）各二钱半，龙脑一分，麝五分。用法：上为末，加坏胭脂一钱，炼蜜为丸，薄荷汤送下。主治：小儿惊热痰盛，心神恍惚。

5. 宁神安卧丸（《石室密录》卷二） 组成：人参五两，远志二两，酸枣仁（炒）二两，熟地八两，山茱萸四两，茯神三两，柏子仁一两，麦冬三两，陈皮五钱。用法：上药各为末，炼蜜为丸。每日服一两，白滚水送下。五日即安。主治：卧不安枕。

益黄散

【方源】《小儿药证直诀》

【组成】陈皮（去白）一两（30 g），丁香（一方用木香）二钱（6 g），诃子（炮，去核）、青皮（去白）、甘草（炙）各半两（15 g）。

【用法】上药为末，三岁儿服4.5 g，用水80 mL，煎至24 mL，空腹时服。

【功效】健脾和胃，益气固魄。

【主治】小儿慢惊，睡露睛，手足瘛疭而身冷，舌淡，脉濡细无力。

【证治机制】慢惊风多见于大病久病之后，气血阴阳俱伤；或因急惊未愈，正虚邪恋，虚风内动；或先天不足，后天失调，脾肾两虚，筋脉失养，风邪入络。

【组方原则】方中陈皮理气健脾，丁香温中降逆，诃子降火利咽，青皮疏肝破气，甘草调和诸药。诸药合用，起益气固魄、安定志意之效。

痛泻要方

【方源】《丹溪心法》

【组成】陈皮三两（45 g），白术炒三两（90 g），白芍二两（60 g），防风一两（30 g）。

【用法】上四切，分作八服，水煎或丸服（现代用法：水煎服）。

【功效】补脾柔肝，祛湿止泻。

【主治】抽动秽语综合征伴脾虚肝旺泄泻。肠鸣腹痛，大便泄泻，泻必腹痛，泻后痛缓，舌苔薄白，脉两关不调，左弦而右缓者。

【证治机制】肝失疏泄，经气郁滞，则胸胁胀满窜痛；太息可引气舒展，气郁得散，故胀闷疼痛可减；肝气郁滞，情志不畅，则精神抑郁；气郁化火，肝失柔顺之性，则急躁易怒；肝气横逆犯脾，脾气虚弱，不能运化水谷，则食少腹胀；气滞湿阻，则肠鸣矢气，便溏不爽，或溏结不调；肝气犯脾，气机郁结，运化失常，故腹痛则泻；便后气机得以条畅，则泻后腹痛暂得缓解；舌苔白，脉弦或缓，为肝郁脾虚之证。

【组方原则】白术补脾，白芍柔肝缓急，二者相配，土中泻木，共奏补脾柔肝之功，防风具有升散之性，辛能散肝郁，香能舒脾气。诸药合用，能补脾柔肝，安定意志。

【临床运用】本方现代常用于脾虚肝郁之抽动秽语综合征。

【方论选录】

吴昆：泻责之脾，痛责之肝；肝责之实，脾责之虚。脾虚肝实，故令痛泻。是方也，炒术所以健脾，炒芍所以泻肝，炒陈所以醒脾，防风所以散肝。或问痛泻何以不责之伤食？余曰：伤食腹痛，得泻便减，今泻而痛不止，故责之土败木贼也。(《医方考》)

汪昂：此足太阴、厥阴药也。白术苦燥湿，甘补脾，温和中；芍药寒泻肝火，酸敛逆气，缓中止痛；防风辛能散肝，香能舒脾，风能胜湿，为理脾引经要药；陈皮辛能利气，炒香尤能燥湿醒脾，使气行则痛止。数者皆以泻木而益土也。(《医方集解》)

汪绂：此治痛泻不止也，责之肝木乘脾。白芍固以泻肝，而陈皮、防风则被肝药。肝木既有余，而又用此何也？曰泻之者，泻其乘脾也；补之亦使之不于乘脾也。譬之林木，繁密冗杂，落叶秽积，则水湿壅而不消，故芍药以泻之，所以芟薙芜秽而水湿不留也；其有嘉木则益为培植，以使之畅茂条达焉。木既条直上达，则枝叶扶疏，而自不至于下壅，土气亦益舒不留湿矣。故陈皮、防风以升之，亦所以和脾而去湿。今人多以陈皮、防风为泻木，又谓防风为理脾引经要药，殆不然矣。水泻不止，故甘以补之；痛泻不止，故辛以行之。皆主于理脾去湿而已。(《医林纂要探源》)

秦伯未：本方亦称“痛泻要方”，主治肝旺脾弱的腹泻，泻时腹痛肠鸣。因为肝旺脾弱，故用白芍敛肝，白术健脾；又因消化不良，腹内多胀气，故佐以陈皮理气和中，并利用防风舒肝理脾，能散气滞。肝旺脾弱的腹泻，多系腹内先胀，继而腹痛，泻下不多，泻后舒畅，反复发作，脉多弦细，右盛于左，表现为木乘土位。(《谦斋医学讲稿》)

朱良春：白术燥湿，健脾和中；芍药泻肝，缓中止痛；防风发散舒脾，陈皮利气醒脾。四药配合，成为补土泻木，疏肝健脾之剂，所以古人说它是治疗肝强脾弱、运化不良的“痛泻要方”。实际上，本方所治的腹痛泄泻，除了肝脾不和的内因而外，往往兼有轻微的外感因素。(《汤头歌诀详解》)

【验案举例】

抽动秽语综合征　左庆选使用本方加味治疗痛泻要方加味治疗抽动秽语综合征 18 例。男 18 例，女 3 例；年龄 5 ~ 15 岁；单纯抽动 10 例，伴异常发声 5 例，伴秽语 3 例。临床表现：慢性、波动性、多发性运动肌突然、快速、重复抽动，并伴有不自主发声和语言障碍，以及行为改变等症状；面部表情肌多发性抽动为首发症状，主要为嘴唇左右移动，挤眉吸鼻、眨眼、皱额、顺嘴、咬唇、双目上翻等，随着病情进展，扩展至摇头、点头耸肩、歪颈、伸脖、模仿怪相、舞动肢、扭动躯体等动作。{左庆选，马云枝．痛泻要方加味治疗抽动－秽语综合征 18 例［J］．新中医，2005（4）：73.}

寿脾煎

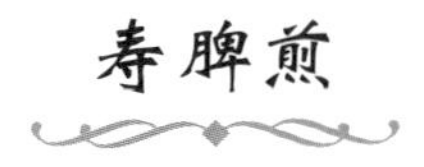

【方源】《景岳全书》卷五十一

【组成】白术三钱（9 g），当归二钱（6 g），山药二钱（6 g），炙甘草一钱（3 g），酸枣仁一钱半（4.5 g），远志三五分（1.5 g），干姜一至三钱

（9 g），莲肉二十粒（10 g），人参随宜一二钱（急者用一两 30 g）（6 g）。

【用法】水二盅煎服。

【功效】温脾摄血，养心安神。

【主治】脾虚不能摄血等神魂不宁证。凡忧思郁怒积劳及误用攻伐等药犯损脾阴，以致中气亏陷，大便脱血不止，或妇人无火崩淋，舌淡苔白，脉沉细弱。

【证治机制】因脾胃素虚，或脾胃因饮食所伤，或劳倦思虑伤脾，或久病耗伤脾气，均可使脾气虚弱，运化失司，气血生化无源；气血虚亏，固摄无力，则血溢脉外而致出血。

【组方原则】方中重用人参大补元气；白术健脾益气，燥湿利水；山药平补三焦；炙甘草等益脾和中；干姜温中散寒，补脾阳而复其统血之功；酸枣仁、远志、莲肉清心醒脾，健脾固肾摄血。全方共奏补气摄血、健脾定意之功。

【临床运用】

1. 证治要点　本方以面色㿠白，神疲心悸，月经量多，色淡质稀，舌淡苔白，脉沉细弱为证治要点。

2. 加减法　原书云："如血未止，加乌梅二个，凡畏酸者不可用，或加地榆一钱半亦可；滑脱不禁者，加醋炒文蛤一钱；下焦虚滑不禁，加鹿角霜二钱为末，搅入药中服之；气虚甚者，加炙黄芪二三钱；气陷而坠者，加炒升麻五七分，或白芷亦可；兼溏泄者，加补骨脂一钱炒用；阳虚畏寒者，加制附子一至三钱；血去过多，阴虚气馁，心跳不宁者，加熟地七八钱或一二两。"

【验案举例】

泄泻伴思虑过度　李眷姚某，年四旬外，来寓乞方。余诊时，见其神呆目定，若有所思，指下得沉涩之象。笑谓：人孰无思，君何苦思苦此。曰：确有所思，但余患便泄历年余矣，治之皆无效，愿先生疗之。余曰：仓廪不藏者，是门户不要也。君之病正在多思耳。思生于心，而伤及乎脾。经曰：思伤脾。又云："思则心有所存，神有所归，正气留而不行，故气结矣；气结则脾阳被伤，寒从中生，水反为湿，谷反为滞，精华之气，不能输化，乃致直趋下降，而便泄不止矣。急宜扫除内障，不设妄想，即不服药，亦有向痊；否则生机日败，肌肉日削，精神日减，所谓二阳之病发心脾者，将渐致虚损矣。余授以逍遥散及寿脾煎二方，郑重叮宁而别。(《临诊碎玉》)

香砂六君子汤

【方源】《古今名医方论》卷一引柯韵伯方

【组成】人参一钱（3 g），白术二钱（6 g），茯苓二钱（6 g），甘草七分（2.1 g），陈皮八分（2.4 g），半夏一钱（3 g），砂仁八分（2.4 g），木香七分（2.1 g）。

【用法】上加生姜，水煎服。

【功效】疏补化痰。

【主治】抑郁症伴功能性消化不良。气虚肿满，痰饮结聚，脾胃不和，变生诸证者，舌淡苔白腻，脉濡缓。

【证治机制】脾胃阳虚，运化失常，水液停聚，生湿酿痰，或因外感湿痰误治或失治，滞留不去而成。

【组方原则】本方由六君子汤加砂仁、木香组成。方中人参、白术、茯苓、甘草益气健脾；半夏、陈皮、砂仁、木香理气化痰。人参安神益智，茯苓宁心安神。

【临床运用】

1. 证治要点　本方是治脾胃气虚，痰阻气滞所致之证的方剂。临床以脘腹胀满痛，呕吐痞闷，不思饮食，舌淡苔白腻为证治要点。

2. 本方现代常用于胃溃疡、十二指肠溃疡，慢性胃炎，胃下垂，胃肠功能紊乱，支气管扩张，慢性萎缩性胃炎，糖尿病，自主神经功能紊乱性肠病，肾性贫血（本方加味）、抑郁症伴功能性消化不良等属脾胃气虚，痰阻气滞者。

【方论选录】

柯韵伯曰：经曰：壮者气行则愈，怯者着而为病。盖人在气交之中，因气而生，而生气总以胃气为本。食入于阴，长气于阳，昼夜循环，周于内外。一息不运，便有积聚，或胀满不食，或生痰留饮，因而肌肉消瘦，喘咳呕哕，诸症蜂起，而神机化绝矣。四君子气分之总然利肾者。

【现代研究】郑娆等利用 CLIP 平台对香砂六君子汤通过缓解胃炎治疗抑郁症的作用机制进行了研究，结果表明香砂六君子汤治疗胃炎的同时，可通过对代谢过程调节、对刺激的反应、调节基因转录过程发挥治疗抑郁症的作用，具有确切的分子基础。这一结果阐明了中医从脾胃论治抑郁症的分子机制，揭示了香砂六君子汤通过缓解胃炎治疗抑郁症的生物学过程，并提示研究不同病证之间的关联关系对发现复杂疾病治疗方案具有重要意义。{郑娆，张山雨，王耘 . 香砂六君子汤通过缓解胃炎治疗抑郁症的机制研究［J］. 中华中医药杂志，2020，35（9）：4676-4679.}

【验案举例】

抑郁症伴消化不良　马玉洁用香砂六君子汤治疗 12 例诊断为抑郁症伴功能性消化不良的病人，取得良好治疗效果。12 例病人中，男 2 例，女 10 例；年龄 28 ~ 63 岁，平均 41.3 岁；病程 4 ~ 60 个月，平均 23.3 个月。均以消化道症状为主要表现。其中顽固性上腹痛，食欲不振，大便不畅或便溏 12 例；乏力，上腹胞胀，嗳气 10 例；恶心、呕吐，面色不华，舌淡苔白，脉沉缓 8 例；反酸 4 例。胃镜检查：8 例为浅表性胃炎，4 例正常。B 超、X 线及实验室检查，排除了消化系统器质性疾病及全身性疾病。精神检查：经仔细询问病史，12 例病人均发现有轻度或中度情绪低落，无愉快感，无生活乐趣，自卑或缺乏自信，失眠，早醒，自觉病情严重难治，但能主动求治。8 例有不同程度的精神运动性抑制。12 例发病前均有程度不同的精神因素。对 12 例病人逐一做 HAMD 检查，平均得分为 27.92 ± 6.13（22 ~ 39）分。根据 CCMD-2-R 诊断标准诊断为抑郁症伴功能性消化不良。治疗方法所有病人停用一切作用于消化系统的西药，给予香砂六君子汤：人参 10 g，白术 15 g，茯苓 18 g，甘草 5 g，陈皮 12 g，半夏 12 g，香附 15 g，砂仁 9 g，按传统方法煎 2 次，两煎混合得药汁 300 mL，每日上、下午各服 1 次，每天 1 剂，10 天 1 个疗程，可连续服 3 个疗程。{乔岩岩，马玉洁 . 香砂六君子汤治疗抑郁症伴功能性消化不良 12 例［J］. 中国中西医结合杂志，2000（2）：73.}

第二节　补血调意剂

助思汤

【方源】《辨证录》卷七

【组成】人参五钱（15 g），熟地黄一两（30 g），生地黄五钱（15 g），麦冬五钱（15 g），北五味一钱（3 g），黄连一钱（3 g），肉桂三分（0.9 g），茯苓二钱（6 g），菟丝子二钱（6 g），牡丹皮二钱（6 g），丹砂一钱（3 g）（不可经火），柏子仁三钱（9 g），炒枣仁二钱（6 g），莲子心一钱（3 g）。

【用法】水煎服。

【功效】补益气血，敛汗安神。

【主治】思虑过多，心虚而无血养心，心头有汗，一身手足无汗者。舌苔淡白，脉细弱无力。

【证治机制】思虑太过，损伤心脾，或血证之后，血虚失养，均可导致心血不足。因汗为心之液，血不养心，汗液外泄太过，引起自汗或盗汗。

【组方原则】人参甘、微苦，微温，归脾、肺、心、肾经，有大补元气、复脉固脱、补脾益肺、生津养血、安神益智之效。熟地黄甘，微温，归肝、肾经，有补血滋阴、益精填髓之功。生地黄甘、苦，微寒，归心、肝、肾经，寓滋阴清热、凉血补血之效。麦冬甘、微苦，微寒，归心、肺、胃经，能养阴生津、润肺清心。五味子酸、甘，温，归肺、心、肾经，能收敛固涩、益气生津、补肾宁心。黄连苦，寒，归心、脾、胃、肝、胆、大肠经，可清热燥湿、泻火解毒。肉桂辛、甘，大热，归肾、脾、心、肝经，可补火助阳、引火归原、散寒止痛、温通经脉。茯苓甘、淡，平，归心、肺、脾、肾经，能利水渗湿、健脾、宁心。菟丝子辛、甘，平，归肝、肾、脾经，可补益肝肾、固精缩尿、安胎、明目、止泻，外用消风祛斑。牡丹皮苦、辛，微寒，归心、肝、肾经，可清热凉血、活血化瘀。丹砂甘，微寒，有毒，归心经，可清心镇惊、安神、明目、解毒。柏子仁甘，平，归心、肾、大肠经，有养心安神、润肠通便、止汗之用。炒枣仁甘、酸，平，归肝、胆、心经，能养心补肝、宁心安神、敛汗生津。莲子心苦，寒，归心、肾经，可清心安神、交通心肾、涩精止血。诸药合用，共奏气血双补之功用。

【验案举例】

老年心悸　曹某，男，64岁，主因“心悸阵作半年”于2018年5月18日就诊。病人近半年来家中事务繁多思虑过度，常觉胸闷心慌，心烦，乏力。刻下症：胸闷心慌，心烦，乏力，夜间口干，盗汗，夜寐不安，纳食少，二便尚调。既往原发性高血压病史。查体：血压150/80 mmHg，心率78次/min，律齐，各瓣膜听诊区未闻及病理性杂音。舌红少津、苔少，脉弦细。心电图：窦性心律，心率72次/min，V_4–V_6导联T波低平。心脏彩超：左室舒张功能减低，轻度二尖瓣关闭不全，EF72%。诊为心悸，辨证属气阴两虚，虚火内扰。治宜益气养阴，清心除烦。方选助思汤加味。处方：人参15 g，麦冬15 g，五味子10 g，生地黄30 g，炒酸枣仁10 g，黄连6 g，肉桂10 g，茯苓10 g，菟丝子15 g，牡丹皮10 g，柏子仁20 g，丹砂0.5 g。中药免煎颗粒7剂，每日1剂，水冲服，早晚各1次。二诊：病人诉心慌、心烦、乏力、夜间口干、盗汗诸症减轻，仍夜寐欠安，舌质黯红、苔少，脉弦细。上方加酸枣仁20 g，7剂继服。后病人诸症基本消除。{张成英，孙久林，张宁，等.孙久林主任医师生脉散合甘麦大枣汤治疗老年心悸医案举隅[J].中国中医药现代远程教育，2021，19（13）：71–73.}

人参养荣汤

【方源】《三因极一病证方论》

【组成】黄芪一两（30 g），当归一两（30 g），桂心一两（30 g），炙甘草一两（30 g），陈皮一两（30 g），白术一两（30 g），人参一两（30 g），白芍药三两（90 g），熟地黄三分（古制应为七钱半，约22 g），五味子三分

（古制，应为七钱半约 22 g），茯苓三分（10 g），远志半两（15 g），生姜 2 片，大枣 3 枚。

【用法】水煎服。丸剂，每服 9 g，每日 2 ~ 3 次，温开水送服。

【功效】益气补血，养血安神。

【主治】气血两虚证。惊悸健忘，夜寐不安，虚热自汗，倦怠无力，食少无味，咽干唇燥，形体消瘦，皮肤干枯，咳嗽气短，动则喘甚，或疮溃后气血不足，寒热不退，疮口久不收敛，舌苔淡白，脉虚弱。

【证治机制】血虚不能濡养经脉，经行时气血不足，四肢百骸失于荣养，则肢体疼痛麻木；血虚则面色苍白，头晕，气虚则少气懒言，腹胀，便溏；冲任血虚，则子宫失养，不通则痛，故小腹疼痛，或血少气弱，运行无力，血行迟涩，故小腹隐痛；舌淡苔白，脉细弱为气血两虚之象。

【组方原则】方中参、芪、术、草、大枣大补中焦，加陈皮以化谷，加姜、苓以别水。水谷既化，中焦之汁自生。再用归、地以引其汁。芍药、五味子敛血，桂心、远志助心化赤。诸药合用，益气养血，温阳充阴，填精补髓，活血通络。

【验案举例】

颤证　病人，女，52 岁。2013 年 12 月 30 日初诊。主诉：双下肢颤抖 4 年余。现病史：病人 4 年前不明原因出现双下肢颤抖，进行性加重，上楼时膝盖疼痛，伴有腰痛。现症见：双下肢颤抖，面色萎黄，表情淡漠，神疲乏力，纳呆，眠可，大便不成形，小便尚可，舌质暗，苔薄白，脉沉细。中医诊断：颤证（气血亏虚型）。治法：益气养血，濡养筋脉。方药：人参养荣汤加减。处方：熟地黄 15 g，黄芪 12 g，茯苓 30 g，白术 12 g，焦山楂 15 g，焦建曲 15 g，连翘 12 g，全蝎 10 g，蜈蚣 3 条，当归 15 g，白芍 15 g，川芎 12 g，太子参 20 g，麦冬 15 g，杜仲 15 g，鳖甲 20 g（先煎），牡蛎 30 g（先煎），甘草片 10 g，生姜 3 片，大枣 5 枚（切）。15 剂，每日 1 剂，水煎，分 2 次服用。嘱其畅情志，清淡饮食，规律作息，适度锻炼。2014 年 1 月 15 日二诊：服药后，病人症状明显改善，疼痛消失，颤动显著减少，面色转华，纳食转佳，自觉周身轻松。舌质淡，边有齿痕，脉沉滑。守上方加青皮 20 g，郁金

20 g。15 剂，煎服法同前。后以上方随症加减治疗 3 个月，病人双下肢颤抖消失，自觉走路、爬楼梯不费力气。随访 2 年无复发。

按：肝藏血，主筋，血虚则筋脉失养，风动而颤；脾为气血生化之源，主四肢、肌肉，脾虚则生化不足，不能濡养四肢筋脉；肾阳虚衰，筋脉失于温煦，肾虚精亏，肢体筋脉失养，则筋惕肉瞤，渐成颤证。治疗重在益气养血、温阳育阴、填精补髓以治本，息风、祛痰化瘀以治标。方选人参养荣汤加减治疗。{常学辉，张良芝.李鲤辨治颤证验案 4 则[J].中国民间疗法，2021，29(16)：100-102.}

小定心汤

【方源】《备急千金要方》卷十四

【组成】茯苓四两（120 g），桂心三两（90 g），甘草、芍药、干姜、远志、人参各二两（60 g），大枣十五枚。

【用法】上㕮咀。以水八升，煮取二升，分四服，日三夜一。

【功效】温补心气，安神宁志。

【主治】虚羸，心气惊弱多魇。舌苔淡白，脉细弱。

【证治机制】脏腑亏损，气血阴阳虚衰，久虚不复。

【组方原则】方中君以茯苓，宁心安神。臣以桂心温补心气。佐以芍药、干姜、远志、人参、大枣益气安神益智。甘草益心气。调和诸药，共奏补心气、定神志之功。

【附方】

1. 小定志丸［《三因极一病证方论》卷九，异名：定志丸（《证治要诀类方》卷四）］ 组成：菖蒲（炒）、远志（去心，姜汁淹）各二两，茯苓、茯神、人参各三两。用法：上为末，炼蜜为丸，如梧桐子大，辰砂为衣。每服五十丸，米汤送下。功用：常服益心强志，令人不忘。主治：心气不定，五脏不足，甚者忧忧愁愁不乐，忽忽喜忘，朝瘥暮剧，暮愈朝发，及因事有所大惊，梦寐不祥，登高涉险，致神魂不安，惊悸恐怯。

2. 远志丸（《圣济总录》卷一八六） 组成：远志（去心）一两，金箔、银箔各十片，山芋、人参、白茯苓（去黑皮）各半两。用法：上为末，炼蜜为丸，如梧桐子大。每服十丸，茶、酒随意送下。功用：强力益志，延年。

宁心膏

【方源】《普济方》卷三七三引《全婴方》

【组成】人参、白术、白茯苓、茯神、山药、羌活、甘草（炙）各一钱（3 g），朱砂一钱（3 g），麝香一分（0.3 g），猪脑一分（0.3 g）。

【用法】上为米，炼蜜为丸，如鸡头子大。每服一丸，薄荷汤化下。

【功效】宁心安神，补气定意。

【主治】心经积热，魂亢不寐证。小儿精神不定，恍惚不宁，夜里多哭，怯人怕物，眠睡惊魇，舌苔淡白，脉虚弱无力。

【证治机制】小儿惊之为病，《太平圣惠方》卷三百七十二提及："夫小儿惊悸者，由心脏壅热，为风邪所乘，邪搏于心，则令多惊不安；惊不已则悸动不安。"《幼科金针》曰："惊者恐怖之谓，悸者惕跳之谓。或睡与不睡之间，偶而闪跳，谓之悸也。乃先天心血不足之故。"小儿怯人怕物，乃魂魄不稳，又因小儿心气虚怯，故而神有不安，小儿夜啼乃惊入小肠，小肠为心之腑，心属南方丙丁火，小肠至晓方歇，日属阳夜属阴，阴阳相克故而小儿夜啼。精神不定，恍惚不宁等均为心脾气虚等症状。

【组方原则】本方主治脾胃气虚，心经积热之小儿惊证。因该证是由心脾两虚导致，故而应先益气健脾。方中人参甘温，《神农本草经》卷一谓其"主补五脏"，尤擅大补元气，而且主入脾经，以大补脾胃之虚；白术甘温而兼苦燥之性，甘温补气，燥湿健脾，与脾喜燥恶湿，以健运为本之性相合，故有"安脾胃之神品"((本草经》卷六）以及"脾脏补气第一要药"(《本草求真》卷一）之誉，与人参相协，益气补脾之力益著，二者共为君药。白茯苓甘淡，健脾渗湿，"去湿则逐水燥脾，补中健脾"(《景岳全书》卷四九），与白术相伍，人参补中健脾，守而不走，茯苓渗湿助运，走而不守，二者相辅相成，健脾助运之功益彰。茯神归心、脾经，可宁心安神，《药性论》言其“主惊痫，安神定志，补劳乏；主心下急痛坚满，人虚而小肠不利。”《神农本草经》言山药“味甘，温”，可以补脾养肺、固肾益精。《日华子本草》提及山药可“助五脏，强筋骨，长志安神，主泄精健忘”，一者助人参、白术益气健脾，二者可合茯神以安神，以上为臣药。朱砂味甘性凉且有毒，《雷公炮制药性解》认为朱砂“入心经”。《神农本草经》曰其“养精神，安魂魄，益气，明目”，又因其归于心经，《珍珠囊》谓其“心热非此不能除”，用于本方可安神定惊以及除心经积热；麝香入心、脾、肝经，《药性论》谓其可“除心痛，小儿惊痫、客忤，镇心安神”，用于本方可助茯神与朱砂安神，羌活辛苦温，可通行经脉，使全方补而不滞，以上共为佐药。炙甘草甘温益气，合人参、白术、山药可加强益气补中之力，又能调和方中诸药，因而兼有佐使的双重作用，猪脑属于血肉有情之品，《四川中药志》谓其“补骨髓，益虚劳，治神经衰弱”，可助诸药补益安神，为使药，用法中用薄荷煎汤送服，《本草衍义》提及“小儿惊风，壮热，须此引药”，引药物通达诸经，为使药。

【临床运用】本方临床常用于小儿惊悸、失眠，夜哭等。

甘麦大枣汤

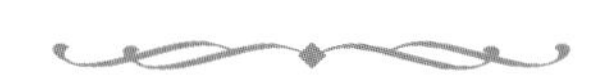

【方源】《金匮要略》

【组成】甘草三两（45 g），小麦一升（15 g），大枣十枚。

【用法】水煎服。上三味，以水六升，煮取三升，温分三服。

【功效】养心安神，和中缓急。

【主治】脏躁。症见精神恍惚，常悲伤欲哭，不能自主，心中烦乱，睡眠不安，甚则言行失常，呵欠频作，舌淡红苔少，脉细微数。

【证治机制】脏躁心阴受损，肝气失和。治宜养心安神，和中缓急。甘润平补，养心调肝，使心气充，阴液足，肝气和，则脏躁诸症自可解除。

【临床运用】本方常用于心神不安之抑郁症、焦虑症、恐惧症。

【方论选录】

顾松园：此方以甘润之剂调补脾胃为主，以脾胃为生化气血之源也，血充则燥止，而病自除矣。(《顾松园医镜》)

【现代研究】甘麦大枣汤临床应用较广，有一定抗抑郁疗效，且起作用有多靶点、多层次作用的特点。实验研究发现，单用或合用甘麦大枣汤可以从影响单胺类等神经递质、神经内分泌过程、免疫功能及神经可塑性等多个方面改善抑郁。胡文悦等使用网络药理学方法探讨甘麦大枣汤的抗抑郁机制，使用基因本体（GO）及京都基因与基因组百科全书（KEGG）分析发现甘麦大枣汤可能通过在胆碱能突触、多巴胺突触、类固醇激素作用过程神经活性的配体-受体相互作用以及与细胞增殖、凋亡以及神经可塑性相关的 PI3K/AKT 信号通路、Wnt 信号通路、ErbB 信号通路、cAMP 信号通路、神经营养因子信号通路中作用而起到改善抑郁的效果。甘麦大枣汤作为药食同源经典方，在抗抑郁开发方面有着广阔的前景，特别是针对机制与重症抑郁类似的抑郁病前状态——阈下抑郁的干预，经过未来研究明确其疗效及机制，有望开发更安全更易被亚健康人群接受的产品，造福更多人。{胡文悦，韩振蕴，常泽，等.基于网络药理学探讨甘麦大枣汤抗抑郁的作用机制[J].世界中医药，2021，16(21)：3148-3154.}

【验案举例】

1. 神经官能症　病人，女，21岁。2015年12月23日电话就诊。时值病人在外地求学，考研前夕，经期刚过。自诉近半个月每日不自主悲伤哭泣，白日略轻，夜间尤甚（23:00—3:00），不能自已，精神临近崩溃，纳差，不喜冷食，小便频黄，大便干结。病人素有崩漏、便秘之疾，遇崩漏则排便甚困难，常干结如羊粪，近日更是以便秘而痛苦不堪。舌脉因条件所限，俱无。西医诊断：神经官能症。中医诊断：脏躁。处方：浮小麦 30 g，百合 10 g，白术 30 g，熟地黄 100 g，炙甘草 15 g，红枣 36 枚（擘）。2 剂，水煎服，每日 1 剂，早晚分服。病人自诉，取药当日即购红枣 300 g，半日食尽。煎药时，闻到散发出的药香甚觉舒畅。服用 1 剂后，大便通，纳增，夜已不哭。后以九蒸九晒之熟地黄为丸，嘱其时时服之，间以他药调治崩漏，并嘱规律饮食作息，调情志，勿过劳。随访至今，崩漏渐愈，身渐康健。{闫福平，李娟，赵雪莹，等.甘麦大枣汤加味治疗脏躁验案[J].中国民间疗法，2020，28（8）：104-105.}

2.抑郁症　陈某，男性，56岁，因“不自主情绪紧张1个月余”于2020年4月3日就诊。病人无明显诱发因素，1个多月前出现上述症状，在某三甲医院诊治，诊断为抑郁症（轻度）。予以口服抗抑郁药物治疗，症状略有改善，但疗效反复，因惧怕对西药的依赖和副作用，强烈要求中医配合治疗。症见：情绪会出现不明原因的紧张，发作时伴有汗出，全身无力，心慌心悸，饮食尚可，夜尿1~2次，大便正常；偶伴有耳鸣，视物模糊，无口干咽干，纳可，夜寐梦多，偶有腰膝酸软，长期手脚有发凉感；于2018年行心脏支架术；否认有原发性高血压和糖尿病病史，舌质略红，苔薄，脉沉缓尺脉略弱。理化检查：无明显异常。西医诊断：抑郁证（轻度）；中医诊断：郁证（心脾气虚，肝肾不足）。治宜补益心脾、滋养肝肾、镇惊安神。处方以甘麦大枣汤合百合地黄汤及桂甘龙牡汤为主，并加入养血养肝的白芍、何首乌、鸡血藤。具体处方为：浮小麦40g，甘草10g，大枣5枚，百合20g，生地黄10g，龙骨10g（先煎），牡蛎10g（先煎），桂枝10g，鸡血藤10g，白芍10g，茯神10g，何首乌10g，7剂，水煎服，日1剂。二诊：症状明显改善，不自主情绪紧张发作次数明显减少，汗出症状减轻，心慌心悸症状改善，舌象脉象基本同前。基于效不更方的治疗原则，守方再进14剂。三诊：病人临床症状全消失，已停服抗抑郁西药，临床痊愈。{刘星.甘麦大枣汤临床治验[J].按摩与康复医学，2021，12（3）：35-36，34.}

第三节 调和调意剂

半夏泻心汤

【方源】《伤寒论》

【组成】半夏、黄芩、干姜、人参、炙甘草各三两（45 g），黄连一两（15 g），大枣4枚。

【用法】上七味，以水一斗，煮取六升，去滓，再煎，取三升，温服一升，日三服（现代用法：水煎服）。

【功效】寒热平调，消痞散结，和解调意。

【主治】寒热错杂之严重失眠。

【证治机制】阴阳不相顺接，即阴阳不相平衡，表里不相贯通，阳气不能外达四肢。发热则多系弛张热，呈寒热交作之状，当阴寒盛正气虚时则寒，正气来复，正邪相争而发热。

【组方原则】成无己《伤寒明理论》云："阴阳不交曰痞，上下不通为满，欲通上下，交阴阳，必和其中，所谓中者，脾胃是也。"黄连除湿热，佐以厚朴、佛手、茯苓祛湿和胃，使中焦湿热得除，黄芪补气健脾，合欢花、酸枣仁养心安神，从中调和阴阳，固护心神。诸药合用，脾胃共济、阴阳和合、心神同养，标本兼顾。

【方论选录】

吴昆：伤寒下之早，胸满而不痛者为痞，此方主之。伤寒自表入里……若不治其表，而用承气汤下之，则伤中气，而阴经之邪乘之矣。以既伤之中气而邪乘之，则不能升清降浊，痞塞于中，如天地不变而成否，故曰痞。泻心者，泻心下之邪也。姜、夏之辛，所以散痞气；芩、连之苦，所以泻痞热；已下之后，脾气必虚，人参、甘草、大枣所以补脾之虚。(《医方考》卷一)

但满而不痛者，此为痞，柴胡不中与之，宜半夏泻心汤。(《伤寒论·辨太阳病脉证并治》)

【现代研究】半夏泻心汤“异病同治”慢性萎缩性胃炎和失眠是涉及多种成分、多个靶点以及多条通路的，可能通过调节炎症反应、免疫功能、氧化应激、血管生成等多种途径发挥共同治疗作用。{徐楚楚，罗梦雪，方霜霜，等.基于网络药理学探讨半夏泻心汤“异病同治”慢性萎缩性胃炎和失眠共同作用机制［J］.辽宁中医药大学学报，2021，23（9）：118-124.}

【验案举例】

失眠　陈某，男，42岁，2018年3月27日初诊。主诉：失眠伴腹部胀满2年余。病人2年余前开始出现失眠，伴腹部胀满，时有胃部嘈杂，平素喜食辛辣刺激食物，食后便质不成形，胸闷恶心，心烦多梦，用西药治疗，效果欠佳。既往有胃窦多发溃疡及直肠炎、乙状结肠炎病史。刻下：精神疲倦，易困乏，腹部胀满，胃部嘈杂，口干口苦，纳眠差，入睡困难，小便可，食辛辣油腻食物后便质不成形，时有便血。舌质暗淡苔黄腻，脉细滑。脉证合参，辨证属湿热痞阻中焦，上扰心神。以清热祛湿、宁心安神为法，方用半夏泻心汤加减。方药：法半夏15g，茯苓15g，黄连15g，干姜10g，炙甘草10g，黄芩10g，白术20g，党参30g，合欢花20g，黄芪30g，酸枣仁15g（打碎）、厚朴10g，佛手15g。7剂，每日1剂，早晚分服。嘱病人清淡饮食，禁食辛辣刺激食物，加强运动。4月3日二诊：病人诉精神较前好转，夜间睡眠改善，可入睡6小时，腹部胀满、胃部嘈杂等症状衰减大半，大便偏稀，前方加莲子肉10g，薏苡仁20g。4月10日三诊：病人诉失眠症状基本消失，无腹部胀满、胃部嘈杂等不适，大便成形，效不更方，嘱病人原方再服7剂以固效。{廖思，赵恒侠，曾霖，等.李惠林教授运用经方治疗失眠验案采撷［J］.世界中医药，2020，15（24）：3839-3843.}

附子泻心汤

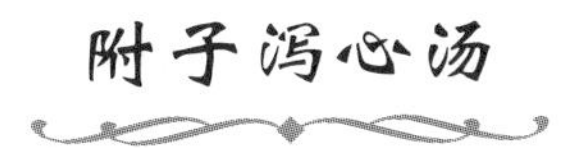

【方源】《伤寒论》

【组成】大黄二两（30 g），黄连一两（15 g），黄芩一两（15 g），附子（炮，去皮，破，别煮取汁）一两（15 g）。

【用法】上四味，切三味，以麻沸汤三升渍之，须臾，绞去滓，纳附子汁，分二次温服。

【功效】泻热消痞，扶阳固表。

【主治】多寐、嗜卧，阳虚热结，心下痞闷，恶寒汗出，脉沉者。

【证治机制】本方证特点为寒热错杂，故在治疗上当寒热并用，若单用辛温治疗其恶寒，则使痞塞之势更甚，若单用苦寒治痞，则使阳气更伤，而加重恶寒。本方以三黄之苦寒，而用麻沸汤浸渍绞汁，取其味薄气轻，以清泻上部邪热而消痞；附子大辛大热，另煎取汁，得药力醇厚，以温经扶阳而固表。四味相合，寒热并用，共奏泻热消痞、扶阳固表之功。

【验案举例】

发作性睡病　张某，男，55 岁。病人于 12 年前每于情绪激动时就感全身疲软无力，当时意识清晰，后逐渐倦怠乏力越来越频繁，久坐、久立、久行后也可见上述症状，于 10 年前出现不可控制的犯困，时时欲寐，每天白天出现 3 次左右，夜间早早就有困意，次日清晨难以自行睡醒，必须要他人叫醒，后逐渐出现开车、行走、工作时均可入睡，某动作稍停顿片刻即可入睡，持续 1 刻钟左右可醒来，后感觉整日昏昏沉沉，睡前老觉身边有物体，如影随行，甚至和自己交谈，眼皮难以抬起，于社区医院就诊，考虑癫痫，经卡马西平治疗后无效，后辗转他院以神经衰弱治疗，效果欠佳，于北京某医院就诊，经查血常规、尿常规、生化、甲功 7 项示正常。心电图、心彩超示正常。全腹部彩超示正常。经查头颅 MRI+MRA 未见异常，Epworth 嗜睡量表评分 20 分。脑电图示清醒闭目状态下，枕区以低中幅 α 波节律为主，节律不稳定，调节幅度差，α 波节律频率减慢，且在清醒期出现睡眠波。睡眠期改变：睡眠潜伏期缩短，且睡眠周期紊乱，睡眠结构异常，从清醒期快速进入REM期睡眠，REM期周期延长。诊断：发作性睡病。给药利他林口服，因出现夜间失眠，次日烦躁，遂停药。就诊于我科寻求中医治疗，经中医诊断：多寐，痰湿困脾证。刻下症见：嗜睡，多卧，倦怠乏力，形体肥胖，自汗，怕冷肢凉，恶寒身痛，口臭，纳可，大便干结，数日一行，小便溲赤，舌质暗，舌苔黄厚腻，脉沉细缓。

治疗：给予附子泻心汤加减，一诊方如下：附片15 g，大黄10 g，黄连10 g，黄芩10 g，远志15 g，石菖蒲15 g，丹参20 g，胆南星6 g。7剂，水煎服，每日2次，分早晚温服。二诊：病人自述服药后腹部如雷鸣，解黑色宿便，黏着马桶，未见腹痛，便后觉胸中畅快，上方继续7剂，每日2次，分早晚温服。三诊：服药后四肢渐温，怕冷明显改善，白天睡觉时间明显减少，上方黄芩、黄连减量为5 g。继续服用7剂，每日2次，分早晚温服。四诊：怕冷，恶寒身痛明显改善，精神明显好转，时时犯困症状明显改善，黄色稀便，每日2次，上方去大黄。继续服用7剂，每日2次，分早晚温服。五诊：病人嗜睡明显改善，夜间睡眠状况好，精神佳，舌质红，舌苔薄白，脉弦缓。后续健脾补肾收尾，后回访1年未见病情反复。{孙美凤．附子泻心汤治疗发作性睡病验案1则［J］．光明中医，2021，36（2）：288-290.}

生姜泻心汤

【方源】《伤寒论》

【组成】生姜（切）四两（60 g），甘草（炙）三两（45 g），人参三两（45 g），干姜一两（15 g），黄芩三两（45 g），半夏（洗）三两（45 g），黄连一两（45 g），大枣（擘）12枚。

【用法】上八味，以水2 L，煮取1.2 L，去滓，再煎取600 mL。每次温服200 mL，1日3次。

【功效】和胃消痞，散结除水。

【主治】失眠多梦，舌淡、苔滑腻，脉弦滑。

【证治机制】肝主疏泄，性喜条达而恶抑郁，肝属木，克脾土，情志不畅，所愿不遂，肝失调达，气机不畅，气郁则瘀；肝郁克犯脾土，运化失职则痰浊内生。

【组方原则】方中生姜温中，甘草调和，人参安神益智，干姜温中散寒，黄芩安神，半夏燥湿化痰，黄连清热燥湿，大枣养血安神。

【方论选录】

泻心汤五方，三方皆用干姜、半夏、黄连、黄芩，两热两寒，豁痰清热。此方因汗出表解，胃阳虚，不能敷布水饮，腹中雷鸣而下利，故用生姜佐干姜和胃阳，此以痰热方中化出逐寒饮之法。(《伤寒大白》)

雷鸣下利，亦是中气运行不健之故，鸣则为虚，利则为实；痞硬少气为虚，干噫食臭为热。虚热二字，合成此证。此生姜泻心以苦治热，以甘补虚，以辛散痞，为对证之剂也。(《伤寒论本义》)

泻心汤有五，总不离乎开结、导热、益胃，然其或虚或实，有邪无邪，处方之变，则各有微妙。先就是方胃阳虚不能行津液而致痞者，惟生姜辛而气薄，能升胃之津液，故以名汤。干姜、半夏破阴以导阳，黄芩，黄连泻阳以交阴，人参、甘草益胃安中，培植水谷化生之主宰，仍以大枣佐生姜发生津液，不使其再化阴邪。通方破滞宣阳，是亦泻心之义也。(《古方选注》)

名生姜泻心汤者，其义重在散水气之痞也。生姜、半夏散胁下之水气，人参、大枣补中州之土虚，干姜、甘草以温里寒，黄芩、黄连以泻痞热。备乎虚、水、寒、热之治，胃中不和下利之痞，未有不愈者也。(《医宗金鉴》)

【验案举例】

失眠　马某，女，50岁。病人近3个月来失眠，每晚仅能睡2~3小时，且梦多、精神差，曾经西医诊治，予以镇静安眠药，效不显，遂求治中医。症见：头晕神疲，失眠梦多，纳谷不香，脘腹胀闷，时有嗳气，大便溏、日行2~3次，舌淡、苔滑腻，脉弦滑。方用生姜泻心汤。处方：生姜12 g，干姜3 g，半夏、党参、炙甘草各10 g，黄连5 g，黄芩8 g，大枣6枚。服药6剂，睡眠和腹胀明显好转，继服7剂，夜寐可，且大便成形，饮食有味，告痊愈。{吴国霞.经方治验3则［J］.陕西中医，2009，30（3）：372.}

宁志内托散

【方源】《不居集》上集卷十

【组成】柴胡八分（2.4 g），茯神六分（1.8 g），葛根一钱（3 g），人参五分（1.5 g），当归八分（2.4 g），酸枣仁六分（1.8 g），远志六分（1.8 g），橘红六分（1.8 g），贝母八分（2.4 g），益智仁五分（1.5 g）。

【用法】加生姜、大枣，同煎服。

【功效】疏肝解郁，安神定意。

【主治】外感寒邪，内伤情志，忧思抑郁，矜持恐怖，神情不畅，意兴不扬，恶寒发热，身胀头痛者。

【证治机制】盖情志之病，本无用疏解之理，而外邪客之，不得不借人参之大力，以助柴胡、葛根之托提。茯神、当归养血宁神，远志、酸枣仁交通心肾，益智启脾，贝母开郁，橘红除痰利气，生姜、大枣调和营卫，再与人参、柴胡、葛根并用，则邪无不透也。

【临床运用】

加减　原书云："阳分虚者，加黄芪、白术各一钱；阴分虚者，加熟地、白芍一钱；气滞者，加木香三五分；虚火，加丹皮、栀子七分；肝脾两虚者，加何首乌、圆眼肉。"

遂情汤

【方源】《辨证录》卷八

【组成】香附三分（0.9 g），白芍一两（30 g），荆芥五分（1.5 g），麦冬三钱（9 g），茯神三钱（9 g），白术三钱（9 g），生酸枣仁三钱（9 g），人参五分（1.5 g），神曲三分（0.9 g），甘草一分（0.3 g），柴胡五分（1.5 g），白芥子五分（1.5 g）。

【用法】水煎服。十剂肝气开，又十剂心气开，又十剂脾胃之气大开矣。

【功效】疏肝解郁，养心安神。

【主治】情志郁结之不安。舌淡白，脉细弦。

【证治机制】肝气失于疏泄条达，横犯脾胃，而致肝胃不和或肝脾不和。

【组方原则】方中香附疏肝解郁，白芍平抑肝阳，荆芥解表散风，麦冬清心除烦，茯神宁心安神，白术健脾益气，生酸枣仁养血安神，兼以缓和药性。人参大补元气，安神益智。神曲和胃，甘草补脾益气，缓急止痛，调和诸药。柴胡疏肝解郁，白芥子散结通络止痛。诸药合用，共奏疏肝解郁、养心安神之效。

【临床运用】本方临床常用于思结于心中，魂驰于梦寐，渐而茶饭懒吞，语言无绪，悠悠忽忽，终日思眠，面色憔悴，精神沮丧，因而畏寒畏热，骨中似疼非疼，腹内似馁非馁，乃相思之恶症。

第四节　承气调意剂

大承气汤

【方源】《伤寒论》

【组成】大黄（酒洗）四两（60 g），厚朴（去皮，炙）二两（30 g），枳实（炙）五枚（60 g），芒硝三合（45 g）。

【用法】上四味，以水一斗，先煮二物，取五升，去滓，内大黄，更煮取二升，去滓，内芒硝，更上微火一二沸，分温再服。得下，余勿服（现代用法：水，大黄后下，芒硝溶服）。

【功效】峻下热结。

【主治】治疗精神分裂症，里热实证之热厥、痉病或发狂。舌干燥燥裂，脉沉实或滑实。

【证治简析】阳明主里，统属胃肠，胃肠的主要功能是受纳与消化水谷，吸收精华，排泄糟粕。正如《素问·六节藏象论》所云："胃、大肠、小肠、三焦、胱者，仓廪之本，营之居也，名曰器，能化糟粕，转味而入出者也。"《素问·五脏别论》亦云："胃、大肠、小肠、三焦、膀胱，此五者天气之所生也，其气象天。故泻而不藏，此受五脏浊气，名曰传化之腑，此不能久留，输泻者也。"又云："六腑者，传化物而不藏，故实而不能满也。"故有"六腑以通为用"之论。一旦外邪内传阳明之腑，入里化热，与肠中宿食相结而成阳明腑实之证。邪热与宿食互结，浊气填塞，糟粕结聚，腑气不通，故大便秘结，频转矢气，脘腹拒按，按之硬；阳明邪热，充斥内外，且阳明旺于申、酉之时，故发热如潮汛之有信，而为潮热；腑热熏蒸，上扰神明，故神昏谵语；《素问·太阴阳明论》云："四肢皆察气于胃。"今阳明热炽盛，迫津外泄，故手足濈然汗出；阳明燥实内结，里热消烁津液，故见舌苔黄燥起刺，或焦黑裂，脉沉实。至于热结旁流一证，系因腑热炽盛，燥屎内结不出，迫肠中津液从旁而下所致，故虽自利清水，但色青而秽臭，并见脐腹疼痛，按之坚硬有块之症，结者自结，下者自下；热结旁流，最易伤津，津伤燥热更甚，故见口燥咽干；因"旁流"是现象，"热结"是本质，故脉象滑而数。若实热积滞闭阻于内，阳气受遏，不能达于四肢，则见热厥。此时"厥"是现象，"热"是本质。若阳明腑实，热盛津伤，筋脉失养，又可发为病。阳明里热炽盛，上扰神明，蒙闭清窍，而致发狂，即《难经·二十难》所谓"重阳者狂也"。上述诸证，症状虽异，然病机则同，以邪热积滞，阻于肠腑为其特点。

【证治机制】方中大黄泻热通便，荡涤肠胃，为君药。芒硝助大黄泻热通便，并能软坚润燥，为臣药，二药相须为用，峻下热结之力甚强；积滞内阻，则腑气不通，故以厚朴、枳实行气散结，消痞除满，并助芒硝、大黄推荡积滞以加速热结之排泄，共为佐使。

【验案举例】

癫狂　病人，男，56岁，因"右侧半身不遂3天"于2007年6月27日就诊。来时症见右侧半身不遂，语言謇涩，头晕失眠，妄言骂詈，躁扰不宁，大便秘结。血压185/110 mmHg，神志清楚，体质壮实，面色红赤，反应迟钝。

颈软，心肺腹无著变。神经系统检查，右下肢肌力为Ⅲ⁺级，右侧指鼻试验及轮替试验均为阳性，生理反射存在，病理反射未引出。头颅CT示“右侧基底节区腔隙性脑梗死；额叶、顶叶脑萎缩”。遂以“中风，癫狂”收入疗区。病人入院后，经辨证论治，中风症状很快好转，住院后第3天右侧肢体肌力便恢复至Ⅳ级，但精神症状却渐加重，性情急躁，有时幻听幻视，躁狂不羁，嘻笑怒骂，独语如见鬼状，自称是“罪魁祸首”，周身燥热，午后为重，赤膊光身，亦不觉冷，不避亲疏。追问病史，病人入院前在家时即已出现精神症状，家人称“中了邪气”，且连续5天5夜失眠，近6天未解大便。查病人舌质红绛，苔黄厚焦躁而干，脉弦滑有利。结合病史及检查，思及《伤寒论》有言：“伤寒若吐若下后不解，不大便五六日，上至十余日……独语如见鬼状。若剧者，发则不识人，循衣摸床，惕而不安，微喘直视……但发热谵语者，大承气汤主之。”遂投以大承气汤，处方：生大黄15 g（后下），厚朴20 g，生枳实15 g，玄明粉10 g（冲），苍白术各10 g，玄参10 g，莱菔子10 g，生地黄10 g。服药当日（即入院后第5日）下午解大便1次，家人诉便质颇稀，臭秽难闻，矢气交作，并于当晚安静入睡，从晚8时睡至第二日上午10时。醒后精神状态转为正常，略觉疲乏。遵经旨“若一服尽，则止后服”，停大承气汤，以凉膈、归脾、四君等善其后，续治3周痊愈出院，随访半年未再复发。

按：癫狂病的主要病机为气郁痰火，使人体阴阳失调而致病。本病方中重用大黄为君，荡涤肠胃积滞，使邪气随燥结排出，五脏安和，则精神自然转为平安。关于大黄，《神农本草经》言其能“荡涤肠胃，推陈致新，通利水谷，安和五脏”。本病治疗，前贤吴又可指出：“大凡客邪，贵乎早逐，早拔去病根为要耳。”关于下法应用时机，又明确指出：“勿拘于下不厌迟之说。……要知承气本为逐邪而设，非专为结粪而设也。必俟其粪结，变证迭起，是犹养虎遗患，医之咎也。……要知因邪热致燥结，非燥结而致邪热也，邪为本，热为标，结粪又其标也。能早去其邪，安患燥结也！”大承气汤用于癫狂病，尤其是并发于急性脑血管病的精神疾病的良好治疗效果，由此可见一斑。{孟繁东.大承气汤治愈癫狂病验案1则[J].北京中医药，2008（9）：735.}

大陷胸汤

【方源】《伤寒论》

【组成】大黄（去皮）六两（90 g），芒硝一升（10 g），甘遂一钱匕（1 g）。

【用法】上三味，以水六升，先煮大黄，取二升，去滓，内芒硝，煮一二沸，内甘遂末，温服一升。得快利，止后服（现代用法：水煎，溶芒硝，冲甘遂末服）。

【功效】泻热逐水。

【主治】结胸烦躁，水热互结之结胸证。舌燥渴，脉沉紧，按之有力。

【证治机制】本方因表邪未解而误下，或因误下而邪气内陷，热邪与水饮搏结于胸膈所致。治疗以泻热逐水为主。水热内结，气不得通，轻则但见心下硬满而痛，甚则从心下至少腹硬满而痛不可近；腑气不通，故大便秘结；邪热与水饮互结，津液不能上承，故舌燥口渴；此时燥热已累及阳明，因水热互结，故日晡小有潮热。

【组方原则】方中甘遂功逐水饮，泻热破结，为君药。大黄、芒硝荡涤肠胃、泻结泄热，润燥软坚，为臣佐之用。

【验案举例】

儿童精神失常　患儿，男，9 岁。1980 年 1 月日因精神失常来我院门诊。诊时患儿神志失常，语言错乱，时或自笑，或怒目以视。其母诉患儿 3 日前曾发热恶寒，服 ABC 汗出热退。3 日后忽见神志失常，昼夜不安，不欲食，且 3 日未大便，口干唇红，舌红苔黄厚腻，脉沉有力，胸部按之似痛。余意患儿初为太阳表证，药后表证虽解，然邪热未尽，内传阳明，胃热与痰互结于胸，痰热蒙心则见神志失常，故其外证虽为神失常，其病理在于痰热结胸。遂用大陷胸汤加味治之，以泻热涤痰破结。处方：大黄 10 g（后下），芒硝 10 g（分冲），制甘遂 2 g，胆南星 12 g，天竺黄 12 g，黄芩 10 g，法半夏 12 g，陈皮 10 g，菖蒲 12 g，远志 12 g。患儿服药后，当晚泻下黄水及黏胶样大便，遂安然入睡，翌日神志如常。三日后复见其母，云小儿已到校上课。{刘慧华.大陷胸汤加味治疗精神失常［J］.江苏中医杂志，1980（5）：43.}

更衣丸

【方源】《成方便读》卷一

【组成】真上好芦荟二两（60 g），麦冬（捣罗）一两（30 g），朱砂（为衣）一两（30 g）。

【用法】上为丸，朱砂为衣。

【功效】泄下通便，安神定意。

【主治】肠胃燥热，心烦易怒，睡眠不安，大便不通，舌苔厚腻，脉弦数。

【证治机制】素体阴虚，或热病伤阴，而致肠道阴液枯涸，无水行舟。

【组方原则】芦荟，木之脂也，味苦性寒，阳明、厥阴药也，专能泄热降火，润燥通肠，而以麦冬之寒滑多脂者助之，其便有不立通者乎？用朱砂为衣者，镇其浮游之火，而复其离内之阴耳。

麻子仁丸

【方源】《伤寒论》

【组成】火麻仁二升（500 g），芍药半斤（250 g），枳实半斤（250 g），大黄一斤（500 g），厚朴一尺（250 g），杏仁一升（250 g）（以上为丸剂用量）。

【用法】上六味，蜜和丸，如梧桐子大，饮服十丸，日三服，渐加，以知为度（现代用法：上药为末，炼蜜为丸，每次 9 g，1 ~ 2 次，温开水送服。亦可按原方用量比例酌减，改汤剂煎服。）

【功效】润肠泻热，行气通便。

【主治】治疗老年性精神病。睡眠不安，心烦，时见精神失常，舌苔淡白，脉细数。

【证治机制】本证多由胃有燥热，脾津不足所致。治疗以润肠泻热，行气通便为主。《伤寒论》称之为“脾约”。成无已说：“约者，约结之约，又约束也。经曰：饮入于胃……是脾主为胃行其津液者也，今胃强脾弱，约束津液不得四布，但输膀胱，致小便数而大便硬，故曰脾约。”

【组方原则】方中火麻仁性味甘平，质润多脂，功能润肠通便，是为君药。杏仁上肃肺气，下润大肠；白芍养血敛阴，缓急止痛，为臣。大黄、枳实、厚朴即小承气汤，以轻下热结，除胃肠燥热，为佐。蜂蜜甘缓，既助火麻仁润肠通便，又可缓和小承气汤攻下之力，以为佐使。诸药合用泄热安神，理气定意。

【验案举例】

老年性精神病　某男，66 岁。久有心烦失眠之症，常见头晕目眩，近 1 年来大便干结，小便频数，时见神志失常，骂詈不休。经某院诊断为老年性精神病，予以清热泻火、安神之剂，病情稍有好转，旋即如故。今大便干结已 5 日，口苦心烦，急躁易怒，胸胁痞闷，舌红少津，边有瘀斑，苔薄黄，脉弦细。此乃津液不足，大肠干燥，肝胆失于条达，肺失宣降，瘀热上犯，上蒙清窍所致。治宜泻火逐瘀，润燥滑肠。处方：大黄 9 g（后下），杏仁、白芍、麻子仁、枳实、厚朴各 15 g，蜂蜜 60 g（冲服）。二诊：服 3 剂，泻下坚硬黑晦如煤之便，烦躁减轻，神识清楚。继服 2 剂，又泻 3 次，诸症好转。用上方改汤为丸，调治而愈。

按：此例之烦躁，乃阴液耗伤，大便不通，邪郁化热所致，临床常见面色潮红，心烦口苦，甚则烦躁不安；胸满厌食，大便不通，舌质红，苔黄少津，脉细数等症。以本方加减治疗老年更衣性精神病，宜重用麻子仁、蜂蜜、白芍。若治疗脑血栓形成后的大便不通，宜改以大黄为君，用量 9 ~ 15 g。{唐祖宣．麻子仁丸的异病同治［J］．浙江中医杂志，1985，（4）：174.}

第五节 醒脾化湿调意剂

葛花解醒汤

【方源】《兰室秘藏》

【组成】葛花、砂仁、白豆蔻各五钱（15 g），木香、白茯苓、猪苓、人参、陈皮各一钱五分（4.5 g），青皮三钱（9 g），白术、神曲、干姜、泽泻各二钱（6 g）。

【用法】上药共研极细末，每次用米汤或白开水调服，亦可水煎服。

【功效】化酒祛湿，温中和胃。

【主治】醉酒所致幻觉。醉酒发狂，舌苔白腻，脉滑数。

【证治机制】葛花甘辛凉，为解酒专药，使酒湿从肌表而散。神曲解酒消食；砂仁、白豆蔻醒脾和中，开胃消食。猪苓、茯苓、泽泻淡渗利湿；木香、青皮理气化滞；干姜温中和胃；人参、白术健脾燥湿。陈皮辛苦温，调和诸药。诸药相合，共奏化酒祛湿、温中和胃之功。

【现代研究】葛花解醒汤的动物实验发现，葛花中的皂角苷、异黄酮等是解酒的主要成分，并且该方具有降低乙醇含量、减轻肝脏损害的作用。同时有前期的动物实验表明，葛花解醒汤不仅能够促进肝内脂质代谢，还能够阻止肝细胞的脂肪变性和肝脏损伤。王东坡等实验研究发现葛花解醒汤对酒伤病有明显的防治作用，能够减轻酒精对肝细胞的损害，结果表明葛花解醒汤具有一定的保肝作用。杨柱等实验研究对于乙醇导致小鼠急性肝损伤，葛花解醒汤、葛根散与石膏汤对肝脏保护作用的对比。实验结果显示：葛根散中的 TBA、GSH、MDA、肝脏系数 4 项指标及葛花解醒汤中包括 AST、ALT 两项指标改善幅度最大，石膏汤效果较差，TBA、ALT、GSH 等指标比较具有显著统计学差异（$P < 0.01$），因此说明葛根汤和葛花解醒汤的保肝作用效果好于石膏

汤。伍嘉宁等通过实验研究认为，葛花解酲汤能提高乙醇脱氢酶（ADH）的活性，减少乙醇对中枢神经系统的损伤，增加肝脏对乙醇的生物转化功能，能够降低血液乙醇含量，具有明显的抗乙醇中毒功能，并且能够减轻酒精对肝脏的伤害。{王倩，唐东昕，龙奉玺，等．葛花解酲汤防治“酒伤病”的研究概况［J］．中国民族民间医药，2017，26（5）：67-69.}

【验案举例】

酒精所致幻觉　吴某，男，54岁。1991年5月初诊。有酒依赖史十余年，近几年每日饮黄酒3～4斤，多为空腹饮。1周前出现肢体震颤，5天前去茶山劳动时称听到敲锣打鼓的声音，责问旁人怎么听不见，入夜则盘腿而坐，看见许许多多模样奇特的人物，有时说已被他人跟踪监视。既往无精神病史，也无精神病家族史。初诊时答非所问，诊见病人肝掌，有蜘蛛痣及扑翼样震颤，肝肋下1.5 cm，剑下3 cm，四肢肌张力增高，深反射亢进，病理反射未引出。肝功能正常，B超示肝内光点密集。西医诊断为“酒精所致幻觉状态，慢性乙肝”。中医辨证为脾胃虚寒，寒湿内蕴，气滞血瘀，酒毒犯脑。治拟分消酒湿，温中健脾，调气化脾。处方葛花、茯苓各15 g，木香、砂仁各5 g（后下），青皮、陈皮各10 g，神曲、党参各10 g，泽泻、三棱、莪术、猪苓各20 g，丹参、生龙骨、磁石各30克。水煎服，每日1剂。嘱禁酒，10剂后精神症状消失，胃纳增。继续保肝护肝治疗。随访至今，精神状态保持良好。{丁瑛．葛花解酲汤加减治疗酒精所致幻觉12例［J］．浙江中医杂志，1995（6）：256-257.}

半夏秫米汤

【方源】《黄帝内经》

【组成】半夏一钱（3 g），秫米五钱（15 g）。

【用法】上二味，以流水600 mL，煮取360 mL，每次服180 mL，每日2次分服。

【功效】化湿定意。

【主治】主治痰饮内阻，胃气不和，夜不得卧，舌苔白腻，脉弦滑。临床主要用于治疗失眠、眩晕等病证。

【组方原则】方中清半夏燥湿化痰；清半夏合首乌藤交通阴阳，使阳入于阴而寐；清半夏合夏枯草为朱良春治疗失眠常用药对，既取“降其气，即所以敛其阳”之理，又取二药和阳养阴均治不寐之功，清半夏、夏枯草均为辛散开结之剂，清半夏长于开宣滑降，夏枯草兼能除热，盖清半夏得至阴之气而生，夏枯草得至阳之气而长，二者相须为用，则交通阴阳，顺应阴阳变化规律，是阴阳配合之妙也；薏苡仁健脾利湿，益阴而通利大肠；合欢皮解郁和血，宁心安神；百合甘凉养阴，清心安神；竹茹止呕除烦；远志、郁金、茯神化痰宁心安神；炒酸枣仁养血补肝，宁心安神；珍珠母重镇安神；黄连、炒栀子、淡豆豉清心除烦；茯苓健脾化痰；石菖蒲醒脾化湿；柴胡、黄芩疏肝利胆，和解少阳之郁；炙甘草调和诸药。诸药合用，清热化痰，疏肝理气，和胃安神，使痰热已除，阴阳调和，故可夜间安卧眠酣。

【现代研究】胡静娜等使用动物实验方法探究半夏秫米汤对慢性应激抑郁模型小鼠行为学及脑内单胺类神经递质含量的影响。通过孤养加慢性轻度不可预见性应激方法建立小鼠抑郁症模型，用糖水消耗实验进行行为学评分，并用 ELISA 法检测小鼠脑内单胺类神经递质的含量，观察模型小鼠给药前后的变化。结果显示半夏秫米汤具有抗抑郁作用，对脑内单胺类神经递质 5-HT 和 NE 的调节作用是其疗效机制之一。{胡静娜．半夏秫米汤对抑郁模型小鼠行为学及脑内单胺类神经递质含量的影响［D］．杭州：浙江中医药大学，2014.}

【验案举例】

1. 失眠　郭某，男，31 岁。2018 年 3 月 12 日初诊。主诉失眠 5 个月余，加重 1 周。病人 5 个月前无明显诱因出现失眠症状，反复反作，甚则彻夜不眠，曾服谷维素、维生素 B_1、安神补脑液、朱砂安神丸等药物治疗，服药期间失眠症状略有改善，但停药后又复发。现失眠多梦，胸闷脘痞，头晕健忘，心烦急躁，舌尖红，苔白腻，脉滑数。诊断：失眠（痰热扰心型）。治宜疏肝健脾，化痰清热，养心安神。处方：清半夏 30 g（先煎），薏苡仁 30 g，夏枯草 15 g，合欢皮 15 g，首乌藤 30 g，百合 15 g，黄连 8 g，炒栀子 8 g，炙甘草 8 g，竹茹 12 g，制远志 12 g，石菖蒲 12 g，郁金 12 g，炒酸枣仁 30 g，茯苓 20 g，茯神 30 g，淡豆豉 9 g，珍珠母 30 g，柴胡 12 g，黄芩 12 g。日 1 剂，水煎取汁 300 mL，分早、晚 2 次口服。共服 7 剂。2018 年 3 月 19 日二诊：病人诉服药后睡眠改善，睡眠时间达 4 小时左右，梦少，上方清半夏加至 35 g，继服 7 剂。2018 年 3 月 26 日三诊：睡眠质量好转，食欲好转，情绪改善，舌尖红，舌苔转薄，脉滑。上方清半夏加至 40 g，继服 7 剂。2018 年 4 月 2 日四诊：睡眠明显改善，夜眠达 5 ~ 6 小时，无胸闷脘痞，头晕健忘好转，纳可，二便调，上方继服 7 剂。治疗后睡眠时间达 7 小时，伴随症状消失，随访 3 个月未再复发。

按：本例病人系青年男性，平素嗜食肥甘厚味，致痰湿内阻，蕴久化热，痰热扰心，心神不安，而致失眠，反复不愈，胸闷不舒，心烦急躁，热扰神明，肝气不畅，肝血不足，则魂不守舍，故失眠多梦。方用加味半夏秫米汤合黄连温胆汤加减燥湿化痰，交通阴阳。{刘雅雪，徐海龙. 魏勇军教授运用加味半夏秫米汤治疗失眠经验［J］. 河北中医，2018，40（12）：1772-1774，1818.}

2. 失眠　王某，女，57 岁。2017 年 12 月 11 日初诊。主诉失眠 10 余年，加重 2 年。病人缘于 10 余年前与人争吵后出现失眠多梦，两胁不适，心烦急躁，胃脘胀满。每晚服地西泮后，睡眠时间 3 ~ 4 小时，严重时彻夜不眠。现病人失眠多梦，两胁胀满不适，胃脘胀满，心烦，急躁，舌尖红，苔白腻，脉弦滑。诊断：失眠（肝郁化火型）。治宜疏肝解郁，清心安神，利湿化痰。处方：清半夏 30 g（先煎），薏苡仁 30 g，夏枯草 15 g，合欢皮 15 g，首乌藤 25 g，百合 15 g，柴胡 12 g，黄芩 12 g，石菖蒲 12 g，郁金 12 g，生龙骨 30 g，生牡蛎 30 g，炒酸枣仁 25 g，茯苓 15 g，茯神 25 g，陈皮 12 g，炒枳壳 12 g，远志 15 g。日 1 剂，水煎取汁 400 mL，分别于早晚饭前 1 小时口服。共服 7 剂。2017 年 12 月 18 日二诊：病人诉服药 2 剂后，睡眠时间达 6 小时，服药 7 剂后，睡眠时间达 7 小时。上方半夏加至 35 g，继服 7 剂。2017 年 12 月 25 日三诊：睡眠时间达 7 小时余，睡眠质量好转，梦少，两胁不适症状消失，胃脘胀满消失，腹痛、腹泻症状减轻，舌尖淡红，舌苔薄白，脉滑。上方继服 7 剂。2018 年 1 月 1 日四诊：睡眠时间达 8 小时左右，腹痛、腹泻已愈，各种不适症状均消失，舌淡红，苔薄白，脉滑。上方继服7剂善后。随访3个月未再复发。

按：本例病人为老年女性，冲任空虚，阴虚内热，热扰神明则不寐、心烦、烘热汗出，再加上情志不遂，肝气不畅，肝血不足，则魂不守舍，故失眠、心烦不安。肝郁化火，灼伤真阴，阴虚阳亢，故以加味半夏秫米汤合柴胡加龙骨牡蛎汤加减调和阴阳，疏肝解郁，清心安神。{刘雅雪，徐海龙．魏勇军教授运用加味半夏秫米汤治疗失眠经验［J］．河北中医，2018，40（12）：1772-1774，1818.}

半夏厚朴汤

【方源】《金匮要略》

【组成】半夏一升（12 g）、厚朴三两（9 g）、茯苓四两（12 g）、生姜五两（15 g）、紫苏叶二两（6 g）。

【用法】以水七升，煮取四升，分温四服，日三夜一服（现代用法：水煎服）。

【功效】行气散结，降逆化痰。

【主治】痰阻气滞之抑郁、失眠。

【证治机制】七情内伤，忧思郁怒，肝失调达，气机不舒，气滞血瘀，阻于胆经颈络，则结为肿块；或脾虚运化失司，水湿津液凝聚为痰。

【组方原则】方以半夏为君，入肺、胃二经，化痰散结、降逆下气兼以和胃；厚朴下气除满，助半夏降逆散结之功；茯苓健脾渗湿，佐以紫苏叶芳香行气，宣气解郁。生姜辛温散结，和胃止呕，且制半夏之毒。全方辛开苦降，行气散结，降逆化痰，能散胸中郁结之气，消气滞所生之痰，为调肝理气之良方。

【现代研究】

1. 抗抑郁机制　本方专治妇人"妇人咽中如有炙脔"，其表现类似于西医的抑郁症。关于本方抗抑郁的机制研究较多，研究也较深入。王业民等通过研究发现半夏厚朴汤抗抑郁作用的活性成分主要分布在石油醚和水溶性部位。

日本学者中泽孝浩对小鼠 FST 模型进行了行为药理学及生物化学方面的研究，发现厚朴酚组中 FST 所致的杏仁核中 DA 和 5-HT 代谢转换，以及中脑的 5-HT 代谢转换的变化受到抑制，证实半夏厚朴汤有抗抑郁的作用。吕昊哲等通过复制慢性应激和孤养大鼠抑郁模型，采用免疫组化法观察半夏厚朴汤对模型大鼠海马和下丘脑 BDNF 的影响，发现半夏厚朴汤能够增加模型大鼠水平运动和垂直运动得分，可促进模型大鼠海马和下丘脑 BDNF 的表达，从而认为半夏厚朴汤的抗抑郁作用机制可能与增加 BDNF 表达，促进神经元存活有关。李建梅等发现大鼠慢性抑郁模型中半夏厚朴汤醇提物可增加动物蔗糖摄入量，增加其脾脏自然杀伤细胞活性，升高血清中 HDL-C 水平（$P < 0.05$），降低三酰甘油水平（$P < 0.001$），降低血红细胞内超氧化物歧化酶活性及血清和肝组织中一氧化氮合酶活性，同时抑制组织中脂质过氧化程度，降低心肌组织中丙二醛含量等多种途径而达到抗抑郁作用。傅强等研究发现，半夏厚朴汤能显著缩短小鼠强迫游泳、悬尾不动时间，增强育亨宾对小鼠的毒性作用，能拮抗阿扑吗啡降低小鼠体温作用，降低模型动物血清 NO 水平，从而实现其抗抑郁作用。{赵崇智，周仙仕．半夏厚朴汤实验研究新进展［J］．辽宁中医药大学学报，2013，15（12）：232-235.}

2．抗失眠机制　半夏厚朴汤症病人由于情志不畅，气滞痰阻，常伴有心烦、失眠等症。加味半夏厚朴汤在本方基础上加入酸枣仁、五味子、合欢皮，加强其安神的疗效。如覃军等对小鼠灌胃给药，观察加味半夏厚朴汤对小鼠自主活动及戊巴比妥钠诱导小鼠催眠作用的影响。结果显示：中高剂量组加味半夏厚朴汤能明显延长戊巴比妥钠小鼠睡眠时间、提高入睡率（$P < 0.01$），能显著抑制小鼠自主活动时间（$P < 0.01$），证实加味半夏厚朴汤具有镇静、催眠作用。{赵崇智，周仙仕．半夏厚朴汤实验研究新进展［J］．辽宁中医药大学学报，2013，15（12）：232-235.}

3．抗应激机制　临床发现本方所治诸症多以精神应激为背景，病人多有明显的焦虑症或焦虑情绪，许多学者也在探究本方抗应激的机制，如邹军等通过研究发现，半夏厚朴汤能使大鼠爬格次数、挣扎次数增加，提示半夏厚朴汤可作用于下丘脑－垂体－肾上腺轴的不同环节，在一定程度上影响慢性应激大鼠的行为方式，调节慢性应激大鼠的内分泌功能。而柴程芝等通过半夏厚朴汤加味方应用于修正的大鼠束缚水浸急性应激性胃溃疡模型，发现本方对不良应激的抑制及对应激不良反应具有预防作用。从而分析半夏厚朴汤加味方的抑制作用机制与其中枢作用有关，可能有改善中枢神经传导、改善不良应激引起的中枢神经功能紊乱的作用。{赵崇智，周仙仕．半夏厚朴汤实验研究新进展［J］．辽宁中医药大学学报，2013，15（12）：232-235.}

【验案举例】

1. 抑郁症　病人，男，69 岁。2019 年 10 月 24 日初诊。主诉：情绪低落 1 个月。现病史：1 个月前退休后出现情绪低落，心情抑郁，伴阵发性心慌、胸闷。刻下症：心情低落，感口苦，乏力，平素怕热，性急，易发火，纳少，食欲差，呃逆，嗳气，胃胀，两肋胀，入睡慢，易醒，醒后能再睡，大便成形，每日 1～2 次，舌暗，苔黄腻，脉沉。中医诊断：郁病。辨证：肝胆郁热，痰气内伤，心气不足。治则：疏肝泄热，理气化痰，补益心气。方以半夏厚朴汤加减。处方：法半夏 15 g，姜厚朴 15 g，茯苓 30 g，醋青皮 10 g，紫苏梗 20 g，煅赭石 30 g，黄芩 15 g，牡丹皮 10 g，生龙骨 30 g，生牡蛎 30 g，姜炭 10 g，黄连 6 g，麸炒枳实 15 g，柴胡 10 g，木香 10 g，白芍 20 g，泽泻 20 g，夏枯草 15 g，钩藤 30 g。7 剂，颗粒剂，温开水冲服，日 1 剂，并辅以心理疏导。10 月 31 日二诊：情绪低落较前改善，心慌、胸闷减轻，口苦减轻，仍觉心烦，食欲好转，纳食增加，胃胀、呃逆、嗳气减轻，饭后感两肋胀满不适，睡眠较前改善，舌紫，苔黄厚，脉滑。上方加牡丹皮 20 g，炒栀子 6 g，体外牛黄 0.15 g，继服 7 剂，服法同前。11 月 7 日三诊：自诉心情平和，心慌、胸闷较前明显改善，心烦减轻，纳眠可，二便调。继服前方 7 剂，服法同前。11 月 14 日四诊：诸症状基本消失，守方继服 7 剂以巩固疗效，嘱其调畅情志，适当运动。

按：抑郁归属于中医“郁病”“郁证”“卑惵”“百合病”范畴。其描述最早见于《素问·六元正纪大论》，后于《金匮要略·妇人杂病脉证并治》中有脏躁、梅核气之说，至明代《医学正传·郁证》方有郁证病名。《诸病源候论·气病诸候·结气候》指出郁病多由情志不节而生，“病者，忧思所生也。

心有所存，身有所止，气留而不行，故结于内”。郁病之发生多因情志所伤，肝气郁结，因气滞易兼夹痰湿、食积、郁热多属实证，日久则伤及心脾肾，致心脾两虚、阴虚火旺、心神失养之虚证。

本案病人情绪低落1个月，伴阵发性心慌、胸闷，口苦，胃胀，纳差，眠差易醒，舌暗，苔黄腻，脉沉。肝郁情志不畅则情绪低落，肝胆郁热则口苦，痰气犯胃则胃胀、纳差；气郁耗伤神则心慌、胸闷，眠差易醒，舌脉亦为佐证。病人素体阳盛，性急易怒，情志刺激之下致肝胆热郁热，痰气内伤，以半夏厚朴汤以解痰气之郁结，再以柴胡加龙骨牡蛎汤化裁助其疏泄肝胆之郁热，养心安神以助眠。后虽情绪低落、心慌、胸闷、睡眠均有改善，纳食增多，胃胀、打嗝减轻，仍心烦，加牡丹皮、炒栀子、体外牛黄清心除烦。辨证施治得法，后守方继服，病证自除。{尚唱，崔向宁.半夏厚朴汤治疗情志病验案举隅[J].环球中医药，2021，14（3）：502-504.}

2. 惊恐障碍　病人，女，41岁。2019年11月9日初诊。主诉：紧张、害怕3个月余。现病史：3个月前因工作压力过大频繁出现紧张、害怕，伴心慌，头晕，出汗，身体震颤。刻下症：心情郁闷，欲舒长气，脾气急躁，控制不住情绪，遇事常觉心烦燥热，腹胀，打嗝，排气少，疲劳，咽部似有气堵感，形体肥胖，平素怕冷。近两个月来月经淋漓不尽，色鲜红，有血块，夜间梦多，睡觉时易惊醒，纳可，大便不成形，每日1～2次。舌紫，苔白，脉沉。自述心电图及24 h动态心电图无明显异常。中医诊断：惊悸。辨证：肝郁痰凝，瘀血阻滞。治则：解郁化痰，活血化瘀。方以半夏厚朴汤加减，处方：法半夏15 g，姜厚朴10 g，茯苓30 g，紫苏20 g，柴胡10 g，枳实（麸炒）10 g，旋覆花20 g，煅赭石30 g，生龙骨30 g，生牡蛎30 g，姜炭10 g，黄芩10 g，炒栀子6 g，醋香附10 g，炒酸枣仁30 g，炙淫羊藿15 g，地骨皮15 g，白芍20 g，木香10 g，砂仁10 g，党参15 g，煅瓦楞子30 g，侧柏炭15 g。7剂，颗粒剂，温开水冲服，日1剂。11月16日二诊：紧张、害怕发作次数减少，咽部气堵感有改善，排气较前增多。守方继服7剂，服法同前。11月23日三诊：紧张、害怕感较少发作，自觉喉中舒畅，眠可、夜间少有惊醒。嘱继服此方14剂以巩固疗效。未再复诊，1个月后电话回访，诸症已愈。

按：惊恐障碍归属于中医“惊悸”“怔忡”“百合病”“卑惵”。《济生方·惊悸论治》载：“惊悸者，心虚胆怯之所致也。”胆气虚则善惊易恐。《灵枢·本神》曰：“肝藏血，血舍魂，肝气虚则恐，实则怒。”《景岳全书》载：“心脾血气本虚，而或为怔忡，或为惊恐”，指出心脾血虚为其根本病因。《素问·举痛论》言：“惊则心无所倚，神无所归，虑无所定，故气乱矣。”又肾所主情志为恐，可见惊恐与肝胆、心、脾、肾，气机运行均联系甚密。

本案病人紧张、害怕3个月余，伴心慌、头晕，咽部似有气堵感，月经淋漓不尽、色鲜红有血块，舌紫、苔白，脉沉。血行瘀滞，心脉失养而神无所主则紧张、害怕、心慌，痰浊上扰清窍则头晕，痰气阻于咽喉则咽部似有气堵感，瘀血阻滞则月经淋漓不尽、色鲜红有血块，舌脉亦为佐证，本证属肝郁痰凝、瘀血阻滞，以半夏厚朴汤行气散结、解郁化痰，以柴胡加龙骨牡蛎汤化裁助其透邪解郁、补养心神，加地骨皮、瓦楞子、侧柏炭以化瘀凉血止血，恐其寒凉太过加姜炭温暖胞宫。二诊时病人诸症减轻，守方继服。三诊时症状皆已大好，诸药配伍，施治得法，终获痊愈。{尚唱，崔向宁.半夏厚朴汤治疗情志病验案举隅[J].环球中医药，2021，14（3）：502-504.}

香苏散

【方源】《太平惠民和剂局方》

【组成】香附子、紫苏叶各四两（120 g），甘草一两（30 g），陈皮二两（60 g）。

【用法】上为粗末，每服9 g，每日3次。若为细末，每次只需6 g（现代作汤剂，水煎服，用量按原方比例酌减）。

【功效】疏散风寒，理气和中。

【主治】外感风寒，内有气滞证。症见形寒身热，头痛无汗，胸脘痞闷，不思饮食，舌苔薄白，脉浮。

【证治机制】本方证为风寒外束，内有气郁。唯有疏散风寒药与理气药组合方可达到表邪解而寒热除，气机畅而痞闷消的目的。本方药性平和，温而不峻，程国彭谓其“药稳而效，亦医门之良方也”。

【组方原则】 方中紫苏叶“芳香气烈，外开皮毛，泄肺气而通腠理；上则通鼻塞，清头目，为风寒外感灵药；中则开胸膈，醒脾胃，宣化痰饮，解郁结而利气滞”，一药而兼两用，为君药。香附子为行气开郁之要药，“通行十二经脉……解六郁而利三焦”，为臣药。紫苏叶得香附子，则调畅气机之功益增；香附子得紫苏叶，则能上行外达以祛邪。佐以理气燥湿之陈皮，既协助君臣行气滞，又化湿浊以行津液。甘草健脾和中，又调和药性，为佐使之用。本方解表药与理气药同用，行气结合化湿，用药兼顾肺、脾、肝三脏。

【临床应用】

1. 证治要点　临床以恶寒发热，头痛无汗，胸脘痞闷，苔薄白，脉浮为证治要点。

2. 本方紫苏叶尚有安胎作用，故妊娠感冒，用之亦较为适宜。

【现代研究】

抗抑郁机制　用 FST 和慢性应激制作的动物模型，探讨了香苏散的抗抑郁作用。实验动物为 ddY 小鼠，经口给予香苏散仁［1.0 g/（kg·d）］9 天。虽然香苏散可以明显缩短模型小鼠 SFT 的不动时间，但对自主活动没有影响。探讨香苏散对下丘脑－垂体的作用时发现，抑郁模型小鼠下丘脑的肾上腺皮质激素释放激素 mRNA 以及垂体的阿黑皮素原 mRNA 表达显著增加，下丘脑室旁核糖皮质激素受体蛋白表达下调。给予香苏散后上述状态恢复正常。结果提示：香苏散通过抑制抑郁模型小鼠下丘脑－垂体－肾上腺轴的过度活动而具有抗抑郁作用。{怡悦．香苏散的抗抑郁样作用及其对下丘脑－垂体－肾上腺轴的作用［J］．国际中医中药杂志，2006（6）：326.}

【验案举例】

肠易激综合征伴抑郁症　66 岁女性，十余年前开始患高血压、心绞痛、心律不齐，因种种诱因逐渐出现抑郁，意志缺乏，并常伴有失眠、食欲不振、头重等。服用抗抑郁、抗焦虑药 3 个月后抑郁状态好转。因常出现自汗、低热、咽痛，内有体虚气滞给予香苏散，服药后感冒样症状出现次数减少，情绪低落好转。即使在冬季亦不再容易出现感冒等症状，情绪稳定，不用安眠药也能维持正常睡眠。

42岁女性，主诉腹痛、腹胀、大便异常。消化系统检查未发现异常，对症治疗未见明显改善，考虑为肠易激综合征。腹诊：腹肌无力、胃内停水、腹胀叩诊如鼓音。根据病人气虚兼气滞的表现给予香苏散，2周后腹胀好转，胃肠症状改善，烦躁及情绪低落等均明显改善。{杨成书．高荣慧．香苏散的临床应用[J]．国外医学（中医中药分册），2005（1）：15-16.}

半夏白术天麻汤

【方源】《医学心悟》

【组成】半夏一钱半（4.5 g），天麻、茯苓、橘红各一钱（3 g），白术三钱（9 g），甘草五分（1.5 g）。

【用法】生姜一片，大枣二枚，水煎服（现代用法：加生姜1片，大枣2枚，水煎服。）

【功效】化痰息风，健脾祛湿。

【主治】风痰上扰证。眩晕，头痛，胸膈痞闷，恶心呕吐，舌苔白腻，脉弦滑。

【证治机制】痰之生成，为外感六淫，内伤七情或饮食不节等导致脏腑功能失调，气化不利，水液代谢障碍而成。外风触痰证的病因病机主要有两方面：一方面，风邪外袭影响肺之宣肃，肺津停蓄不布，凝而成痰，如《圣济总录》指出："论曰风痰之病，得于气脉闭塞，水饮积聚。……盖风壅气滞，三焦不和，则水饮易为停积。风能生热，壅亦成痰。"另一方面为内有伏痰，脾肺气虚，外风乘虚而入，与内痰相合而成。如《玉机微义》曰："盖风痰者，形寒饮冷。"内风痰扰之病因病机须从整体观和辨证观出发。导致内风病变产生的因素是多方面的，如肝阳化风、热极生风、阴虚风动、血虚生风、脾虚生风、血燥生风、血瘀生风等。"诸风掉眩，皆属于肝""风气通于肝"，内风多责之于肝。"见肝之病，知肝传脾"，脾乃土脏，为生痰之源，故肝风为病，往往与痰相兼为患。内风与痰又可互生，一方面风可生痰，如肝阳化风，煎熬津液，化而为痰，致肝风痰浊相兼；另一方面痰可生风，痰热内伏，复为情志、饮食、烦劳所触动，情志抑郁或恼怒伤肝，肝失疏泄，气机郁结化火，致肝阳亢盛，内生肝风。正如《医方考》所谓“风痰者，湿土生痰，痰生热，热生风也”。

【组方原则】方中以半夏燥湿化痰，降逆止呕；天麻平肝息风而止头眩为君。白术运脾燥湿；茯苓健脾渗湿为臣。橘红理气化痰；生姜、大枣调和脾胃为佐。甘草协合诸药为使。诸药相伍，共奏燥湿化痰、平肝息风之功。

【临床运用】

1. 证治要点　临床以眩晕，呕恶，舌苔白腻为证治要点。

2. 加减法　若病人眩晕较甚者，可加入胆南星 9 g，僵蚕 10 g；若头痛较甚者，可加入蔓荆子 10 g，川芎 6 g；兼有气虚乏力者，可加入党参 15 g，黄芪 20 g；有心空无底感者重用黄芪 80 g。呕吐频繁者，应加入代赭石 30 g，旋覆花 10 g。胃纳呆，舌苔白腻者，可加入白豆蔻 6 g，春砂仁 6 g，神曲 10 g。失眠多梦者，可加入远志 10 g，首乌藤 30 g，酸枣仁 20 g。背痛，加葛根 12 g。湿痰偏盛，舌苔白滑者，加泽泻 6 g，桂枝 10 g 以利湿化饮。肝阳偏亢者，加钩藤 15 g，菊花 15 g，代赭石 30 g 以潜阳息风。

3. 现代常加减运用于治疗耳源性眩晕、神经衰弱引起的头痛，证属风痰上扰者。抑郁症、焦虑症、精神分裂症、躯体化障碍等亦可应用。

【现代研究】药理学研究显示，半夏含生物碱、半夏淀粉、甾醇类、氨基酸等多种化学成分，作用于神经系统具有镇静、催眠、抗惊厥的作用；天麻含有多种酚类成分，其中多糖及天麻素具有抗晕眩作用；茯苓的主要有效成分为三萜类及多糖类，具有利尿、抗炎和镇静的作用；白术内酯Ⅰ、Ⅱ、Ⅲ均为白术的主要活性成分，也是白术的特征性成分，具有保护神经、抗抑郁等作用。茯苓、白术是常用的中药药对，通过多靶点、多途径、多环节协同作用于心血管系统和神经系统，从而发挥利水渗湿、健脾益气之功。柚皮苷是化橘红止咳化痰功用的主要活性成分，其代谢产物柚皮素可以抑制活性氧（ROS）生成与表皮生长因子受体（EGFR）表达，发挥化痰作用。

1. 围绝经期眩晕　流行病学调查显示，围绝经期常见疲劳、眩晕、关节肌肉疼痛、烦躁易怒、失眠等症状，其中眩晕发生率可达 50.7%。围绝经期女性脏腑功能衰弱，天癸渐衰，气血亏虚，发病病机多呈本虚标实。孔立教授认为围绝经期眩晕发病之本为肾气不充，气虚则津液运化不行，痰邪留滞经络，精华不能上承，脑髓失养，导致眩晕发生，故气虚痰蒙为其主要病机，临床以半夏白术天麻汤合黄芪汤补气化痰开窍，收效良好。王平教授认为现代人饮食不节，脾胃功能受损，痰邪流动，随气机升降，无处不入，故治疗应以健脾化痰为主，方选半夏白术天麻汤治疗。

2. 原发性高血压　原发性高血压与眩晕互为因果，调查结果显示，原发性高血压病人中近半数具有眩晕症状。痰湿体质在原发性高血压病人群中更易出现。方锐等认为痰浊是原发性高血压引发眩晕的主要物质基础，指出早 7 时至 9 时对应足阳明胃经之开阖，脾虚胃热则生痰，痰湿阻络可使清晨血压上升，与风邪合病可导致波动性高血压出现。半夏白术天麻汤已知化学成分有 306 个，作用于 30 条信号转导通路，活性成分 90 个，涉及 287 个靶标，其中 13 个为直接靶标，多维作用于神经系统、内分泌系统、心血管系统等多个系统，可以通过调控机体代谢水平、单胺类神经递质平衡、肾素 – 血管紧张素 – 醛固酮系统、内皮素系统等控制血压。动物实验研究发现，半夏白术天麻汤可影响痰湿壅盛证高血压模型大鼠的下丘脑蛋白质组学，从而促进相关细胞骨架和形态、神经元结构、神经信号传导、能量代谢等改。

3. 后循环缺血所致眩晕　头晕和眩晕症状在后循环缺血中发生率高达 47% 和 75%。在体合肌肉，主四肢，现代人喜食酒肉、海鲜等厚腻之品。《素问・异法方宜论》言："其民华食而脂肥。"《素问・脏气法时论》亦言："脾病者，身重善饥。"肥甘厚腻之品会损伤脾胃产生痰湿，痰湿可能导致肥胖，增加原发性高血压、糖尿病、高脂血症发生风险，此为脑血管病的危险因素，会增加后循环缺血事件的发生。痰邪具有黏腻、重着的致病性质，吴玉婷等认为"稠浊者为痰"，痰与瘀互结影响血液流变学，其有形之物会形成血管斑块，堵塞血管。半夏白术天麻汤可以明显降低血脂水平，改善血液黏稠度，降低血糖，稳定血糖波动。经颅多普勒超声（TCD）对评价椎 – 基底动脉血流动力学变化具有重要价值，TCD 检查发现椎 – 基底动脉供血不足性头晕表现为血流减慢。吴伟翔等临床观察发现，半夏白术天麻汤可以改善病人左、右侧椎动脉及基底动脉血流供应，并且提高血流速度及稳定性，对于椎－基底动脉供血不足所致眩晕具有良好的临床效果。

4. 颈源性眩晕　颈部走行经脉丰富，督脉、足太阳经、手太阳经皆穿行而过，沟通脏腑和肢节，若痰浊停留堵塞颈部经脉，则气血不行，发为眩晕。邵铭熙教授临床治疗颈源性眩晕经验丰富，认为该病的主要病机是脾胃虚弱、痰浊内生，遣方用药以脾胃为本。潘明柱等在推拿基础上加用半夏白术天麻汤治疗颈源性眩晕，结果表明，该方可明显改善病人临床症状、脑血流灌注及内皮素－1（ET－1）等相关指标，且不良反应较少。王亚峤认为，仅用西药盐酸氟桂利嗪治疗颈源性眩晕，疗效有明显的局限性，联合半夏白术天麻汤口服，临床疗效可提高约10%。

5. 前庭偏头痛性眩晕　王璐璐研究显示，前庭偏头痛中医证型中有22.7%的病人为痰湿中阻证。梁雪松提出，痰生于脾、风动于肝为前庭性偏头痛的核心病机，现代人生活压力增加，脾在志为思，忧思伤脾生痰，肝郁气滞，久则痰随风动而发病。临床治疗以急性期改善症状，恢复期降低复发率为主要目标，但临床疗效优劣不一。刘寅等采用半夏白术天麻汤治疗前庭偏头痛，治疗2周后发现其总有效率明显优于对照组，治疗后3个月复发率明显下降。康紫厚等也证实了半夏白术天麻汤能明显减少前庭偏头痛病人的眩晕发作次数和眩晕发作时间，治疗期间无不良反应发生，同时还能改善病人伴随的焦虑及抑郁情绪，提高其生活质量。{高晓菁.半夏白术天麻汤治疗眩晕的临床研究进展[J].中国民间疗法，2021，29（3）：116－118.}

【验案举例】

抑郁症　田某，男，47岁。头痛头晕、失眠，恶心、呕吐，食少，便溏1个月，思维迟缓，自觉反应迟钝，情绪抑郁，感生不如死，虑及家人，知道自己不能死，兴趣减退，对任何事情都无兴趣。诊见：舌淡有齿痕，苔白腻，脉滑，右关弱，重按无力。辨证痰湿阻滞，清阳不升。予舍曲林50 mg口服，合并半夏10 g，白术6 g，天麻12 g，陈皮3 g，砂仁3 g（后下），茯苓12 g，蔓荆子6 g，薏苡仁30 g，泽泻6 g，川芎6 g，菖蒲6 g，远志10 g。7剂而头痛头晕大减，半月诸症悉愈。上方加党参 15 g，黄芪 40 g，继服 10 剂。后续服舍曲林 6 个月后停药，数年未发。{赵占宏，陈红梅，赵健民.半夏白术天麻汤在精神疾病治疗中的应用}

五苓散

【方源】《伤寒论》

【组成】猪苓（去皮）、茯苓、白术各一十八铢（12 g），泽泻一两六铢（20 g），桂枝（去皮）半两（7.5 g）。

【用法】捣为散，以白饮和服方寸匕，日三服，多饮暖水，汗出愈，如法将息（现代用法：散剂，每服 6 ~ 10 g；汤剂，水煎服，多饮热水，取微汗，用量按原方比例酌定）。

【功效】利水渗湿，温阳化气。

【主治】躯体化障碍，伴有小便不利，头痛微热，烦渴欲饮，甚则水入即吐；或脐下动悸，吐涎沫而头目眩晕；或短气而咳；或水肿、泄泻。舌苔白，脉浮或浮数。

【证治机制】本方主治病证虽多，但其病机均为水湿内盛，膀胱气化不利所致。在《伤寒论》中原治蓄水证，乃由太阳表邪不解，循经传腑，导致膀胱气化不利，而成太阳经腑同病。太阳表邪未解，故头痛微热；膀胱气化失司，故小便不利；水蓄不化，郁遏阳气，气不化津，津液不得上承于口，故渴欲饮水；其人本有水蓄下焦，饮入之水不得输布而上逆，致水入即吐，故此又称“水逆证”；水湿内盛，泛溢肌肤，则为水肿；水湿之邪，下注大肠，则为泄泻；水湿稽留肠胃，升降失常，清浊相干，则为霍乱吐泻；水饮停于下焦，水气内动，则脐下动悸；水饮上犯，阻遏清阳，则吐涎沫而头眩；水饮凌肺，肺气不利，则短气而咳。治宜利水渗湿为主，兼以温阳化气之法。

【组方原则】方中重用泽泻为君，以其甘淡，直达肾与膀胱，利水渗湿。臣以茯苓、猪苓之淡渗，增强其利水渗湿之力。白术、茯苓相须，佐以白术健脾以运化水湿。《素问·灵兰秘典论》谓：“膀胱者，州都之官，津液藏焉，气化则能出矣。”膀胱的气化有赖于阳气的蒸腾，故方中又佐以桂枝温阳化气以助利水，解表散邪以祛表邪，《伤寒论》示人服后当饮暖水，以助发汗，使表邪从汗而解。

【验案举例】

躯体化障碍　病人，女，54岁，2017年12月15日初诊。因全身疼痛不适感1年余，再发加重1个月就诊。病人自诉1年余前因胃脘部阵发性隐痛，伴反酸嗳气及胸骨后疼痛于外院就诊，当时诊断为“胃溃疡”，经治疗后症状稍缓解，但易反复。病人于网上查阅有关资料，整日担心焦虑，夜间惊恐难以入眠，后出现病情加重，周身疼痛不适感，发无定时，此症状持续1年余，经多次外院就诊，诊断为“躯体化障碍”，服用度洛西汀片后，症状有所缓解，但仍反复发作。为求进一步系统治疗，遂来我院门诊就诊。现病人整日自觉全身疼痛不适，肢体乏力，焦虑不安，咽喉异物感，有痰咳不出，胃脘部胀满，呈烧灼样感，伴口淡，纳寐欠佳，梦多，大便质黏，不易排尽感，小便黄，舌淡胖、苔白腻，脉弦滑。西医诊断：躯体形式疼痛障碍。中医诊断：郁证（痰湿内停证）。治以温阳化饮、除湿化痰之五苓散为主。组成：茯苓15 g，泽泻30 g，猪苓15 g，桂枝15 g，白术（炒）12 g，百合10 g，郁金15 g，煅龙骨30 g，煅牡蛎30 g，熟地黄15 g。7剂，水煎，每天1剂，饭后温服。同时配合西药内服治疗，并对病人进行心理疏导。服药后症状较前明显缓解，纳寐尚可，二便调，舌淡、苔白腻，脉弦。拟方同前并继续配合西药治疗，7剂后周身无明显不适感。{王雪利．五苓散加减治疗阳虚水泛型抑郁症28例［J］．中医研究，2015，28（7）：27-28.}

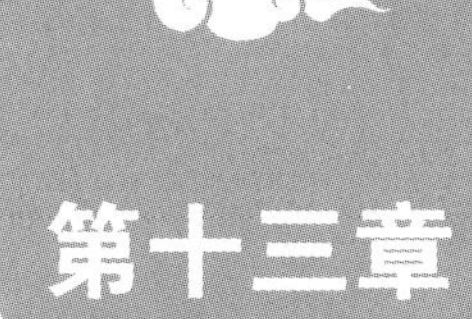

第十三章

调魂剂

第一节　养血调魂剂

炙甘草汤

【方源】《伤寒论·辨太阳病脉证并治》

【组成】甘草（炙）四两（60 g），生姜（切）三两（45 g），人参二两（30 g），生地黄一斤（240 g），桂枝（去皮）三两（45 g），阿胶（二两）（30 g），麦冬（去心）半升（60 g），麻仁（半升）（60 g），大枣十枚。

【用法】上以清酒七升，水八升，先煮八味，取三升，去滓，纳胶烊消尽，温服升，日三服（现代用法：水煎服，阿胶烊化，冲服）。

【功效】补血养魂，益气安神。

【主治】肝血亏虚心血不足证。失眠不寐，寐则汗出，脉结代，心动悸，虚羸少气，舌光少苔，或质干而瘦小者。精神分裂症、焦虑性神经症。

【证治机制】虚烦不眠，原因甚多。本方所治为肝血不足，以致心血亏虚。肝藏血，血舍魂，心主神，肝藏魂，人卧则血归于肝。尤怡（字在泾）："人寤则魂寓于目，寐则魂藏于肝。"（《金匮要略心典》卷下）肝血充足，魂可守舍，则夜寐安宁。若人体肝气不荣，肝血不足，则魂魄不守，又因肝为刚脏，阴血亏虚易生内热，虚热上扰便见心神不宁、心烦失眠，夜卧不安；肝与心为母子之脏，肝血不足，母令子虚，心气虚弱，无力鼓动血脉，脉气不相接续，则脉传代或心失所养；阴血不足，阴虚内热，迫津外泄，故为盗汗；阴血不足，形体失充，神明、津液、形体皆失其养，故虚烦不眠，咽下舌燥，形体消瘦，大便干结。综上所述，本证临床表现虽较复杂，但以阴血不足为基本病机变化。

【组方原则】本方为治疗肝血不足以致心血亏虚而设。生地黄甘寒，归心、肝、肾经，可补肝血、养阴生津，重用炙甘草，以其擅补心气，可“安魂定魄”（《日华子本草》卷五），并长于补中益脾，化生气血，滋后天之本以裕气血生化之源，本品甘平润，补而不峻，缓以定悸，二者共为君药，生地黄与炙甘草相伍益气养血以复脉之本。人参、大枣补益心脾，合炙甘草则养心复脉，补脾化血之功益著；阿胶、麦冬、麻仁甘润养血，配生地黄则滋肝阴，养肝血，充血脉之力尤彰；桂枝、生姜辛温走散，温心阳，通血脉，升肝气，同为佐药。原方煎煮时加入清酒，以酒性辛热，可行药势，助诸药温通血脉之力，数药相伍，使阴血足而血脉充，阳气复而心脉通，气血充沛，血脉畅通，则悸可定，脉可复。由于炙甘草、人参亦可补肺气，润肺止咳；阿胶、麦冬又善养肺阴，治肺燥；生地黄、麻仁长于滋补肾水，与阿胶、生地黄相合而有“金水相生”之功，故本方又可用于治疗虚劳肺痿而证属肺之气阴两虚者。

本方配伍特点有二：一是气血阴阳并补，尤以益气养血之力为著；二是心肺肝肾四脏同调，尤以补益肝之功为大；三是补血之中寓有通脉之力，使气足血充，畅行于脉，则脉气接续，诸症自痊。方中炙甘草的剂量多达四两，远远超出常规剂量，意在益肝补心，缓急定悸，为引起医家重视，强调其非同于一般方剂的调和之功，故以“炙甘草汤”命方。服用本方后有悸定而脉复之效，故该方又名“复脉汤”。

【方论选录】

魏念庭：仲景用多甘草汤，盖不问其表里，而问其阴阳，不治其气血，而理其神，然究何尝外于补阳益阴、生卫养营之为治乎？甘草、生姜、桂枝、参、枣，补阳生卫助其气也；麦冬、麻仁、生地、阿胶，益阴养营，滋其血也。气旺精足，而神有昭昭朗朗者乎！缘此证不见气血之为病，而实为病甚大，仲景用阴阳两补之法，较后人所制八珍、十全等汤纯美多矣。（《金匮要

略方论本义》卷三）

【临床运用】

1. 证治要点　本方为阴阳气血并补之剂。临床以脉结代，心动悸，虚羸少气，舌光少苔为证治要点。

2. 加减法　阴血虚甚，舌光而萎者，宜以熟地黄易生地黄，加滋补血之力；心悸怔忡较甚者，加酸枣仁、柏子仁等以增养心安神定悸之效，或加龙齿、磁石以助重镇安神之功；虚劳肺痿阴伤燥较著者，宜酌减桂枝、生姜、酒之剂量或不用，以防温药耗阴劫液之弊。

3. 本方现代常用于治疗精神分裂症、焦虑性神经症、阿尔茨海默病（又称老年性痴呆）、失眠、躁狂症等症状，属阴血不足，心气弱者，以及气阴两伤等。

【使用注意】本方用药偏温，阴虚内热者慎用。

【现代研究】

1. 抗抑郁　有学者对 89 例慢性心力衰竭合并抑郁症病人进行随机分组研究。其中对照组 45 例接受常规西医治疗，观察组 44 例在常规西医治疗基础上加以炙甘草汤治疗。对比两组病人临床疗效、中医症状体征、生活质量、抑郁情况、生化指标及安全性指标。实验结果与对照组相比，观察组病人在总有效率、中医症状体征得分、抑郁自评量表得分、生活质量评分、单核细胞趋化炎子 -1（MCP-1）、hs-CRP、MMP-9 均有统计学意义（$P < 0.05$）；治疗前后两组病人均未出现明显异常，对照组出现 2 例不良反应，观察组出现 1 例，两组差异无统计学意义（$P > 0.05$），结果提示炙甘草汤可明显提高慢性心力衰竭合并抑郁症的临床疗效，明显改善中医症状体征，提高生活质量，缓解抑郁状态，降低 MCP-1、hs-CRP 及 MMP-9 水平，且无明显不良反应。{王颖．炙甘草汤联合常规西医治疗慢性心衰合并抑郁症的临床观察［J］．湖南中医药大学学报，2019，39（12）：1512-1516.}

2. 治疗失眠　用炙甘草汤治疗老年顽固性失眠 30 例。临床表现以入眠困难或睡后易醒、睡眠时间不足、睡眠深度不够，连续 3 个月以上，甚或彻夜难眠，常伴头痛头晕，心悸怔忡，神疲乏力，健忘多梦，舌淡少苔，脉细弱或结代。处方：炙甘草 12 g，生姜 3 g，桂枝 10 g，人参 3 g，生地黄 20 g，阿胶

3 g，麦冬 10 g，火麻仁 10 g，大枣 10 g，当归 10 g，川芎 6 g，何首乌 10 g，酸枣仁 10 g，柏子仁 10 g。心气不足者，重用炙甘草、人参；阴血虚者，可加熟地黄；心阳虚者，桂枝改为肉桂，另加附子；阴虚内热者，人参改为南沙参，酌加知母、黄柏；便溏下痢者，减麻仁。每日 1 剂，早晚水煎服，7 天为 1 个疗程，连服 3 个疗程。疗效标准参照国家中医药管理局颁布的《中医病证诊断疗效标准》拟定，结果显示痊愈 16 例，显著有效 12 例，无效 2 例，总有效率 93.33%。{姬水英，王东，牛菲，等．炙甘草汤加减治疗老年顽固性失眠 30 例［J］．中国老年学杂志，2012，32（17）：3757-3758.}

3. 治疗心律失常　用炙甘草汤治疗冠心病心率失常 90 例。对照组男 50 例，女 40 例；年龄 41 ~ 77 岁，平均年龄（57.57 ± 6.48）岁；病程 1 ~ 3 年，平均病程（1.26 ± 0.58）年；体重 52.5 ~ 80.5 kg，平均体重（62.81 ± 11.21）kg。疗效判定标准以有效率、心悸症状消失时间、气短症状消失时间、乏力症状消失时间、不良反应发生情况及治疗前后中医症状积分、心功能情况。处方：生姜 4 g，葛根 15 g，炙甘草 30 g，麦冬 10 g，生地黄 30 g，丹参 15 g，阿胶 10 g，桂枝 10 g。对于心阳不足病人，加用熟附子 10 g；对于心脾不足病人，加用黄芪 20 g，白术 15 g；对于夜寐不安病人，加用远志 15 g，酸枣仁 15 g，龙骨 30 g，牡蛎 30 g；对于气阴两伤病人，加用五味子 15 g，百合 15 g。每日 1 剂，水煎服，分 2 次服用，持续 3 周。结果显示显著改善 68 例，好转 18 例，无效 4 例，总有效率 86%。{曾文新．炙甘草汤加减治疗冠心病心律失常的临床价值分析［J］．中国实用医药，2019，14（13）：122-124.}

【验案举例】

1. 分裂情感性精神病　张某，女，26 岁，1980 年 8 月 4 日入所。病人羸弱不堪，抬入院即蜷缩病房一隅，面壁啜泣不已。为之诊，拒之，谓：“我没病，就心慌心跳厉害，是他们下毒害的！”其夫劝之诊，骂其夫，骂声低微而断续，且捂胸而气喘吁吁，显心内悸慌颇重。据询，病已 8 年，以悲忧荒谬与狂乐而乱交替发作。悲忧发作时，悲不欲生，神疲乏力，塞牖倦卧，且语出含糊而荒谬；狂乐发作时，多喜笑，且常笑不休，多动而乐，乱走，乱忙；二者皆具被害类妄想与幻觉等症。曾诊为分裂情感性精神病，迭服中西药罔效。此次悲忧荒谬发作已半年，认为其夫伙同他人欲以毒药害死她，故饮食甚慎，常多日不敢进食，致瘦削日甚。诊之，肤色枯黄而隐现晦暗，神情悲凄而懵然，目光呆滞而乏神，舌体瘦小，舌质淡暗，苔灰黑滑腻，脉沉弱，然动而中止，不能自还，良久复止，此乃代脉也。《灵枢·本神》云："心气虚则悲，实则笑不休。"故此乃心气之虚实挟痰瘀交替之候。此次发作为心气虚挟痰瘀，刻下，心气衰微，阴血匮竭。治疗亟予补气养血，复脉宁心。处方炙甘草汤：炙甘草 30 g，生姜 15 g，桂枝 18 g，麦冬 20 g，酸枣仁 30 g，大枣 30 枚，潞党参 40 g，生地黄 60 g，阿胶 12 g，每煎均加入白酒 150 mL，首煎加水 1 700 mL，煎至 450 mL 滤出服之，二三煎均加水 1 400 mL，煎至 400 mL 滤出服之。服 8 剂，心内悸慌大减，在劝促下能进些饮食；继 5 剂，悸慌失，代脉亦失，脉转沉弱；羸弱之象亦有所改善，悲忧亦有所减轻，然被害妄想幻觉依然。遂改拟调理心气及涤痰化瘀类方药及针灸疗法治其分裂情感性精神病，共治疗 112 天，狂乐而乱及悲忧荒谬皆未再作，获愈。

按：此例分裂情感性精神病，在心气虚欠情况下，受被害类妄想幻觉影响，慎食或不敢进食，致气血日损而至匮竭，出现脉代、心动悸重症；故投以补气养血、复脉宁心之炙甘草汤，13 剂而危重迅解；从而为系统调理心气、祛除痰瘀之主病之治，奠定了良好基础。{丁德正.炙甘草汤在精神疾病中的运用[J].河南中医，2010（4）：18-20.}

2. 阿尔茨海默病　李某，男，66 岁。病人家属言李某反应迟钝、健忘已有 8 个月，病人目光呆滞，精神不振，口齿迟钝，健忘，小便常失禁，大便调，失眠，纳可，舌暗淡，苔薄白，脉沉细弱。中医诊断：老年痴呆；西医诊断：阿尔茨海默病。处方：生地黄 30 g，炙甘草 12 g，生晒参 9 g，桂枝 9 g，阿胶 9 g（烊化），麦冬 9 g，火麻仁 9 g，生姜 9 片，大枣 30 枚（擘开），远志 12 g，石菖蒲 9 g。每日 1 剂，水煎分 3 次服。服药 14 剂后复诊，症状减轻，嘱继续服药。服药 45 天后，小便失禁症消，反应迟钝、健忘等症状显减，故停药。{谢芳，刘桂荣.国医大师张志远巧用炙甘草汤验案例析[J].山东中医杂志，2021，40（8）：871-874.}

酸枣仁汤

【方源】《金匮要略·血痹虚劳病脉证并治》

【组成】酸枣仁二升（15 g），甘草一两（3 g），知母二两（6 g），茯苓二两（9 g），川芎二两（6 g）。

【用法】上五味，以水八升，煮酸枣仁得六升，内诸药，煮取三升，分温三服。

【功效】养血安魂，清热除烦。

【主治】肝血不足之失眠。心悸，盗汗，头目眩晕，咽干口燥，舌红，脉细弦。

【证治机制】肝血不足，虚热内扰，致心神失养。肝藏血，人卧则血归于肝。肝血充足，魂可守舍，则夜寐安宁。肝血不足，则魂魄不守，虚热上扰心神，心烦失眠，夜卧不安，均为肝血不足，阴虚内热之象。

【组方原则】本方治证是为肝血不足，虚热内扰，心神失养所致。根据“虚则补之”“损者益之”的治疗原则，故而应用养血补肝、清热除烦之法。《素问·五脏生成》篇曰“肝欲酸”。故方中重用酸枣仁，性平味酸，归肝、胆、心经，养肝血，安心神；茯苓甘淡性平，入心、脾、肾经，“补五劳七伤……开心益智，止健忘”，宁心神。茯苓与酸枣仁相配，以加强宁心安神之效，为臣药。本方用辛温芳香之川芎，主入肝经，调畅气机，疏达肝气，与酸枣仁相伍，酸收与辛散并用，相反相成，补肝之体，助肝之用，具有养血调肝安神之妙。川芎被称为“血中气药”，宜血虚气郁者，用为佐药。知母苦寒质润，入肺、肾经，《日华子本草》谓其“润心肺，补虚乏，安心，止惊悸”，同时知母又可制约川芎辛燥之性，亦为佐药。方中甘草之用有三：一为补益中气，合茯苓可使脾能健运，以资气血生化之源，即《金匮要略》所载“夫肝之病……益用甘味之药调之”之义；二为和肝缓急，与酸枣仁可酸甘合化，养肝阴，敛浮阳；三可甘缓川芎的辛燥，以防其疏肝气太过，为佐使之用。全方配伍，共成养血安神、清热除之功，如此可使阴血得补，心神得养，虚热得清，虚烦不寐、心悸之症可愈。

本方的配伍特点：酸收和辛散之品并用，兼以甘平之品配伍而成，体现了《黄帝内经》治肝而用酸泄、辛散、甘缓之治疗原则。

本方与归脾汤均有养血安神的作用，用治心血不足之失眠、心悸等证，但本方重用性平味酸之酸枣仁养血安神，配伍芳香辛温之川芎调气疏肝，酸收与辛散并用，具有养血调肝之妙，为养血安神、清热除烦之剂，主治肝血不足，虚火内扰心神所致心烦失眠，头晕目眩，脉弦细等症；归脾汤则是脾心同治，重点在脾，使脾旺气血生化有源；气血并补，重在补气，意在生血，血足则心有所养，主治心脾两虚，气血不足，心失所养之心悸失眠、神疲食少等症。

【方论选录】

尤怡：人寤则魂寓于目，寐则魂藏于肝。虚劳之人，肝气不荣，则魂不得，魂不藏故不得眠。酸枣仁补肝敛气，宜以为君。而魂既不归容，必有浊痰、燥火乘间而袭其舍者，烦之所由作也。故以知母、甘草清热滋燥；茯苓、川芎行气除痰，皆所以求肝之治，而宅其魂也。（《金匮要略心典》卷上）

【临床应用】

1. 证治要点　本方为治疗肝血不足，魂魄失养，虚热内扰所致虚烦失眠之重要方剂，临床以虚烦不眠，心悸，盗汗，头目眩晕，舌红，脉弦细为证治要点。

2. 加减法　若心不眠，属肝血不足，阴虚内热较甚者，可加生地黄、玄参、白芍等，以养血滋阴清热；心悸较重者，加龙齿、龟甲、珍珠母等以镇惊安神；心悸多梦，时有惊醒，舌淡，脉细弦，属心胆气虚者，可加党参、龙齿以益气镇惊；如精神抑郁，心不眠较甚者，可合甘麦大枣汤，加首乌藤、合欢皮以缓肝安神解郁，或加入合欢花、首乌藤、石菖蒲、郁金等解郁安神之品，疗效更好。

3. 神经衰弱、原发性高血压、心脏神经官能症、阵发性心动过速、更年期综合征及精神障碍、焦虑性神经症、妄想型精神分裂症、肝豆状核变性精神障碍等，证属肝血不足，魂魄失养，虚热内扰者，均可用本方加减。

【使用注意】凡心火上炎之心悸不寐者，皆不宜使用。

【现代研究】

1. 抑制神经炎症改善失眠　通过睡眠剥夺方式构建大鼠失眠模型，将大鼠海马区关键炎症因子白细胞介素 -1β、肿瘤坏死因子 $-\alpha$ 以及海马神经元病理形态作为观察指标，探究酸枣仁汤接到神经炎症保护神经改善睡眠剥夺大鼠学习记忆的作用机制。实验结果表明：本方确实可以降低海马区炎症因子白细胞介素 -1β 与肿瘤坏死因子 $-\alpha$ 的表达水平，改善大鼠海马区神经元病理形态从而改善大鼠的睡眠和学习记忆能力。{吴东南，刘玲，郭丽珍，等.酸枣仁汤抑制神经炎症减轻睡眠剥夺大鼠海马神经损伤的研究［J］.湖北中医药大学学报，2021，23（1）：10-14.}

2. 抗抑郁　采用慢性束缚应激方式构建大鼠抑郁症模型，以水迷宫、新奇摄食，以及 NMDAR1、NMDAR2A、NMDAR2B、GluR1、mGluR1、CaMKⅡα 和 CaMKⅡβ 蛋白表达水平作为实验评价指标，探究了酸枣仁汤高、中、低剂量对于抑郁症模型大鼠的作用机制。实验结果表明：酸枣仁汤确实具有抗抑郁效果，酸枣仁汤加味中、高剂量组新奇摄食时间、逃避潜伏期显著缩短，空间探索时间显著延长；酸枣仁汤加味中、高剂量组 NMDAR1，NMDAR2A，NMDAR2B，mGluR1 和 CaMKⅡβ 蛋白表达水平均显著降低；而 GluR1，CaMKⅡα 蛋白表达显著增高。以上结果提示酸枣仁汤可以通过调节 NMDAR1、NMDAR2A、NMDAR2B、GluR1、mGluR1、CaMKⅡα 和 CaMKⅡβ 等蛋白表达发挥抗抑郁作用。{尚立芝，毛梦迪，许二平，等.酸枣仁汤加味对抑郁大鼠海马谷氨酸受体表达的影响［J］.中国实验方剂学杂志，2020，26（23）：20-26.}

【验案举例】

失眠　某男，36 岁，2018 年 1 月 9 日初诊。主诉：反复失眠 2 年余。病人诉近 2 年来工作压力大，情绪紧张焦虑，出现失眠症状，夜间难以入睡，伴心烦多梦，白天时倦怠乏力，偶有头晕目眩。刻下：精神疲倦，面色㿠白，易焦虑，伴心悸，偶有头晕目眩，失眠，心烦多梦，舌淡，苔薄白，脉弦细。脉证合参，辨证属肝血不足、虚热内扰。以养血安神、清热除烦为法，方用酸枣仁汤加减。方药：酸枣仁 15 g（打碎），茯神 20 g，白芍 15 g，川芎 15 g，知母 10 g，当归 20 g，熟地黄 20 g，首乌藤 20 g，北柴胡 15 g，香附 15 g，丹参

20 g，合欢皮 20 g。7 剂，每日 1 剂，早晚分服。并嘱咐病人保持心情舒畅，注意饮食清淡，加强运动。二诊：病人睡眠较前好转，但多梦、烦闷，诉心悸较前缓解，白天精神较前好转，前方加郁金 10 g，玫瑰花 10 g 以疏肝解郁，继服 14 剂。三诊：病人失眠症状明显好转，心悸、烦闷减轻，夜梦减少，效不更方，守 14 剂以固其效。1 个月后随访，病人入睡安稳。

按：《普济本事方》卷一曰："平人肝不受邪，卧则魂归于肝，神静而得寐。今肝有邪，魂不得归，是以卧则魂扬若离体也。"肝魂与得寐密切相关，本案病人工作劳累，思虑过度损伤脾胃，脾失健运，肝血生化不足，致使肝魂失养，夜间血不入肝，神魂不宁，导致魂浮于外，因而失眠。李教授予酸枣仁汤养血安神、清热除烦；加当归养血活血；熟地黄养血滋阴；首乌藤养心安神；柴胡、香附、合欢皮解郁安神；丹参清心除烦、养血安神。全方以安神为主，兼以清热除烦。魂归其位，夜寐自安。

【附方】

定志丸（《杂病源流犀烛》卷六） 组成：人参、茯苓、茯神各三两（各 9 g），菖蒲、远志、姜各二两（各 6 g）。用法：上为末，朱砂一两半（4.5 g）为衣，蜜丸。功用：补心益智，镇怯安神。主治：心气不足，心怯善恐，夜不安。本方所治之证，当属心气不足所为。原书载其"治劳心胆冷，夜卧不寐者"。心气不足，心神失养，则心怯善恐，夜卧不安。治当补心益智，安神定志。主用人参养心安神益智，茯苓、茯神、远志安神定志，菖蒲开心窍，朱砂镇心安神。诸药合用，配伍适宜，是疗效较好的补心益智、安神定志之剂。

本方与酸枣仁汤均有滋养安神之功，但本方重用人参、茯苓、茯神益气补心为主，治疗心气不足的心怯善恐、夜卧不安证；酸枣仁汤重用酸枣仁补肝养血宁心为主，配以知母清热除烦，治疗肝血不足，血不养心，虚热内扰之虚烦不眠证。

引寐汤

【方源】《辨证录》卷四

【组成】白芍一两（30 g），当归五钱（15 g），龙齿末（火煅）二钱（6 g），菟丝子三钱（9 g），巴戟天三钱（9 g），麦冬五钱（15 g），柏子仁二钱（6 g），酸枣仁（炒）三钱（9 g），茯神三钱（9 g）。

【用法】水煎服。一剂而寐矣，连服数剂，梦魂甚安，不复从前之飞越也。

【功效】补血养肝，安魂养神。

【主治】肝血亏虚，魂越不寐。人有神气不安，卧则魂梦飞扬，身虽在床，而神若远离，闻声则惊醒而不寐，通宵不能闭目。

【证治机制】夫肝主藏魂，肝血足则魂藏，肝血虚则魂越，游魂亦因虚而变也。肝血既亏，肝脏之中无非邪火之气，木得火而自焚，魂无处所安，一若离魂之症，身与魂分开。离魂之症与不寐之症，相差较大。离魂症是魂离而能见物，不寐症则是魂离而不能见物。其所以不能见物者，阴中有阳，非若离魂之症绝于阴耳。五脏皆可致不寐，但早期因肝者多，且病久均可影响及肝。肝属木，为刚脏，体阴而用阳，最易郁而化火，伤及肝阴，使其失于藏血，肝主藏魂，肝血足则魂有所藏，肝血虚则魂无所藏，外越而出，而致魂梦飞扬，闻声则惊，重者彻夜不寐。病人一般兼有双目干涩，视物模糊，爪甲不荣，女性月经量少，舌淡红，苔少，脉弦细等表现。

【组方原则】该方以补肝补血之药为主，当归、白芍养血活血，使肝有所藏；肾为肝之母，补肾以滋肝，菟丝子、巴戟天补肾填精；麦冬、柏子仁、炒酸枣仁、茯神等养心安神。全方妙用之处为龙齿，《药性论》载其“镇心安魂魄”。许叔微云：“肝脏魂能变化，故游魂不定者，治之以龙齿。”龙齿有安魂平肝之效，此处用以引寐之效。

【方论选录】此方皆是补肝、补心之药，而用之甚奇者，全在龙齿。古人谓治魄不宁者，宜以虎睛；治魂飞扬者，宜以龙齿，正取其龙齿入肝而能平木也。夫龙能变化动之象也，不寐非动乎，龙虽动而善藏，动之极正藏之极也。用龙齿以引寐者，非取其动中之藏乎。此亦古人之所未言，余偶及之，泄天地之奇也。(《辨证录》)

【临床应用】

1. 证治要点　本方为治疗肝血不足，魂魄失养所致不寐之重要方剂，临床以虚烦不眠，心有多梦、心烦、头昏头痛、心悸健忘、神疲乏力为证治要点。

2. 加减法　若心不眠，属肝血不足，阴虚内热较甚者，可加生地黄、玄参等养血滋阴清热；如精神抑郁，心不眠较甚者可合甘麦大枣汤加首乌藤、合欢皮以缓肝安神解郁，或加入合欢花、首乌藤、石菖蒲、郁金等解郁安神之品，疗效更好。

3. 神经衰弱、更年期综合征、焦虑性神经症、精神分裂症妄想型等，证属肝血不足，魂魄失养者，均可用本方加减。

【现代研究】

治疗失眠　有学者对72例肝血虚型失眠病人采用引寐汤加减进行治疗。其中男29例，女43例，年龄，40～76周岁。诊断标准参照《中国成人失眠诊断与治疗指南（2017版）》和《中医内科常见病诊疗指南·中医病证部分》，疗效标准依据依据治疗前后失眠症临床观察调查量表（SPIEGEL）评分。处方：白芍30 g，当归15 g，煅龙齿15 g（先煎），菟丝子10 g，巴戟天10 g，麦冬15 g，柏子仁10 g，酸枣仁20 g，茯神20 g，首乌藤20 g，合欢皮20 g，牡蛎20 g（先煎），每日1剂，每剂2煎，水煎至400 mL，中午饭后、睡前口服，治疗4周。结果显示：72例病人，临床痊愈14例，显效23例，有效30例，无效5例，总有效率为93.06%。{刘国明，郑毅，张旭峰，等.引寐汤加减治疗肝血虚型不寐72例临床观察[J].中国民间疗法，2020，28（18）：56-57.}

【附方】

濯枝汤（《辨证录》卷四）　组成：栀子（炒）三钱，甘草一钱，白芍、当归、酸枣仁（炒）各五钱，丹砂一钱，远志八分，柴胡三分，半夏一钱。用法：水煎服。功用：补血养肝，安魂养神。主治：肝血亏虚，魂越不寐。人有神气不安，卧则魂梦飞扬，身虽在床，而神若远离，闻声则惊醒而不寐，通宵不能闭目。

摄魂汤

【方源】《辨证录》卷十

【组成】生酸枣仁五钱（15 g），麦冬一两（30 g），熟地黄一两（30 g），白芍一两（30 g），当归五钱（15 g），山茱萸五钱（15 g），人参一两（30 g），茯神五钱（15 g），远志二钱（6 g），巴戟天五钱（15 g），柏子仁三钱（9 g），白芥子二钱（6 g）。

【用法】水煎服。一剂而魂合为一矣。连服数剂，不再离也。

【功效】大补肝血，交通心肾。

【主治】心肾不交之离魂证。觉自己之身分而为两，他人未见，而己独见之。

【证治机制】心不交于肾，则梦不安；肾不交于心，则神发躁。然此犹心病而肾不病，肾病而心不病也。故梦虽不安，魂犹恋于心之中；神虽发躁，魂尚依于肾之内，魂欲离而不能离也。惟心肾之两亏，则肾之精不能交于心，而心之液不能交于肾，而魂乃离矣。治法似宜大补其肝血，以引其魂之入肝矣。然而魂虽入肝，心肾未补，仍耗损肝木之气，魂即暂归而复离，必须兼补心肾之为得也。

【组方原则】此方心肝肾兼治，肾水润而肝不燥，肝血旺而心不枯，心欲交于肾，而肝通其气，肾欲交于心，而肝导其津，自然魂定而神安，神安而目一，不至有歧视之分也。方中熟地黄、白芍为君，大补肝血，滋肾阴，润肝脏。麦冬滋阴生津，人参补气健脾、安神益智、生津止渴，二者助君药可滋阴生津，润肝脏、补肝血；酸枣仁可养肝宁心，安神定魂，山茱萸归肝、肾经，可补益肝肾，二者协同麦冬、人参共同助君药补肝血、滋肾阴、养神魂。以上四味共为臣药。当归入肝经，能补血养魂，与白芍合用相得益彰，共治血虚，养肝体助肝用；茯神《要药分剂》谓其“入心经，兼入肝经”，《药性论》曰其“主惊痫，安神定志，补劳乏”，远志可安神益智，与茯神相合助人参养魂安神，巴戟天归肝、肾二经，可补肾补血，助君药补肾养血，柏子仁养心安神，《本草纲目》谓其“养心气，润肾燥，益智宁神”，可助君药滋肾阴，润肝血。以上共为佐药。白芥子辛温，归肝、脾经，可引诸药归于肝经，补肝血，并防诸药滋腻碍胃为佐使药。

【临床运用】

1. 证治要点　本方为治疗肝血不足，心肾不交、魂魄失养所致离魂证，临床以虚烦不寐、眼干、自觉身分二人为证治要点。

2. 加减法　若心不眠，属肝血不足，阴虚内热较甚者，可加生地黄、玄参等养血滋阴清热；如精神抑郁，心不眠较甚者可合甘麦大枣汤加首乌藤、合欢皮以缓肝安神解郁，或加入合欢花、石菖蒲、郁金等解郁安神之品，疗效更好。

3. 精神分裂症、抑郁、失眠等均可用本方加减。

【附方】

合魂丹（《辨证录》卷十）　组成：人参五钱，茯神三钱，酸枣仁（炒）一两，熟地黄二两，莲子心五钱，巴戟天一两。用法：水煎服。一剂而魂合矣。

镇神丹

【方源】《辨证录》卷四

【组成】人参四两（120 g），当归三两（90 g），白术五两（150 g），生酸枣仁三两（90 g），远志二两（60 g），生地黄三两（90 g），熟地黄八两（240 g），白芥子一两（30 g），茯苓三两（90 g），柏子仁一两（30 g），龙骨（醋淬用）一两（30 g），虎睛一对，陈皮三钱（9 g），麦冬三两（90 g）。

【用法】上各为末，炼蜜为丸。每服五钱，早、晚白滚开水送下。早晚各五钱，一料全愈。

【功效】补肝养心，安神定魂。

【主治】心肝血虚，神魂不安，人有闻声而动惊，心中怦怦。

【证治机制】《灵枢》提及“肝主血，血舍魂”，即魂依附于血液，心肝血虚则会让魂无所依靠，导致神魂不安，从而易惊。血虚导致神无归处，魂无所主，故而出现人闻声而动惊，心中怦怦然。故而采用生血方剂，以大补其心肝，则心肝有血以相养，神魂则无惊悸而自安。

【组方原则】生地黄、熟地黄入肝肾，滋阴养血，为君。《本草从新》谓熟地黄可“滋肾水，封填骨髓，利血脉，补益真阴，聪耳明目，黑发乌须。又能补脾阴，止久泻，治劳伤风痹，阴亏发热，干咳痰嗽，气短喘促，胃中空虚觉馁，痘证心虚无脓，病后胫股酸痛，产后脐腹急疼，感证阴亏，无汗便闭，诸种动血，一切肝肾阴亏，虚损百病，为壮水之主药。”生地黄可滋阴生津，二者用量为熟地黄八两、生地黄三两。《易经》云：“天三生木，地八成之。”三取其生生不息之意，二者相合取其肝血生生不息之意。人参甘温，补中气，安心神；白术苦温，可补脾益胃，合人参可补气以生血；生酸枣仁可入心、肝、脾、胆经，可养肝宁心兼以安神；当归甘温，可入心、肝、脾经，具有补血和血，合生酸枣仁可补肝血，使肝血充足而魂有所居，以上四味共为臣药。茯苓宁心安神；远志苦温，《滇南本草》谓其“养心血，镇惊，宁心。”《本草纲目》认为柏子仁可“养心气，润肾燥，益智宁神”，以上三味与人参、茯苓合用则加强养心补血、安神定魂之功，陈士铎在本方原文中认为龙骨、虎睛用法精妙，因龙骨可镇惊安神，虎睛可以止惊悸，《千金·食治》谓其“主惊痫”；《本草新编》提及白芥子“入肝、脾、肺、胃、心与包络之经”，可利气，陈皮可理气健脾，并防止大量滋腻药物阻碍脾胃运化为佐使药。

【方论选录】夫神魂不定而惊生，神魂不安而悸起，皆心肝二部之血虚也。血虚则神无所归，魂无所主。今用生血之剂，以大补其心肝，则心肝有血以相养，神魂何至有惊悸哉！倘此等之药，用之骤效，未几而仍然惊悸者，此心肝大虚之故也，改煎药为丸。方用镇神丹：人参四两，当归三两，白术五两，生枣仁三两，远志二两，生地黄三两，熟地黄八两，白芥子一两，茯苓三两，柏子仁一两，龙骨一两（醋用），虎睛一对，陈皮三钱，麦冬三两。各为末，蜜为丸。每日白滚水送下，早晚各五钱，一料全愈。此方较前方更奇而神。方中用龙虎二味实有妙义。龙能定惊，虎能止悸，入之补心补肾之中，使心肾交通，而神魂自定也。(《辨证录》卷四）

【临床运用】

1. 证治要点　本方为治疗心肝血虚所致神魂不安，临床以惊悸不安，闻声动惊，心中怦怦然为证治要点。

2. 加减法　若惊悸严重，可加龙骨、牡蛎等镇惊安神；若胆虚易惊，加远志、龙骨等安神定志。

3. 惊悸、癫狂、抑郁症等均可用本方加减。

【附方】

镇心丹（《辨证录》） 组成：人参、白芍各一两，丹砂一钱，铁落一钱，天花粉一钱，山药五钱，远志二钱，生枣仁五钱，茯苓三钱。用法：水煎服。主治：心肝血虚，神魂不安，十剂全愈。

润燥交心汤

【方源】《辨证录》卷四

【组成】白芍一两（30 g），当归一两（30 g），熟地黄一两（30 g），玄参一两（30 g），柴胡三分（0.9 g），菖蒲三分（0.9 g）。

【用法】水煎服。一剂而肝之燥解，再剂而肝之郁亦解，四剂而双目能闭而熟睡矣。

【功效】补肝益肾，安魂助眠。

【主治】肝郁血亏，魂亢不寐。人有忧愁之后，终日困倦，至夜而双目不闭，欲求一闭目而不得者。

【证治机制】肝脏喜条达而恶抑郁，人有忧愁者，气郁者多矣，气郁既久，则肝气不舒；肝气不舒，则肝血必耗；肝血既耗，则木中之血上不能润于心，而下必取汲于肾。然而肝木大耗，非杯水可以灌溉，故而肾水亦枯，而不能上滋肝木。故而肝郁血亏，心火无肾水制约，心火上炎，以致魂亢不寐，出现终日困倦，至夜而双目不闭，欲求一闭目而不得等症状。

【组方原则】 此方为治肝郁血亏导致的魂亢不寐证。白药入肝、脾经，可养肝血以安魂魄，当归入肝、心、脾经，可补血活血，二者合用，则滋肝血，肝气自平，而魂魄自安，二者共为君药。《本草从新》谓熟地黄可“滋肾水，封填骨髓，利血脉，补益真阴，聪耳明目”，用于此方以补肾水之不足，从而助君药补肝血，以助安魂，《雷公炮制药性解》谓玄参“入心、肺、肾三经”，可滋阴除烦以降心火，二者共为臣药。柴胡和菖蒲疏解肝郁，并可引诸药直入心经，从而肝肾之气自然相生以滋肝血而安魂。

【方论选录】 肝为肾之子，肾母且弃子而罔顾，况心为肾之仇，又乌肯引火而自焚乎？所以坚闭而不纳也。治法必须补肝血之燥，而益肾水之枯，自然水可以养木，而肝可以交心也。方用润燥交心汤：白芍一两，当归一两，熟地一两，玄参一两，柴胡三分，菖蒲三分。水煎服。肝之燥解，肝之郁亦解，双目能闭而熟睡矣。方用芍药、当归以滋其肝，则肝气自平；得熟地以补肾水，则水足以济肝，而肝之血益旺；又得玄参以解其心中之炎，而又是补水之剂；投之柴胡、菖蒲解肝中之郁，引诸药而直入于心宫，则肾肝之气自然不交而交也。（陈士铎《辨证录》卷四）

【临床应用】

1. 证治要点　本方为治疗肝郁血虚所致失眠，临床以忧郁，终日困倦，入夜而双目不闭为证治要点。

2. 加减法　若忧郁严重，可加重柴胡、菖蒲的用量以疏肝解郁；若血虚重者，加重白芍、熟地黄等药物用量以补血养肝。

3. 抑郁症、失眠等均可用本方加减。

【现代研究】

1. 治疗失眠　有学者对 296 例失眠病人采用润燥交心汤进行治疗。病人年龄最大 91 岁，最小 29 岁，诊断标准以不寐为突出表现，伴有精神不振，表情痛苦，烦躁不安等。处方：润燥交心汤：白芍、当归、熟地黄、玄参各 45 g，柴胡 60 g，石菖蒲 3 g。颈椎病头痛加葛根、川芎各 20 g，桂枝 12 g；肝胆湿热加茵陈（包煎后下）60 g，黄柏 10 g；肿瘤中晚期疼痛加延胡索 20 g，生黄芪 20 g，白花蛇舌草 20 g；心悸加琥珀末（冲）3 g，钩藤（后下）15 g。日 1 剂，加水 500 mL 煎至 300 mL，渣再加水 400 mL 煎取 250 mL，二煎合计 550 mL，早晚分服。6 日为 1 个疗程，1 个疗程后统计疗效。结果显示：治愈 218 例，有效 60 例，无效 18 例，总有效率 94%。{拉永寿．润燥交心汤治疗不寐 296 例［J］．中国现代医药科技，2003，3（3）：67-68.}

【附方】

安睡丹（《辨证录》卷四） 组成：白芍、生地黄、当归各五钱，甘草一钱、熟地黄一两，山茱萸、枸杞各二钱，甘菊花三钱。用法：水煎服。二剂即闭目矣，十剂全愈。

制忡汤

【方源】《辨证录》卷四

【组成】人参五钱（15 g），白术五钱（15 g），白芍一两（30 g），当归一两（30 g），生酸枣仁一两（30 g），北五味一钱（3 g），麦冬五钱（15 g），贝母五分（1.5 g），竹沥十匙（10 g）

【用法】水煎服。一剂而怔忡少定，二剂更安，十剂痊愈。

【功效】补肝养心，益气强魄。

【主治】肝血不足之怔忡。心中惊悸剔剔不安，每遇情志不畅或遇烦恼而觉心气怦怦上冲，不能自主，坐卧不安，心中躁动仿有烦恼，头脑自觉有昏沉，伴有眩晕感。

【证治机制】怔忡属于心系疾病，多因平素体质虚弱，心气虚所致。《赤水玄珠》卷六云："怔忡者，心中惕惕然动不自安也"，又云："怔忡止于心不自安，悸则心既动而又恐恐然畏惧，如人将捕之。"该证虽为心虚引起的怔忡，然究其根本肝虚是心虚的根本，故而出现每遇情志不畅或遇烦恼而觉心气怦怦上冲，肝虚则肺金亢盛，此时心火弱不能制约肺金，则肺金必然制约肝木，此时肝木若不能得金，则心气愈虚，故而出现不能自主，坐卧不安，心中躁动仿有烦恼，头脑自觉有昏沉伴有眩晕感的症状。总之怔忡与心、肝关系密切，以心肝两虚为辨证要点。

【组方原则】本方主治为心肝两虚，气虚魄弱之怔忡。因肝虚导致心虚引起怔忡，故而补心需先补肝，方中生酸枣仁入心、肝二经，养肝血、安心神，《名医别录》卷一谓其"主烦心不得眠……补中，益肝气"，为君药。白芍味苦、酸，性微寒，《神农本草经疏》认为其为"手足太阴引经药，入肝、脾血分"，张元素在《医学启源》认为其可"安脾经……泻肝，补脾胃"，养血调经，平肝柔肝一药多用。当归辛、甘，温，《雷公炮制药性解》谓其"入心、肝、肺三经"，养血活血，合芍药补血以治肝血不足，从而补心气虚，二者共为臣药。麦冬甘苦微寒，入心、肺、胃经，可养阴生津，润肺清心。五味子入心、肝经，可敛肺滋肾，《神农本草经》谓其"主益气……补不足，强阴"，《名医别录》曰其可"养五脏，除热，生阴中肌"。五味子与麦冬配伍可敛肺养阴，清心安魄，贝母苦微寒，入心、肺经，可安五脏，润心肺，肺乃娇脏，恐寒凉药物损伤肺脏，故而配伍甘温人参以及甘温苦燥的白术，人参甘温，《神农本草经》卷一谓其"主补五脏，安精神，止惊悸……开心益智。"尤擅大补元气兼以安神定悸，而且主入脾经，白术甘温而兼苦燥之性，甘温补气，苦燥健脾祛湿，与人参同用以补气安魄，以上共为佐药。竹沥甘苦寒，入心、肝、肺经，《名医别录》谓其"止烦闷"，《本草备要》谓其"润燥行痰，养血益阴"，配合五味子、麦冬、贝母共同发挥补肺滋阴的作用，并引诸药归心、肝、肺经，为佐使药。

【方论选录】人有得怔忡之症者，一遇拂情之事，或听逆耳之言，便觉心气怦怦上冲，有不能自主之势，似烦而非烦，似晕而非晕，人以为心虚之故也。然而心虚由于肝虚，肝虚则肺金必旺，以心弱不能制肺也……此方不全去定心，而反去补肝以平木，则火不易动；补肺以养金，则木更能静矣。木气既静，则肝中生血，自能润心之液，而不助心之焰，怔忡不治而自愈矣。(《辨证录》卷四)

【临床运用】

1. 证治要点　本方为治疗肝血不足所致怔忡，临床以心悸不安与情志相关、心中躁动仿有烦恼为证治要点。

2. 加减法　若肝血不足严重者重用白芍、当归以补血养肝；若怔忡不眠，加远志、龙骨等安神定志。

3. 怔忡、心悸、脏躁等均可用本方加减。

【附方】

柏莲汤（《辨证录》卷四）　组成：人参、麦冬、玄参各五钱，茯苓、柏子仁、丹皮各三钱，丹参二钱，半夏、莲子心各一钱，生枣仁三钱。功用：此方补肺阴、益肝血、安心神。方中益气补阴，养血安神药物为主，且补肺阴滋肝血为重，配合补气健脾药物。

安神镇惊丸

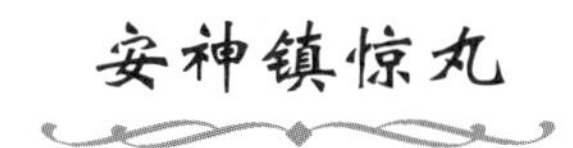

【方源】《万病回春》卷四

【组成】当归（酒洗）一两（30 g），白芍（煨）一两（30 g），川芎七钱（21 g），生地黄（酒洗）一两半（45 g），白茯苓（去皮、木）七钱（21 g），贝母（去心）二两（60 g），远志（去心）七钱（21 g），酸枣仁（炒）五钱（15 g），麦冬（去心）二两（60 g），黄连（姜汁炒）五钱（15 g），陈皮（去白）一两（30 g），甘草二钱（6 g），朱砂（研末飞过）一两（30 g）。

【用法】为细末，炼蜜为丸，如绿豆大，每服 9 g，空腹时枣汤送下。

【功效】滋阴养血，清热安神。

【主治】血虚所致神志病。心神不安，惊悸怔忡，不寐，心烦口干，舌红，脉细数。

【证治机制】本方所治是因血虚所引起的神志异常。因肝主藏血，血又为魂之所处，血虚使肝脏失却濡养，藏血功能异常，魂因血虚而不安躁动，故而可见惊悸、怔忡，因血虚易生热，热邪上攻易扰心神，故见不寐、心神不安等症状。

【组方原则】当归入心、肝、肺经，可以补血和血，《本草从新》谓其“治浑身肿胀，血脉不和，阴分不足”；白芍归肝、脾经，可养血柔肝，与当归相合，大补阴血，以滋肝血，安魂魄。生地黄、麦冬养阴生津，与当归、白芍相合滋阴养血。川芎辛温，可行气开郁，活血止痛，王好古谓其“搜肝气，补肝血，润肝燥，补风虚”，可助当归、白芍补肝血而养魂。黄连苦寒，清热除烦；白茯苓甘淡，健脾宁心，远志可入心、肾、肺经，用于本方起安神益智效。酸枣仁入心、脾、肝、胆经，《饮膳正要》谓其“味酸、甘，平”，可养肝宁心安神，与茯苓、远志同用，养心安神之力倍增。朱砂重镇安神，陈皮理气，贝母清热，甘草调和诸药。诸药合用，共奏滋阴养血、清热安神之功。

【方论选录】

钱仲阳云：急惊者因闻大声，或惊而发搐，搐止如故，此热生于心，身热面赤引饮，口中气热，二便黄赤，甚则发搐。盖热甚生风，阳盛而阴虚也。宜以利惊丸除其痰热，不可用巴豆之药。盖急惊者阳证也，俱腑受病而属实，乃少阳相火旺。经曰：热则生风，风生痰。痰热客于心膈间，则风火相搏，故抽搐发动。经所谓木太过曰发生，其动掉眩颠疾是也。当用利惊丸、导赤散、泻青丸等药，搐止与安神镇惊丸。（《张氏医通》）

【临床运用】

1. 证治要点　本方为治疗血虚所致神志病，临床以心神不安、惊悸怔忡、心烦口干、舌红脉细数为证治要点。

2. 现代常用于治疗心律失常、不寐、神经衰弱、癔症、抑郁症等。

安神补心汤

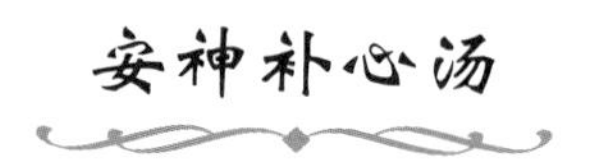

【方源】《古今医鉴》卷八

【组成】当归一钱二分（3.6 g），川芎七分（2.1 g），白芍（炒）一钱（3 g），生地黄一钱二分（3.6 g），白术一钱（3 g），茯神一钱二分（3.6 g），玄参五分（1.5 g），甘草三分（0.9 g），黄芩一钱二分（3.6 g），酸枣仁（炒）八分（2.4 g），麦冬（去心）二钱（6 g），远志（甘草水泡，去心）八分（2.4 g）。

【功效】养血安神，滋阴清热。

【主治】怔忡，惊悸。

【证治机制】本方所治是因血虚所引起的神志异常，血虚使肝脏失却濡养，又因肝为魂之居所，魂因血虚而不安躁动，故而可见惊悸、怔忡。

【组方原则】当归、川芎、白芍、生地黄养血安神；远志性善宣泄通达，既能开心气而宁心安神，又能通肾气而强志不忘，为交通心肾、安定神志、益智强识之佳品；黄芩清热；茯神味甘、淡，性平，本方主要取其安神之功效；白术可补脾益气；酸枣仁养肝、宁心、安神，为治疗失眠之要药。甘草性平，味平，归心、肺、脾、胃经，可补脾益气，且调和诸药。

【临床运用】

1. 加减法　时有自汗或盗汗者，加炙黄芪 10 g，煅牡蛎 10 g，以补气固表敛汗。失眠严重者，加龙齿、珍珠母；胸闷痛者，加丹参、三七；大便秘结者，加酒大黄、火麻仁等。

2. 临床应用以血不养心而致惊悸怔忡为病机特点。原方用于治疗怔忡惊悸。《杂病源流犀烛》用本方治疗心肝两虚，神情怏悒。现在常用于梅核气、梅尼埃病、失眠、心悸、神经官能症、中枢疾病、中风、眩晕等。

【附方】

1. 补心汤(《千金要方》)　组成：人参、甘草、枳实、当归、桔梗、龙齿、半夏、桂心、黄芪、生姜、茯神、大枣、远志、茯苓。功用：定志下气。主治：奄奄忽忽，朝瘥暮剧，惊悸，心中憧憧，胸满不下食，脾胃不磨，阴阳气衰，不喜闻人声。

2. 补心汤(《千金要方》)　组成：茯苓、紫石英、人参、远志、当归、茯神、甘草、紫菀、麦冬、大枣、赤小豆。功用：安神补心。主治：心气不足，其病苦惊悸汗出，心中烦闷短气，喜怒悲忧悉不自知，常苦咽喉痛，呕吐血，口唇黑，舌本强，不通水浆。

3. 安神补心汤(《沈氏尊生书》)　组成：当归、生地黄、茯神、黄芩各一钱三分，麦门冬二钱，白芍、白术各一钱，远志、枣仁各八分，川芎七分，玄参五分，甘草三分。功用：安神补心。

4. 安神补心汤(《百病良方中医辨病与辨证论治》)　组成：人参叶 6 g，

五味子6 g，石菖蒲10 g，酸枣仁10 g。主治：用于用脑过度，劳心伤神，心虚神烦而致眠差、健忘、时易心悸、动辄易惊者。

定魂汤

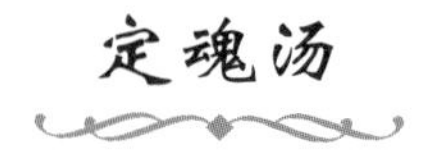

【方源】《辨证录》卷十

【组成】白芍二两（60 g），栀子（炒）三钱（9 g），甘草一钱（3 g），半夏三钱（9 g），肉桂三分（0.9 g），枳壳一钱（3 g）。

【用法】水煎服。

【功效】补血清肝，化痰定魂。

【主治】口中大骂，以责自己，口吐顽涎，眼目上视，怒气勃勃，人不可犯。

【证治机制】肝血虚，不能养魂，肝火上炎，扰魂不定，精神失常，出现口中大骂，以责自己。肝火旺而脾气虚，脾虚痰生，出现口吐顽痰。眼目为肝之外窍，肝在志为怒，肝火上炎，出现眼目上视，怒气勃勃。

【组方原则】本方以苦、酸，微寒的白芍为君，白芍入肝、脾血分，既能补肝血，柔肝体，又能平肝火，敛肝魂。臣以炒栀子，清泻三焦火邪；半夏归脾、胃、肺经，降逆化痰散结；枳壳归脾、胃经，理气宽中，行滞消痰。栀子、半夏、枳壳配伍可除半夏、枳壳温燥之弊，达清肝火，顺肝气，祛顽痰之功。佐以肉桂，入厥阴血分，活肝血以通肝络，引上炎之浮火归原。佐以甘草，配芍药可酸甘化阴，以补肝血，配炒栀子清热以平肝火，配枳壳补益脾胃以扶土抑木，配半夏祛痰以消顽痰，使以甘草调和诸药之功。

【方论选录】此方平肝气而泻火，补肝血而化痰，痰火既清，邪又何藏。况方中半是攻邪之药，木邪既旺，何敢争战乎，有弃之而去矣。此症用定魂汤亦妙。白芍二两，炒栀子三钱，甘草一钱，半夏三钱，肉桂三分，枳壳一钱，水煎服。一剂而魂定矣。(《辨证录》卷十）

【附方】

逐客汤（《辨证录》卷十） 组成：柴胡二钱，茯苓五钱，半夏三钱，白芍一两，栀子（炒）三钱，菖蒲一钱，枳壳一钱，神曲三钱，甘草一钱，白术三钱，白矾二钱。用法：水煎服。功用：平肝泻火，补肝化痰。

第二节　益气调魂剂

补肝散

【方源】《证治准绳·类方》卷四引滑氏方

【组成】山茱萸肉、当归、五味子（炒，杵）、山药、黄芪（炒）、川芎、木瓜各半两（15 g），熟地黄、白术（炒）各一钱（3 g），独活、酸枣仁（炒）各四钱（12 g）。

【用法】上药为末。每服 15 g，加大枣数枚，水煎服。

【功效】补肝肾，益气血，安魂魄。

【主治】肝肾气血亏损引起的眩晕。症见眩晕、胁胀作痛；或胁胀头眩，寒热，或身痛，月经不调，或视物不明，筋脉拘急，面色青，小腹痛者。

【证治机制】本方所治乃因肝肾气血亏虚所致眩晕等病，《灵枢·本神》云："肝虚则生寒……视物不明，眼生黑花，口苦，头痛，关节不利，筋脉挛缩，爪甲干枯……是肝气虚之候也。"《诸病源候论·肝病候》云："肝气不足，则病目不明，两胁拘急，筋挛不得太息，爪甲枯……是肝气之虚也。"故而临床可见眩晕、胁胀作痛；或胁胀头眩，寒热，或身痛，月经不调，或视物不明，筋脉拘急，面色青，小腹痛等症。

【组方原则】补肝散由山茱萸肉、当归、炒五味子、山药、炒黄芪、川芎、木瓜、熟地黄、炒白术、独活、炒酸枣仁组成。方中炒黄芪功善补肝，张锡纯《医学衷中参西录》云："凡遇肝气虚弱不能条达，一切补肝之药皆不效，重用黄芪为主，而少佐以理气之品，服之复杯即见效验。"山萸肉酸敛可滋阴养血以壮肝体，其条达之性又可从肝之所“欲”以补肝用，二者用为君药；山药、炒白术培养中宫，中焦为气血生化之源，中宫敦厚，则肝气之源头旺盛，中宫充实，则脾升清胃降浊有序，助肝气之升胆火之降，肝胆气机升降有序肝木才具升发条达之性，此即实脾以理肝，正符合《黄帝内经》在论及厥阴治法时“厥阴不治，求之阳明”“调其中气，使之和平”之旨，熟地黄、当归、炒酸枣仁养血滋阴，气为阳，血为阴，《景岳全书》谓“善补阳者，必于阴中求阳，则阳得阴助而生化无穷”，因此滋补肝血则有助于肝气之生化，补肝体以助肝用。方中另有两味风药川芎、独活，风药味辛性轻灵，上行下达，彻内彻外，走而不守，具有生长、升发、条达、舒畅等特性，肝性主升、主动、主散，同气相求，故风药可入肝经，具有升发阳气、调畅气机之作用，与补肝气之药配伍，可防补药过于壅滞，并且具有助肝用的作用，且李时珍谓川芎可“升补肝气”。

本方的配伍特点：直接补益肝气之药配伍调补中焦之药、补肝血之药合畅达木气之风药。全方组方严谨，实乃补益肝气之良方。

【临床运用】

1. 证治要点　本方为补肝气之剂。临床以眩晕，胸胁胀痛，食欲不振，面色青等为证治要点。

2. 加减法　眩晕重者，加天麻；筋脉拘急较甚者，加羌活、独活等以增舒筋之效。

3. 本方现代常用于治疗眩晕、记忆力减退、认知功能障碍等症属肾气血不足者。

【现代研究】

1. 改善学习与认知障碍　有研究采用腹腔注射 D- 半乳糖复制大鼠衰老模型，采用补肝散对其干预，观察补肝散对衰老大鼠的学习记忆能力的影响。将动物分为空白组、模型组、中药组与西药组，分别给予相应药物，通过抓力实验、行为学（八臂迷宫和跳台实验）、尼氏染色、海马突触素（SYN）、突触后致密蛋白 95（PSD95）、脑源性神经营养因子（BDNF）、原肌球蛋白相关激酶 B（trkB）等指标观察补肝散对大鼠学习记忆能力的影响。结果显示：

补肝散组大鼠体质量增加，抓力增大，工作记忆错误、参考记忆错误和总记忆错误次数显著下降，平台潜伏期延长，海马神经元数量显著增加，SYN 和 PSD95 表达水平升高，BDNF、TrkB 基因和蛋白表达水平显著升高。补肝散可通过上调 BDNF 和 TrkB 水平以增强衰老大鼠海马突触可塑性，从而改善学习记忆能力，达到延缓衰老的目的。{王硕，李伟，王浩，等.基于 BDNF/TrkB 介导的海马突触可塑性研究补肝散对衰老大鼠学习记忆功能的影响［J］.北京中医药大学学报，2021，44（4）：323-331.}

【验案举例】

眩晕　刘某，男，46 岁。1998 年 5 月 10 日初诊。主诉：头晕，耳鸣半年余。已中西药治疗数次未效遂来诊。病人平素精神欠佳，事务又繁忙，常感腰膝酸软，乏力遗精，寐少，脉弦数，舌质红苔薄白。血压（BP）128/83 mmHg，证属肝肾阴虚，肝阳上亢，治宜滋阴潜阳。方用生熟地黄各 15 g，山萸肉、五味子、当归、炒酸枣仁各 10 g，麦冬 15 g，阿胶（烊化）10 g，生牡蛎 30 g，菊花、白术各 10 g，水煎服。4 剂后上述症状有所减轻，原方再进 6 剂，证状基本消失，嘱服杞菊地黄丸善后。

按：本案因长期忙于机关事务，久坐思虑，饮食睡眠不佳，暗耗精血。肝藏血、肾藏精，精血同源，必累及肝肾。肝体阴而用阳，阴不足，阳自亢，似有肝阳上亢之势，故有眩晕之候，然本乎肝肾阴虚。投补肝散直补肝肾之阴虚，佐以菊花、生牡蛎清肝潜阳之品，急引上越之肝阳归降，故收效甚速。{李耀凡.补肝散临床运用举隅［J］.河北中医药学报，2002（3）：15.}

升肝舒郁汤

【方源】《医学衷中参西录》

【组成】生黄芪六钱（18 g），当归三钱（9 g），知母三钱（9 g），柴胡一钱五分（4.5 g），生明乳香三钱（9 g），生明没药三钱（9 g），川芎一钱五分（4.5 g）。

【用法】水煎服。

【功效】补肝气，安魂魄。

【主治】肝气虚弱，郁结不舒之证。

【证治机制】肝主疏泄，性喜条达而恶抑郁，肝气虚弱，脏腑功能不足，则易见郁结不舒。

【组方原则】张锡纯《医学衷中参西录》云："肝属木而应春令，其气温而性喜条达，黄芪性温而升，以之补肝，原有同气相求之妙用，凡遇肝气虚弱不能条达，一切补肝之药皆不效，重用黄芪为主，而少佐以理气之品，服之复杯即见效验，是知谓肝虚无补法者，非见道之言也。"生黄芪为补益肝气之要药，为防止壅塞气机之弊，常稍稍配伍理气药。肝气通于春，其气性温而上升，黄芪亦温而升，故以之补肝有同气相求之妙。生黄芪常为补益脾肺之气的药物，却用以补肝气，除解释为同气相求之外，亦符合《黄帝内经》所论"厥阴不治，求之阳明""调其中气，使之和平"之治则。方中生黄芪用量最大用以补益肝气，生黄芪配知母为张氏常用的药对配合，知母可防黄芪之温热伤阴，二者配伍更有"云升雨降"之效；当归养肝血以柔肝；柴胡疏肝解郁行气；生明乳香、生明没药、川芎行气活血，治疗因肝气虚弱疏泄不及所致气血郁滞之证。全方在用黄芪补益肝气的同时配伍养血柔肝之品，此为补肝体以助肝用，又同时配伍理气活血之药，则为"通补兼施"之法。

【临床运用】

1. 证治要点　本方为补肝气之剂。临床以肝气虚弱，郁结不舒等为证治要点。

2. 加减法　郁结重者，加重柴胡用量以疏肝解郁。

3. 本方现代常用于治疗抑郁等症属肝气不足者。

【附方】

理郁升陷汤（《医学衷中参西录》）

组成：生黄芪六钱，知母三钱，当归身三钱，桂枝尖一钱半，柴胡一钱半，乳香（不去油）三钱，没药（不去油）三钱。用法：水煎服。功用：补气升陷，疏肝解郁，益气安魂。主治：胸中大气下陷，又兼气分郁结，经络湮淤者。

小补肝汤

【方源】《辅行诀脏腑用药法要》

【组成】桂枝、干姜、五味子、各三两（90 g），大枣（去核）十二枚。

【用法】上四味，以水八升，煮取三升，温服一升，日三服。

【功效】益气安魂。

【主治】主心中恐疑，时多恶梦，气上冲心，或汗出，头目眩晕者。

【证治机制】肝虚则恐，方用补肝汤。“肝虚则恐疑，时多恶梦，气上冲心，越汗出，头目眩晕”是病。肝病用木体，是病为肝木五行中之土虚，木弱更去克脾土之土、水。

【组方原则】小补肝汤方中桂枝为木中木，干姜为木中土，五味子为金中金，大枣为土中火；肝虚“木体”之土虚及木弱而强克“土体”之土是病则用“小补肝汤”是方，干姜为君药，桂枝为臣药，五味子为佐药，大枣为使药，化甘除痞，治病去眩。是方一君一臣一佐一使。天（煮取）三（升）、（温服）一（升）阳数也，地四（味）、（水）八（升）阴数也；肝虚为阴数四、八用一、三、阳数并补方，日三服取阴证以阳补之意也。

【临床运用】

1. 加减法　原书云：“心中悸者，加桂枝一两半；冲气盛者，加五味子一两半；头苦眩者，加白术（水中土）一两半；干呕者，去大枣，加生姜；中满者，去枣；心中如饥者，还用枣。咳逆头苦痛者，加细辛（木中金）一两半；四肢冷，小便难者，加附子（木中水）一枚，炮。”

2. 现代常用于治疗昏厥、中风肢麻、眩晕、下肢痿软、项强复视、脑震荡、失眠惊悸等。

【验案举例】

郁证　赵某，男，46 岁。2015 年 2 月 5 日初诊。主诉：精神状态差、情绪低落 7 年余。病人自述 7 年前因精神状态差、情绪低落于精神卫生中心就诊，给予抗焦虑、抗抑郁药间断服药约 6 年，疾病控制不佳，遂来此求诊。症见：精神状态差、情绪低落，伴颠顶拘紧，时有头晕，思虑多，恐惧，疲乏无力；畏寒，腰背拘急不适，肢冷，下阴湿冷，阳痿；纳差，不欲饮食，眠差，多恶梦易惊，夜眠 4 ~ 5 h，小便可，腹泻；舌淡胖大，苔白厚腻，脉弦紧。BP 124/82 mmHg。中医诊断：郁病。病机：肝阳亏虚，寒湿内生，情志失调。处方：桂枝 20 g，干姜 10 g，五味子 15 g，怀牛膝 20 g，淫羊藿 20 g，巴戟天 20 g，炙甘草 10 g，吴茱萸 10 g，茯神 30 g，生龙牡 30 g，炒酸枣仁 30 g，佛手 15 g，大枣 3 枚。服药 2 周后病人自觉浑身轻快，心情明显愉悦，纳眠差症状改善，颠顶不适症状消失，畏寒症状减轻，大便成形，效不更方，续服。

按：病人精神状态差，情绪低落，伴颠顶拘紧，头晕、多梦易惊、畏寒、肢冷、下阴湿冷、阳痿，舌淡胖大，苔白厚腻，脉弦紧等，此乃肝阳虚之证。肝阳亏虚，推动无力，气机郁结则情志抑郁，清阳不升则可出现头晕；肝主筋，为罢极之本，肝阳不足，阳不养筋则易疲乏无力，腰背拘急不适；肝脉入颠顶，布于阴器，肝阳不足则颠顶拘紧，阳痿，下阴湿冷；肝不藏魂则易恐惧，多恶梦；肝不疏土，脾失健运则食欲下降、腹泻。此方温补肝阳，肝阳复则气机健运、情志畅达，寒湿可除，诸证可愈。{王祠菊，殷贵帅，周素芳，等.吴文尧教授辨治痫疾浅谈［J］.亚太传统医药，2017，13（18）：104-105.}

大补肝汤

【方源】《辅行诀脏腑用药法要》

【组成】桂心、干姜、五味子各三两（90 g），旋覆花、代赭石（一方作牡丹皮，当从）、竹叶各一两（30 g），大枣（十二枚去核，一方作山药，当从）。

【用法】上七味，以水一斗，煮取四升，温服一升，日三夜一服。

【功效】益气安魂。

【主治】治肝气虚，其人恐惧不安，气自少腹上冲咽，呃声不止，头目苦眩，不能坐起，汗出，心悸，干呕不能食，脉弱而结者。

【证治机制】“肝气虚，其人恐惧不安，气自少腹上冲咽，呃声不止，头目苦眩，不能坐起，汗出，心悸，干呕不能食，脉弱而结”是病。肝病用木体，是病为肝木五行中之木、土虚，火、金、水偏弱，更去克脾土之土、金、火。

【组方原则】大补肝汤方中桂心为木中木，干姜为木中土，五味子为金中金，旋覆花为火中火，代赭石味苦寒为金中水，竹叶为水中金，大枣为土中火。以“木体”之木、土补扶“木‘本’体”之木、土；以“木体”之母“水体”之金扶助“木体”之金；以“木体”之子“火体”之火，扶助“木体”之火；以脾土“土体”之子“金体”之金、水（土体之土、金生金体之金、水）承而制（化解辛木克甘土）之“木体”中之木、火；并以“土体”之火反侮转化“木体”之水克甘土。肝虚“木体”之木、土虚及火、金、水偏弱，而强克“土体”之土、金、火”，是病则用“大补肝汤”是方，桂心、干姜为君药，竹叶、旋覆花为臣药，五味子、代赭石为佐药，大枣为使药，化甘除痞，治头眩，干呕不能食之病。是方二君二臣二佐一使。天（水）一（斗）、七（味）阳数也，地（煮取）四（升）阴数也；肝虚为阴数四用一、三、七阳数并补方，日三夜一服取阴证以阳补之意也。

【临床运用】

1. 证治要点　本方所治为肝气虚引起的病证，以心悸、恐惧不安、呃逆不止、干呕不饮食等为辨证要点。

2. 加减法　心悸易恐、易惊者加生龙骨、生牡蛎、远志；脘腹胀满、胸胁胀痛者加茯苓、半夏、厚朴、紫苏叶；不寐者加夏枯草、半夏。

3. 现代常用于治疗失眠、眩晕、抑郁症等证属肝气虚者。

【现代研究】

1. 治疗抑郁症　有研究将 42 例抑郁症（中医辨证肝气虚型郁病）病人采用大补肝汤加减辨证治疗，观察其有效性，诊断标准采用《中国精神疾病分类与诊断标准》以及《中医病证诊断疗效标准》，处方如下：桂枝 12 g，干姜 9 g，五味子 9 g，山药 30 g，牡丹皮 30 g，旋覆花（包煎）12 g，淡竹叶 9 g，炙甘草 6 g。随症加减：心悸易恐易惊者加生龙骨 30 g，生牡蛎 30 g，远志 12 g；脘腹胀满、胸胁胀痛者加茯苓 15 g，半夏 9 g，厚朴 12 g，紫苏叶

12 g；不寐者加夏枯草 15 g，半夏 15 g。日 1 个剂，水煎服 300 ml，早晚分服。服药期间忌食生冷、辛辣油腻。2 周为 1 个疗程，连续治疗 2 个疗程后评定疗效。结果显示：痊愈 4 例，显著进步 11 例，进步 24 例，无效 3 例，总有效率 92.85%。{田玲玲，王金玉，王中琳 . 大补肝汤加减治疗郁病肝气虚证 42 例［J］. 山东中医杂志，2015，34（9）：678-679.}

2. 治疗失眠　有研究将 30 例失眠病人采用大补肝汤加减辨证治疗，观察其有效性，诊断标准采用《中医病证诊断疗效标准》，处方如下：桂枝 15 g，干姜 12 g，五味子 9 g，旋覆花 12 g（包煎），生山药 20 g，淡竹叶 15 g，牡丹皮 12 g。随症加减：心悸易惊严重者，加生龙骨 30 g，生牡蛎 30 g；胸胁胀痛、脘腹满闷、纳差者，加茯苓 15 g，半夏 9 g，厚朴 12 g，紫苏叶 12 g，夏枯草 15 g。水煎服，每天 1 剂分早晚 2 次服用。2 周为 1 个疗程连续治疗，2 个疗程后评定疗效。治疗期间不服用其他西药类镇静催眠药，禁烟酒、浓茶、咖啡及辛辣香燥之品。结果显示：治愈 14 例，好转 15 例，无效 1 例，总有效率 96.67%。{焦转转，孙明霞，程德斌，等 . 大补肝汤治疗心肝气虚型不寐 30 例［J］. 湖南中医杂志，2013，29（9）：53-54.}

【验案举例】

失眠　某某，女，45 岁，因“眠差伴恐疑心烦”就诊。病人四五天前因生气，精神受到刺激出现时有入睡困难，多梦眠浅易醒，隔日服用氯硝西泮半片，效果不明显，近 1 个月来睡眠质量明显下降，伴有恐惧，易惊，猜疑，易心烦急躁，心慌胸闷，头昏沉，颈项僵硬疼痛，周身乏力，口干，厌食，大便稀，小便频，经前期烦躁，乳房胀痛，小腹痛，畏凉，经色暗淡，量少，有血块，舌质暗红，边有齿痕，苔白腻，脉沉滑。诊为失眠，证属肝气虚型。

按：病人肝气亏虚则恐，出现恐惧、猜疑，肝病及心，影响心神，心神不宁则心烦急躁，心悸心慌。肝气乘脾犯胃，脾胃运化不利，则厌食、食后腹胀、大便不调。肝气亏虚，疏泄功能失调，周身气机运行不利，则出现颈项僵硬疼痛、乳房胀痛、小腹痛等气机运行不利的症状。方拟大补肝汤加减，处方：桂枝 9 g，干姜 9 g，五味子 9 g，炒山药 20 g，牡丹皮 20 g，竹叶 12 g，旋覆花 15 g（包煎），山萸肉 20 g，柴胡 15 g，桔梗 15 g，生牡蛎 30 g，白芥子12 g，白薇15 g，徐长卿20 g，川芎12 g。7剂，水煎服，日1剂。1周后复诊，睡眠质量明显改善，仍时有情绪低落，紧张恐惧感，伴心慌胸闷，头昏沉，纳差，口干，二便调。舌质暗红，苔黄，脉沉弦。前方去柴胡、桔梗、白芥子、山茱萸，加天麻15 g，钩藤30 g，石决明30 g，生龙骨30 g，继服7剂。三诊病人入睡困难明显减轻，已停用氯硝西泮，心烦明显减轻，时有胸闷心慌，眠浅，多梦，治疗上前方继服。治疗1个月后效果显著。{贾懿新.大补肝汤治疗肝气虚型失眠症[J].河南中医，2014，34（3）：544-545.}

补肝汤

【方源】《千金要方》

【组成】甘草一两（30 g），桂心一两（30 g），山茱萸一两（30 g），细辛二两（60 g），桃仁二两（60 g），柏子仁二两（60 g），茯苓二两（60 g），防风二两（60 g），大枣二十四枚。

【用法】上㕮咀。以水九升，煮取五升，去滓，分三次服。

【功效】益气安魂。

【主治】治肝气不足，两胁下满，筋急不得太息，四肢厥逆，爪甲枯，口面青者。

【证治机制】肝主疏泄，性喜条达而恶抑郁，肝气虚弱，脏腑功能不足，则两胁下满，筋急不得太息，四肢厥逆，爪甲枯，口面青者。

【组方原则】用桂心、山茱萸、防风补肝气。细辛味辛，性温，叶桂《本草经解》曰："细辛辛温，禀天春升之木气，入足厥阴肝经……久服辛温畅肝……肝木条畅，以生气血"，故此处用细辛所禀春升之木气入肝以条畅肝气。柏子仁，《神农本草经》记载其"味甘、平，主惊悸，安五脏，益气"，其味甘无毒，赋天地中正之土味，"土爰稼穑"，土有生长、化生、培育之特性，柏子仁可培土以壮肝；另其为仁可兼入手少阴心经以养心，心为肝之子，《难经》谓"子能令母实"，故柏子仁又可养心以壮肝；其又具有平惊悸、安神之功效，用于失眠之肝气虚证更为恰当。肝气虚，气机失于畅达，气血不畅，易生成瘀血、癥瘕等，故加桃仁以活血祛瘀，《神农本草经》记载此药“主瘀血，血闭，癥瘕……”茯苓、甘草、大枣建中焦调和脾胃，寓有“调脾实肝”之意。

【使用注意】忌海藻、菘菜、猪肉、生葱、菜、酢物。

第三节　补阳调魂剂

乌梅丸

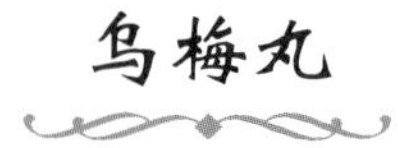

【方源】《伤寒论》

【组成】乌梅三百枚（480 g），细辛六两（180 g），干姜十两（300 g），黄连十六两（480 g），当归四两（120 g），附子（去皮炮）六两（180 g），蜀椒四两（120 g），桂枝（去皮）、人参、黄柏各六两（180 g）。

【用法】以苦酒（即醋）渍乌梅一宿，去核，蒸熟，捣成泥；余药研为细末，与乌梅泥和匀，加密为丸，如梧桐子大。每服 7 ~ 9 g，日三服。

【功效】补肝助阳，安魂助眠。

【主治】肝阳虚所致失眠，多醒于丑时，醒后难以入睡，噩梦所扰，甚至乱梦纷纭，心虚胆怯，容易惊醒，面白肢冷，寒热错杂，倦怠乏力，腹泻痢疾，男子容易出现精缩，精冷，腰膝酸冷，舌质淡，苔白，脉沉紧，或心烦易怒，易生口疮，眼干，口苦、舌边红，或为情志不遂，如心情长期低落、闷闷不乐、郁郁寡欢、对事物提不起兴趣、容易悲观失望、胁肋不适、性欲低下。

【证治机制】肝主藏血，魂之居也，魂安神静，少梦寐安。神为身之主宰，魂随神往，心神与肝魂相依而行，二者相互影响。肝藏血舍魂，卧则魂归于肝，神安于心，魂安神静，神静则寐，魂安则少梦。肝主疏泄，调节全身血量分配，静则血在肝，动则血在经，以致寤寐有时，睡眠规律正常。肝藏血并调节全身各脏器血量的分配，若调节血量功能正常，血归于肝，魂居于肝，则入睡有时，血运于经，魂居于外，则觉醒如常，睡眠的昼夜规律离不开肝藏血，调节血量的功能。肝内寄相火，主疏泄，主升，主动，皆赖乎阳气温煦，故肝以阳气为本，得肝阳温煦，肝可调畅气机，疏泄如常，方可输津藏血，魂安神定。肝阳是肝发挥其生理功能的源动力，肝阳充盛，肝木调达，气贯五行，神机通达，五脏安和，生命活动正常。肝阳虚，肝主疏泄失司，郁而不达，气机不畅，血不归肝，调节血量失职，觉醒无时；肝阳虚，藏血无力，魂无所居，独游于外，心神被扰，神不安而不得卧，魂不居而梦魇起。肝主疏泄，调畅气机，调节血量。今各种原因导致肝阳虚，肝失调达，气血运行不畅，不能适时归于肝，运于经，导致肝调节血量失职，动静无时，致使睡眠周期紊乱，今白昼神疲不起，血不运于经，夜卧不静，血不归肝，发为失眠，肝为五神脏之一，魂之所居，今肝阳虚，肝藏血无力，血运于经，未归于肝，魂游于外，未藏于肝，神魂不安，发为失眠多梦，魂不守舍，甚至噩梦连连，肝阳虚，肝胆相表里，累及胆气，导致胆气虚冷，胆主决断失职，出现失眠，心虚胆怯。

【组方原则】乌梅丸为厥阴之主方，用于治疗蛔虫内扰，寒热往来，虚寒下痢。本方以蜀椒、干姜、细辛、附子以大热之性温肝阳散虚寒，且附子、干姜乃是四逆汤之主药，功能回阳救逆，挽羸弱之阳；当归、桂枝、细辛，起当归四逆汤之意，可通阳散寒，解阳虚阳郁之苦；人参、当归补气调血，助肝气补肝血，“肝体阴而用阳”，体用共调；合黄芩、黄连泻阳虚郁热，寓泻虚火之意；蜀椒、干姜、细辛、附子辛散，乌梅大酸大敛，升降相应，复其气机；乌梅敛肝魂，助人参、当归补虚，防附子、蜀椒过于辛散，乌梅丸集数方之功毕于一身，具多种功效，共襄扶阳调气机、敛肝魂、清郁热之效。虽未言治疗阳虚失眠，但是病机相符，本方集温阳散寒，解郁通阳，复气机，敛肝魂，清郁虚之热，与肝阳虚所致失眠病机相合。乌梅丸能扶羸弱之肝阳，助肝生理功能的源动力；补益气血以充肝体，辛散相合以调气机，恢复其疏泄，藏血的生理功能；大酸敛肝魂，使魂返于肝；佐以苦寒，清肝阳虚阳郁之热，诸药相合与肝阳虚，肝失疏泄，血不归肝，魂游于外，虚热内生所致的失眠病机相合。

【临床运用】

1. 证治要点　本方为治肝阳虚的常用方、代表方。临床运用时，以心情抑郁、闷闷不乐，伴有心虚胆怯易惊醒，或心烦意乱等为证治要点。

2. 加减法　本方重在补肝阳，临证时呕吐严重者，可加生姜、半夏、吴茱萸以降逆止呕；腹痛甚者，可加白芍、甘草以缓急止痛。

3. 本方现常用于失眠、抑郁症等证属肝阳虚者。

【使用注意】本方偏温，以寒重者为宜。《伤寒论》云："禁生冷、滑物、臭食等。"

【现代研究】

治疗抑郁症　有学者采用乌梅丸和帕罗西汀治疗抑郁症并探究其机制，研究人员共收集 92 例抑郁症病人，诊断标准参照《中国精神障碍分类与诊断标准（第 3 版）》与《中华人民共和国国家标准·中医临床诊疗术语》，随机分为观察组与对照组，每组 46 例，对照组采用帕罗西汀治疗，观察组采用乌梅丸加帕罗西汀，所有病人均连续治疗 8 周。观察两组病人的临床疗效，治疗前及治疗第 2、4、8 周末时的 17 项汉密尔顿抑郁量表（HAMD-17）评分，治疗第 1、2、4 及 8 周末时的副反应量表（TESS）评分，治疗前后血清白细胞介素 -17（IL-17）、白细胞介素 -10（IL-10）水平以及外周血 Th17/Treg 细胞的表达水平。结果显示观察组病人的总有效率为 93.48%（43/46），明显高于对照组的 73.91%（34/46）。随着治疗时间的延长，两组病人的 HAMD-17 评分、TESS 评分均逐渐降低。治疗后，两组病人外周血 Th17 细胞比例、Th17/Treg 比值及血清 IL-17 水平较本组治疗前明显降低，外周血 Treg 细胞比例和血清 IL-10 水平则较本组治疗前明显升高，且与对照组治疗后相比，观察组病人同期外周血 Th17 细胞比例、Th17/Treg 比值及血清 IL-17 水平明显降低，而外周血 Treg 细胞比例和血清 IL-10 水平明显升高。乌梅丸联合帕罗西汀治疗肝阳虚型抑郁症的整体疗效良好，且起效快，这可能与其有效维持病人外周血 Th17/Treg 细胞平衡、调控血清 Th17/Treg 相关细胞因子表达水平有关。{李生菊，葛鑫宇，王璐洁，等，乌梅丸联合帕罗西汀治疗肝阳虚型抑郁症的疗效及对患者 Th17/Treg 平衡、相关细胞因子表达的影响［J］. 中国医院用药评价与分析，2020,

20（5）：536-539.}

【验案举例】

失眠　病人，男，30岁，2018年2月19日初诊。主诉：失眠多梦2年余。病人自诉平素精神压力大，长期郁而不快，2年前睡眠质量开始下降，夜间乱梦纷纭，白天精神欠佳，常感疲惫，就诊于社区医院，诊断为“失眠”，后间断服用酸枣仁胶囊、中药汤剂治疗，稍有好转。病人近半年睡眠质量每况愈下，每日有效睡眠不足2小时，服用佐匹克隆后未见明显改善，遂前来就诊。现入睡时间延长，入睡后梦魇不断，每于凌晨2～3点醒来，醒后难以入睡，平素怕冷，四肢为主，心烦易怒，小腹怕凉，性欲低下，口淡喜热饮，晨起口苦，易生口疮，小便可，易腹泻，舌体胖大，边有齿痕，舌质淡嫩，舌边红，苔白，脉沉紧。中医诊断：失眠肝阳虚衰，气郁不达，魂失所藏；西医诊断：失眠。治以暖肝阳散寒，安魂助眠为主，方以乌梅丸加减：乌梅15 g，干姜15 g，制附片20 g（先煎），细辛6 g，桂枝20 g，川椒10 g，黄连6 g，黄芩10 g，党参20 g，当归20 g，柴胡15 g，五味子10 g，酸枣仁20 g。7剂，中药配方颗粒，每日1剂，早晚开水冲服。二诊：服用5剂后睡眠改善，梦魇减少，睡眠时间延长至5小时左右，怕冷、口苦、口疮较前缓解，小便可，大便日2～3次，质稀，余情况同前。病人病情好转，以乌梅丸继续治疗，上方改黄连3 g，酸枣仁15 g，桂枝15 g，干姜20 g。7剂，继续，服法同前。三诊：睡眠时间明显延长，可至6～8小时，梦魇明显减少，怕冷，腹泻，心烦易怒、小腹凉、口苦等症状明显改善，小便可，大便日1次，舌体胖大，有齿痕，舌质淡，苔白，脉沉。二诊方去黄连、酸枣仁、五味子、柴胡、川椒细辛，改党参、干姜、制附片各15 g。14剂，继续，服法同前。四诊：坚持服药后诸症缓解，睡眠维持在每日7小时左右，嘱病人继服三诊方，14剂，服法同前。

按：本案病人为青壮年男性，长期精神压力诱发失眠，病人以失眠为主诉，伴乱梦纷纭，噩梦不断，常在夜间2～3点醒，醒后入睡困难，是肝阳虚，肝失疏泄藏魂，魂无所藏，独游于外，魂不守舍，神魂不安所致。肝阳虚，虚寒内生，气机失调，气血运行不畅，阳气郁而不达于周身四末，出现肝脉虚寒之象，表现为乏力、怕冷、小腹凉、腹泻、性欲低下、口淡喜热饮等虚寒表现；肝阳虚，肝失去调达之性，郁而不畅，久则形成郁虚之热，表现为心烦易怒、晨起口苦、易生口疮、舌边红等郁热内扰的表现。本方以干姜、制附片、川椒、细辛之大热之性温补肝阳；党参、当归助肝气，补肝血，复其肝体；黄芩、黄连清其郁虚之热；乌梅丸大酸大敛，摄其肝魂，以五味子助之，合酸枣仁安神定魂；柴胡疏肝气，干姜、附子性辛散，黄芩、黄连性苦降，复其气机。病人服药 5 天后睡眠时间增加至 5 小时，噩梦明显减少，说明方证相应，疗效初显，后根据病人怕冷、心烦易怒、腹泻等症状改善，减温阳、清虚热、安神之力，继续服用本方，直至缓解。可见乌梅丸治疗肝阳虚所致失眠疗效确切。{陆红梅，何玉华，赵良斌，等.基于肝阳虚论乌梅丸在失眠中的应用［J］.四川中医，2020，38（12）：23-26.}

当归四逆汤

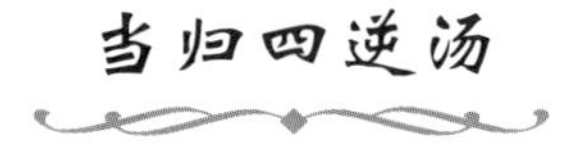

【方源】《伤寒论》

【组成】当归三两（45 g），桂枝（去皮）三两（45 g），芍药三两（45 g），细辛三两（45 g），甘草（炙）二两（30 g），通草二两（30 g），大枣（擘）二十五枚。

【用法】以水八升，煮取三升，去滓，温服一升，日三服。

【功效】温经散寒，补阳安魂。

【主治】血虚寒厥证。手足厥寒，或局部青紫，口不渴，或腰、股、腿、足疼痛，或麻木，舌淡苔白，脉沉细或细而欲绝。

【证治机制】当归四逆汤证的病机是一种比较复杂的病理状态，其主要是围绕着肝阳虚、血虚、寒凝、血瘀这四个病理因素而存在的，阳虚为当归四逆汤的主要病机。部分古代医家对此也有所论述，成无己解释其病机为“阳气外虚，阴血内弱”。钱潢认为“本证手足厥寒，为邪入阴经、正气因损、真阳虚衰之象。气血相依，阳气既衰，则阴血自不能充实，脉为血府，是以微细欲绝。”而《伤寒方论》则曰：“手足厥寒，脉细欲绝，是经络无所不寒，气血俱虚之至……脉之虚细，本是阳气衰微，然阴血更为不足。”虽然钱氏和《伤寒方论》论述阳虚和血虚的侧重点各有不同，但是都注意到了当归四逆汤证中阳虚血弱同时存在的病机。

【组方原则】本方为养血通脉的常用方。方中当归，苦、辛、甘，温，补血和血，为温补肝血之要药；桂枝辛温，温经通脉，以祛经脉中客留之寒邪而畅血行。二药配伍，养血温通并施，使寒邪除，血脉畅，共为方中君药。芍药养血和营，配当归更增补益阴血之力，伍桂枝则成调和营卫之功。细辛，辛，温，走窜，外温经脉，内温脏腑，通达表里，以散寒邪，助桂枝温经散寒之力，与芍药同为方中臣药。通草苦寒，通利血脉，又可防桂枝、细辛温燥太过可能耗血伤津，为佐药。重用大枣，既助当归、芍药补血，又助桂枝、细辛通阳；甘草益气健脾，调和诸药，均为使药。诸药相伍，使阴血充，阳气振，阴寒除，经脉通，则手足温暖，其脉亦复。

本方配伍特点：养血和营与辛散温通相合，使血脉得充而畅行，且温经而不燥，养血而不滞。

【方论选录】

钱潢：此条之手足厥寒，即四逆也，故当用四逆汤。而脉细欲绝，乃阳衰而血脉伏也，故加当归，是以名之曰当归四逆汤也。不谓方名虽曰四道，而方中并无姜、附，不知何以挽回阳气？即有桂枝，亦不过解散卫邪之药耳。李东垣所谓气薄则发泄，桂枝上行而发表，岂能如干姜之温中散寒耶？细辛虽能温少阴之经，亦岂能如附子之补真阳而入命门乎？且芍药不过敛阴，通草无非渗利，又焉能治手足厥寒、脉细欲绝哉？（《伤寒溯源集》卷十）

【临床运用】

1. 证治要点　本方为血虚感寒，寒凝经脉之证而设，临床以手足厥寒，舌淡苔白，脉沉细或脉细欲绝为证治要点。对血虚寒邪入于经络的腰、股、腿、足疼痛，手足冻疮，以及妇女月经不调，经前腰腹冷痛，证属血虚有寒者，均可使用。

2. 加减法　若腰、股、腿、足疼痛属血虚寒凝、脉络不通者，可酌情加牛膝、鸡血藤、木瓜以活血通络；若内有久寒，兼水饮呕逆者，可加吴茱萸、生姜以温胃散寒止呕；若血虚寒凝之经期腹痛，或男子寒疝者，可酌加乌药、茴香、良姜、香附以理气散寒止痛。

3. 本方现代常用于小儿脑瘫、雷诺病、小儿下肢麻痹等属血虚寒凝者。

【现代研究】

治疗精神分裂症　有学者对158例精神分裂症病人进行随机分组，治疗组采用当归四逆汤加减结合西药治疗，对照组采用西药治疗，病人诊断标准采取《中国精神疾病分类与诊断标准》，治疗组处方如下：当归20～40 g，桂枝（去皮）、芍药、细辛各30 g，甘草（炙）10～20 g，木通20 g，大枣25枚，首剂用1 500 mL煎煮至400 mL服用，第二三煎加水1 000 mL，煎至400 mL服用。1剂/天，3次/天周日停服。西药治疗同对照组。连续治疗42天为1个疗程。观测临床症状、简易精神病反应量表（BPRS）、简化急性生理评分（SAPS）、阴性症状量表（SANS）、TESS不良反应。连续治疗1个疗程，判定疗效。结果显示：治疗组临床痊愈28例，显效37例，有效10例，无效4例，总有效率82.30%。对照组临床痊愈20例，显效34例，有效18例，无效7例，总有效率68.30%，治疗组疗效优于对照组（$P < 0.05$）。BPRS、SAPS、SANS、TESS2组均有改善（$P < 0.05$），治疗组改善优于对照组（$P < 0.05$），通过以上结果得出结论：当归四逆汤联合西药治疗精神分裂症方面效果显著。{杨祺昕. 当归四逆汤联合西药治疗精神分裂症随机平行对照研究[J]. 实用中医内科杂志，2013，27（5）：121-123.}

【验案举例】

1. 精神分裂症　张某，男，26岁，1992年5月4日就诊。病人强烈反抗诊疗，且吵闹，谓已无精神病，是有人迫害他，并谓他的双手已被"毒坏"，疼痛难忍。据询，患偏执型精神分裂症已7a，于去年严冬某夜，病人"听到"他人在商量杀他，吓得迅速逃窜，因怕被发现而顺沟壑扒雪爬行，至翌晨家人找到时已冻僵；后双手红肿，麻木刺痛，由此认为是他人"下毒"所致。诊之，肤瘦，肤色萎黄而隐现紫暗，舌质淡暗，苔灰白浊腻，脉沉细，双手青紫，除麻木刺痛外，时或拘挛。诊为痰瘀毒邪内结，并发手部疼痛拘挛，拟先治手部症状，予当归四逆汤：当归30 g，桂枝24 g，赤芍15 g，细辛12 g，炙甘草 18 g，木通 9 g，大枣 25 枚。首煎加水 1 300 mL，煎至约 450 mL 服之，第二三煎均加水 1 100 mL，煎至约 400 mL 服之。服 17 剂，脉转沉弦细，手部症状消失。遂改拟涤痰化瘀解毒之方药与针灸治其精分症，共住院治疗 114 天获愈。

按：此例患偏执型精神分裂症已 7a，痰瘀毒邪长期内结，滞碍血运而血气早已匮欠，故在雪夜“逃命”爬行受寒情况下，血虚而寒邪凝滞手部经脉，而致双手麻木刺痛及拘挛，故投以养血活血、温经散寒之当归四逆汤 17 剂，血气趋充，寒邪得祛，手部症状遂失。此不惟解除了病人手部之痛楚，且改善了其反抗就医情绪，使其偏执型精神分裂症之系统治疗得以顺利进行。{丁德正. 当归四逆汤治疗精神疾病举隅［J］. 河南中医，2011，31（12）：1357-1358.}

2. 分裂情感性精神病　刘某，女，21 岁，1986 年 6 月 12 日就诊。患分裂情感性精神病已 6a，狂怒而乱与恐忧荒谬交替发作。于去冬狂怒已而恐忧起时，谓某已故之艾滋病男子夜夜“强奸”她，使她染患了“艾滋病”，为清除“病毒”，常以冷水洗外阴，虽严寒而不辍，后出现下腹部冷痛、双腿麻木刺痛等症，其认为“病毒”扩散，恐忧愈甚，且谓将死而治之无用，拒绝治疗；同时，“凶死者”还时时劝她自杀，来诊前曾自杀未遂。诊之，肤色滞暗，多垢，语出含糊，唇淡，舌质淡暗，苔灰黑腻，爪甲枯白，胁肋虚胀，少腹拘急不适，经血量少而紫黑多块，脉沉细。诊为肝气之虚实挟痰瘀交替发作为病，现证肝气虚挟痰瘀，并发下腹冷痛、腿痛；拟先治并发症，予当归四逆汤：当归 30 g，桂枝 30 g，赤芍 15 g，细辛 12 g，炙甘草 30 g，木通 9 g，大枣 25 枚。首煎加水 1 400 mL，煎至约 450 mL 服之，第二三煎均加水 1 100 mL，煎至约 400 mL 服之。服 21 剂，并发之下部症状消失。遂改拟调理肝气、祛痰瘀类方药与针灸治其分裂情感症，共住院治疗 187 天获愈。

按：此例现症为肝气虚挟痰瘀之抑郁发作，盖气虚者，血亦虚也；故在冷水洗外阴受寒情况下，血虚而寒邪稽留下部经脉，致下腹部冷痛及腿麻木刺痛等症；故投以补血活血、通利经脉、温阳祛寒之当归四逆汤 21 剂，下部诸症得释；由之，病人之疑病妄想得以缓解，且提高了其接受诊疗之依从性，为最终治愈其顽难之分裂情感症奠定了良好基础。{丁德正. 当归四逆汤治疗精神疾

病举隅［J］. 河南中医，2011，31（12）：1357-1358.}

【附方】

当归四逆加吴茱萸生姜汤（《伤寒论》）组成：当归三两（9 g），芍药三两（9 g），甘草（炙）二两（6 g），通草二两（6 g），大枣（擘）二十五枚（8 枚），桂枝（去皮）三两（9 g），细辛三两（3 g），生姜（切）半斤（15 g），吴茱萸二升（5 g）。用法：上九味，以水六升，清酒六升和，煮取五升，去滓，温分五服。功用：温经散寒，养血通脉。主治：手足厥寒，脉细欲绝，其人内有久寒者。

当归四逆加吴茱萸生姜汤，治疗当归四逆汤证而平素脾胃或冲任有寒者。吴茱萸、生姜走厥阴、阳明经，散久滞陈寒，入清酒煎煮，更增强散寒通脉之力。本方证治血虚感寒，经脉不利，且有久滞陈寒，不用附、姜，乃虑其辛热燥烈，恐伤阴血，而用吴茱萸、生姜暖肝温胃，散寒开郁，为治当归四逆汤证而内有久寒之良方。

吴茱萸汤

【方源】《伤寒论》

【组成】吴茱萸（汤洗）一升（120 g），人参三两（45 g），大枣（擘）十二枚，生姜（切）六两（90 g）。

【用法】以水七升，煮取二升，去滓，温服七合，日三服。

【功效】温中补虚，降逆止呕，补阳安魂。

【主治】虚寒所致烦躁呕吐。食谷欲呕，畏寒喜热，或胃脘痛，吞酸嘈杂；或厥阴头痛，干呕吐涎沫；或少阴吐利，手足逆冷，烦躁欲死。

【证治机制】厥阴之脉挟胃属肝，上出与督脉会于颠顶，肝阳不足肝胃虚寒，阴寒浊气随肝脉上冲，故颠顶头痛；胃属阳明，主受纳腐熟水谷，以降为顺。胃中虚寒，则不能纳谷，吞酸嘈杂，畏寒喜热；胃气上逆，故呕吐，或食后欲呕，或干呕吐涎沫；寒性凝滞收引，故见胃脘疼痛。肾阳不足，火不暖土，故吐利频作，手足逆冷；因肝阳不足，魂魄不安则见烦躁，诱因呕吐泄下频繁，可至烦躁欲死。本方所治虽有胃中虚寒，厥阴头痛和少阴吐利之别，但胃中虚寒，浊阴上逆为其共同的病机。

【组方原则】本方针对肝阳不足，胃寒气逆之证，根据《素问·至真要大论》“寒淫所胜，平以辛热”，以辛热入肝、胃、脾、肾经的吴茱萸暖肝温胃，下气降逆，和中止呕，为君药。《神农本草经》卷二曰吴茱萸“主温中下气止痛”。汪昂说：“吴茱萸为厥阴本药，故又治肝气上逆、呕涎头痛。”本方重用生姜六两为臣，为本方一大特色，意在温中止呕，和胃降逆，助吴茱萸散寒降逆止呕。张锡纯曰：“吴茱萸汤中则重用生姜至六两，取其温通之性，能升能降，以开脾胃凝滞之寒邪，使脾胃之气上下能行。”（《医学衷中参西录·医论》）虚寒之证，治当温补，故以人参补气健脾，以复中虚为佐药，且生津、安神，兼顾过吐伤津，烦躁不安。大枣甘缓和中，既可助人参以补虚，又可配生姜以调脾胃，且可制约吴茱萸、生姜之辛燥，为使药。四药配伍，共奏温中补虚、抑阴扶阴、降逆止呕之功。

本方配伍特点：温中降逆药与补气益胃药相伍，温补并施，温降为主。

【方论选录】

柯琴：少阴吐利，手足厥冷，烦躁欲死者，此方主之。按少阴病吐利，烦躁四逆者死，此何复出治方。要知欲死是不死之机，四逆是兼胫臂言，手足只指指掌盲，稍甚微其之别矣……少阴之生气注于肝，阴盛水寒，则肝气不舒而木郁，故烦躁；肝血不荣于四末，故厥冷；水欲出地而不得出，则中土不宁，故吐利耳。病本在肾，而病机在肝，不得相生之机，故欲死。势必温补少阴之少火，以开厥阴之出路，生死关头，非用气味之雄猛者，不足以当绝处逢生之任也。吴茱萸辛苦大热，禀东方之气色，入通于肝，肝温则木得遂其生矣；苦以温肾，则水不寒，辛以散邪，则上不扰。佐人参固元气而安神明，助姜、枣调营卫以补四末。此拨乱反正之剂，与麻黄附子之拔帜先登，附子，真武之固守社稷者，鼎足而立也。若命门火衰，不能腐熟水谷，故食谷欲呕。若干呕、吐涎沫而头痛，是脾肾虚寒，阴寒上乘阳位也，用此方鼓动先天之少火，而后天之土自生，培植下焦之真阳，而上焦之寒自散，开少阴之关，而三阴得位者，此方是欤。（《伤寒来苏集·伤寒附翼》卷下）

【临床运用】

1. 证治要点　本方为肝肾虚寒，浊阴上逆所致之证而设，除见畏寒喜热，口不渴，手足逆冷等一般里寒征象外，应以干呕，或呕吐涎沫，舌淡苔滑，脉细迟或弦细为证治要点。

2. 加减法　呕甚者，加陈皮、半夏、砂仁以降逆止呕；头痛甚者，加川芎、当归以养血止痛；寒甚者，加附子、干姜以温里散寒；吞酸嘈杂，加海螵蛸、煅瓦楞子以制酸和胃。

3. 本方现代常用于治疗神经性呕吐、神经性头痛、偏头痛、梅尼埃病、原发性高血压、烦躁、癫狂等，属肝阳不足、胃中虚寒，浊阴上逆者。

【使用注意】本方药性偏于温燥，而呕吐吞酸之证又有寒热之异，若因郁热所致之呕吐苦水，吞酸或胃脘痛者忌用。

【现代研究】

治疗梅尼埃病　有研究探究了吴茱萸汤加减治疗梅尼埃病的临床效果，研究者收集了100例梅尼埃病病人作为研究对象，诊断标准参考《中医临床诊疗指南释义·耳鼻咽喉疾病分册》和《中医病证诊断疗效标准》。观察组采用吴茱萸汤加减，处方如下：吴茱萸12 g，党参15 g，生姜12 g，大枣4枚，桂枝10 g，甘草6 g。恶寒、四肢不温，加炮附子10 g；呕吐甚者，加法半夏12 g；气虚，加黄芪20 g。由本院药剂科统一煎制，1剂/天，3次/天，200 mL/次，饭后温服，连续服用2个月。对照组采用甲磺酸倍他司汀片治疗。比较两组眩晕障碍量表（DHI）、耳鸣致残量表（THI）及视觉模拟量表（VAS）评分。治疗后，观察组DHI、THI评分低于对照组（$P<0.05$）。观察组眩晕、耳闷、耳鸣、听力下降VAS评分低于对照组，差异有统计学意义（$P<0.05$）。通过结果研究者得出结论：吴茱萸汤加减治疗梅尼埃病（痰浊上蒙型）可显著改善病人眩晕、耳闷、耳鸣、听力下降症状，优于甲磺酸倍他司汀片，临床可进一步推广应用。{关锦贞，曾纪超，陈瑶．吴茱萸汤加减治疗梅尼埃病（痰浊上蒙型）50例的临床研究［J］．中外医学研究，2021，19（13）：61-63.}

【病案举例】

昏厥　何某，男，36岁。1977年7月19日初诊。病人1年前进食蘑菇后，即常感胃脘痞胀，嘈杂作痛，恶心欲吐，口泛清水，进食后尤甚，身体消瘦，手足欠温，且每隔 1 个月或半月的便发生 1 次昏厥，发生均在进食以后，先是恶心难受、胃脘胀痛，头昏目眩，连连发哆，随着一声较重的哆逆后病人即昏倒不醒人事。家属称其昏倒时四肢发冷，口中含有或流出的涎液，但不抽搐，无叫声。约 10 多分钟以后病人苏醒，自感困倦而昏睡一觉后如常。经中西医药多方治疗效果不佳。适逢此次笔者带学生进山采药，故特来求治。余诊其脉象沉滑而迟，舌质淡白苔滑略腻，询其病状基本如前述，近日来头皮发紧，头顶隐痛。观其所用处方，皆二陈温胆之类。综观诸症，病人乃肝胃阴寒，浊饮与气食搏击所致。故处方：吴茱萸 9 g，半夏 12 g，党参 12 g，菖蒲 10 g，郁金 10 g，生姜 12 g，大枣 5 枚，枳实 12 g，水煎服，日 1 剂。第 3 天中午病人家人来急告：昨日购药后今晨服完一剂，药后不久病人突然昏厥并困睡一觉，醒后又吐出涎液约一碗，特来请余赴家再诊。至其家见病人正坐屋前，神志清楚。询其病状，称无明显不舒，诊其脉象弦滑有力，遂告其家人：此乃佳象，后 2 剂续服。3 日后病人来诊：称前药服后诸症大减，仅觉有点头昏腹胀。继以前方加川厚朴 12 g，嘱病人连服六剂后休息 6 日，再服 6 剂，如此循环服药至 9 月底，如有特殊情况随时停药并写信告知。5 天后采药结束返校，多年未见病人音信。1987 年暑期赴汉中讲学，于街头偶遇病人，其感谢之言不绝于口，称当年服药四十余剂，其间其后一切良好，病情从未复发，现可远近出门做事，甚喜。

按：厥证的治疗虽有气厥、血厥、痰厥、食厥之分，但本例病机显然是由于饮食不洁，致污秽之邪内伤，使肝胃经府虚寒、浊湿痰饮停蓄，故见院痞嘈杂，恶心欲吐，口泛清涎等胃寒之象；浊饮之邪复与气食之物相互格拒，搏击冲逆，上蒙清窍则屡发昏厥。如此形成一种痰气食相杂的复杂证候，然而其病机的根本则在于肝胃虚寒，浊饮停蓄；今用吴茱萸汤化裁，以温胃暖肝，化浊降逆，顺气消痰，故能取得如此显著的疗效。{王宗柱．吴茱萸汤治疗神志病证的体会［J］．陕西中医学院学报，1994（1）：11-12.}

第四节　调和调魂剂

小柴胡汤

【方源】《伤寒论》

【组成】柴胡半斤（120 g），黄芩三两（45 g），人参三两（45 g），甘草三两（45 g），半夏半升（60 g），生姜（切）三两（45 g），大枣十二枚。

【用法】上七味，以水一斗二升，煮取六升，去渣，再煎，取三升，温服一升，日三服。

【功效】和解少阳，安魂养神。

【主治】邪入少阳之谵语。往来寒热，胸胁苦满，默默不欲饮食，心烦喜呕，口苦，咽干目眩，舌苔薄白，脉弦。

【证治机制】足少阳经脉循胸布胁，位于太阳、阳明表里之间。《灵枢·经脉》曰："足少阳之脉，起于目锐眦……其支者……下胸中，贯膈，络肝属胆，循胁里。"邪入少阳，经气不利，郁而化热，胆火上炎，而致心烦，胸胁苦满，口苦，咽干，目眩。胆热犯胃，胃失和降，胃气逆上，故默默不欲饮食而喜。邪未入里，故舌苔薄白；脉弦，为少阳病之主脉。症见胸胁胀满，食欲不振心烦呕恶，均属少阳病证。

【组方原则】因邪入少阳，郁而化热，胆火上炎，以致谵语、失眠，如今邪气既不在表又不在里，当用和解之法治之。《本草经疏》卷六称柴胡为"少阳解表药"，故而方中重用味苦辛寒的柴胡，入肝胆经，具有轻清升散、宣透疏解的特点，既能透达少阳之邪从外而散，又能泄气机郁滞。《本草正义》卷二则指出"外邪之在半表半者，引而出之，使还于表而外邪自散"，用为君药。黄芩苦寒，长于解肌热。在此以之清泄少阳之热为臣药。柴胡之升散、得黄芩之降泄，二者配伍，共使邪热外透内清，达到和解少阳之目的，从而治疗因胆火上炎所致谵语。正如《本草纲目》所载“黄芩得柴胡退寒热”。胆气犯胃，胃失和降，佐以半夏、生姜和胃降逆止。其中半夏辛温有毒，降逆作用强。生姜辛微温，既解半夏之毒，又助半夏和止呕，《本草从新》谓其“畅胃口而开痰下食”，病有良效。邪从太转入少阳、缘于正气本，故又佐以人参、大益气健脾，者取其扶正以祛邪，一者取其益气以御邪内传，俾正气旺盛，则邪无内传之机。炙甘草助参、枣扶正，且能调和诸药，为使药。

本方配伍特点：以祛邪为主，兼顾正气；以和解少阳为主，兼和胃气、使邪气得解，枢机得利，胆胃调和，则诸证自除。

【方论选录】

尤怡：胸中烦而不呕者，邪聚于而不上逆也，热聚则不得以甘补，不逆则不必以辛散，故去人参、半夏而加瓜蒌实之寒，以除热而荡实也。……渴者，木火内而津气燥也，故去半夏之温燥，而加人参之甘润、瓜蒌根之凉苦，以彻热而生津也。……腹中痛者，木邪伤土也，黄芩苦寒，不利脾阳，芍药酸寒，能于土中泻木，祛邪气止腹痛也。……胁下痞硬者，邪聚少阳之募，大枣甘能增满，牡蛎咸能软坚，好古云：牡蛎以柴胡引之，能去胁下痞也。……心下悸、小便不利者，水饮蓄而不行也。水饮得冷则停，得淡则利，故去黄芩，加茯苓。……不渴，外有微热者，里和而表不解也。……咳者，肺寒而气逆也，经曰：肺苦气上逆，急食酸以收之。又曰：形寒饮冷则伤。故加五味之酸以收逆气，干姜之温以却肺寒，参、枣甘壅，不利于逆；生姜之辛，亦恶其散耳。(《伤寒贯珠集》)

【临床运用】

1. 证治要点　本方主治少阳病证，以往来寒热，胸胁苦满，默默不欲饮食，心喜呕，口苦，咽干，目眩，舌苔薄白，脉弦为证治要点。临床上只要抓住前四者中一二主症，便可用本方治疗，不必待其证悉具。

2. 加减法　原书云：“若胸中烦而呕，去半夏、人参，加瓜蒌实一枚；若渴者，去半夏，加人参合前成四两半，瓜蒌根四两；若腹中痛者，去黄芩，加芍药三两；若胁下痞硬，去大枣，加牡蛎四两；若心下悸、小便不利者，去黄芩，加茯苓四两；若不渴、外有微热者，去人参，加桂三两，温覆取汗愈；若咳者，去人参、大枣、生姜，加五味子半升，于姜三两。”

3. 本方现代常用于治疗神经衰弱、更年期综合征、癔症、躁狂症、忧郁症等精神类疾病证属少阳病者。

【使用注意】阴虚血少者忌用本方。因方中含有升散之柴胡、苦燥的黄芩等易伤阴血。

【现代研究】

1. 治疗躯体形式障碍　有学者将108例躯体形式障碍病人随机分为两组进行了对比研究，纳入标准参照《中国精神障碍分类与诊断标准》第3版中有关于躯体化形式障碍的诊断标准。同时症状符合《中医内科病证诊断疗效标准》，且年龄 > 19周岁的病人。其中治疗组男23例，女31例，年龄25 ~ 65岁，病程2个月到2年不等；对照组男26例，女28例，年龄19 ~ 60岁，病程1.5个月到2.5个月，对照组给予小柴胡汤加减治疗，处方：小柴胡汤（北柴胡15 g，黄芩、清半夏各12 g，党参、生姜、大枣各10 g，炙甘草6 g），每日1剂，水煎服，早晚各1次，每次100 mL，中药饮片由广西中医药大学第一附属医院提供。对照组采用小柴胡汤结合认知行为疗法进行治疗，治疗过程中脱落6例，总有效率高达80.4%。{莫穷泽，何乾超，高玉广，等．小柴胡汤联合认知行为疗法对躯体形式障碍的疗效相关因素分析［J］．安徽中医药大学学报，2021，40（4）：36-40.}

2. 治疗失眠　有学者将60例失眠病人随机分为观察组和对照组，对比研究了小柴胡汤和西药治疗失眠的临床有效性研究，纳入标准如下：两组病人经检查均出现连续失眠症状，失眠多梦，晨起口干口苦，声音嘶哑，平时痰多咳不出，时有舌苔发黄、头痛头胀、恶心，有时心跳，均为肝郁化火型失眠症，严重影响到日常的生活和学习，排除严重心、肝、肾疾病，并签署研究同意书。对照组男16例，女14例，年龄27 ~ 62岁，平均年龄为（39.21 ± 3.67）岁；观察组男17例，女13例，年龄26 ~ 61岁，平均年龄为（39.32 ± 3.56）岁。对照组病人采用艾司唑仑治疗，与睡前进行服用，每日1 ~ 2 mg，治疗时间为4周；观察组则应用小柴胡汤加减治疗，配方药物包括：柴胡、合欢皮各15 g，是黄芩、半夏、生姜各10 g，甘草6 g，大枣5枚。加减：如胸闷胁胀，善太息，加郁金、香附之类以疏肝开郁。在药物配制完成后使用清水进行浸泡 30 分后用大火煎服，每日 1 剂，在药物煎制结束后分 3 次服用，治疗周期为 4 周。实验结果显示：小柴胡汤较西药可有效改善病人睡眠状况，且不良反应较少。{刘远花 . 小柴胡汤加减治疗肝郁化火型失眠症的临床疗效［J］. 中国农村卫生，2019，11（19）：74-75.}

3. 治疗眩晕　有研究将 66 例卒中后眩晕病人，随机分为了试验组与对照组，其中试验组男 18 例，女 15 例；年龄 36 ~ 89 岁，病程 1 个月至 3 个月；对照组男 19 例，女 14 例，年龄 37 ~ 91 岁，病程 1 个月至 3 个月。对照组病人每次口服 25 mg 地芬尼多片 3 次 / 天，7 天为 1 个疗程，连续用药 4 个疗程；试验组用小柴胡汤加减治疗，处方如下：清半夏 12 g，黄芩 15 g，炙甘草 9 g，大枣 4 枚，生姜 9 g，人参 12 g，柴胡 25 g。伴血瘀阻窍的病人，加用川芎 12 g，当归 15 g，赤芍 9 g；伴肝阳上扰的病人，加天麻 12 g，钩藤 15 g；伴肝火上炎的病人，加龙胆草 6 g，栀子 12 g；伴气血亏虚的病人，加葛根 12 g，当归 15 g，黄芪 30 g；伴肝肾阴虚的病人，加怀牛膝 15 g，熟地黄 18 g，山萸肉 12 g；痰浊上蒙的病人，加茯苓 15 g，白术 12 g，陈皮 9 g。每日煎服 1 剂，分 2 次复用，每次取汁 300 mL，1 周为 1 个疗程，持续治疗 2 个疗程。结果显示：试验组总缓解率达 96.97%，治愈 10 例，改善 15 例，缓解 7 例，无效 1 例；对照组总缓解率达 78.79%，治愈 7 例，改善 10 例，缓解 9 例，无效 7 例。试验组病情总缓解率明显高于对照组，差异有统计学意义。{林琳 . 小柴胡汤加减方治疗卒中后眩晕病人的效果［J］. 医疗装备，2021，34（2）：93-94.}

4. 抗抑郁　有研究采用慢性不可预知性应激结合孤养模式复制了大鼠抑郁症模型，分别给予小柴胡汤高、中、低剂量与阳性药物持续 28 天，主要通过行为学、IL-1β、肿瘤坏死因子 -α（TNF-α）、肿瘤坏死因子 -β（TGF-β）、IL-10、Iba-1、JAK2、STAT3、p-JAK2、p-STAT3 蛋白表达等指标观察小柴胡汤对抑郁症大鼠的作用。结果显示与模型组相比，小柴胡汤高、中、低剂量组大鼠体质量、糖水偏好度、脑组织 TGF-β、IL-10 水平显著升高，强迫游泳静止时间、血清皮质酮含量、脑组织 IL-1β、TNF-α 水平显著降低；阳性药物组和小柴胡汤高剂量组 Iba-1 免疫阳性细胞数量显著低；阳性药物组和小柴胡汤高、中剂量组脑组织 p-JAK2/JAK2、p-STAT3/STAT3 蛋白表达显著降低。阳性药物组与小柴胡汤高剂量组上述指标差异无统计学意义。故而认为小柴胡汤可以通过抑制小胶质细胞极化，减轻炎症反应从而产生抗抑郁作用，其作用机制可能与 JAK2/STAT3 通路的磷酸化有关。{张慧，原晨，卢华锋，等.小柴胡汤对抑郁症大鼠 JAK2/STAT3 通路及小胶质细胞活化的影响［J］. 中国药师，2021，24（4）：617-624.}

5. 治疗甲状腺功能亢进症　有研究对 40 例甲状腺功能亢进症病人采用酸枣仁汤合小柴胡汤联合西医疗法加减治疗。纳入标准：病人符合“甲状腺功能亢进”的临床诊断标准，经病人及其家属知情同意并签署知情同意书，年龄 18 ~ 65 岁。处方如下：酸枣仁 12 g，甘草 3 g，知母 6 g，茯苓 6 g，川芎 6 g。小柴胡汤配方为：柴胡 30 g，黄芩 9 g，人参 9 g，半夏 9 g，甘草 9 g，生姜 9 g，大枣 4 枚。分别为每日清晨和晚饭后用水煎服。如果经治疗病人状况有所改善，可以根据实际情况调整药量。治疗时长为 12 个月。实验结果显示：总有效率为 95%，其中治愈 18 例，显效 12 例，有效 8 例，无效 2 例。{黎海冰，李建汉，岑成灿，等.酸枣仁汤合小柴胡汤治疗甲状腺功能亢进病人的临床研究［J］. 江西医药，2020，55（3）：295-297.}

6. 改善阿尔兹海默症小鼠的学习记忆能力　有研究采用注射 β 淀粉样蛋白 1-42 复制阿尔兹海默症小鼠模型，分别给予小柴胡汤化裁方高、中、低剂量以及阳性药物。观察各组间小鼠的行为学表现以及小鼠海马神经元形态，结果显示模型组 AD 小鼠的潜伏期增加，跨越平台次数减少，中药尤其是高剂量干预的 AD 小鼠潜伏期缩短，跨越平台次数增加。与模型组比较，中药高、中剂量组和西药组小鼠海马神经细胞形态及神经元丧失减轻。得出结论：小柴胡汤化裁方能有效改善 AD 小鼠学习记忆能力，保护海马神经元组织。{陈靖，王卉，刘晓丹，等.小柴胡汤化裁方对 AD 小鼠记忆认知能力及海马神经元形态的影响［J］. 西部中医药，2021，34（5）：32-35.}

7. 治疗癫痫　有研究者对 36 例癫痫病人给予小柴胡汤合温胆汤加味，观察小柴胡汤合温胆汤对癫痫的疗效。诊断标准：病人脑电图均有不同程度异常和较典型癫痫发病史，其中男20例，女16例，年龄最小7岁，最大13岁，病程最短者5个月，最长者5年；属大发作23例，小发作13例。全部病人均服用抗癫痫药物不能控制。以小柴胡汤合温胆汤加味：郁金、柴胡、黄芩、半夏、党参、陈皮、茯苓、地龙、竹茹各5～10 g，枳实3～5 g，甘草2～5 g，胆南星3～5 g，桃仁3～10 g，天麻5～15 g，钩籐10～20 g，白薇10 g。结果显示：总有效率为83.4%，其中治愈11例，显效8例，好转11例。{周加信，景红．小柴胡汤合温胆汤加味治疗小儿癫痫36例［J］．齐齐哈尔医学院学报，2015，36（3）：385.}

8. 治疗情感障碍　有研究将75例脑卒中合并情感障碍的病人随机分为对照组与试验组，纳入标准如下：符合《临床诊疗指南·精神病学分册》脑血管病所致精神障碍诊断标准；符合《中医病证诊断疗效标准》郁病的痰气郁结证。对照组男性20例，女性15例；观察组男性22例，女性18例。对照组给予常见西药治疗，观察组给予西药治疗加小柴胡汤，处方如下：柴胡30 g，黄芩、人参、半夏、炙甘草、生姜各9 g，大枣4枚，加水煎煮，弃渣留汁200 mL，早晚各温服100 mL，每日1剂，其余治疗同对照组。两组均治疗1个月。以HAMD、汉密顿焦虑量表（HAMA）、美国国立卫生研究院卒中量表（NIHSS）和BI评分作为结局指标，结果显示：小柴胡汤可降低HAMD、HAMA、NIHSS评分，可升高BI评分。{王红霞．小柴胡汤联合黛力新治疗脑卒中后情感障碍的疗效观察［J］．中国药物与临床，2020，20（21）：3587-3589.}

9. 治疗高血压　有研究将93例少阳证高血压病人随机分为实验组与对照组，实验组47例，其中女19例、男28例，年龄在32～70岁，高血压分级：18例一级、12例二级、17例三级。对照组46例，其中女20例、男26例，年龄在33～69岁，高血压分级：17例一级，14例二级，15例三级。纳入标准参考《老年高血压的诊断与治疗中国专家共识（2017版）》。对照组给以常见西医疗法，实验组在对照组基础上予以小柴胡汤：大枣12 g，生姜、炙甘草、半夏、党参、黄芩各10 g，柴胡24 g。食积者加生鸡内金6 g；痰湿者加生白术、陈皮各6 g。1日1剂，水煎服，分2次服用，共计用药4周。实验结果显示实验组总有效率95.74%，明显高于实验组。{杨丽凡，冯沣彬．小柴胡汤

加减治疗少阳证型高血压病人的疗效观察［J］. 海峡药学，2020，32（5）：123-125.｝

【验案举例】

抑郁症　病人，女，26岁，1985年12月22日诊。病人患风寒感冒已数日，尚未愈，逢家人生气，病转神情默然，问之不语，烦人声嘈杂，不欲食，动辄呕吐。诊之，寒热往来，胸胁满闷，时叹息，目眩，口苦，咽干，舌质红，苔薄白，脉弦。据询，既往有癔症发作史，平素多愁易怒，烦而少寐，胸闷，胁肋易胀易痛。此乃少阳证也，予小柴胡汤：柴胡18 g，黄芩15 g，潞党参6 g，半夏15 g，甘草9 g，生姜12 g，大枣9枚，首煎加水1 600 mL，煎至约450 mL，滤出服之，第二三煎均加水1 100 mL，煎至约400 mL服之。服3剂，诸症释。后以逍遥散加减调理以善后。

按：病人感受风寒，邪不解而转入少阳，恰逢家人生气，情志拂逆，肝气郁滞，则更加重了少阳枢机不利，盖厥阴与少阳互为表里者也；邪传少阳，阳被风寒郁遏，故恶寒，阳郁极而通，故又发热而寒热往来；少阳之经络布胁肋，其支者“以下胸中，贯膈”，故邪结少阳，则必胸胁满闷，且叹息；少阳郁热犯胃灼上，则现不欲食、呕吐、口苦、咽干、目眩及烦等象；少阳枢机不利，则愈使肝气失疏而无助神明之“出”，故见神情默然、不语之精神异常之象。故投以和解表里、疏利少阳枢机之小柴胡汤3剂，病趋霍然。｛丁德正. 小柴胡汤在精神疾病中的运用［J］. 中华中医药杂志，2011，26（8）：1765-1767.｝

【附方】

柴胡枳桔汤（《重订通俗伤寒论》）　组成：川柴胡一钱至一钱半（3～4.5 g），枳壳钱半（4.5 g），姜半夏钱半（4.5 g），鲜生姜一钱（3 g），青子芩一钱至钱半（3～4.5 g），桔梗一钱（3 g），新会皮钱半（4.5 g），雨前茶一钱（3 g）。功用：和解透表，畅利胸膈。主治：少阴经证偏于半表者。往来寒热，两头角痛，耳聋目眩，胸胁满痛，舌苔白滑，脉右弦滑，左弦而浮大。

本方即小柴汤去人参、甘草、大枣，加枳壳、桔梗、雨前茶、陈皮组成。小柴胡汤原方就有若干加减法，后世据以加减化裁者更多，今选柴胡桔汤为例，意在说明人参、甘草、大枣等益气扶正之品，并非和解少阳必用之药：原书谓本证系“邪郁腠理，逆于上焦，少阳经病偏于半表证也，法当和解兼表，柴胡枳桔汤主之”。证偏于表，治当促邪外透为宜，故加枳壳、桔梗、陈皮畅胸膈之气，开发上焦。去枣留姜，亦是用其辛散之功，助柴胡透邪。雨前茶（绿茶）清热降火，利水去痰，助黄芩清泄邪热。如此配合，使少阳经证偏于半表者，得外透而解，升降复而三焦畅，自然诸证悉除。故本方乃和解表里法轻剂，是俞根初经验方。

柴胡加龙骨牡蛎汤

【方源】《伤寒论》

【组成】柴胡四两（60 g），龙骨、生姜（切）、人参、桂枝（去皮）、茯苓各一两半（各 22.5 g），半夏（洗）二合半（25 g），黄芩一两（15 g），铅丹一两半（22.5 g），大黄二两（30 g），牡蛎（熬）一两半（22.5 g），大枣六枚。

【用法】用法上十二味，以水八升，煮取四升，内大黄，切如棋子，更煮一两沸，去渣温服一升（现代用法：先煮前 11 味，再入大黄微，分 4 次服）。

【功效】和解少阳，通阳泄热，重镇安神。

【主治】伤寒下后，邪陷正伤之谵语、烦惊。胸满烦惊，小便不利，谵语，一身尽重，不可转侧，以及癫痫，癫狂，精神分裂症，围绝经期精神病，焦虑症，失眠，多发性抽动症等

【证治机制】因伤寒八九日，却误用下法导致邪热内陷，伤及自身正气。因邪气仍在少阳，胸满未解，热扰心神，故而则见心烦、谵语。下后膀胱气化失司，则见小便不利；而一身尽重，不可转是为下后气虚，气机不畅所致。病属虚实夹杂之证。

【组方原则】本方为小柴胡汤原量减半，去甘草加龙骨、牡蛎、铅丹、大黄、桂枝、茯苓组成，由于病邪仍在少阳经脉，故而采用小柴胡汤以内解外清，扶正祛邪。其中柴胡、黄芩配伍，和解少阳之邪；半夏、生姜相合，以和胃降逆；人参与大枣益气扶正。另加龙骨、牡蛎、铅丹以镇惊安神，该三药均有重镇安神之功。《名医别录》认为龙骨“养精神，定魂魄，安五脏”；《神

农本草经》记载牡蛎“主惊恚气”；铅丹治“惊痫癫疾”，三药配伍，养神安魂。大黄泄热通腑，可使热清神自安。桂枝、茯苓通阳化气而利小便，《本经疏证》认为桂枝“其用之道有六：曰和营，曰通阳，曰利水，曰下气，曰行瘀，曰补中。”大黄、茯苓还能使邪气从二便分消。诸药合用，既能和少阳，泻邪热，又可扶正气，镇心神，利小便，实有表里并治，虚实兼顾之妙。

【方论选录】

王子接：足经方治手经病者，参、苓、龙、牡、铅丹入足经而可转行于手经者也。手少阴烦惊，从足太、少阳而来，故仍从柴、桂立方。邪来错杂不一，药亦错杂不一以治之。柴胡引阳药升阳，大黄领阴药就阴；人参、炙草助阳明之神明，即所以益心虚也；茯苓、半夏、生姜启少阳三焦之枢机，即所以通心机也；龙骨、牡蛎入阴摄神，镇东方甲木之魂，即所以镇心惊也；龙、牡顽钝之质，佐桂枝即灵；邪入烦惊，痰气固结于阴分，用铅丹即坠。至于心经浮越之邪，借少阳枢转出于太阳，即从兹收安内攘外之功矣。(《绛雪园古方选注》卷上)

【临床运用】

1. 证治要点　本方主治伤寒邪陷少阳，枢机不利，表里俱病，虚实夹杂之谵语、烦惊。临床以胸满、烦躁、谵语、身重为证治要点。

2. 加减法　心烦易怒，面红目赤，为肝经火旺，去人参、桂枝、生姜、大枣，加龙胆草、栀子、车前子、泽泻、木通、生地黄；癫狂逆乱，语无伦次，眩晕，喉中痰鸣，便秘，舌苔厚，为痰蒙清窍，去桂枝、人参、生姜，加礞石、沉香、铁落；急躁易怒，面色潮红，日暮潮热，虚烦不得眠，舌绛尖赤，去桂枝、大黄，加黄连、阿胶、鸡子黄、芍药、百合、生地黄。

3. 现代以本方证用于精神分裂症，癫痫、失眠神经官能症、心律失常、甲状腺功能亢进、肌肉痉挛、原发性高血压、耳源性眩晕等。

【使用注意】本方中含有铅丹，其成分为四氧化三铅，久用易致蓄积中毒，造成血红蛋白合成障碍，故应慎用，不宜久服。

【现代研究】

1. 治疗失眠　有研究通过改良的多平台水环境法构建 REM 大鼠睡眠剥夺

模型，并通过戊巴比妥钠睡眠协同实验评价模型的复制成功率，分别采用高、中、低剂量的柴胡加龙骨牡蛎汤加减灌胃与阳性药物地西泮灌胃组进行对比，主要观察睡眠潜伏时间、睡眠持续时间、行为学测试、血清中5-羟色胺（5-HT）和去甲肾上腺素（NE）的含量以及大鼠肠道菌群等指标。结果显示，柴胡龙骨牡蛎汤可以有效缩短睡眠潜伏时间。延长睡眠持续时间。在行为学上，高剂量组可以有效改善大鼠行为学的指标。另外，柴胡龙骨牡蛎汤可以有效上调失眠大鼠血清中5-HT、NE的表达，从而改善失眠。最后，肠道菌群结果显示：柴胡龙骨牡蛎汤可以显著增加改善失眠的菌群。综上，本次试验结果表明，柴胡龙骨牡蛎汤可以有效改善失眠并通过影响肠道菌群达到治疗失眠的目的。{陈弘婧.柴胡加龙骨牡蛎汤加减对REM睡眠剥夺大鼠肠道菌群的影响［D］.北京中医药大学，2020.}

2.抗抑郁　有研究对110例抑郁障碍病人进行随机分组，探究柴胡龙骨牡蛎汤对抑制障碍病人的疗效。诊断标准参照《精神病学》和《中医内科常见病诊疗指南·西医疾病部分》。随机将病人分为参照组和试验组，每组55人，参照组病人中男性20例，女性35例；试验组病人中男性23例，女性32例。参照组给予常用西药治疗，试验组在参照组基础上加以柴胡龙骨牡蛎汤进行治疗，处方如下：生牡蛎、生龙骨各30 g，合欢皮、茯苓、首乌藤、石菖蒲各12 g，醋柴胡10 g，郁金、太子参、远志各9 g，甘草、法半夏、黄芩各6 g，黄连3 g；取水煎煮至200 mL，早晚温服，每日1剂；可根据病人病情及症状对用药辨证加减，患有头晕者，可加珍珠母15 g，钩藤10 g；患有心情烦闷、入睡困难易惊醒者，可加入酸枣仁15 g，百合10 g。两组病人均治疗4周。结果显示柴胡龙骨牡蛎汤可以有效提高BDNF，降低MPO；负性情绪评分降低，不良反应总发生率降低。结论：柴胡龙骨牡蛎汤可以有效改善病人抑郁障碍，提高病人生存质量。{张建翱.柴胡龙骨牡蛎汤加减治疗对抑郁障碍病人负性情绪的影响［J］.现代医学与健康研究电子杂志，2021，5（13）：91-93.}

【验案举例】

失眠　张某，女，36岁，于2010年1月3日初诊。病人神经衰弱10余年，服用中、西医安神镇静药多年，效果越来越差。入睡难，稍入睡亦惊梦不安。白天头目昏沉，情绪焦虑，工作渐感力不从心。口苦咽干，时有耳鸣。小便黄赤，大便干燥。舌红苔黄，脉细弦。证属肝胆气郁，化火扰心。治疗以柴胡加龙骨牡蛎汤加减：柴胡 10 g，半夏 10 g，黄芩 10 g，生龙骨、生牡蛎各 30 g，郁金 10 g，炒山栀 10 g，生大黄 6 g，桂枝 8 g，炙甘草 6 g，夜交藤 15 g，石菖蒲 10 g，天竺黄 15 g，灯心草 3 g，赤灵芝 10 g，生姜 10 g，大枣 10 g。14 剂，水煎服。二诊：诉服药后，已能入睡。余症皆好转。{李铮，宋乃光．宋乃光教授从肝胆治疗失眠医案举例 3 则［J］．吉林中医药，2012，32（12）：1278.}

柴胡桂枝干姜汤

【方源】《伤寒论》

【组成】柴胡半斤（120 g），桂枝（去皮）三两（45 g），干姜二两（30 g），瓜蒌根（即天花粉）四两（60 g），黄芩三两（45 g），牡蛎（熬）二两（30 g），甘草（炙）二两（30 g）。

【用法】以水 2 400 mL，煮取 1 200 mL，去滓，再煎取 600 mL，温服 200 mL，日三服。初服微烦，复服汗出便愈。

【功效】和解散寒，生津敛阴。

【主治】伤寒少阳证所致失眠。往来寒热，寒重热轻，神经官能症，胸胁满微结，小便不利，渴而不呕，但头汗出，心烦；疟寒多热少，或但寒不热。

【证治机制】柴胡桂枝干姜汤的方证条文首见于宋版《伤寒论》第 147 条："伤寒五六日，已发汗而复下之，胸胁满微结，小便不利，渴而不呕，但头汗出，往来寒热，心烦者，此为未解也，柴胡桂枝干姜汤主之。""伤寒五六日"，本太阳病愈解，但由于"发汗"及"复下之"损伤正气，故"太阳病"入里，传入"少阳"，病入少阳，故热邪结于胸胁膈膜之间故"胸胁满微结"，"往来寒热"与"心烦"均为"少阳证"。由于"已发汗"损伤津液，而"复下之"损伤脾阳，津液受损则"渴而不呕"，"不呕"以区别"呕恶"明显的"小柴胡证"。脾阳受损，失于运化则"小便不利"即"下寒"，"但头汗出"为虚热上冲所致，即"上热"，并称"上热下寒"。

【组方原则】本方由小柴胡汤减半去半夏、人参、大枣、生姜，加干姜、桂枝、牡蛎、瓜蒌根而成。方中柴胡、黄芩清解少阳之热；瓜蒌根、牡蛎逐饮散结，桂枝、干姜通阳散寒化饮，甘草调和诸药。

【方论选录】

柯琴：此汤全是柴胡加减法：心烦不呕而渴，故去参、夏，加瓜蒌根；胸胁满而微结，故去枣，加牡蛎；小便不利，而心下不悸，故不去黄芩，不加茯苓；虽渴而表未解，故不用参而加桂；以干姜易生姜，散胸胁之满也。初服烦即微者，黄芩、瓜蒌之效。继服汗出周身而愈者，姜、桂之功也。（《伤寒来苏集》）

【临床运用】

1. 证治要点　本方和解少阳兼温脾家寒湿，与大柴胡汤和解少阳，兼泻阳明里实，一实一虚，相互发明。临床凡见少阳火郁，水停，症见胸胁胀满，小便不利，口渴，头汗出，往来寒热者用之。

2. 加减法　若胸胁疼痛，如延胡索、香附、川楝子；悬饮，加半夏、葶苈子；痰饮，加白术、茯苓；胆石症，加鸡内金、金钱草；疟疾，加草果、常山。

3. 现代常用于治疗围绝经期综合征、失眠、抑郁症等。

【现代研究】

1. 影响脑内单胺类物质　有学者将柴胡桂枝干姜汤提取物粉末以 75 或 500 mg/kg 剂量给 ddY 雄性小鼠灌胃。服药 2 小时后，摘出脑组织，对大脑皮质、下丘脑、纹状体、海马进行解剖研究，用 HPLCECD 法，测定脑内单胺类物质中 NE 甲氧基羟苯基乙二醇（MHPG）、多巴胺（DA）、二羟苯乙酸（DOPAC）、高香草酸（HVA）、5-HT、5- 羟吲哚乙酸（5-HIAA）的含量。结果显示：给药后，下丘脑和海马的 DA 及 5-HT 的相关物质含量增加，而对大脑皮质和纹状体的影响很小。反复给予柴胡桂枝干姜汤后纹状体及海马的 5-HT 含量增加。{马志明．柴胡加龙骨牡蛎汤及柴胡桂枝干姜汤对小鼠脑内单胺类物质的影响[J]．国外医学（中医中药分册），1997（2）：40-41.}

2. 治疗失眠　张田仓应用加味柴胡桂枝干姜汤治疗失眠 42 例，将病人分为肝火扰心、心脾两虚、痰热扰心、肝郁脾虚、肾阳不足证型，与口服地西泮治疗失眠做了对照研究。治疗组42例，痊愈5例，显效33例，有效4例，总有效率100%；对照组42例，痊愈1例，显效15例，有效15例，总有效率为73.8%。治疗组与对照组相比，结果均有统计学意义。对比发现，治疗组临床疗效及睡眠时间、睡眠质量改善情况均优于对照组，说明口服加味柴胡桂枝干姜汤治疗失眠症疗效显著。{张田仓.加味柴胡桂枝干姜汤治疗失眠42例疗效观察[J].光明中医，2015，30（2）：298–299.}

3. 治疗围绝经期综合征　刘向东为研究柴胡桂枝干姜汤治疗围绝经期综合征的临床应用效果，选择围绝经期综合征的病人112例，随机将其分成对照组和治疗组，每组56例。对照组采用西药对症治疗，治疗组同时采用柴胡桂枝干姜汤治疗，观察两组病人疗效。结果：治疗组病人总有效率为98.21%，明显高于对照组总有效率为69.64%，差异有统计学意义（$P < 0.05$）；两组病人在治疗期间均未出现严重不良反应。结论：围绝经期综合征病人在对症治疗基础上采用柴胡桂枝干姜汤治疗效果明显，能有效提高疗效，用药安全性高，改善病人生活质量。{刘向东，赵丽慧，崔若塞.柴胡桂枝干姜汤治疗围绝经期综合征的临床应用[J].中外医疗，2016，35（29）：183–184，187.}

4. 治疗抑郁症　有学者为研究柴胡桂枝干姜汤治疗抑郁症的临床应用效果，选择抑郁症病人68例，分为对照组和治疗组，对照组采用西医疗法，治疗组在对照组基础上给以柴胡桂枝干姜汤加减治疗。柴胡桂枝干姜汤：柴胡20 g，桂枝9 g，干姜6 g，天花粉15 g，黄芩15 g，生牡蛎30 g，炙甘草3 g。日1剂，水煎取汁400 mL，早晚2次温服。持续8周，结局指标以HAMD得分与肝功、肾功等。结果显示：治疗组治愈17例，显效7例，有效8例，无效2例，总有效率94.12%，对照组治愈11例，显效6例，有效9例，无效8例，总有效率76.47%，不良反应发生率治疗组有2例，而对照组有5例，综上结果表明，柴胡桂枝干姜汤联合西药治疗胆寒脾热型郁证效果显著。{徐栋，王中琳.柴胡桂枝干姜汤联合盐酸帕罗西汀片治疗胆热脾寒型郁证疗效观察[J].实用中医药杂志，2017，33（11）：1285–1286.}

【验案举例】

失眠　张某，女，54岁，2020年3月9日就诊。病人因“不寐2个月”

就诊，2个月前无明显诱因出现失眠，入睡困难，头晕，头脑昏沉，给予药物治疗（具体用药不详）效果不佳，来诊。刻见：头晕，头脑昏沉，乏力，情绪低落，口干，无口苦，纳可，食后汗出较多，睡眠极差，小便正常，大便稍溏。舌淡红，舌尖红，苔薄白，脉沉弦细，左寸浮。病人既往体健。体格检查：血压128/86 mmHg，心率每分钟76次，心肺听诊无异常。中医诊断：不寐（肝郁水停，气血不足）。治以和解少阳，温化水饮，健脾养血。方用柴胡桂枝干姜汤合归脾汤加减：北柴胡24 g，桂枝10 g，干姜10 g，黄芩片9 g，天花粉20 g，煅牡蛎30 g，明党参15 g，黄芪15 g，炒白术12 g，当归12 g，茯苓15 g，制远志10 g，炒酸枣仁40 g，木香5 g，龙眼肉10 g，生黄连2 g，淡竹叶10 g，合欢皮30 g，炙甘草10 g。大枣引。7剂。用法：每日1剂，水煎400 mL，分早晚2次空腹温服。2020年3月16日复诊，服用药物后睡眠改善，头晕、乏力减轻，时有夜间烦躁。舌淡红，苔薄白，脉沉弦细，左寸浮。守上方改茯苓30 g，加煅龙骨30 g，杏仁10 g。7剂，煎服方法同前。10天后电话随访，睡眠明显改善，每晚入睡7小时余，其他症状消失。

按：不寐是以经常不能获得正常睡眠为特征的一类病证，主要表现为睡眠时间、深度的不足。不寐的病理变化总属阳盛阴衰，多见于肝火扰心、痰热扰心、心脾两虚、心肾不交、心胆气虚。许多医家认为心烦、口渴、小便不利等症状是由少阳病兼汗下津伤所致；病人头晕、乏力、食后汗多、脉沉细属气血不足；情绪低落、口干，属肝胆经郁热，病在少阳；大便稍溏，属脾经寒湿；舌尖红、左寸浮，属心火炽盛；失眠、入睡困难，属阳不入阴。病人久病，寒热虚实相兼，肝郁水停，气血不足，可见不寐。给以柴胡桂枝干姜汤合归脾汤加减，直中病机。方中黄连、竹叶清心火；合欢皮安神解郁。复诊时病人症状减轻，时有夜间烦躁，用茯苓、杏仁、煅龙骨，有茯苓杏仁甘草汤、柴胡加龙骨牡蛎汤之意。病人情绪低落，有抑郁表现。柴胡桂枝干姜汤在临床治疗抑郁症时，主要抓三组症状，一是胁痛或胸胁胀满，二是便溏，三是口渴，抓好病机的关键点，则收效甚佳。｛张世葳．柴胡桂枝干姜汤临床应用举隅［J］．河南医学高等专科学校学报，2021，33（4）：476-479.｝

清魂散

【方源】《古今医鉴》卷十二引昆山郑氏方

【组成】泽兰叶、荆芥各一钱（3g），川芎八分（2.4g），人参五分（1.5g），甘草三分（0.9g），陈皮七分（2.1g），香附（醋炒）七分（2.1g），白芷五分（1.5g），益母草一钱（3g），当归八分（2.4g），生地黄八分（2.4g），牡丹皮五分（1.5g），红花三分（0.9g），蒲黄（炒黑）七分（2.1g）。

【用法】上锉一剂，水一钟半，煎至七分，滤去渣，入童便半钟，温服。

【功效】调和安魂。

【主治】阴血虚魂弱证，治产后血晕者，由败血流入肺经，头旋目眩，昏闷不省。

【组方原则】泽兰归于肝、脾经，《日华子本草》谓其“通九窍，利关脉，养血气，破宿血，消癥瘕，产前产后百病，通小肠，长肉生肌，消扑损瘀血，治鼻洪吐血，头风目痛，妇人劳瘦，丈夫面黄。”《医林纂要探源》则言其可“补肝泻脾，和气血，利筋脉。主治妇人血分，调经去瘀。”荆芥辛温，归于肺、肝二经，《食性本草》谓其“主血劳风气壅满，背脊疼痛，虚汗，理丈夫脚气，筋骨烦痛及阴阳毒，伤寒头痛，头旋目眩，手足筋急”，《食疗本草》则言其可“助脾胃”，用于本方则引药入肺，而祛败血。川芎辛温，归肝、胆、心包，《日华子本草》认为川芎可“治一切风，一切气，一切劳损，一切血，补五劳，壮筋骨，调众脉，破癥结宿血，养新血，长肉，鼻洪，吐血及溺血，痔瘘，脑痈发背，瘰疬瘿赘，疮疥，及排脓消瘀血。”而《医学启源》则认为川芎可补血，王好古提及川芎可“搜肝气，补肝血，润干燥，补风虚。”人参，安神益智，补气生血；陈皮理气；香附理气解郁，《滇南本草》谓香附可“调血中之气，开郁，宽中，消食，止呕吐。”白芷可通窍；益母草则可活血调经，《本草纲目》提及“活血，破血，调经，解毒。治胎漏产难，胎衣不下，血晕，血风，血痛，崩中漏下，尿血，泻血，痢，疳，痔疾，打扑内损瘀血，大便、小便不通。”甘草补益心脾，调和诸药。当归补血活血；生地黄滋阴养血，二者相合可助补肝血而助肝用，以安魂；牡丹皮清热凉血，防败血瘀而生热；红花活血，合当归、益母草加强本方活血作用，蒲黄炒黑加强其止血作用，以防产后虚弱过用活血药物出现大量失血。

【方论选录】

血晕有三：有用力过多血晕者，有下血过多血晕者，有小产去血太过血晕者，俱可服之。(《古今医鉴》)

苓甘姜附龙骨汤

【方源】《四圣心源》卷五

【组成】半夏三钱（9 g），甘草二钱（6 g），干姜三钱（9 g），附子三钱（9 g），茯苓三钱（9 g），麦冬（去心）二钱（6 g），龙骨三钱（9 g），牡蛎三钱（9 g）。

【用法】水煎大半杯，温服。

【功效】调和安魂。

【主治】癫狂。

【证治机制】癫狂的发病原因，多以七情所伤为主，或因思虑不遂，或因悲喜交加，或因恼怒惊恐，皆能损伤心脾肝肾，导致脏腑功能失调，进而产生气滞、痰结、火郁、血瘀等蒙蔽心窍而引起神志失常。治疗方面，癫病多虚，为重阴之病，主于气与痰，解郁化痰，宁心安神，补气养血为主要治则；狂病多实，为重阳之病，主于痰火，瘀血，治宜降其火，或下其痰，或化其瘀血。《素问·病能论》提出了节食和服生铁落的治法。朱丹溪提出“镇心神，开痰结……狂病宜大吐大下除之。”张景岳主张解郁化痰，药用重剂。王清任创癫狂梦醒汤治疗瘀血发狂。黄元御认为：“癫病者，安静多悲恐，肺肾之气旺也；狂病者，躁动多喜怒，肝心之气旺也。肺肾为阴，肝心为阳，《二十难》曰：重阴者癫，重阳者狂，正此义也。”可见，肺肾两阴脏之气同时偏盛则易发作癫证，肝心两阳脏之气同时偏盛则易发作狂证。黄元御进一步指出癫狂证的根源：劳伤中气，土湿木郁。认为中焦湿滞，肺肾金水之气不降而生寒，悲恐惧作而生癫；肝心木火之气不升而生热，喜怒并出而成狂。不仅如此，黄元御还更深刻地阐述了癫狂的转化：“癫缘于阴旺，狂缘于阳旺，阴阳相判，本不同气，而癫者历时而小狂，狂者积日而微癫。阳胜则狂生，阴复则癫作，胜复相乘而癫狂迭见。”

【组方原则】方中附子、干姜温脾阳而蒸腾水湿；茯苓利水渗湿；半夏健脾燥湿；甘草清热利小便；麦冬清热以安心神；龙骨、牡蛎重镇安神苓甘姜附龙骨汤立方十分精简，药物只有八味，却体现出黄氏对后天脾胃在人体生理、病理中重要作用的认识至为精彻。黄元御治疗癫狂证强调调中，复其脾升胃降之常，方能龙虎回环，阴平阳秘，而达愈疾之目的。

【临床应用】

1. 加减法　有痰者，加蜀漆。

2. 现代临床常用于治疗的精神分裂症、双相情感障碍、持续性妄想障碍、抑郁症、分裂情感障碍等。

【验案举例】

治疗癫狂　陈某，男，35岁，工人，2012年1月6日来诊。病人因恐惧流言蜚语出现疑心重、沉默寡言，怀疑他人加害自己，恐惧担心，躲避人群，甚至夜间不能入睡，连续2日不饮不食。其家人曾将其送至广州某三甲医院就诊，诊为精神分裂症。给予利培酮、奥氮平口服治疗，服药3周，期间病人诉头痛，恐惧心理未见明显好转，遂由家人送至我处拟中医治疗。刻诊：病人体质量适中，面色黄白虚肥，精神萎靡不振，目光游移不定，对答尚清楚，反应略迟钝。病人自诉心中惊恐，不敢与人同桌就餐，夜间枕下备刀，彻夜不眠，惶惶如被捕状，精神困顿，莫名伤悲，饮食无味，不知饥饱，口渴不欲饮水，小便清，大便不规律，舌淡红，苔白厚腻，脉沉细滑。诊断：癫狂证（癫证）。证型：土湿木郁。治宜温肾健脾，镇惊安神，方以苓甘姜附龙骨汤治疗。处方：法半夏15 g，炙甘草10 g，干姜10 g，炮附片10 g（先煎），茯苓15 g，麦冬10 g，煅龙骨30 g（先煎），煅牡蛎30 g（先煎）。6剂，每天1剂，水煎服。服药期间，嘱病人每天剧烈运动30 min。服药6剂后，病人精神转好，自诉已无惊恐被害之感，可以与人同桌进食，夜间亦能入睡，二便可，无不适。效不更方，遂守此方服用30剂，病人症状基本消失。春节后嘱其坚持锻炼身体，继续规律服用此方3个月余后停药，随访7年，未见复发。

按：本例病人正值壮年，气血充足，血气方刚，然而言语伤人，如无情刀剑，直趋脏腑，内伤七情，似较外感六淫更甚。病人饮食不调、不知饥饱，口渴不欲饮，是土为湿困之象；情志所伤，肝木欲发作而为怒，却为中土水湿所遏，转而成郁；土湿木郁，中气损伤，肺肾气滞则金水生寒，肺在志为悲，肾在志为恐，肺肾气旺是以悲恐俱作；小便清、舌淡红、苔白厚腻、脉沉细滑，皆是湿寒之象，湿寒动则寝食皆废，故其根源乃是湿寒。方中炮附片大辛大热，用以温暖脾胃，除脾湿肾寒，补下焦之阳虚；干姜温中散寒，暖脾阳，驱寒邪而达木郁；茯苓利水渗湿而培脾土；炙甘草益气和中而补脾胃；麦冬清金润燥而安心神；煅龙骨、煅牡蛎安魂定惊而秘精敛神；法半夏平冲降浊而和胃消痞，与炮附片相反相成。全方制方严谨，干姜、炮附片合用以温脾肾之寒；茯苓、炙甘草共奏利湿培土之功；麦冬清肺、法半夏降逆，则升降平调而木郁自达；煅龙骨、煅牡蛎镇惊安神则惊恐皆除。{张峰，陈春娣．苓甘姜附龙骨汤治疗癫狂证验案2则［J］．光明中医，2020，35（9）：1393-1394.}

丹皮柴胡犀角汤

【方源】《医学金针》卷六

【组成】牡丹皮、柴胡、生地黄、白芍、茯苓各三钱（9 g），犀角（研汁）一钱（3 g），炙甘草二钱（6 g）。

【用法】水煎大半杯，温服。

【功效】凉肝清热，泻火安神。

【主治】狂病喜怒乖常者。

【证治机制】劳伤中气，土湿木郁，则生惊悸。湿旺痰生，迷其神智，喜怒悲恐，缘情而发，动而失节，乃病癫狂。癫狂之家，必有停痰。痰者，癫狂之标，湿者，癫狂之本。癫起于惊，狂生于悸，拔本塞原之法不在痰。若宿痰胶固，以瓜蒂散上下涌泄，令脏腑上下清空，然后燥土泻湿，以拔其本。

【组方原则】本方为肝郁化火，火盛发狂而设。方用犀角清心泻热，清心即能泻肝，是为实则泻子；牡丹皮清肝泻火，并为主药。生地黄清热，又能养阴生津，为臣药。柴胡疏肝解郁，白芍益阴柔肝，为佐药。茯苓、炙甘草益气和中，养心安神，寓肝病实脾之意，为佐使药。

【方论选录】凡人一脏之气偏盛，则一脏之志偏见，而一脏之声偏发。癫病者，安静而多悲恐，肺肾之气旺也。狂病者，躁动而多喜怒，肝心之气旺也。肺肾为阴，肝心为阳。《难经》曰：重阴者癫，重阳者狂，正此义也。然金水之阴旺，因于阳明之湿寒，木火之阳盛，因于太阴之湿热，湿寒动则寝食皆废，悲恐惧作，面目黄瘦，腿膝清凉，身静而神迷，便坚而溺涩，此皆金水之旺也。湿热动则眠食皆善，喜怒兼生，面目红肥，臂肘温暖，身动而神慧，便调而水利，此皆木火之旺也。癫原于阴旺，狂原于阳旺，阴阳各判，本不同气。而癫者历时而小狂，狂者积日而微癫。阳胜则狂生，阴复则癫作。胜复相乘，而癫狂迭见，此阴阳之俱偏者也。如颠病悲恐失正者，以苓甘姜桂龙骨汤主之。如狂病喜怒乖常者，以丹皮柴胡犀角汤主之，如有宿痰胶固宜吐者，以瓜蒂散主之。(《医学金针》卷六)

【临床应用】

1. 证治要点　狂病，喜怒乖常者宜用。

2. 加减法　有痰者，加蜀漆。

3. 现代临床常用于治疗的精神分裂症、双相情感障碍、持续性妄想障碍、抑郁症、分裂情感障碍等。

第五节　息风调魂剂

镇肝熄风汤

【方源】《医学衷中参西录》

【组成】怀牛膝一两（30 g），生赭石（轧细）一两（30 g），生龙骨（捣碎）五钱（15 g），生牡蛎（捣碎）五钱（15 g），生龟甲（捣碎）五钱（15 g），生杭芍五钱（15 g），玄参五钱（15 g），天冬五钱（15 g），川楝子（捣碎）二钱（6 g），生麦芽二钱（6 g），茵陈二钱（6 g），甘草一钱半（4.5 g）。

【用法】水煎服。

【功效】镇肝息风，滋阴潜阳，安魂定魄。

【主治】肝风上扰之癫痫。头目眩晕，头胀耳鸣，脑部热痛，心中热，面色如醉；或时常噫气，或肢体渐觉不利，口角渐形㖞斜；甚或眩晕颠仆，昏不知人，移时始醒；或醒后不能复原，精神短少，脉弦长有力者。

【证治机制】《素问·至真要大论》云："诸风掉眩，皆属于肝。"该病病位主要在肝。肝为风木之脏。张锡纯认为："此因肝木失和，风自肝起，又加以肺气不降、肾气不摄，冲气胃气又复上逆，于斯之气化皆上升太过，而血之上注于脑者，亦因之太过。"由于下虚上盛，风阳上扰，发生癫痫，时常头目眩晕，脑中作疼发热，目胀耳鸣，面色如醉；阴虚阳亢、心肝火炽，心神不安，故心中烦热；肝主疏泄，与气机升降密切相关，肝病每易犯胃乘脾，今风阳上旋，气机升降失序，则胃气亦随之上逆，故常噫气；倘若阳亢太过，肝风鸱张，气血逆乱，举发卒中，轻则经络受阻，肢体不利，口眼㖞斜；重则清窍被蒙，眩晕颠仆，昏不知人，因瘀阻脉络，气血运行不畅，故见肢体痿废或偏枯等症。脉弦长有力，乃肝阳亢盛之象。

【组方原则】本方证由肝肾阴虚，阴不制阳，肝阳上亢，肝风内动，气血上逆，魂魄不安，本标实而以标实为急，故治宜镇肝息风以安魂为主，辅以养肝补肾以养魂。方中怀牛膝味甘苦酸而平，主入肝、肾二经，《医学衷中参西录》“牛膝解”曾说牛膝“原为补益之品，而善引气血下注，是以用药欲其下行者，恒以之为引经”。在该书“论脑充血之原因及治法”的验案后又说：“所录二案，用药大略相同，而以牛膝为主药者，诚以牛膝善引上部之血下行，为治脑充血证无上之妙品，此愚屡经试验而知……而用治此证，尤以怀牛膝为最佳。”故重用为君，针对气血逆乱冲激于脑的病机，引血下行，缓解气血上冲之势，同时兼奏补肾益肝养魂之效。生赭石苦甘而平，其质重坠，功能平肝镇逆，平冲降逆。生龙骨、生牡蛎皆为介类，均善平肝潜阳，三药相协，镇摄上逆之气血，平抑亢盛之风阳，共助牛膝以治标以安魂，正合《素问·气交变大论》“高者抑之”之义，是为臣药。生杭芍、生龟甲、玄参、天冬滋阴柔肝，潜阳清热，以制亢阳，使阴复阳潜，肝风自息，均为本之品。此外，张氏之用玄参、天冬，尚有清金以制木之意，以上四味，皆为佐药。肝为将军之官，职司疏泄，性喜条达而恶抑郁，若味镇摄潜降，难免肝气受抑，反不利于风阳之平降宁息，故后又加入茵陈、生麦芽、川楝子三味。其中茵陈苦辛而凉；生麦芽“亦善将顺肝本之性使不抑郁”；川楝子味苦性寒，疏肝泄热，“善引肝气下达，又能折其反动之力”。三味共投，清泄肝阳之有余，条达肝气之郁滞，从而有利于肝阳之潜降与气血之下行，亦属佐药。甘草调和诸药，并合生麦芽和胃调中，以防金石介类药物质重碍胃，用为使药。诸药配伍，引血下行，镇逆潜阳，安魂定魄，滋阴疏肝，共成标本兼顾，刚柔相济之良方。

本方在配伍上有三大特点：其一，针对阳亢风动，气血上冲之病机，重用牛膝引血下行，直折亢阳，开平肝息风、安魂定魄法之又一蹊径；其二，群集大剂生赭石、生龙骨、生龟甲等金石介类药，使本方具有较强的镇逆息风之力，在平肝潜阳药的运用上，较前人有独到之处；其三，兼顾肝脏的生理、病理特点，佐以川楝子、茵陈、生麦芽肝泄热以及生杭芍、玄参、天冬育阴柔肝，以防单纯重镇相反激发气血上攻之弊病。

【临床运用】

1. 证治要点　本方为志意病的常用方。只要辨证属阴虚阳亢，肝风内动者，均可使用。临床以癫痫、抽搐、头目眩晕，脑部胀痛，面色如醉，心中烦热，脉弦长有力为证治要点。

2. 加减法　心中热甚者，加石膏一两；痰多者，加胆星二钱；尺脉重按虚者，加熟地黄八钱、净萸肉五钱；大便不实者，去龟甲、代赭石，加赤石脂（喻昌谓石脂可代赭石）一两。此外，风阳亢盛者，可加钩藤、天麻、羚羊角；肝火较盛，血压过高，头痛剧烈，眼目胀痛者，可加夏枯草、黄芩、钩藤；大便燥结者，加生大黄，便通即止；兼血者，加桃仁、乳香、没药；饮食停滞，胃口不开者，加鸡内金、山楂、神曲。

3. 本方现代常用于癫痫、癫狂、帕金森病、癔症性昏厥、神经官能症、更年期综合征、高血压肾病、急性肾炎以及皮肤病等证属阴虚阳亢、肝风内动者。

【现代研究】

1. 改善帕金森病人的自主神经　有学者探讨了镇肝熄风汤加减联合多巴丝肼片美多芭对老年帕金森病肝肾阴虚证病人自主神经的改善效果。研究者采用“双色球分配法”将 80 例老年帕金森病人均分至对照组和观察组，对照组给予多巴丝肼片（美多芭）治疗，观察组在对照组的治疗基础上联合镇肝熄风汤加减治疗，处方如下：生赭石 30 g，怀牛膝 30 g，生龟板 15 g，生龙骨 15 g，生牡蛎 15 g，生杭芍 15 g，玄参 12 g，白僵蚕 12 g，天冬 12 g，木瓜 12 g，茵陈 6 g。生麦芽 6 g，甘草 6 g。随症加减：血虚甚者，加当归 10 g，熟地黄 10 g；气虚甚者，加黄芪 15 g，党参 10 g；血瘀甚者，加桃仁 10 g，红花 6 g。将以上药材加入清水煎煮至 400 mL，分早晚 2 次温服即可，每日服用 1 剂，连续服用 3 个月。结局指标以血清相关因子水平、临床有效率、中医证候积分变化、自主神经及认知功能改善情况。研究结果显示，治疗后，观察组临床总有效率显著高于对照组，两组中医证候积分较治疗前显著降低，观察组中医证候积分显著低于对照组；两组自主神经症状量表（SCOPT-AUT）评分较治疗前显著降低，观察组 SCOPT-AUT 评分显著低于对照组；组蒙特利尔认知评估量表（MoCA）评分较治疗前显著升高，观察组 MoCA 评分显著高于照组；两组血清 BDNF、神经营养因子 -3（NT-3）、胰岛素样生长因子 -1（IGF-1）水平较治疗前显著升高，观察组血清 BDNF、NT-3、IGF-1 水平显著高于照组，$P < 0.05$。基于以上结果研究者得出结论：对老年帕金森肝肾阴虚证病人实施多巴丝肼片联合镇肝熄风汤加减治疗可进一步提高其临床有效率，调节神经因子水平，改善其临床症状、自主神经及认知功能。{李华兴，刘爱武，丘伟贤，等.镇肝熄风汤加减联合美多芭对老年帕金森病病人自主神经的改善效果分析［J］.中医临床研究，2020，12（20）：64-67.}

2. 治疗眩晕　有研究者分析了镇肝熄风汤对阴虚阳亢型眩晕病人的作用。研究者将阴虚阳亢型眩晕病人 80 例采用随机分组分为对照组与研究组。对照组采用氟桂利嗪进行治疗，研究组采用镇肝熄风汤进行治疗，处方如下：代赭石、怀牛膝各 30 g，龙骨、天冬、牡蛎、玄参、芍药、龟板各 15 g，川楝子、麦芽、茵陈各 6 g，甘草 5 g。各药煎煮过滤取汁，每日 1 剂，早晚 2 次分服。以 4 周为 1 个疗程。比较两组的治疗总有效率、变异系数和不良反应状况。研究结果显示：治疗后研究组的血压指标 24 h 舒张压、（24 hDCV）、24 h 收缩压变异系数（24 hSSD）水平明显低于对照组的水平；研究组的治疗总有效率（显效 14 例，有效 23 例，无效 3 例）比对照组（显效 9 例，有效 21 例，无效 10 例）明显增加；两组无不良反应形成。基于以上结果，研究者认为镇肝熄风汤能有效地控制阴虚阳亢型眩晕病人的病情，调节血压变异状况。{鲍秋影，霍志军.镇肝熄风汤治疗阴虚阳亢型眩晕临床有效性和安全性分析［J］.中西医结合心血管病电子杂志，2020，8（2）：173-174.}

3. 治疗小儿多动症　为探讨镇肝熄风汤加味结合针刺疗法在治疗小儿多动症中的应用效果。研究者选取 114 例多动症患儿作为研究对象，依据随机法将患儿分为对照组 57 例（镇肝熄风汤加味治疗）；观察组 57 例（镇肝熄风汤加味结合针刺治疗），对比两组患儿的治疗效果。镇肝熄风汤处方：白芍、生龙骨、生牡蛎各 30 g，龟甲、生麦芽、茵陈各 15 g，炒酸枣仁 20 g，天冬、玄参、生地黄各 15 g，怀牛膝、生甘草 6 g。对于情绪易激动、睡眠质量差的患儿，加远志、石菖蒲、茯神各 15 g；对于少食、纳呆的患儿，加苍术、鸡内金各10 g。煎服方法：将全部中药用适量冷水浸泡30分钟，武火煮开10分钟后，继用文火煎煮20分钟，后取汤汁200 mL，口服，早晚各1次，每次100 mL，治疗周期为3周。观察组采用镇肝熄风汤加味结合针刺治疗，对于穴位的选择以合谷、行间、太冲、太阳、三阴交、血海、内关、百会为主，针具使用毫针，治疗过程为隔日针刺1次，连续治疗3周。治疗后，对照组患儿临床治疗有效率为75.44%（显效17例，有效26例，无效14例），明显低于观察组94.74%（显效25例，有效29例，无效为3例）。对照组患儿不良反应发生率为19.30%，明显高于观察组3.51%（$P < 0.05$）。从而得出结论：通过对多动症患儿应用镇肝熄风汤加味结合针刺治疗，能够起到显著的治疗效果，减少了不良反应的发生，具有良好的临床效果及推广应用价值。{李云鹏.镇肝熄风汤结合针刺疗法治疗小儿多动症的临床观察［J］.中国中医药现代远程教育，2020，18（12）：65-66.}

4. 治疗卒中后抑郁　为探讨分析脑卒中后早期抑郁病人实施镇肝熄风汤联合针灸治疗的效果。有学者选取了脑卒中后早期抑郁病人60例作为研究对象，将其随机等分为两组，各30例。参照组行西医常规治疗，研究组实施镇肝熄风汤联合针灸治疗，具体处方如下：怀牛膝30 g，代赭石30 g，生龙骨30 g，生牡蛎30 g，生龟板15 g，生白芍15 g，玄参15 g，天冬15 g，茵陈12 g，川楝子6 g。加减：疲乏感，加太子参15 g，炙黄芪20 g；失眠，加制远志15 g，酸枣仁20 g；纳差，加广陈皮12 g，焦六曲12 g；心中烦热，加生石膏30 g。病人每日给药剂量为1剂，服药方法为水煎服，早晚分服各1次，3周为1个疗程。针灸取穴为百会、四神聪、风池、内关、太冲、太溪、三阴交。百会、四神聪取头皮呈15°～30°角进针0.5～0.8寸，风池、内关、太冲、太溪、三阴交常规进针，行提插捻转手法，得气后留针30分钟。每天1次，3周为1个疗程。观察比较两组的治疗有效率指标测算值，以及HAMD测评。结果显示：研究组的治疗有效率指标测算值高于参照组，治疗后，研究组的HAMD测算值低于参照组。基于上述结果，认为脑卒中后早期抑郁病人实施镇肝熄风汤联合针灸治疗，能获取较好结果，值得临床推广运用。{武士勇，袁彩华，张英，等.镇肝熄风汤联合针灸治疗脑卒中后早期抑郁的疗效观察［J］.中西

医结合心血管病电子杂志，2019，7（13）：164-165.｝

【验案举例】

1.癫痫　杜某，男，8岁，于1984年7月29日就医。去年年底学习紧张突然昏倒，双侧瞳孔对光反射消失，结膜充血，上肢轻微抽动，约2分钟自行缓解；不能回忆发病时的情节，只喊头痛，去医院就诊，内科诊断为“癫痫”。经服苯妥英纳、鲁米那、扑痫酮等药物而无效，每天发作2次，多在下午发病，用中药“消食清空散”月余，也未见好转，曾用卡马西平口服，当初有效，月余效差，每日发作5～10次，上下午均可发病，头痛从枕部及顶部发起波及全头，眼结膜充血，眼前散在性的彩色亮点闪动，眨眼之间意识丧失，但不昏倒，能在室内外徘徊，步态慌张而不稳，约10分钟后自行解，眼结膜充血消失，但不能回忆发病经过。每当生气、着急、劳即易发作。本次发病体检查：体温37℃，脉搏8次/分，血压85/60 mmHg，脉弦有力，舌苔薄白、舌尖红、边微紫暗色。神志清楚，双侧瞳孔等大等圆，对光反应（++），眼动充分，双眼球微有水平震颤，眼底正常，诊断：①弃走性癫痫；②少阳经头痛。治疗：给予镇肝熄风汤加细辛、藁本、羌活、白芷。水煎服20剂而愈，随访半年未见发作。｛张永祥，梁喜爱.镇肝熄风汤加味治疗奔走性癫痫［J］.江西中医药，1987（4）：66.｝

2.失眠　病人，女，48岁，2016年5月30日初诊。以“失眠多梦20余年”为主诉就诊。现病史：病人于20年前因家庭事务出现失眠多梦，严重时服用地西泮3片仍不能入睡，伴头昏沉不适，双耳轰鸣，情绪不稳，烘热汗出，善太息，常有长吸1次为快的现象，胁肋不舒，健忘乏力。曾间断在外院进行治疗（具体治疗方法不详），病情时轻时重，影响日常工作及生活，遂于我院门诊就诊。既往史：甲状腺癌切除术后半年。查体：慢性病容，精神萎靡，神情憔悴，头发花白，舌质暗，苔薄黄，脉弦细。神经系统检查无阳性体征。西医诊断：失眠焦虑状态、自主神经功能失调、甲状腺癌切除术后。中医诊断：不寐。辨证：阴虚阳亢。治则：镇肝息风，滋阴潜阳。方药：镇肝熄风汤加减，药物组成：川牛膝10 g，天冬10 g，玄参10 g，醋龟甲10 g，煅赭石30 g，白芍10 g，茵陈15 g，煅龙骨30 g，炒麦芽10 g，炙甘草3 g，8剂。每日 1 剂，分 2 次早晚温服。

按：正常的睡眠依赖于人体的“阴平阳秘”，脏腑调和，气血充足，心神安定，心血得静，卫阳能入阴。《素问》曰：“阴在内，阳之守也；阳在外，阴之使也。”卫阳通过阴跷脉、阳跷脉而昼行于阳、夜行于阴。不寐与心、肝、脾、肾密切相关。因血之来源由水谷精微所化，上奉于心，则心得所养；受藏于肝，则肝体柔和；统摄于脾，则生化不息。调节有度，化而为精，内藏于肾。肾精上承于心，心气下交于肾，阴精内守，卫阳护于外，阴阳协调，则神志安宁。该病人年近 50 岁，《素问》曰：“年过四十，而阴气自半也。”女子“七七任脉虚，太冲脉少，天癸竭”，故肾精不足，水不涵木，肝阳偏亢；肾水不能上济心火，心阳亢盛，继之阴精渐耗，虚火扰神，心神不安，阳不入阴，因而不寐。肝阳偏亢，气血上涌，则头晕、双耳轰鸣；心肾阴虚，君火上炎，扰动神明，则心烦不寐；思则气结，气机不畅，则胁肋不舒，善太息；烘热汗出，舌质暗，苔薄黄，脉弦细，均为阴虚阳亢之象。该病人除常见的失眠多梦等主症外，还有双耳轰鸣、情绪不稳、烘热汗出、善太息及健忘乏力等兼症，舌脉可见舌质暗，苔薄黄，脉弦细，故中医辨证属阴虚阳亢证。治以镇肝息风，滋阴潜阳。方中牛膝滋补肝肾为主以治本；煅赭石质重沉降，镇肝降逆，合牛膝引血下行；龙骨、龟甲、白芍益阴潜阳，镇肝息风；玄参、天冬下走肾经，滋阴清热，合龟甲、白芍滋水涵木，滋阴以柔肝。肝为刚脏，性喜条达而恶抑郁，过用重镇之品，势必影响其条达之性，故又以茵陈、麦芽清泄肝热，疏肝理气，以遂其性。甘草调和诸药，合麦芽能和胃安中，以防金石类药物碍胃。全方重用潜镇药物，配伍滋阴、疏肝之品，以达到标本兼治的目的。{宗晓燕，葛淑琦，马云枝．镇肝熄风汤加减治疗阴虚阳亢型失眠验案 1 则［J］．中国民间疗法，2017，25（10）：54.}

羚角钩藤汤

【方源】《通俗伤寒论》卷二

【组成】羚角片（先煎）钱半（4.5 g），霜桑叶二钱（6 g），京川贝（去心）四钱（12 g），鲜生地五钱（15 g），双钩藤（后入）三钱（9 g），滁菊花三钱（9 g），茯神木三钱（9 g），生白芍三钱（9 g），生甘草八分（2.4 g），淡竹茹（与羚角先煎代水）五钱（15 g）。

【用法】水煎服。

【功效】凉肝息风，养阴安魂。

【主治】热盛动风之抽搐。高热不退，烦闷躁扰，手足抽搐，发为痉厥，甚则神昏，舌绛而干，或舌焦起刺，脉弦而数。

【证治机制】热盛动风多出现在温病后期，按病变阶段分为气、营、血，但其病所，以厥阴肝经为主。动风所致抽搐为筋脉之病变，筋束谷，联络关节、肌肉，主运动，具有刚柔并济的特点，同时筋又为肝脉所主，且依赖肝血所养。若温热之邪入侵，此时肝脏自病，魂有不安，扰动心神，轻则出现烦闷燥扰，重则出现神志昏迷等症状；邪热燔灼，津伤失濡，筋急而挛，故手足抽搐，发为痉厥。如《余师愚疫病》所言“热毒流于肝经……筋脉受其冲激，则抽惕若惊”。“痉，强直也，谓筋之收引而不舒纵也，其所以致此者有二：一曰寒……一曰热，热甚则灼其血液干枯，干枯则短缩，观物之干者必缩可见也。”邪热炽盛，阴液耗伤，故络而干或舌焦起刺；脉弦而数，此为肝经热盛之象。

【组方原则】本方所治乃肝经热盛所致生风之证，病势急骤，应凉肝息风，养阴安魂。方中羚羊角咸寒，入肝、心经，既擅平肝息风，又能清热镇惊以安魂魄。钩藤甘凉，亦归肝、心二经清热平肝，息风定惊，《本草纲目》卷十八云：“钩藤，手、足厥阴药也。足厥阴主风，手厥阴主火。惊痫、眩运，皆肝风相火之病，钩藤通心包于肝木，风静火熄，则诸症自除。”《本草新编》亦云：“钩藤……入肝经治寒热惊，手足瘛疭，胎风客忤，口眼抽搐。此物去风甚速，有风症者必宜用之。”两药相合，则凉肝息风之力更强，则魂魄安稳，共为君药。霜桑叶苦甘性寒，入肝经可清肝热。滁菊花甘苦而凉，善解肝经之热。桑、菊同用，共助君药清热息风，皆为臣药。火旺生风，风助火势，风火相煽，耗阴劫液，故以鲜生地、生白芍、生甘草酸甘化阴，滋阴养液，柔肝舒筋。地黄取鲜品，芍、草俱生用，则寒凉之性较胜，切合热甚津伤之机。风火灼津，易于成痰，痰浊既成，又会助热生风，加重病情，故配竹茹、贝母清热化痰。用茯神木者，以风火内旋，心神不宁，而此药功专平肝心也；以上六味同为佐药。其中生甘草兼可调和诸药，又为使药。全方侧重于凉肝息风，兼顾增液、化痰、宁神，法度严谨，主次分明，而针对风动痰生、神魂不宁的病机配伍祛痰、安神药以增强平肝息风安魂之效，则尤为同类方剂所未备。

【方论选录】

何秀山：肝藏血而主筋，凡肝风上翔，症必头晕胀痛，耳鸣心悸，手足躁扰，甚则瘛疭，狂乱痉厥，与夫孕妇子痫，产后惊风，病皆危险，故以羚、藤、桑、菊息风定痉为君，臣以川贝善治风痉，茯神木专平肝风。但火旺生风，风助火势，最易劫伤血液。尤必佐以芍、甘、鲜地酸甘化阴，滋血液以缓肝急。使以竹茹，不过以竹之脉络通人之脉络耳。此为凉肝息风、增液舒筋之良方。然惟便通者，但用甘咸静镇、酸泄清通始能奏效，若便闭者，必须犀连承气急泻肝火以息风，庶可救危于俄顷。(《重订通俗伤寒论》)

【临床运用】

1. 证治要点　本方为凉肝息风的代表方，临床以高热、抽搐为证治要点。

2. 加减法　气分热盛而见壮热汗多、渴欲冷饮者，加石膏、知母等以清气分之热；营血分热盛而见肌肤发斑、舌质红绛者，加水牛角、牡丹皮、紫草等以清营凉血；兼腑实便秘者，加大黄、芒硝以通腑泄热；兼邪闭心包、神志昏迷者，加紫雪或安宫牛黄丸以凉开止痉；抽搐不易止息者，加全蝎、僵蚕、蜈蚣等以息风止痉；喉间痰壅者，加鲜竹沥、生姜汁、天竺黄等以清热涤痰；高热不退，津伤较甚者，加玄参、天冬、麦冬等以滋补津液；若无羚羊角，可用山羊角或珍珠母替代，但用量宜大。

3. 本方现代常用于癫狂、精神分裂症、癔症、出血性脑卒中、妊娠子痫、癫痫等属肝热生风或肝阳化风者。若抽搐或痉厥辨证为热盛或阳亢风动者亦有良好疗效。

【使用注意】热病后期阴虚风动者，不宜使用本方。

【现代研究】

1. 治疗热厥　有学者对小儿热性惊厥患儿使用羚角钩藤汤治疗，并分析其对预防病情复发的价值。选取68例热性惊厥患儿，将其分为两组。对照组34例，采取常规西医治疗；观察组34例，在此基础上，使用羚角钩藤汤，处方如下：羚角片（先煎）4.5 g，霜桑叶6 g，甘草10 g，滁菊花9 g，双钩藤（后入）9 g。对心神不宁患儿，酌加酸枣仁、茯神、远志；对咳嗽痰多患儿，酌加枇杷叶、川贝母；对热极阴虚患儿，酌加生白芍、太子参、鲜生地。每日1剂，直至体温正常恢复正常。结果显示：随访期间，两组患儿发热次数无明显差异，差异无统计学意义（$P > 0.05$），观察组患儿惊厥次数明显少于对照组，差异有统计学意义（$P < 0.05$）。对小儿热性惊厥患儿使用羚角钩藤汤治疗可有效预防热性惊厥复发，减少惊厥发生次数，应用效果良好。{张文丽.羚角钩藤汤预防小儿热性惊厥复发的价值观察［J］.临床医药文献电子杂志，2020，7（23）：156.}

2.治疗小儿抽动障碍　为观察羚角钩藤汤加减治疗小儿抽动障碍（痰火扰神型）的临床疗效，有学者收集符合诊断标准的140例病例，随机分为治疗组100例和对照组40例。对照组予硫必利片口服，治疗组予羚角钩藤汤加减口服，处方如下：羚羊角粉0.3 g，钩藤9 g，菊花6 g，桑叶9 g，地龙9 g，牡蛎15 g，浙贝母9 g，茯神9 g，生白芍9 g，生地黄9 g，射干6 g，竹茹6 g，天竺黄9 g，生甘草3 g。随证加减：脾气急躁易怒，肝火偏旺者，加夏枯草、焦山栀；面色无华，心气不足者，可合甘麦大枣汤安神养心；过食肥甘，饮食所伤，舌苔厚腻而致抽动日久不愈者，加川朴花、生山楂、花槟榔理气化滞消食；上课注意力不集中，多动难静者，加制首乌、龟板、石菖蒲、炙远志补肾益智。临证加减：频繁瞬目者，加谷精草；喉中异声明显者，加板蓝根、玄参；明显吸鼻者，加白芷、辛夷；四肢抽动明显者，加伸筋草、木瓜。小于6岁者每日2～3剂，6岁及以上者，每日1剂，分早晚2次，温开水泡开口服。以12周为一个疗程，治疗后进行两组综合疗效对比，包括总疗效、耶鲁抽动量表积分程度的改善、中医证候积分的改善情况以及不良反应情况。治疗前后两组自身比较耶鲁症状抽动总积分、发声性抽动积分、运动性抽动积分以及中医证候积分比较，均有显著差异，表明两组在治疗小儿抽动障碍方面均有显著疗效。在改善耶鲁症状抽动总积分及运动性抽动积分方面，两组无显著性差异，表明在改善抽动总积分及改善运动抽动积分，两组疗效相当。在改善发声性抽动积分及中医证候积分方面，两组有显著差异，表明治疗组在改善发声性抽动及中医证候积分方面优于对照组。在不良反应发生率方面，治疗组为4%，对照组为27.5%。羚角钩藤汤加减疗效肯定，安全性高，进一步证实中医药治疗小儿抽动障碍的优势和前景。{沈红莲.羚角钩藤汤加减治疗小儿抽动障碍（痰火扰神型）的临床疗效评价［D］.杭州：浙江中医药大学，2018.}

【验案举例】

1.狂证　王某，男，60岁，2012年3月2日初诊。因生气致左半身不遂2天，伴口歪，头晕，语言流利。查血压180/100 mmHg，左侧肢体肌力3级。颅脑MR示右侧基底节区梗死灶。化验提示高脂血症、高黏血症。入院治疗2周病情改善后在针灸科门诊继续治疗。2013年6月7日就诊病人突发性情暴躁2日，坐卧不宁，烦躁不安，胡言乱语，不配合针刺治疗，无头晕头痛，寐欠安，大便干，舌红苔少微黄，脉弦数。查血压140/90 mmHg。中医诊断为狂证，证属阴虚阳亢，治以滋阴潜阳，镇肝息风，拟用镇肝熄风汤加减。方药：牛膝30 g，代赭石20 g，海浮石20 g，生龙骨15 g，生牡蛎15 g，龟甲15 g，白芍15 g，玄参15 g，麦冬15 g，黄连6 g，远志10 g，麦芽10 g，炙甘草10 g；每天1剂，水煎早晚分服，共3剂。服药3剂后，病人性情恢复正常，躁扰不安，嬉闹不止等症状消失，至今在我科针刺康复过程中未见复发。

按：笔者采用张锡纯《医学衷中参西录》的镇肝熄风汤化裁治疗中风狂躁症。方中重用牛膝为君，入肝肾，引血下行滋补肝肾。代赭石、海浮石质重沉降，配牛膝引气血下行，加强重镇降逆之效；生龙骨、生牡蛎平肝息风，龟甲、白芍滋水涵木，玄参、麦冬滋阴清热，以上诸药共奏滋阴潜阳之功，为臣药。佐以黄连泻心火，麦芽疏肝气，远志开窍安神，甘草调和诸药。本病例审因论证，辨证施治，故收全功。{张雄，王伟志.镇肝熄风汤治愈中风狂躁症1例［J］.光明中医，2014，29（8）：1744.}

2.谵妄综合征　周某，男，67岁，2011年11月15日诊。左侧肢体全瘫50天。神清，精神可，呼吸平稳，左侧肢体全瘫，语言夸大，不合逻辑，时有躁动易怒，述心中烦热，寐欠安。纳食自胃管注入，二便自控差。舌红绛苔微黄腻，脉弦有力。左侧肢体肌力上肢 0 级、下肢 0 级。左巴氏征（+）。入院时颅脑 MR 检查示右侧额－颞－顶－基底节脑梗死，病灶部分陈旧伴少许出血，两侧基底节、丘脑及脑干软化灶，脑白质多发脱髓鞘斑，脑萎缩。诊为脑血管病致精神障碍，用利培酮每日 1 片，1 周治疗疗效不佳，后改为每日 2 片，治疗 1 周症状略改善。复查肝功能示丙氨酸氨基转移酶 109.1 U/L，天冬酸氨基转移酶 73.5 U/L。肝功能不全时利培酮血浆浓度正常，但是血浆中利培酮未结合部分平均增加约 35%，再增加剂量疗效未必增加，而出现其他副作用的风险会增加。辨证为肝经热盛，上扰心神。用羚角钩藤汤加减：白芍 10 g，川贝母 12 g，茯苓 10 g，甘草 6 g，钩藤 10 g，菊花 10 g，桑叶 10 g，生地黄 15 g，竹茹 15 g，羚羊角 1.2 g。每日 1 剂，水煎服 150 mL。1 周后症状明显改善，躁动减少，情绪较前平稳，舌质颜色由红绛变红。遂减少利培酮剂量，改为每日 1 片，加大羚羊角量至 4 g，继服治疗 1 周。自觉心中烦热明显改善，语言夸张、不合逻辑减轻，情绪基本平静。舌质颜色变为浅红、苔薄白。后停服利培酮，中药再服药 1 周，症状平稳，未见明显反复。复查肝功能示丙氨酸氨基转移酶 40.1 U/L，天冬酸氨基转移酶 30.2 U/L 较前无加重。

按语：谵妄综合征为广泛的认知障碍，尤以意识障碍为主要特点。目前对于谵妄的发病机制还了解不多，较为认同的观点是谵妄病人存在普遍的脑氧化代谢降低。不同原因导致与脑代谢活动有关物质的供给、摄取、利用降低，均可引起谵妄。脑氧化代谢率的降低可致乙酰胆碱合成的减少，胆碱缺乏构成了代谢－中毒性脑病特征性表现之一，即谵妄。

羚角钩藤汤方出于《通俗伤寒论》，主治热盛动风证。症见高热不退，烦闷燥扰，手足抽搐或肝热风阳上逆，头晕胀痛等。病人虽未出现高热不退、手足抽搐等症，但急躁易怒、夜寐不安、语声高、舌红绛、脉弦有力，为肝火扰心之象。治疗当平肝宁心。方中羚羊角凉肝透热，钩藤平肝清热，桑叶、菊花清肝热，生地黄、白芍养肝阴，川贝母、竹茹清痰热，茯苓安神宁心。诸药清平肝经、安神宁心，故效果较好。{杨阿根 . 羚角钩藤汤治疗谵妄综合征 1 例［J］. 实用中医药杂志，2012，28（6）：509.}

天麻钩藤饮

【方源】《中医内科杂病证治新义》

【组成】天麻三钱（9 g），钩藤 12 g，生决明 8 g，山栀三钱（9 g），黄芩三钱（9 g），牛膝 12 g，杜仲三钱（9 g），益母草三钱（9 g），桑寄生三钱（9 g），首乌藤三钱（9 g），朱茯神三钱（9 g）。

【用法】水煎服。

【功效】平肝息风，清热活血，补肝养魂。

【主治】肝阳偏亢，肝风上扰所致更年期综合征。头痛，眩晕，失眠，舌红黄，脉弦。

【证治机制】本方所治之证，系由肝阳上亢，肝风上扰引起魂动不安。肝属木，外应风气，内寄相火，体阴而用阳，其性刚劲，主动主升。如郁怒忧思，肝失条达，气郁化火，肝阳独亢，或久病体虚，摄生不当，肝肾亏损，阴不制阳，肝阳偏亢，化风上僭，风阳循经上扰清窍，则头痛、眩晕；肝藏魂，心藏神，肝阳肝火内扰，神魂失却安宁，则夜寐多梦，甚或失眠。舌红、苔黄、脉弦乃肝阳偏亢之征。烦劳动阳，恼怒伤肝，故本病证常因劳恼怒而诱发或加重。

【组方原则】肝阳偏亢，化风上扰之证，治当平肝息风以安魂，潜阳降逆以安神，正如《中医内科杂病证治新义》第一篇所指出的那样，“当以平肝降逆为法”。方中天麻甘平，专入足厥阴肝经，功擅平肝息风，《本草纲目》谓其“为治风之神药”。钩藤甘凉，既能平肝风，又能清肝热，二药合用，以增平肝息风之力从而安魂定魄，共为君药。臣以生决明，咸平入肝经，重镇潜阳，凉肝除热，《医学衷中参西录》云：“石决明……为凉肝镇肝之要药。为其能凉肝兼能镇肝，故善治脑中充血作疼作眩晕，因此证多系肝气、肝火挟血上冲也。”肝热阳升于上，阳亢又可化火生风，故配山栀、黄芩之苦寒降泄，清热泻火，俾肝经火热得以清降而不致上扰；益母草行血而利水，牛膝活血并引血下行，二物性皆滑利下行，有利于肝阳平降，亦合“治风先治血，血行风自灭”之理；杜仲、桑寄生补益肝肾，扶正顾本；首乌藤、朱茯神安神定志，以治失眠，俱为佐药。诸药相合，共奏平肝息风、清热活血、益肾心之效。

【临床运用】

1. 证治要点　本方是肝阳偏亢，肝风上扰证的常用效方，临床应用以头痛，眩晕舌红黄，脉弦为证治要点。

2. 加减法　原书云：“重症可易决明为羚羊角，则药力益著；若进入后期血管硬化之症，可酌入槐花、海藻，现代研究称所含路丁有改变血管硬化之功。”阳亢化风，眩晕较甚，唇舌或肢体发麻者，除羚羊角外，尚可酌加代赭石、牡蛎、龙骨、磁石等以镇肝潜阳息风；肝火偏盛，头痛较剧，面红目赤，舌苔黄燥，脉弦数者，可酌加龙胆草、夏枯草、牡丹皮，或加服龙胆泻肝丸以清肝泻火；便秘，可加大黄、芒硝，或加服当归龙荟丸以泻肝通腑；肝肾阴虚明显，可酌加女贞子、枸杞子、白芍、生地黄、何首乌等以滋养肝肾。

3. 本方现代主要用于原发性高血压之眩晕、头痛、中风后遗症、精神分裂症以及更年期综合征等。

【现代研究】

1. 治疗眩晕　刘秋燕为系统全面评价天麻钩藤饮治疗眩晕的临床有效率和安全性，通过检索中国期刊全文数据库、重庆维普中文科技期刊数据库、中国知网数据库、中国生物医学文献数据库网络版、万方数据库和中国中医药期刊文献数据库，查找天麻钩藤饮治疗眩晕的随机对照试验，检索时限均从建库至 2013 年 3 月 31 日。由 2 名研究者按照纳入与排除标准独立进行文献筛选、资料提取和质量评价后，采用 RevMan5.0.2 软件进行 Meta 分析。共计纳入 33 项试验，涉及 2922 例眩晕病人。Meta 分析结果显示：在临床有效性、复发率方面，天麻钩藤饮治疗眩晕疗效显著且不良反应较少。故而得出结论：天麻钩藤饮治疗眩晕具有更好的临床有效率，且复发率较低，但安全性有待进一步评价。{刘秋燕，吕光耀，张春兰，等.天麻钩藤饮及其加减治疗眩晕的系统评价［J］.世界科学技术－中医药现代化，2014，16（2）：239-248.}

2. 影响帕金森大鼠的多巴胺分泌与行为学　有学者为观察天麻钩藤饮对帕金森病（PD）模型大鼠行为学及纹状体内多巴胺含量的影响。采用 6- 羟基多巴胺（6-OHDA）注射法建立 PD 大鼠模型，造模成功的大鼠随机分为模型组、天麻钩藤饮高剂量组、天麻钩藤饮低剂量组和西药组，同时设立假手术组。天麻钩藤饮低、高剂量组分别予天麻钩藤饮不同剂量灌胃，西药组予美多芭灌胃，假手术组、模型组灌胃等量生理盐水，连续干预 8 周。治疗前后采用旋转试验、悬挂试验检测大鼠行为学，治疗后采用酶联免疫吸附试验（ELISA 法）测定纹状体中 DA 含量。行为学检测提示，治疗后天麻钩藤饮高、低剂量组和西药组悬挂试验得分均明显高于模型组，其中天麻钩藤饮高剂量组得分最高，与低剂量组、西药组比较，差异有统计学意义，天麻钩藤饮低剂量组与西药组比较差异无统计学意义；治疗后天麻钩藤饮高、低剂量组和西药组旋转圈数均明显低于模型组，其中高剂量组旋转圈数最少，与低剂量组、西药组比较差异有统计学意义，低剂量组与西药组比较差异无统计学意义。治疗后天麻钩藤饮高、低剂量组和西药组 DA 含量较模型组明显升高，其中高剂量组 DA 含量升高最明显，与低剂量组、西药组比较差异有统计学意义，低剂量组与西药组比较差异无统计学意义。基于以上结果，研究者得出结论：天麻钩藤饮可明显改善 PD 大鼠行为学症状，其取效机制可能与促进 PD 大鼠内源性多巴胺分泌，有效改善 PD 大鼠脑内微环境和神经元代谢有关。{张立娟，张倩，王康锋，等. 天麻钩藤饮对帕金森病模型大鼠行为学及纹状体内多巴胺含量的影响[J]. 江苏中医药，2018，50（2）：79-82.}

【验案举例】

失眠　女，32 岁，2014 年 3 月 7 日初诊。主诉：入睡困难伴脱发、周身乏力 1 年余。现病史：病人 1 年前因其母中风偏瘫住院，担忧过度而出现头面部出油严重，脱发，一日可脱达百余根，颠顶尤甚。双目有较多黄色黏性分泌物，双膝关节冷痛，得温痛减，周身乏力、倦怠。纳可，入睡困难，大便不成形，每日 2～3 次，小便短赤、灼热、刺痛。曾服补中益气丸，效差。舌象：舌红苔薄黄。脉象：寸关弦紧有力，尺软。辨证属肝郁气逆证，治以疏肝降气，清热活血。处方：天麻 15 g，钩藤 30 g，荆芥 15 g，防风 15 g，党参 12 g，佩兰 12 g，黄芩 12 g，栀子 9 g，黄柏 12 g，当归 12 g，白芍 30 g，川牛膝 15 g，杜仲 15 g，桑寄生 12 g。14 剂，水煎服，日 1 剂，早晚分服。

按：病人素性急躁，忧思多虑，遇事则反复思量，心神难安，忧思伤脾，脾居中土，斡旋出焉，然无肝之疏泄，则升清降浊之能俱废。发虽源于肾精，润乎心血，养自脾胃，但头发之生发则有赖于肝气之疏泄。木不疏土，则水谷无以化精微，糟粕无以通大肠，湿热熏蒸于头面，故油腻多脂。肝失疏泄，则心血无以润毛发，故毛发立而不固加之因长期忧思，气充于上，日久化火，煎灼发根，故见脱发；火攻于双目，则见双目黏液性分泌物；火攻于下，则见小便短赤灼热刺痛。气血充于上，阳不入阴，故入睡困难。下部相对缺血，双膝关节失于濡养，故见冷痛。其脉寸关弦紧，关以上血管壁紧绷为其内心忧虑、紧张、有未能释怀之事。究其根源，乃病人长期忧心其母病情又不得床前照顾，担忧过度，言及此处，病人潸然泪下，立时诊其脉，觉管壁弦紧程度稍缓，长期不良心理情绪得以释放，脉势怠缓无力，则是其长期身心俱惫，慢性疲劳之征象。方中天麻、钩藤是主药，天麻甘平质润，专入肝经，《神农本草经》谓“久服益气力，长阴肥健”，功在平肝息风，有“定风草”之名。钩藤甘而微寒，归肝与心包经，主息风止痉，再合川牛膝，三药共奏平肝镇潜、引血下行之功；桑寄生、杜仲补肝肾，强腰膝；防风、荆芥、佩兰能行能散，能宣畅气机，发散郁火，《医贯》对此类风药宣通气机的描述很形象“微风一吹，郁气即畅达”，三药合用能畅情志，舒缓其焦躁的心理情绪；栀子清利三焦火热，黄柏善清下焦热，利尿通淋。诸药共奏沉降气血、清热利湿、舒畅情志之效。二诊：病人自述服药效佳，且一改往日萎靡之态，入睡时间明显缩短，睡眠质量有较大改善，小便灼热刺痛感减轻。仍偶感乏力倦怠，头面部油脂多、脱发之症仍未见明显好转。舌红苔薄黄，寸关弦紧稍减，尺脉较前有力。处方：上方加枳壳 12 g，降香 6 g，川芎 10 g，白芷 12 g。14 剂，水煎服，日 1 剂，早晚分服。

按：病人上实下虚之证已得改善，继用沉降气血之枳壳、降香以防病势逆转。对头皮油脂过多而致脱发者宜用川芎、白芷，二者为臣使之药，一入气分，一入血分，川芎气雄，行血中郁结之风，白芷气香，散血中蕴郁之湿。二药均上行头面，直达颠顶，故又可引诸药直达病所而起效。半月后电话回访，病人诉诸症向愈，精力较前充沛，精神状态亦有较大改善，头面部油脂分泌减少，脱发好转。{陈聪聪，刘丽丽，李京凯．天麻钩藤饮治疗慢性疲劳综合征验案举隅[J]．山东中医杂志，2015，34（11）：884-885.}

大定风珠

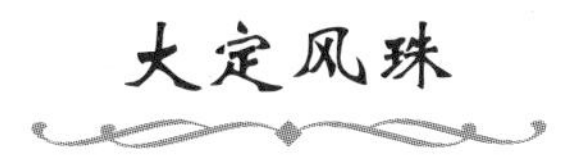

【方源】《温病条辨》卷三

【组成】生白芍六钱（18 g），阿胶三钱（9 g），生龟甲四钱（12 g），干地黄六钱（18 g），麻仁二钱（6 g），五味子二钱（6 g），生牡蛎四钱（12 g），麦冬（连心）六钱（18 g），炙甘草四钱（12 g），鸡子黄二枚（2 个），鳖甲生四钱（12 g）。

【用法】水八杯，煮取三杯，去滓，再入鸡子黄，搅令相得，分三次服。

【功效】滋阴，安魂，息风。

【主治】温病热邪久羁，吸灼真阴，或因误表，或因妄攻，神倦瘛疭，或神志不清，癫狂，或见失眠，脉气虚弱，舌绛苔少，时时欲脱。

【证治机制】肝肾同居下焦，乙癸同源，母子相依。温病后期，热邪深入下焦，羁留不去，耗灼真明，或医者误汗妄攻，重劫阴液，以致少阴肾水几近枯竭，厥阴肝木失于涵养，虚风由内缓缓而起，扰乱魂魄，则神志不清或癫狂或失眠，阴液耗损，水不涵木，筋脉失养而拘挛，故手足瘛疭；真阴大亏，精气虚衰，无以养神，故精神倦怠；肝肾阴伤，邪少虚多，故舌绛苔少，脉象虚弱；肾水欲竭，阴不敛阳，阴阳行将离决，故时时欲脱，为阴虚风动之魂魄不安证。

【组方原则】温病后期，真阴大亏，虚风内动，扰魂不安之证，治当滋阴、安魂、息风。方中鸡子黄、阿胶味甘性平，血肉有情，滋阴养血，平息内风以安魂魄，共为君药。《本草再新》云：鸡子黄“补中益气，养肾益阴”，“能使心肾交，能教肺肾足”。以鸡子黄镇定中焦，交通上下，令阴阳相抱，肝风平息，魂魄自安，是吴氏匠心独运之处。阿胶味厚滋补，为治疗血虚的要药。鸡子黄与阿胶相配，可增滋液息风之效。生白芍苦酸微寒，五味子酸温，炙甘草甘平，三药合用，酸甘化阴，柔肝缓急。五味子尚可收敛耗散之阴气。干地黄、麦冬滋补阴液，麻仁质润多脂，润燥养阴。六味共助君药填补真阴，皆为臣药。阴液大亏，则虚阳上浮，故用生龟甲、生鳖甲、生牡蛎介类沉降之品，重镇潜阳。“三甲”皆为咸味，其中生龟甲咸中带甘，与生鳖甲同为平性，潜阳之中尤兼滋阴之效；生牡蛎性凉而涩，功擅潜阳敛阴。三者均为佐药。炙甘草调和诸药，兼作使药。全方用甘味合酸味滋补收敛以救欲绝之真阴，又用咸味沉降镇定以潜未尽之浮阳，俾阴复阳潜，虚风自息，魂魄自安，故吴氏谓本方属“酸甘咸法”。

从治本着手，重用浓浊厚味填阴，佐以介属潜阳，乃本方的主要特点。

【临床运用】

1. 证治要点　本方为滋阴、安魂、息风的代表方，适用于阴虚风动之证，临床以意识不清，神倦，舌绛苔少，脉象虚弱为辨证要点。

2. 加减法　原书云：“喘加人参，自汗者加龙骨、人参、小麦，悸者加茯神、人参、小麦。”喘为元气大亏，故加人参以益气而平喘；自汗因元气虚弱，卫表不固，故加龙骨、人参、小麦以益气敛汗；悸乃心气耗伤，故用人参、小麦以益气养心；兼低热者，酌加地骨皮、白薇、知母、牡丹皮以退虚热；有痰者，酌加天竺黄、贝母、制半夏以清热化痰。

3. 本方现代用于风湿性舞蹈症、帕金森病、甲状腺功能亢进症、甲状腺功能亢进术后手足搐搦症、肝厥、不宁腿综合征等证属阴虚风动者，以及失眠、小儿暴惊夜啼等证属阴虚内热者。

【使用注意】阴液虽亏而邪热犹盛者，不宜使用本方。《温病条辨》卷三云：“壮火尚盛者，不得用定风珠。”因本方由大队厚浊滋补之品组成，误用有恋邪留寇之弊。

【现代研究】

1. 治疗失眠　有学者为观察大定风珠治疗中风后失眠的临床疗效。将 60 例病人随机分为两组，对照组 30 例口服安神补脑液治疗，治疗组 30 例口服大定风珠加味治疗，处方如下：白芍、生地黄、生龟板、生牡蛎、生鳖甲各 20 g，麦冬、阿胶（烊化）、丹参、茯神各 15 g，麻仁、五味子、炙甘草各 10 g，鸡子黄（冲服）2 枚。每天 1 剂，水煎至 200 mL，分早晚 2 次服。两组均治疗2周为1个疗程，1个疗程后观察疗效。结果显示：总有效率治疗组为90.0%（治愈15例，显效8例，有效4例，无效3例），对照组为76.7%（治愈10例，显效7例，有效6例，无效7例）。从而得出结论：大定风珠加味治疗中风后失眠疗效确切。{刘芳.大定风珠加味治疗中风后失眠30例［J］.新中医，2009，41（12）：70-71.}

2.治疗帕金森症　有学者研究大定风珠对肝肾阴虚型帕金森病（PD）病人非运动症状（NMS）的影响。对56例肝肾阴虚型PD病人采用大定风珠协同西药进行治疗，观察病人使用前后NMS的变化。处方如下：鸡子黄2个，阿胶10 g，生牡蛎30 g，龟甲20 g，鳖甲20 g，钩藤10 g，生地黄10 g，白芍10 g，麦冬10 g，五味子15 g，甘草6 g，火麻仁15 g。气虚喘急，加人参补气；气虚自汗，加人参、龙骨、小麦补气敛汗；气虚心悸，加人参、小麦、茯神补气宁神定悸；肝风甚，肢体颤抖、眩晕较著，加天麻、全蝎、石决明；阴虚火旺，见五心烦热，躁动失眠，便秘溲赤，加黄柏、知母、牡丹皮、玄参；肢体麻木，强直僵硬着，加木瓜、地龙，重用白芍、甘草。疗程为2周，治疗期间随时调整吡贝地尔缓释片、美多巴剂量等抗帕金森病药物。治疗后病人帕金森病睡眠量表（PDSS）、自主神经症状量表（SCOPA-AUT）、HAMA评分较治疗前均有明显降低。从而得出结论，大定风珠丸对PD病人自主神经症状有明显改善作用，且能改善肝肾阴虚型PD病人睡眠状态，改善焦虑状态。对肝肾阴虚型PD病人的NMS改善明显。{唐瑾.大定风珠对肝肾阴虚型帕金森病非运动症状的影响［J］.中国中医药现代远程教育，2017，15（22）：95-97.}

【验案举例】

小儿惊风　夏某，11岁，1985年6月3日诊。半月前因高热神昏送医院救治，诊断为乙型脑炎。住院12天热退神苏而出院，因后遗手脚抽动而来诊。诊见神形疲惫，消瘦色白，日晡两颧潮红，肌肤干燥，目光无神，舌红无苔少津，脉细弱无力，便干，手脚时有抽动或手指蠕动。证属热邪久羁，真阴亏虚。治宜填阴沃燥，潜阳息风。拟大定风珠加减：生地黄、生白芍各15 g，麦冬、阿胶、生龟板、生鳖甲、炙甘草各10 g，五味子、地龙、麻仁各6 g，鸡子黄2只。每日1剂，加水800 mL，煎取300 mL，再入鸡子黄，搅和后分

3 次服。服 7 剂后神情转好，下午潮热差，目光比前有神，大便顺，手脚已不抽动，唯手指还时有蠕动，原方再服，半个月后手指已不蠕动，肌肤已润泽。

按：本例乙脑经救治后，虽热退神苏，但后遗神倦疲，脉细弱，舌红少津，系热邪久羁，烁伤真阴，其脉未复，其阴未充。大定风珠填阴润燥复脉，潜阳镇定息风之力尤胜，故药后阴复津回而康复。{柳育泉，许卫娟.小儿惊风治案四则[J].实用中医药杂志，2003（7）：377.}

川芎茶调散

【方源】《太平惠民和剂局方》卷二吴直阁增诸家名方

【组成】川芎、荆芥（去梗）各四两（各 120 g），白芷、羌活、甘草（炙）各二两（各 60 g），香附子（炒）八两（240 g）[别本作细辛去芦一两（30 g）]，防风（去）芦一两半（45 g），薄荷叶（不见火）八两（240 g）。

【用法】上为细末。每服一钱（6 g），食后用茶清调下（现代用法：药量酌减，水煎服）。

【功效】疏风固魂。

【主治】风寒侵袭，魂有不安证。头晕目眩，偏正头痛或颠顶作痛，恶寒发热，目眩鼻塞，舌苔薄白，脉浮者。

【证治机制】本方所治乃风邪侵袭人体，扰魂不安所致头晕目眩。本方所治头痛系外感风邪引起，常因人体开出而理开张之际如沐浴、酒后等），卒受风寒，风邪遂虚而入。又因头乃诸阳之会，清空之府，风乃轻扬之邪，“伤于风者，上先受之”(《素问·太阴阳明论》)，故风邪外袭，先犯头部，使头部经脉经气不利，发为头痛；且各随何经经气不利，发为各种头痛，或偏头痛，或前额痛，或枕部痛，或颠顶痛等；风邪束表，正气起抗邪，邪正交争，则为恶寒发热；鼻为肺窍，肺合皮毛，今皮毛受邪，肺气不宣，则为鼻塞声重；风性主动，风邪上扰清空，则为目眩；舌苔薄白，脉浮，乃风邪在表之征。若风邪留而不去，经隧闭阻不通，头部受风着冷，即令新邪引动伏邪，而头痛举发，日久不愈者，便成头风。

【组方原则】本方证系外感风邪头痛，故治宜疏风散邪，以安魂魄。在具体用药方面，宜选用辛散疏风之品（即所谓“风药”）组方，“头痛必用风药者，以顶之上，惟风可到也”。方中川芎、白芷、羌活疏风止痛，祛风散邪以安魂共为君药。其中，川芎用量较重，辛香走窜，上达头目，长于祛风止痛，为诸经头痛之要药，尤其治少阳、厥阴两经头痛（头顶痛或两侧头痛）：白芷祛风止痛，善治阳明经头痛（前额痛、眉棱骨痛）。《医学启源》卷下谓：“羌活，手足太阳本经风药也，加川芎治足太阳、少阳头痛。”川芎、白芷、羌活合用则祛风止痛之功更宏，且不论何种风邪头痛，均可医治；临床若头痛的部位有所侧重，则用药当相应进退。细辛、薄荷、荆芥、防风俱为臣药，以加强君药疏风止痛之效。细辛（原作香附子，细辛是另一版本的记载。后世及现代通用细辛）辛温，芳香气浓，祛风散痛，善治少阴经头痛（脑痛连齿），并能宣通鼻窍；薄荷重用，疏散风热，清利头目，在大队辛温祛风药中伍用辛凉之薄荷，有监制其过于温燥之意，则薄荷又兼佐药矣；荆芥、防风辛散在表、在上之风邪，以解表止痛。服时用清茶调下，取其苦寒清。上降下之性，既可上清头目，以除昏眩，又能监制风药过于温燥、升散之性，使温中有清、升中有降，为佐药：炙甘草益气和中，调和诸药，为使药。诸药合用，使风邪去，经气利，则头痛诸症自愈。

本方的配伍特点：集诸辛散疏风药于一方，并少佐苦寒沉降，则颠顶风邪可望祛散。而又无过分升散之虞。

【方论选录】

徐大椿：风邪久郁遏热，而清阳之气不舒，故头痛连额，眩晕不已矣。川芎上行头角，下行血海，能行血之气；香附内调血气，外达皮毛，能彻腠理之邪；羌活散太阳之经，白芷散阳明之经，防风散肌表之风，荆芥散血分之风，薄荷清利头目，甘草缓和药也。为散茶调，使风邪外解，则热亦得泄而头目清利，何头痛眩晕之不瘳哉？此风解郁之剂，为久风头痛眩晕之专方。（《医略六书·杂病证治》卷十七）

【临床应用】

1. 证治要点　本方是治疗外感风邪头痛的常用方剂。以头痛，恶风寒（头部吹风则痛甚或头痛发作），鼻塞，脉浮为证治要点。

2. 加减法　若头痛属风寒者，可重用川芎，并酌加紫苏叶、生姜等以加强祛风散寒之功；若头痛日久不愈者，可配全蝎、僵蚕、桃仁、红花等以搜风活血止痛。

3. 本方现代常用于血管神经性头痛，以及慢性鼻炎、鼻窦炎、感冒、脑外伤后遗症等引起的头痛眩晕，辨证属于外感风邪者。

【使用注意】

1. 凡因气血亏虚，清空失养；肝肾阴虚，肝阳上扰；痰湿阻滞，清阳受困等引起的头痛，本方不宜使用。

2. 内服治疗若其效不显，可配合本方外治。危亦林谓以本方细末“用葱涎调贴两太阳穴，除痛甚者特效”（《世医得效方》卷十）。

【现代研究】

1. 保护帕金森小鼠神经　有研究采用川芎茶调散对 MPTP 造模小鼠帕金森模型，并探究该药对 DA 神经元损伤的保护作用，并从抗氧化角度探讨其神经保护作用的可能机制。将 3 ~ 5 月龄的雄性 C57/BL 小鼠随机分为 6 组：正常组、川芎茶调散高、中、低 3 个剂量组、模型组。每组 8 只动物。观察爬杆实验测试行为学改变，HPLC 检测小鼠纹状体中 DA 及其代谢产物含量，免疫组化检测小鼠黑质中 TH 阳性细胞数，荧光比色检测黑质中超氧化物歧化酶（SOD）活力。结果显示：高、中、低剂量川芎茶调散对 PD 小鼠的行为损害均有一定的保护作用；川芎茶调散高剂量组小鼠纹状体中 DA 含量及 TH 阳性神经元数量明显高于模型组；川芎茶调散中、高剂量组相对于模型组 SOD 活力显著增高。从而得出结论：川芎茶调散可明显改善 MPTP 所致的小鼠 PD 模型的运动障碍，同时能对 MPTP 引起的 DA 神经元损伤起到保护作用，川芎茶调散对 DA 神经元的保护作用可能与其较强的抗氧化能力有关。{舒丹，何金彩，陈江帆 . 川芎茶调散对帕金森病小鼠多巴胺神经元损伤的保护作用及机制研究［J］. 中国中药杂志，2009，34（19）：2494–2497.}

2. 治疗眩晕　有学者采用川芎茶调散加减治疗眩晕。该学者共收集了 96 例眩晕病人，给予川芎茶调散进行治疗，给予川芎茶调散加减：川芎 15 g，荆芥10 g，防风10 g，白芷6 g，甘草6 g。风动、肝阳上亢，加天麻12 g，钩藤10 g，石决明10 g，黄芩15 g；气血两虚，加党参15 g，黄芪15 g，当归10 g，熟地黄10 g；肾虚不足，加山茱萸15 g，山药15 g，熟地黄10 g，杜仲10 g；痰湿内阻，加半夏6 g，天麻12 g，白术15 g，茯苓15 g，陈皮6 g；血瘀阻络，加丹参15 g，地龙10 g，黄芪15 g。每日1剂，水煎，分3次饭后服。疗程为15天。2个疗程后，治愈57例（59.37%），好转33例（34.38%），无效6例{6.25%），总有效率93.75%。{荣翔．川芎茶调散加减治疗眩晕96例［J］．实用中医药杂志，2017，33（3）：250-251.}

【验案举例】

眩晕　王某，女，36岁，1990年4月6日就诊。该患者于3年前在工作期间自觉头晕耳鸣，随即摔倒，急送医院，诊断为内耳眩晕病。经多方治疗未见效，每年发作3～4次。刻下见：频繁呕吐，双目不敢睁，表情痛苦，面色苍白，头额汗出，舌红苔薄黄，脉浮有力。诊为内耳眩晕病，属外感风邪，上扰清阳，治以疏风解表，清利头目，用川芎茶调散加减：川芎15 g，防风20 g，细辛5 g，薄荷10 g，荆芥15 g，白芷10 g，炙甘草15 g，羌活10 g，苍耳子15 g，半夏15 g，钩藤20 g，共为细末分成4份，每早晚各服1份，服1剂后症状大减，守原方再投5剂，痊愈。随访2年无复发。{毕德田．川芎茶调散治验举隅［J］．吉林中医药，1993（1）：32.}

辰砂妙圣丸

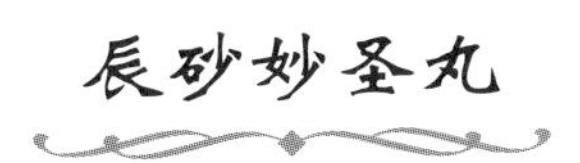

【方源】《普济方》卷三七四

【组成】麝香、川芎、羌活、天麻、当归、胆南星、半夏（汤洗七次，煮一伏时）各半钱（各1.5 g），蝎梢、僵蚕、辰砂各一钱半（4.5 g）（一半入药，一半为衣）。

【用法】上为末，拌匀，糯米清糊为丸，如鸡头子大。每服一丸，荆芥汤化下；如噤口，用药擦牙上。

【功效】安神镇惊，消风化痰。

【主治】小儿惊风生涎，时作搐搦，壮热惊掣，夜卧不安，牙关紧急。

【组方原则】方中辰砂镇惊安神，麝香安神益智，又有祛痰之功，两药相配，祛痰安神，为主药；胆南星、半夏化痰息风；川芎、羌活、天麻平内风祛外风；蝎梢、僵蚕息风止痉，结合当归止痛。诸药合用，共奏安神镇惊、消风化痰之功。

安魂定魄丹

【方源】《太平圣惠方》卷九十五

【组成】水银、硫黄（细研）各一两（30 g），黑铅二两（60 g）

【用法】上先销铅成水，次下水银搅令匀，良久，即下硫黄末，当为碧色，匀搅，即去火放冷，细研如粉，以软饭和丸，如绿豆大。每服七丸，以新汲水研服之。

【功效】祛肝风，清肝热，坠顽痰，安魂定魄。

【主治】惊风痰火上扰清窍，惊邪癫痫，天行热病，心神狂乱。

【组方原则】黑铅，甘，寒，无毒，入手足太阴厥阴经，功专坠痰安神，水银，辛，寒，有毒，治急惊风烦闷；硫黄平，寒，有毒，入足阳明厥阴经，功专解毒胜邪。三药配伍配伍，既引药入肝经，祛肝风，清肝热，坠顽痰，安魂定魄，同时黑铅可解硫黄、水银之毒。

祛风益胆汤

【方源】《辨证录》卷四

【组成】柴胡二钱（6 g），郁李仁一钱（3 g），乌梅一个，当归一两（30 g），川芎三钱（9 g），麦冬五钱（15 g），沙参三钱（9 g），竹茹一钱（3 g），甘草一钱（3 g），白芥子一钱（3 g），陈皮五分（1.5 g）。

【用法】水煎服。连服二剂，而颤慑止，再服二剂，而见闻有所用，人亦熟睡矣。

【功效】祛风补胆助勇，强魄安魂助眠。

【主治】胆虚风袭，魂亢魄弱不寐。人有心颤神慑，如处孤垒，而四面受敌，达旦不能寐，目眵眵无所见，耳聩聩无所闻，欲少闭睫而不可得。

【证治机制】本证病机是胆虚风袭。夫胆虚则怯，怯则外邪易入矣。外邪乘胆气之虚，既入于胆之中，则气无主，一听邪之所为。胆欲通于心，而邪不许；胆欲交于肾，而邪又不许，此目之所以眵眵，而耳之所以聩聩也。心肾因胆气之不通，亦各退守本宫，而不敢交接，故欲闭睫而不可得也。夫胆属少阳，少阳者木之属也，木与风同象，故风最易入也。风乘胆木之虚，居之而不出，则胆畏风之威，胆愈怯矣。胆愈怯而无子母之援，何啻如卧薪尝胆之苦，又安得悠然来梦乎。

【组方原则】柴胡入肝、胆二经，《日华子本草》云："补五劳七伤，除烦止惊，益气力，消痰止嗽，润心肺，添精补髓，天行温疾，热狂乏绝，胸胁气满，健忘。"郁李仁入脾与小肠经，具有润燥，滑肠，下气，利水的作用，乌梅在《神农本草经疏》中被认为入肝经，《神农本草经》认为该药可以除热烦满，安心兼以收敛生津。当归入心、肝、脾经，《本草纲目》谓其"治头痛，心腹诸痛，润肠胃筋骨皮肤。治痈疽，排脓止痛，和血补血"。川芎归肝、胆、心包经，具有活血行气，祛风止痛的作用。王好古认为川芎可"搜肝气，补肝血，润肝燥，补风虚。"用于本方可祛风，补肝，安魂。麦冬可养阴生津，润肺清心；沙参养阴清热；竹茹胆火，退热安神。

【方论选录】

治法必补助其胆气，佐以祛风荡邪之品，则胆气壮而风邪自散，庶可高枕而卧矣。……此方绝不治心肾之不交，而惟泻胆木之风邪，助胆木之真气，则胆汁不干，可以分给于心肾，自然心肾两交，欲不寐得乎。（《辨证录》卷四）

【附方】

助勇汤　组成：荆芥、当归各三钱，防风、天花粉各一钱，川芎、竹茹各二钱，枳壳、独活各五分。用法：水煎服。二剂愈。

风引汤

【方源】《金匮要略·中风历节病脉证并治》

【组成】大黄、干姜、龙骨各四两（各 120 g），桂枝三两（90 g），甘草牡蛎各二两（各 60 g），寒水石、滑石、赤石脂、白石脂、紫石英、石膏各六两（180 g）。

【用法】上为粗末，以韦囊盛之。取三指撮，井花水三升，煮三沸，温服一升（现代用法：用量酌减，水煎服）。

【功效】重镇息风，清热安神。

【主治】癫痫、中风和小儿惊风，证属热盛动风者。突然仆卧倒地，四肢抽搐或偏枯，两目上视或口眼㖞斜，喉中痰鸣，神志烦躁或不清，舌质红，脉弦有力或兼数者。

【证治机制】本方载于《金匮要略》，记载十分简略，仅述其功用“除热、瘫、痫”。《备急千金要方》卷十四载其主治为“大人风引，小儿惊痫瘛疭，日数十发”。据此，“从方测证”，揆度本方之主治证候，当是因热而风动。其热也，既可是肝阳素旺之热，亦可是外感热病，热燔肝经，以致肝热风动，发为癫痫、中风和小儿惊风。癫痫是一种发作性神志异常的疾病，病发则突然仆倒，昏不知人，口吐涎沫，两目上视，四肢抽搐，移时苏醒，醒后一如常人；中风则以突然昏仆，不省人事，伴有四肢偏瘫，口眼㖞斜，语言不利为特征；小儿惊风每因外感高热不退，突发四肢抽搐，牙关紧急，目睛上视，神志不清，喉中痰鸣。三种疾病，各有特点，然皆属肝经蕴热，热盛动风所引起。肝主筋，肝热风动，则筋脉紧急或弛缓，发为仆卧倒地，四肢抽搐或偏瘫偏枯，两目上视或口眼㖞斜；痰因风生，蒙阻清窍，则喉中痰鸣，神志不清；热扰心神，则神志烦躁。舌红，脉弦有力或兼数，则是肝经有热之征。

【组方原则】本方所治癫痫、中风和小儿惊风，均由肝经蕴热，热盛动风，兼心神不宁引起。治当寒凉以清热，重镇以息风，并稍佐安神。方中重用石膏、寒水石与滑石之三石，性皆寒凉，以清热泻火，所谓“除热”是也。

大黄苦寒下泄，泻火通便，协同三石，以直折风火之势龙骨、牡蛎、赤石脂、白石脂与紫石英，均质重沉降，与三石合用，共成重镇息风之功；其中，龙骨、牡蛎和紫石英兼能镇心安神；赤、白石脂兼可固涩，以防石药重镇和大黄走泄过甚之弊。桂枝既可祛风解肌，复能平冲降逆，则不论风之属内属外，均可治之且辛甘而温，再与干姜配伍，可防三石、大黄等药寒凝碍胃。甘草和胃气而调诸药。合而成方，共奏重镇息风、清热安神之效。

本方的配伍特点：以重镇息风与清热泻火为主，但重镇息风又佐以固涩，可防下泄之弊；清热泻火又佐以辛温，可防寒中之弊。如是，清泄火热，则风阳自息；重镇心肝，则瘫痫可愈。

【临床运用】

1. 证治要点　本方是治疗癫痫、中风和小儿惊风属于热盛动风之剂，以突然仆倒，四肢抽搐或偏瘫，目睛上视或口眼㖞斜，舌红，脉弦有力或兼数为证治要点。

2. 加减法　癫痫酌加竹沥、胆南星、石菖蒲以豁痰开窍；中风酌加磁石、代赭石、怀牛膝以镇潜降逆；小儿惊风酌加羚羊角、钩藤、全蝎以凉肝止痉；热甚则酌减干姜、桂枝、紫石英及赤石脂等药。

3. 现代对于癫痫、脑卒中、小儿高热惊厥、精神分裂症、癔症以及强迫症等精神神经疾病属于热盛动风者，可用本方加减治疗。

【现代研究】

1. 治疗绝经综合征　选择94例肝阳上亢型绝经综合征门诊病人，随机分为观察组与对照组。观察组47例给予风引汤加减治疗，对照组47例给予心神安胶囊。观察组改善烘热汗出、烦躁易怒、眩晕耳鸣、胁肋胀满、皮肤干燥、阴道干涩、悲伤欲哭、口苦咽干等症状的疗效优于对照组（$P < 0.05$）；治疗后血清中卵泡刺激素（FSH）、促黄体生成激素（LH）及雌二醇（E_2）水平两组均明显改善（$P < 0.05$）；LH治疗后组间比较，差异无统计学意义（$P > 0.05$），FSH、E_2治疗后组间比较，差异有统计学意义（$P < 0.05$）。结论：风引汤在改善肝阳上亢型绝经综合征临床症状、内分泌方面具有优势，且无明显不良反应。{李江慧，曹保利. 风引汤治疗肝阳上亢型绝经综合征47例[J]. 西部中医

药，2014，27（12）：68-70.}

2. 治疗焦虑　选病例 100 例，其中男性 42 例，女性 58 例；年龄 18 ~ 65 岁，平均（31±10）岁；病程最短 6 个月，最长 5 年。随机分为风引汤组（治疗组）和帕罗西汀组（对照组）各 50 例。治疗 4 周后，对照组共发生不良反应 21 例（43.8%），主要表现为头昏、口干、困倦、便秘等，其中 2 例由于不良反应而终止治疗。治疗组发现 8 例肠胃不适（16.0%），但无需停药和特殊处理，均能逐渐恢复正常，病人依从性良好（$P < 0.05$）。风引汤加减辨证治疗广泛性焦虑的总有效率与帕罗西汀无明显差异，但治疗后 HAMA 总分明显降低，且不良反应小，耐受性好。{焦盂，邓欣．风引汤加减辨证治疗广泛性焦虑临床观察［J］．中国民间疗法，2014，22（9）：45-46.}

【验案举例】

1. 癫痫　病人，男，10 岁，2018 年 3 月 8 日初诊。主诉：发作性意识丧失伴肢体抽搐 1 年。1 年前因发热，最高温度达 38.5 ℃，继而出现发作性意识丧失，肢体抽搐，反应迟钝，在当地儿童医院行腰椎穿刺诊为病毒性脑炎，曾在重症监护室治疗 78 天（具体不详），病情好转后出院，现服托吡酯胶囊、丙戊酸钠缓释片、奥卡西平，上述症状平均 3 天发作 2 ~ 3 次，多为强直痉挛发作，每次持续 1 ~ 2 min，纳眠可，二便正常，舌淡红，苔薄黄，脉沉细。既往史：2016 年曾在学校寝室（上下铺）上铺跌落，诉头痛，查颅脑 CT 未见异常，之后正常上学。个人史：足月顺产，生长发育正常。西医诊断：继发性癫痫；中医诊断：痫病，热极生风型。治以清热息风、重镇潜阳，方选风引汤加减：滑石 12 g，龙骨 12 g，牡蛎 12 g，赤石脂 12 g，干姜 10 g，桂枝 10 g，煅磁石 15 g，煅珍珠母 15 g，黄连 6 g，生石膏 15 g，炙甘草 6 g，15 剂，颗粒剂，每日温服 2 次，西药继服，并辅以痫愈胶囊（3 粒，每日 3 次，口服）。二诊：近半月发作较前明显减轻，多为失神发作，双下肢远端部可见散在点状皮疹，瘙痒感，饮食睡眠二便如常，舌淡红，苔薄黄，脉沉细。守原方基础上加炒麦芽 15 g，地肤子 15 g，颗粒剂 30 剂，继服，余治疗同前。三诊：近 1 个月病无发作，基本控制，双下肢皮疹消失，纳眠可，二便正常，舌淡红，苔薄黄，脉沉细。守三诊方，去地肤子，颗粒剂 30 剂，继服，余治疗同前。

按：中医学认为，小儿癫痫病因复杂多端，但以风、惊、痰、热为主要因素，结合小儿生理病理特点“易虚易实”“热极生风”，故癫痫多见于内热质患儿。患儿既往高热，病毒性脑炎病史，因感受外感疫疠热毒等因素诱发，火动生风高热，痰火相生，导致气机逆乱，痰浊阻滞上犯，神机蒙蔽，元神失控而发病，正如《金匮要略·中风历节病脉症并治第五》云“风引汤，除热、瘫、痫”，以及《金匮要略·中风》指出：“大人风引，小儿惊痫瘛疭，日数十发，医所不能治者，此汤主之。”故选风引汤以清热息风、重镇潜阳，方中石膏、滑石、赤石脂等重镇之品以清热息风；龙骨、牡蛎、煅磁石、煅珍珠母咸寒之品以重镇潜阳；黄连清热燥湿助邪外出；诸药寒凝，故配伍干姜、桂枝以达辛温通络而护胃气之效。此方寒热并用，调整阴阳，通达气机，尤以重镇潜阳、清热息风令风火自息、痰浊自除。二诊服药半月病情明显好转，双下肢远端部可见散在点状皮疹，瘙痒感，考虑肝胆湿热为患，原方基础上加炒麦芽、地肤子以助疏肝行气，清热利湿之力，三诊癫痫未再发作，皮疹消失，药证合拍，守方继服，巩固疗效。{耿玉杰，曹小青，金杰．金杰治疗癫痫4法[J]．中医临床研究，2019，11（15）：4-6.}

2. 小儿抽动症　李某，女，12岁，诊于2013年1月5日。主诉：频繁眨眼，皱鼻子，喉中不自主发出异常声音8年，加重3个月。病史：患儿于2004年10月无明显诱因频繁眨眼，皱鼻子，清嗓子，头晕胀痛，心中烦热。患儿自行服用多种药物治疗症状无减轻，故来本院就诊，诊见：频繁眨眼，皱鼻子，喉间吭吭，面红目赤，烦躁易怒，口渴饮冷，痰多，色黄质稠，纳可，大便干，舌质干红苔焦躁，脉数。个人史：第1胎，第1产，足月顺产，脐绕颈（–），头部外伤（–）。家族史：否认家族遗传病史。既往史：否认肝病、脑系疾病等既往病史。中医诊断：抽动症（阳热亢盛动风），西医诊断：抽动秽语综合征。根据患儿的自觉症状及发作时的表现。任勤老师确立了重镇潜阳，清热息风的治疗原则，予风引汤加减。其组成：酒大黄12 g，干姜12 g，龙骨12 g，桂枝9 g，甘草6 g，牡蛎6 g，滑石18 g，赤石脂18 g，石膏18 g，菊花10 g，僵蚕10 g，紫菀10 g，款冬花10 g，杏仁10 g，桑叶10 g。

在服用该药7剂复诊，眨眼次数减少，仍皱鼻子，痰少，大便稍干。患儿继续复诊，任勤主任以此为基本方随证加减，3个月后患儿无症状。

按：风引汤主治阳热亢盛，风邪内动而引起抽动症、癫狂病、痹病等疾病。本例抽动症患儿由于阳热亢盛上逆于头则见频繁眨眼，皱鼻子，头晕胀痛，烦躁易怒；热邪犯肺影响肺的宣发肃降功能则痰多，色黄黏稠；热盛伤津则口渴饮冷舌质干红苔焦躁。方中酒大黄苦寒泻下，使火降风息；石膏、滑石、赤石脂清泄风化之火，牡蛎、龙骨潜阳安神，干姜、桂枝制诸石之寒，菊花、僵蚕清肝明目，桑叶、杏仁清热宣肺，紫菀、款冬花止咳化痰，甘草调和诸药。风引汤临床应用较广泛，但要根据病人不同的症状表现临证加减。{杨蕾，任勤.风引汤加减治疗小儿抽动症临证体会[J].云南中医中药杂志，2014，35(1)：32.}

【附方】

1.远志丸(《鸡峰普济方》卷十一) 组成：朱砂、远志、人参、茯苓、茯神、甘草、白石英、紫石英、干山药、龙齿各一两。用法：上为细末，炼蜜为丸，如梧桐子大。每服三十丸，煎人参汤送下，寅、午、戌时服。功用：镇心安神，爽识强记。主治：心气不定，恍惚健忘，语言错乱，惊悸心忪，神思不定。

2.返魂丹(《太平圣惠方》卷九十五) 组成：生玳瑁、朱砂、雄黄、白芥子各二两。用法：上件药，捣罗为末，同研如面。以安息香一两，细锉，以酒一升，熬成膏。和丸，如绿豆大。功用：安心神、去风热。主治：肝风扰心，魂弱神闭。卒中风不语，及中恶、迷闷。

3.远志汤(《圣济总录》卷一六〇) 组成：远志(去心)、赤芍、黄芩(去黑心)、白茯苓(去黑皮)、人参、防风(去叉)、独活(去芦头)、甘草(炙)各一两，熟干地黄(焙)二两。用法：上为粗末。每服五钱匕，水一盏半，煎至七分，去滓温服，不拘时候。功用：养心清热，祛风安神。主治：产后心虚，风邪所搏，语言妄乱。

第六节　祛痰调魂剂

定魂散

【方源】《幼科发挥》卷二

【组成】天水散二两三钱（6～9 g），真轻粉二钱（6 g）。

【用法】上药研匀，申酉时煎淡姜汤服。

【功效】祛痰定魂。

【主治】痰火上扰，魂惊不安。小儿惊后成痫。

【证治机制】本病的发生，虽与风、火、痰、虚、瘀等因素有关，但其主要因素应责之于痰，并且痰邪贯穿于本病始终，所以有“无痰不作痫”之说。小儿脏腑娇嫩，形气未充，“稚阴稚阳”之体，肺、脾、肾不足，肺失治节，脾失运化，肾失蒸化，水液代谢障碍，停聚为痰；痰阻经络，上逆窍道，脏腑气机失常，阴阳不相顺接，清阳蒙蔽而作。故小儿癫痫的发作病因主要应责之于痰，《医学纲目·癫痫》记载：“癫痫者，痰邪逆上也。”即视痰邪上逆作为小儿癫痫的主要发病机制。《丹溪心法》曰：“痫证……无非痰涎壅塞，迷闷心窍。”程国彭《医学心悟：癫狂痫》：“痫者……虽有五脏之殊，而为痰涎则一。”虞抟也认识到痰在癫痫中的重要性，于《医学正传》中云：“癫痫主乎痰，因火动之所作也。”由于痰浊蒙蔽清窍，导致脑主神明的功能失调，出现神志异常。《临证指南医案》亦曰：“癫由积忧积郁，病在心、脾、胞络，三阴蔽而不宣，故气郁则痰迷，神志为之混淆。”

【组方原则】天水散又称益元散，由滑石和甘草组成，滑石性寒味淡，《名医别录》谓其“通九窍六腑津液，去留结，止渴，令人利中”，《本草通玄》认为滑石可以利窍除热，《本草再新》认为滑石可以清热化痰，用于本方可以清热化痰，开窍醒魂；少佐甘草以和中气，与滑石相配，有甘寒生津之义，使热去而津液不伤；轻粉入肝、肺经，《本草衍义》谓其“下涎药，并小儿涎潮、瘈疭多用”，且《本草纲目》认为该药可以治痰涎积滞，用于本方助天水散祛痰定魂。

【附方】

太一归魂散（《幼幼新书》卷十引《吉氏家传》）组成：五灵脂（生）、木鳖肉、粉霜（皂矾一两，明矾一两二钱五分，汞一两，盐一两二钱半，火消一两二钱半、朱砂各一分，腻粉一钱，巴豆（生）二十五个，川乌（取心）一小块如枣大。用法：上为细末。每服一字，蛤粉冷水调下。主治：久积，惊痫诸疾。

温胆汤

【方源】《备急千金要方》

【组成】半夏（汤洗七次），竹茹、枳实（麸炒，去瓤）各二两（各60 g），陈皮三两（90 g），甘草（炙）一两（30 g），茯苓三两（45 g）。

【用法】上锉为散。每服四大钱（12 g），水一盏半，加生姜五片，大枣一枚，煎七分，去滓。食前服（现代用法：加生姜5片，枣1枚，水煎服）。

【功效】祛痰安魂，理气清胆。

【主治】胆胃不和，痰热内扰证。心烦不寐，触事易惊，或夜多异梦，眩悸呕恶，或癫痫。

【证治机制】其证由胆胃不和，痰热内扰所致魂魄不安。胆为清净之腑，喜宁谧，恶烦扰；喜柔和，恶抑郁。张介宾云：“肝气虽强，非胆不断，肝胆相济。”倘若寒热有偏，或七情所伤，损及少阳冲和之气，令胆郁气滞，则疏泄失职，影响脾胃运化，脾为生痰之源，痰湿由生；若病后或饮食劳倦等亦致脾胃失运，疏泄悖常，气机不畅，水湿停聚为痰为饮。痰浊内阻，致土壅木郁，少阳失其生发之令，故令胆热，而成阻胃不和之证。是证之成，终不离乎痰湿胆热及气机郁滞。痰热上扰神明，则心烦不寐或夜多异梦；胆受其病，失于决断，则触事易惊；痰浊上蒙清窍，则作头眩，甚者发为癫痫；痰湿内阻，胃气上逆，发为呕恶。

【组方原则】本方主治胆胃不和，痰热内扰，魂魄不安之证。治宜祛痰安魂，理气清胆。方中以半夏为君，其性辛温，长于燥湿化痰，降逆和胃。因证为胆热，又与痰热相兼，故以竹茹清化热痰，除烦止呕。该药甘而微寒，归肺、胃、胆经，故《本草思辨录》说："黄芩为少阳脏热之药，竹茹为少阳腑热之药，古方疗胆热多用竹茹，而后人无知其为胆药者。"二药相合，既化其痰浊，又清其胆热，令胆气清肃，胃气顺降，则胆胃得和，呕烦自止。治痰当理气，气顺则痰消，故佐以枳实，苦辛微寒，取其破气消痰，使痰随气下，以通痞塞之功。枳实与半夏相配，则气顺痰消，气滞得畅，胆胃得和。陈皮辛苦而温，燥湿化痰，既可助半夏祛痰，又可健脾，尚能增枳实行气之功。正如《本草纲目》所云："橘皮，苦能泄能燥，辛能散，温能和。其治百病，总是取其理气燥湿之功。同补药则补，同泻药则泻，同升药则升，同降药则降。脾乃元气之母，肺乃摄气之脏，故橘皮为二经气分之药，但随所配而补泻升降也。"痰之所成，邪之本在湿，脏之本在脾。故以茯苓健脾渗湿，以杜生痰之源，且有宁心安神之效。陈念祖认为"痰之本，水也，茯苓制水以治其本；痰之动，湿也，茯苓渗湿以镇其动"。以上均为佐药。使以甘草，益脾和中，协调诸药。煎加生姜，既可助君臣祛痰止呕，又可解半夏之毒；大枣之用，一者与炙甘草、茯苓为伍，健脾补土以治湿，二者与生姜相配，调和脾胃，使中州健运。诸药相合，化痰而不过燥，清热而不过寒，使痰热得化，胆热得清，胃气和降，共奏理气化痰、清胆和胃之效。

【方论选录】

张秉成：治胆虚痰扰，惊悸不眠等证。夫人之六腑，皆泻而不藏，惟胆为清净之腑，无出无入，寄附于肝，又与肝相为表里。肝藏魂，夜卧则魂归于肝，胆有邪，岂有不波及于肝哉！且胆为甲木，其象应春，今胆虚即不能遂其生长发陈之令，于是土得木而达者，因木郁而不达矣。土不达，则痰涎易生。痰为百病之母，所虚之处，即受邪之处，故有惊悸之状。此方纯以二陈、竹茹、枳实、生姜和胃豁痰，破气开郁之品，内中并无温胆之药，而以温胆名方者，亦以胆为甲木，常欲其得春气温和之意耳。(《成方便读》卷三)

【临床运用】

1. 证治要点　本方所治痰热之证为湿痰而有化热之象，以心烦不寐，眩悸呕恶，舌苔白腻微黄，脉弦滑或略数为证治要点。

2. 加减法　若心中烦热者，加黄连、麦冬以清热除烦；口燥舌干者，去半夏，加麦冬、天花粉以润燥生津；癫痫抽搐，可加胆南星、钩藤、全蝎以息风止痉。

3. 本方适用于神经官能症、癫狂、癫痫、精神分裂症、梅尼埃病、妊娠呕吐等属痰热内扰与胆胃不和者。

【使用注意】本方适用于胆胃不和，痰热内扰之证，但其热象较轻者。若痰热重者，本方力有不逮，当随证化裁。

【现代研究】

1. 治疗精神分裂症　有研究探讨分析了温胆汤加减协同治疗精神分裂症的疗效及不良反应。将精神分裂症病人随机分为观察组与对照组。对照组单用富马酸喹硫平片治疗，观察组采用温胆汤加减协同富马酸喹硫平片治疗，处方如下：陈皮 9 g，法半夏 12 g，朱砂 3 g，枳实 15 g，茯苓 30 g，竹茹 15 g，大黄 10 g，黄连 5 g，炙甘草 5 g，生铁落 6 g，每日 1 剂，水煎，在早、晚饭后服用。两组病人治疗时间均为 6 周。若病人为癫证，则加入远志、白芍、胆南星、郁金等；若病人为狂证，则可加入白金丸、礞石滚痰丸等。治疗期间，可以根据临床的相关不良反应，合用苯二氮䓬类药物、抗胆碱药物等对症治疗，禁止合用其他精神药物。结果显示：观察组有效率为 92%（显效 13 例，有效 10 例，无效 2 例），对照组有效率为 72%（显效 8 例，有效 10 例，无效 7 例）。两组治疗后第 6 周总分、阴性症状积分、阳性症状积分均较治疗前明显下降，观察组下降幅度高于对照组。观察组的药物不良反应发生率低于对照组。故而得出结论：温胆汤加减协同治疗精神分裂症能够明显地减轻精神症状及降低精神药物的使用剂量。{郭育君. 温胆汤加减协同治疗精神分裂症的疗效［J］. 中国当代医药，2013，20（3）：112-113.}

2. 治疗抑郁症　有学者探讨了温胆汤治疗脑梗死恢复期伴抑郁症病人的效果。将收治的 72 例脑梗死恢复期伴抑郁症病人分为两组，对照组 36 例病人给予神经内科常规治疗，在此基础上观察组 36 例病人给予温胆汤加减治疗，处方如下：生麻黄 3 g，枳实 6 g，半夏、石菖蒲、淫羊藿 10 g，竹茹、地龙干 15 g，茯苓 20 g，丹参 25 g。不寐，加黄连、首乌藤；焦虑狂躁，加知母、栀子；心悸，加远志。每日煎煮 1 剂，分早晚 2 次口服。两组病人持续治疗 1 个月。通过 HAMD、NIHSS 评分及血液流变学指标测定评估两组病人的治疗情况。治疗 4 周后观察组 HAMD、NIHSS 评分降低，改善效果显著优于治疗前及对照组。治疗 1 个月后观察组红细胞沉降率、全血黏度、血小板聚集率下降，改善效果显著优于治疗前及对照组。结论：温胆汤治疗脑梗死恢复期伴抑郁症在改善病人抑郁状态、神经功能及血液流变学指标方面有着确切疗效。{张建 . 温胆汤治疗脑梗死恢复期伴抑郁症病人的探讨［J］. 医药论坛杂志，2020，41（8）：147-150.}

3. 治疗更年期综合征　有学者观察温胆汤治疗更年期综合征的临床疗效。将 80 例更年期综合征病人随机分为两组，治疗组 40 例，均为痰热内阻而导致的更年期综合征病人，用清热化痰，和中安神的方法，选用温胆汤治疗，处方如下：陈皮 12 g，竹茹 10 g，茯苓 15 g，半夏 12 g，枳实 15 g，炙甘草 3 g，生姜 3 片，大枣 5 枚。眩晕耳鸣者，加白芍、葛根、天麻；兼烘热汗出者，加生地黄、熟地黄、牡丹皮、地骨皮、牛膝、夏枯草、浮小麦；兼失眠惊悸者，加首乌藤、酸枣仁、柏子仁、生龙骨、生牡蛎；兼经色暗有血块者，加益母草、赤芍、泽兰；兼有肢体面目肿胀者，加车前子、白茅根、蝉蜕；烦躁易怒者，加栀子、柴胡。每日 1 剂，水煎取药液 500 mL，分 2 次服。对照组 40 例，给予更年康治疗。均以 10 天为 1 个疗程。3 个疗程后观察两组更年期综合征症状改善的情况。结果显示：更年期综合征改善总有效率为 92.5%，对照组总有效率为 77.5%，两组比较有显著性差异。结论：用温胆汤加减治疗更年期综合征取得显著疗效。{冀秀萍，马骋宇 . 温胆汤加减治疗更年期综合征临床疗效观察［J］. 辽宁中医杂志，2012，39（5）：875-876.}

【验案举例】

1. 郁证　赵某，女，80 岁，2020 年 4 月 23 日入院。主诉：乏力、纳差 10 余天。病人因老伴突然去世出现情绪低落、夜眠差，予艾司唑仑片口服后仍难以入睡。刻诊：双手不停抚摸胸口，不愿主动与人交流，提问对答且切题，步态不稳，纳差，大便尚可，眠极差，舌苔黄厚，口气较重，脉滑。血常规：粒细胞分类数 0.84，粒细胞绝对值 6.8×10^9/L。急诊生化：葡萄糖 6.26 mmol/L，尿素氮肌酐比 0.13，钾离子 3.25 mmol/L。凝血谱：纤维蛋白原 4.11 g/L，D- 二聚体 877 ng/mL。血清肌钙蛋白Ⅰ测定、B 型钠尿肽均正常。胸部及全腹部 CT：两肺纹理增多，伴肺内小结节；心影饱满，冠脉走行区致密影。纵隔内淋巴结显示：右肝囊性灶；右肾钙化灶。头颅 CT：老年性脑改变。处方：姜半夏 9 g，陈皮 6 g，茯苓 30 g，枳实 9 g，柴胡 10 g，姜竹茹 10 g，白茅根 30 g，石菖蒲 10 g，郁金 10 g，胆南星 6 g，生龙骨（先煎）30 g，生牡蛎（先煎）30 g，远志 6 g，薏苡仁 30 g，焦山楂 20 g，六神曲 20 g，鸡内金 15 g。3 剂，水煎温服，每日 2 次。二诊：病人胃纳好转，睡眠稍好转，双手不再抚摸胸口，仍不愿与人交流，舌苔黄厚稍减轻，口气较前明显减轻。脉象仍滑，上方续服 3 剂。三诊：胃纳较前明显好转，睡眠时间较前延长，舌苔较前干净，在家人陪同下愿意下床活动，不愿主动与人交流，上方再服 3 剂，后家属要求出院，予带药 5 天出院，嘱家属多与病人聊天。

按：病人为典型的精神异常症状，属中医的郁证，双手不停抚摸胸口、胃脘为五心烦躁、痰迷心窍表现。治疗方面在温胆汤基础上加宁心安神、醒脑开窍的菖蒲、胆南星、郁金、龙骨、牡蛎等，此方参照焦树德老先生的医案。焦老先生曾用此方治疗气郁、痰结蒙蔽清窍发为失语之证，效果显著。本案病人服药后诸症缓解，仍不愿主动与人交流，嘱家属多沟通和关怀。{周晓娜，骆学新．温胆汤医案四则［J］．中国乡村医药，2021，28（3）：24-25.}

2. 失眠　病人，女，49 岁，主因头晕 5 天，于 2019 年 5 月 28 日就诊于天津某医院。现症见：头晕，视物旋转，伴头痛，恶心呕吐，头昏如蒙，无黑蒙昏厥，无心前区疼痛、汗出、憋气，时有胸闷，食少纳呆，口苦，舌体胖大。舌质红、苔黄腻，脉滑数。血压 155/90 mmHg，既往患原发性高血压 10 年，长期服用苯磺酸氨氯地平片，血压控制尚可。体查无阳性体征，查颅脑 MRI 未见明显异常。中医诊断：眩晕，证型：胆郁痰扰证。予以针刺配合口服温胆汤治疗。选取穴位：风池、颈 3 ~ 6 夹脊穴、百会、四神聪、印堂、合谷、内关、太冲、丰隆、阴陵泉。操作方法：嘱病人平卧于治疗床上，暴露施术部位，对选定穴位进行常规消毒，选用华佗牌针灸针 0.30 mm × 40 mm 毫针针刺，印堂采用提捏进针法，与皮肤呈 15° 向下平刺 0.5 寸，使得针感向下方放射，针刺两侧风池穴时，针尖略微向下朝向鼻尖，斜刺 0.8 ~ 1.2 寸，百会、四神聪使用平刺法向后方进针 0.5 ~ 0.8 寸，行捻转手法产生酸胀感为宜；其他穴位均按常规针刺，以局部产生酸麻胀痛感视为得气，留针 30 分钟，同时予温胆汤治疗。处方：茯苓 10 g，陈皮 10 g，半夏 10 g，枳实 6 g，竹茹 10 g，甘草 6 g，生姜 3 片，大枣 6 枚。10 剂，每天 1 剂，水煎，早晚分服。针刺配合温胆汤治疗 10 次为 1 个疗程，连续 2 个疗程后，病人头晕症状有所缓解，继续治疗 1 个疗程，症状消失，随访 3 个月未见复发。{李晨辰，白慧梅．针刺配合温胆汤治疗眩晕验案 1 则［J］．湖南中医杂志，2021，37（3）：89-90.}

【附方】

1. 定狂汤（《辨证录》卷六） 组成：熟地三两，知母一两，荆芥五钱。用法：水煎服。主治：头面红肿，下身自脐以下又现青色，口渴殊甚，似欲发狂。

2. 定命丸（《幼幼新书》卷八引《庄氏家传》） 组成：蝎七个，麝一钱，芦荟、熊胆、龙脑各半钱，瓜蒂七个，蟾酥一皂大（汤浸），腻粉、牛黄各二钱，朱砂、蛇蜕、雄黄（烧）各一钱。用法：上为末，薄面糊为丸，如黍米大。一岁每服一丸，临卧金银花、薄荷汤送下。有惊，用倒流水化二丸，滴鼻孔良久取嚏，搐定，人行一二里更化二丸，灌。主治：小儿急惊慢搐搦。

3. 定命丹［《太平惠民和剂局方》卷十，异名：定命丸（《圣济总录》卷一七二）］ 组成：青黛（研）半钱，蟾酥（干者，酒浸一宿）一钱，干蝎（全者，微炒）七个，麝香（研）一字，白附子（炮，为末）半分，天南星（炮，为末）一分（一本不用天南星）。用法：上为细末，以粟米粥为丸，如绿豆大，别以青黛为衣。每服一丸，荆芥、薄荷汤送下，后困睡无疑。但有病人，先化半丸，滴入鼻中，喷嚏者必愈。主治：小儿急慢惊风，天钓撮口，潮发搐搦，奶痫壮热，昏塞不省。

4. 镇惊丸（《奇效良方》卷六十四） 组成：辰砂、铁粉、京墨各一两，片脑、麝香各一字。用法：上为末，面糊为丸，如梧桐子大。每服三四丸，用荆芥汤送下，不拘时候。主治：小儿惊风咬牙，心神不宁。

5. 镇惊丸（《丹溪治法心要》卷八） 组成：珍珠一钱，琥珀三钱，金箔十片，胆南星五钱，牛黄二钱，麝香五分，天竺黄、雄黄各三钱，辰砂三钱半。用法：上为末，姜汁糊丸，如梧桐子大。每服六丸，薄荷、姜、蜜汤送下。功效：宁神退热，化痰止嗽。主治：小儿急慢惊风。

6. 制心汤（《医钞类编》卷十四） 组成：黄连（姜汁炒）、石菖蒲、胆南星、石膏（煅）、丹砂、大黄（酒炒）、酸枣仁、枳实、乳香。用法：水煎服。主治：狂病，痰火蔽塞心窍。

第七节　疏肝调魂剂

逍遥散

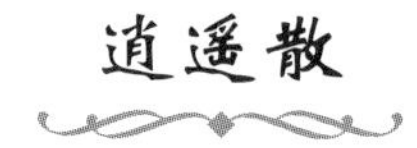

【方源】《太平惠民和剂局方》

【组成】甘草（微炙赤）半两（15 g），当归（去苗，微炒）、茯苓（去皮，白者）、芍药（白）、白术、柴胡（去苗）各一两（30 g）。

【用法】上为粗末。每服二钱，水一大盏，烧生姜一块切破，薄荷少许，同煎至七分，去渣热服，不拘时候。

【功效】疏肝解郁，健脾养魂。

【主治】肝郁血虚脾弱之抑郁。五心烦热，肢体疼痛，头目昏重，心忪颊赤，口燥咽干，发热盗汗，减食嗜卧，及血热相搏，月水不调，脐腹胀痛，寒热如疟。又疗室女血弱阴虚，荣卫不和，痰嗽潮热，肌体羸瘦，渐成骨蒸。

【证治机制】肝主疏泄，性喜条达舒畅而恶抑郁，其用阳，又为藏血之脏，其体阴。此即所谓“肝体阴而用阳”。肝气郁滞，情志不畅，肝阳易亢，常伤阴血，以致血虚。肝失疏泄，木郁克土，脾失健运，血之化源不足，则血虚益甚。而血虚不能养肝，则肝郁愈重。由此可见，本方证之肝郁血虚脾弱之间相互影响，互为因果。血虚失养，则口燥咽干，月经不调；脾弱失运，则神疲食少，至于舌淡、脉弦而虚，皆为肝郁血虚之象。

【组方原则】本方主治肝郁血虚脾弱之抑郁，故治宜疏肝解郁、养魂健脾。方中首选柴胡为君，疏肝解郁，致使肝气条达，以复肝用。《药品化义》云："柴胡性轻清，主升散，味微苦，主疏肝。"臣以当归、白芍，两药皆入肝经，均能补血养魂，合用相得益彰，共治血虚，既养肝体助肝用，又防柴胡劫肝阴；另外，白芍又能养阴缓急以柔肝，当归还能活血以助柴胡疏肝郁，木郁则土衰，肝病易于传脾，根据"见肝之病，知肝传脾，当先实脾"。故以白术、茯苓、甘草健脾益气，扶土以抑木，营血生化有源，助归、芍养血，共为佐药。用法中加薄荷少许，疏散透达肝经之郁滞；烧生姜降逆和中，且能辛散达郁，亦为佐药。柴胡又为肝经引经药，甘草调和药性又兼使药之用。可使肝郁得疏，血虚得养，脾弱得复。

本方的配伍特点：疏中寓养，气血兼顾，肝脾同调。

【临床运用】

1. 证治要点　本方为调肝养血，疏肝养魂的代表方。临应用时应以两胁作痛，神疲食少，月经不调，脉弦而虚为证治要点。

2. 加减法　肝郁气滞较甚，加香附、陈皮以疏肝解郁；血甚者，加熟地黄以养血；肝郁化火者，加牡丹皮、栀子以清热凉血。

3. 神经官能症、经前期紧张症、更年期综合征、失眠、精神分裂症、癔症、老年肢体震颤等属肝郁血虚脾弱者，均可加减应用。

【现代研究】

1. 治疗抽动症　有研究观察了逍遥散联合针刺治疗抽动症患儿的临床疗效。选取 100 例抽动症患儿，按随机数字表法分为对照组和观察组各 50 例。对照组口服盐酸硫必利片，观察组给予逍遥散联合针刺治疗，处方如下：柴胡、当归、白术、白芍、茯苓各 15 g，生姜、薄荷各 6 g，炙甘草 3 g。耸鼻者加用白芷 6 g，四肢抽动者加木瓜 6 g。每天 1 剂，水煎分早晚各服用 1 次，共服用 12 周。针刺：选取风池、太冲、百会、足三里、三阴交、合谷、内关、神门等穴位，对于脾虚肝亢证者加肝俞，肝火亢盛证者加太溪，痰湿阻窍证者加中脘、丰隆，流涎者加廉泉，摇头者加翳风，噘嘴者加承浆，耸鼻者加迎香。然后对穴位进行消毒，采用一次性毫针针刺治疗，留针 40 min，隔天 1 次，共治疗 12 周。比较两组临床疗效、治疗前后耶鲁综合抽动严重程度量表（YGTSS）评分及不良反应发生率。观察组总有效率为 98.00%，对照组为 80.00%。治疗后，两组运动性抽动评分、发声性抽动评分、YGTSS 总分较治疗前显著下降，观察组运动性抽动评分、发声性抽动评分、YGTSS 总分显著低于对照组。观察组不良反应发生率为 4.00%，低于对照组 18.00%，差异有统计学意义。结论：逍遥散联合针刺治疗抽动症患儿效果显著，可以明显改善患儿运动性抽动、发声性抽动情况，降低不良反应发生率。{谢晓书，朱青霞，姚献花，等.逍遥散联合针刺治疗抽动症患儿临床研究［J］.新中医，2021，53（16）：43-45.}

2. 促进小胶质细胞极化　有学者探讨了逍遥散对血管性痴呆（VaD）小鼠抑郁行为表型的作用及可能机制。3 月龄雄性 C57/BL6 小鼠 60 只，分为正常组、模型组、氟西汀组及逍遥散低、中、高剂量组。除正常组外，其余 5 组小鼠采用双侧颈总动脉狭窄术，术后 2 周开始给予慢性束缚应激，每天 6 小时，构建 VaD 伴抑郁小鼠模型；逍遥散低、中、高组予逍遥散水煎剂灌胃，氟西汀组给予氟西汀灌胃，正常组、模型组给予等体积生理盐水灌胃，共计 4 周，给药期间给予束缚应激维持；糖水偏好试验、悬尾试验检测小鼠抑郁行为表型，免疫荧光法检测小鼠腹侧海马（vHIP）髓鞘碱性蛋白（MBP）荧光表达水平；透射电镜观察小鼠 vHIP 髓鞘超微结构；蛋白免疫印迹法（Western blot）检测 MBP、少突胶质细胞糖蛋白（MOG）、髓鞘相关醣蛋白（MAG）、髓样细胞触发性受体 -2（TREM2）、诱导型一氧化氮合酶（iNOS）、精氨酸酶 1（Arg1）、IL-1β、TNF-α、白细胞介素 -4（IL-4）、IL-10、蛋白表达水平。行为学检测结果显示：与模型组比较，给予逍遥散干预后小鼠不动时间缩短，糖水偏好百分比增加。Western blot 结果显示：与模型组比较，低剂量组小鼠 vHIP 中 MBP、MOG、MAG 蛋白表达增加，iNOS 蛋白表达降低，中、高剂量组 MBP、MOG、MAG、TREM2、Arg1、IL-4、IL-10 蛋白表达均增加，iNOS、IL-1β、TNF-α 蛋白表达水平降低。免疫荧光结果显示：与正常组比较，模型组小鼠 MBP 平均荧光强度降低，低、中、高剂量组 MBP 平均荧光强度不同程度增加。透射电镜结果显示：模型组髓鞘结构松解，致密层分离，排列紊乱，给予逍遥散干预改善小鼠髓鞘结构完整性及板层结构松散度。逍遥散改善 VaD 小鼠的抑郁表型，其机制可能是通过上调 TREM2 诱导小胶质细胞 M_2 型极化，增加其抗炎及吞噬能力，促进受损髓鞘再生。{单楠，谭子虎，杨冰，等. 逍遥散促进小胶质细胞极化改善血管性痴呆伴抑郁小鼠髓鞘再生及抑郁表型［J］. 中国实验方剂学杂志，2021，27（19）：19-27.}

3. 治疗抑郁与焦虑　观察逍遥散治疗混合性焦虑抑郁障碍肝郁脾虚证的临床疗效。采用随机、对照的方法，将 150 例混合性焦虑抑郁病人障碍随机分为观察组和对照组，每组各 75 例。观察组病人服用逍遥散，对照组病人服用氟哌噻吨美利曲辛片治疗 4 周，随访 1 个月，并采用 HAMD、HAMA 和中医证候量表进行疗效评定。治疗 4 周后，观察组病人 HAMD 评定总有效率为 86.3%、HAMA 评定总有效率为 79.4%，对照组 HAMD 评定总有效率为 77.8%、HAMA 评定总有效率为 72.2%，差异均无统计学意义，但观察组 HAMD 量表的焦虑 / 躯体化因子得分明显低于对照组，睡眠障碍因子得分明显低于对照组。观察组治疗 2 周、4 周时，中医证候改善明显，与对照组比较差异有统计学意义。治疗结束后 1 个月，对照组 HAMD、HAMA 及其因子分均较治疗 4 周时升高，差异均有统计学意义；但是观察组 HAMD、HAMA 及其因子得分与治疗 4 周时比较，差异无统计学意义。逍遥散和氟哌噻吨美利曲辛片对改善混合性焦虑抑郁的症状均有明显的效果，但逍遥散对病人焦虑、躯体化及睡眠障碍等方面的改善作用和远期效果优于氟哌噻吨美利曲辛片。{郑琴，孔祥文，孙文军，等. 逍遥散治疗肝郁脾虚型混合性焦虑抑郁障碍的临床疗效［J］. 临床药物治疗杂志，19（7）：5.}

【验案举例】

精神分裂症　男，25 岁，2003 年 11 月 10 日入院。主要表现：不言不语，呆坐不动，两目直视不眨眼，全身肌张力增强，不饮不食，生活不能自理，脉弦，舌苔薄白。精神分裂症病史 10 年。西医诊断为精神分裂症木僵状态，中医辨证：肝郁气结证。治以疏肝解郁、理气健脾。处以逍遥散加减：柴胡 12 g，白芍 12 g，白术 12 g，当归 12 g，茯苓 12 g，甘草 12 g，川芎 6 g，香附 12 g，枳壳 10 g，青皮 12 g，郁金 12 g，石菖蒲 12 g，陈皮 12 g，木香 12 g，合欢花 24 g，生地黄 12 g，玄参 9 g。水煎后由胃管送服，日 1 剂。2 周为 1 个疗程，同时合用小剂量舒必利，7 天症状缓解。后中西药均改口服。

按：精神分裂症属于中医学“癫狂”范畴。癫病多由思虑太过、积忧久郁所致，郁怒伤肝，木失条达，气机滞阻不畅，故呆坐不动，不言不语；木能克土，脾失健运，故不饮不食；肝开窍于目，目失所养，故两眼直视不眨眼，肝司全身关节筋骨之屈伸，筋络失去濡养，故全身肌张力增强，生活不能自理，苔薄白，脉弦。用柴胡和解使气机运转，白芍、甘草调理肝脾，木得和而气机流畅，当归、川芎、香附、青皮、郁金、陈皮、木香、合欢花活血理气解郁，石菖蒲化痰行气，白术、茯苓健脾以防脾弱，生地黄、玄参滋阴以防肝火上扰。诸药合用，达疏肝理气、健脾醒神之功效，使木僵状态早日消失。{孙海俊 . 逍遥散治疗精神疾病举隅［J］. 山东中医杂志，2005（3）：179−180.}

【附方】

1. 加味遥散（《内科摘要》卷下） 组成：当归、芍药、茯苓、白术（炒）、柴胡各一钱（各 3 g），牡丹皮、山栀（炒）、甘草（炙）各五分（各 1.5 g）。用法：水煎服。功用：疏肝解郁，养血健，清热凉血。主治：肝脾血，内有郁热。日晡潮热，自汗盗汗，胁作痛，头昏目暗，怔忡不宁，颊赤干；妇人月经不，发热咳嗽；或阴中作痛，或阴门肿胀；小儿口舌生疮，胸乳膨胀；外证遍身瘙痒，或虚热生疮。

该方系逍遥散加牡丹皮、栀子组成，后世又称之为丹栀逍遥散。牡丹皮、栀子两味皆能清热凉血，其中栀子尚可泻火除烦，牡丹皮亦能活血散瘀。主治虽似逍遥散方，但对兼有郁火者为适宜。

2. 黑逍遥散（《医宗已任》卷一） 组成：逍遥散加熟地黄水煎，去滓，微微温服。功用：疏肝健脾，养血调经。主治：肝胆两经郁火，以致胁痛头眩，或胃脘当心而痛，或肩胛痛，或时眼赤痛，连太阳，无论六经伤寒，但见阳症；妇人郁怒，致血妄行，赤白淫闭，沙淋崩浊等症。

本方为逍遥散加熟地黄，以加强补血作用。用于逍遥散证而血虚较甚者。若血虚有热者，则熟地应易为生地。

舒魂丹

【方源】《辨证录》卷十

【组成】人参一两（30 g），白芍一两（30 g），当归五钱（15 g），白术五钱（15 g），茯神五钱（15 g），麦冬五钱（15 g），丹砂末一钱（3 g），菖蒲一钱（3 g），柴胡一钱（3 g），郁金一钱（3 g），天花粉一钱（3 g），甘草一钱（3 g）.

【用法】水煎服。一剂而魂定，二剂而身合为一矣。

【功效】舒心肝之气，培土生津归魂。

【主治】终日思想情人，杳不可见，梦魂交接，日日相思，宵宵成梦，忽忽如失，遂觉身分为两，能知户外之事。

【证治机制】肝本藏魂，气郁则肝气不宣，宜乎魂之不出矣。不知肝郁必至克脾，思想又必伤脾，脾土一伤，即不能输精于心肝之内，而心气必燥，肝又因郁而血干，无津以润心，则心更加燥，心燥则肝气不安，日欲出气以顾心，而情人不见，心中拂抑，愈动其郁，郁极火炎，而魂不愿藏于肝中，乃随火外出之为快。魂既外出，而躯壳未坏，故能回顾其身，视身为二也。舒肝气之郁，滋心气之燥，兼培其脾土，使土气得养生津，即能归魂矣。

【组方原则】人参归脾、肺、心经，可大补元气，复脉固脱，补脾益肺，生津安神，《药性论》提及人参可“主五脏气不足，五劳七伤，虚损瘦弱……补五脏六腑，保中守神”以及“患人虚而多梦纷纭，加而用之”。当归补血活血，白芍养血柔肝，二药同用，则大补肝血，肝血充足，魂魄自安。白术可补脾益胃，燥湿和中，王好古认为白术可“理中益脾，补肝风虚”，合人参则补益脾胃，健脾生津；茯神入心、脾二经，然《要药分剂》认为其“入心经，兼入肝经”，可宁心安神，《药性论》提及“主惊痫，安神定志，补劳乏；主心下急痛坚满，人虚而小肠不利”。麦冬养阴生津，润肺清心，朱砂镇心安神，《名医别录》提及朱砂可“通血脉，止烦满、消渴，益精神，悦泽人面”。李杲认为朱砂可“纳浮溜之火而安神明”。柴胡疏肝升阳，《日华子本草》谓其“补五劳七伤，除烦止惊……健忘”；菖蒲开窍豁痰，醒神益智；郁金可行气解郁，合柴胡则疏肝解郁之效卓；天花粉则生津止渴降火，《医林纂要探源》提及天花粉可“补肺，敛气，降火，宁心，兼泻肝郁，缓肝急”；甘草甘缓，用于此方既助参术健脾胃，又可调和诸药。

【方论选录】终日思想情人，杳不可见，以至梦魂交接，醒来又远隔天涯，日日相思，宵宵成梦，忽忽如失，遂觉身分为两，夫肝本藏魂，气郁则肝气不宣，宜乎魂之不出矣。肝郁必至克脾，思想又伤脾，脾土一伤，即不能输精于心肝之内，心气必燥，肝又因郁而血干，无津以润心，则心更加燥，心燥则肝气不安，日欲出气以顾心，而情人不见，心中拂抑，愈动其郁，郁极火炎，而魂不愿藏于肝中，乃随火外出之为快。治法必须舒肝气之郁，滋心气之燥，兼培其脾土，使土气得养生津，即能归魂矣。心、脾、肝同治之法也，而舒肝为甚。病成于郁，解郁而神魂自定，然则舒魂丹即舒肝之丹也。(《辨证录》卷十)

【附方】

归魂饮（《辨证录》卷十） 组成：白芍二两，人参五钱，贝母、香附各三钱，郁金一钱。用法：水煎服。二剂而魂归矣。主治同舒魂丹。

四逆散

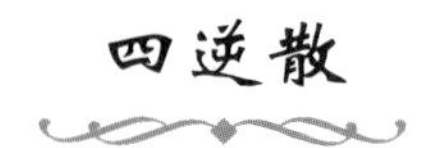

【方源】《伤寒论》

【组成】甘草（炙）、枳实（破，水渍）、干柴胡（炙）、芍药各十分（各9 g）。

【用法】上四味，捣筛，白饮和，服方寸匕，日三服（现代用法：水煎服）。

【功效】透邪解郁，疏肝理气。

【主治】肝脾不和之抑郁失眠。手足不温，或身微热，或咳，或悸，或小便不利，或腹痛，或泄利下重，胁肋胀闷，脘腹疼痛，脉弦。

【证治机制】本方所治抑郁失眠是因外邪传经入里，气机因而郁滞，不得疏泄，又因肝为刚脏，主藏血，性喜条达而恶抑郁，从而导致肝气郁滞，抑郁失眠，另外，肝病最易传脾，脾主四肢，脾土不运，亦可导致阳气不能敷布而为厥逆。此证所见手足不温等症状是因气机郁滞，不得疏泄导致阳气内郁、不能达于四肢末端所致；由于气机郁滞，升降失调，病邪逆乱于内，可见诸种不定之症。气滞阳郁化热，则身微热；心胸阳气失于宣通，则或咳或悸；水道失于通调，则小便不利；气郁不畅，木横乘土，则腹痛；胃肠气机不利，则泄利下重。以上或然症，以腹痛，泄利下重，较为常见。而肝气郁结，疏泄失常，以致脾气壅滞，而成肝不和之证，故见胁肋胀闷，脘腹疼痛，或泄利下重。脉弦主肝郁，亦主疼痛。因此，阳气郁滞，是本方证发病的关键。

【组方原则】本方证由阳郁气滞所致，故治宜宣畅气机，透达郁阳，疏肝理脾之法。方中干柴胡入肝胆经，其性轻清升散，既疏肝解郁，又透邪升阳。《本草经解》认为该药“心腹胃肠中，凡有结气，皆能散之”，可使肝气条达，阳郁得伸，恰对病因病机，故为君药。白芍能敛阴养血，《本草备要》认为白芍可“补血”“敛肝阴”，以养肝体，助肝用。肝体阴而用阳，肝体得养，则肝用易复；另能防干柴胡截肝阴；再者，干柴胡又是缓急止痛之佳品，与甘草配伍则疗效益增，是为臣药。佐以枳实，该药具有下气破结泄热之功。《神农本草经》卷二谓其“除寒结热”“利五脏”；既助干柴胡调畅气机，又合白芍调理气血。甘草为使，一调和诸药；二益脾和中，以扶土抑木；三缓急以助由芍止痛。

综观全方，干柴胡配芍药一散一收，一疏一养，伍枳实一升一降；干柴胡、芍药与枳实、甘草，亦肝亦脾，亦气亦血，四药合用，散而不过，疏而无伤，肝脾同治，气血兼顾，这也是本方的配伍特点。由于本方主治“四逆”，原书剂型为散剂，故名“四逆散”。

【临床运用】

1. 证治要点　本方原治阳郁厥逆证，由于临床表现非虚非寒，故被后世视之为治疗热厥或气厥的代表方。本方亦为疏肝理脾之通剂，常用于肝胆气郁而致的四逆，或肝脾不利所致的腹痛，以手足不温，或胁助疼痛，脉弦为证治要点。

2. 加减法　若咳者，加五味子、姜以温肺散寒止悸者，加桂枝以温心阳小便不利者，加茯苓以利小便；腹中痛者，加炮附子以散里寒；泄利下重者，加薤白以通阳散结；气郁甚者，加香附、郁金以理气解郁；有热者，加栀子、川楝子以清内热。

3. 本方现代常用治抑郁、失眠、躯体化障碍、甲状腺功能亢进等属肝胆气郁，肝脾（或胆）不和者。

【方论选录】

柯琴：少阴病四逆，泄利下重，其人或咳，或悸，或小便不利，或腹中痛者，此方主之。少阴为水火同处之脏，水火不和则阴阳不相顺接。四肢为阴阳之会，故厥冷四逆有寒热之分。胃阳不敷于四肢为寒厥，阳邪内扰于阴分为热厥。然四肢不温，故厥者必利，先审泻利之寒热，而四逆之寒热判矣。下利清谷为寒，当用姜、附壮元阳之本；泄泻下重为热，故用白芍、枳实酸苦涌泄之品以清之。不用芩、连者，以病于阴而热在下焦也。更用柴胡之苦平者以升散之，令阴火得以四达；佐甘草之甘凉以缓其下重。合而为散，散其实热也。用白饮和服，中气和而四肢之阴阳自接，三焦之热自平矣。此症以泄利下重，知少阴之阳邪内扰于阴，四逆即非寒症矣。四逆皆少阴枢机无主，升降不利所致，只宜治下重，不须兼治诸症也。仲景因有四逆症，欲以别于四逆汤，故以四逆散名之。(《伤寒来苏集·伤寒附翼》卷下）

【现代研究】

1. 治疗抑郁症　有研究采用四逆散合氯米帕明治疗抑郁症，并对其进行了观察分析，本次研究共纳入 56 例抑郁症病人，男 20 例，女 36 例，治疗方法如下先对病人进行药物清洗 2 周，除外清洗后 HAMD 减分率 ≥ 25% 者，然后开始为期 8 周的用药。服用四逆散，处方：柴胡 15 g，白芍 12 g，枳实 9 g，甘草 9 g。火盛者，加黄芩 10 g，栀子 9 g；便秘，加大黄 6 g；阴虚者，加百合 12 g，知母 9 g。水煎，每日 1 剂，早晚分服。同时口服氯米帕明，治疗期间不合并应用精神药品、心理治疗或其他疗法。56 例抑郁症病人经治疗 1 个疗程后，显效 22 例，有效 23 例，进步 6 例，无效 5 例，总有效率 91.9%。四逆散合氯米帕明治疗抑郁症有益处，临床应用前景较好。{袁洪泉，丁树栋．四逆散合氯米帕明治疗抑郁症临床观察［J］．中国民间疗法，2016，24（3）：67-68.}

2. 治疗失眠　为探讨四逆散加味颗粒剂治疗失眠的临床疗效。选取失眠病人 80 例作为研究对象，按照随机数字表法分为对照组和观察组，每组 40 例。对照组病人给予乌灵胶囊治疗，观察组病人给予四逆散加味颗粒剂，两组疗程均为 14 天，治疗后以匹兹堡睡眠质量指数量表（PSQI）、SPIEGEL、中医证候积分量表评分进行疗效评价。治疗 2 周后观察组 PSQI、中医证候疗效评分、SPIEGEL 评分较对照组明显下降，差异均有统计学意义。观察组 PSQI 改善总有效率 87.5%，中医证候评分总有效率 85%，SPIEGEL 总有效率 95%，均高于对照组的 65%、25%、42.5%。四逆散加味颗粒治疗失眠效果优于乌灵胶囊，临床疗效显著，值得推广。{武晓磊，冯学功，郝文杰．四逆散加味颗粒剂治疗失眠的临床观察［J］．世界睡眠医学杂志，2020，7（7）：1127－1129.}

【使用注意】阴虚气郁而致的脘腹、胁肋疼痛，忌用本方。

【验案举例】

抑郁症　盖某，男，70 岁，2009 年 12 月 5 日初诊。患心悸 40 余年，情绪沮丧 10 余年，加重 1 年。因工作紧张、饮食、情绪等因素 40 年前出现心悸等症状并逐渐加重，分别于 30、10、6 年前确诊冠心病、原发性高血压、糖尿病等。3 年前始出现房颤 24 h 早搏达 2 万余次。常年神疲乏力、胸闷气短、心烦意乱、心悸恐怖、耳鸣脑鸣、眩晕身重、眼睛干涩、视物不清、足趾尖麻木疼痛、睡眠鼾声大且呼吸暂停严重、整宿做梦与死人见面、体重减轻。常住院治疗常服地高辛、胺碘酮、罗布麻、稳心颗粒等药。10 年前开始悲观厌世对任何事物无兴趣，总觉活着太累，生不如死，多次跳楼自杀未遂。查：脉搏 78/min，血压 168/90 mmHg。面红，眼睑、鼻尖充血，下肢凹陷性浮肿严重。舌颤边尖红，齿痕多、深，脉沉细。证属肝郁气滞，瘀热内扰。治宜疏肝清热兼以安神。处方：柴胡 10 g，黄芩 10 g，枳实 8 g，地骨皮 15 g，葛根 30 g，泽泻 15 g，白茅根 15 g，野菊花 15 g，当归 10 g，炒酸枣仁 10 g，夏枯草 10 g，牛膝 5 g。水煎服，日 1 剂，分 3 次服。2009 年 12 月 12 日二诊：心悸心烦有缓解，浮肿明显减轻。查：脉搏 78/min，血压 148 ~ 150/82 ~ 84 mmHg。称用炒酸枣仁影响睡眠，改用合欢花、煅龙骨各 30 g。继用 7 剂，煎服法同前。2009 年 12 月 19 日三诊：心脏觉舒适，鼻鼾、呼吸暂停明显减轻，耳鸣脑鸣减轻，眼干涩好转，自述心情似“由阴见晴”。查：血压 130 ~ 140/76 ~ 80 mmHg。面红，眼睑、鼻尖充血，下肢浮肿及齿痕消失。自称效果很好。2009 年 12 月 26 日四诊：心情明显好转。查：血压 142/78 ~ 82 mmHg。前方继用 7 剂，改 2 天 1 剂，煎服法同前。2010 年 1 月 10 日五诊：血压 130 ~ 140/72 ~ 78 mmHg。状态同前，饮食欠佳，情绪无波动。前方加炒麦芽 10 g 继用。2010 年 1 月 17 日六诊：自称心肾关键问题解决，余可不治。前方去煅龙骨加莲子心 10 g。7 剂后停服，随访未再复发。{刘会娇，金东明 . 金东明教授用四逆散治疗抑郁症验案［J］. 吉林中医药，2011，31（5）：443-444.}

柴胡疏肝散

【方源】《证治准绳 · 类方》卷四

【组成】柴胡、陈皮（醋炒）各二钱（各 6 g），川芎、芍药、枳实（炒）各一钱半（各 4.5 g），甘草（炙）五分（1.5 g），香附一钱半（4.5 g）。

【用法】上作一服。水二盅，煎分，食前服。

【功效】疏肝养魂，行气解郁。

【主治】肝气郁滞之更年期综合征。胁肋疼痛，胸闷喜太息，情志抑郁易怒，或嗳气，腹胀满，脉弦。

【证治机制】肝喜条达而恶抑郁，其经脉布胁肋，循少腹。若情志不遂，木失条达，则致肝气郁结，经气不利，胁肋疼痛，甚则胸脘腹部胀；疏泄失职，则情志抑郁；久郁不解，肝失柔顺舒畅之性，则情绪急躁易怒；肝气横逆犯，胃气失和，故嗳气频作；脉来弦长，亦为肝郁不舒之征。

【组方原则】本方所治诸证皆由肝气郁结而致，治当顺其条达之性，发其郁遏之气。方中柴胡苦辛微寒，归经肝胆，功擅条达肝气而疏郁结，以安魂魄用为君药。香附苦辛而平，专入肝经，长于疏肝理气，并有良好的止痛作用；川芎味辛气雄，入肝胆经，能行气血，疏肝开郁，止胁痛。二药相合，共助柴胡以解肝经之郁滞，安躁动之魂魄，从而增行气止痛之效，同为臣药。陈皮理气行滞而和胃，醋炒以入肝行气；芍药（现临床多用白芍）、甘草养血柔肝，缓急止痛，俱为佐药。甘草调和药性，兼作使药。诸药相合，共奏疏肝解郁、行气止痛之功。

本方配伍特点：以大队辛散入肝理气之药为主，参以养血柔肝、通行血脉、和胃降逆之品，肝之中兼以养肝，理气之中兼以调血，治肝之中兼以和胃。

本方由四逆散加减变化而来，均有疏肝理气之功。但四逆散之柴胡、枳实、芍药、甘草四药等量，主要在于调理肝脾气机；本方则重用柴胡，轻用甘草，将枳实易为枳壳，再加香附、陈皮、川芎等药，重在行气疏肝，并能和血止痛，为治疗肝郁气滞诸证的代表方和常用方。

【临床运用】

1. 证治要点　本方为疏肝解郁的常用方剂，临床运用时以胁肋胀痛，脉弦为证治要点。

2. 加减法　若胁肋疼痛较甚者，酌加当归、郁金、乌药等以增强行气活血之力；若肝郁化火，口渴舌红，脉象弦数者，酌加山栀、黄芩、川楝子等以清肝泻火。

3. 本方现代常用于治疗失眠、抑郁、更年期综合征等证属于肝郁气滞的多种疾病。

【使用注意】本方芳香辛燥，易于耗气伤阴，不宜久服。若胁痛而伴口干，舌红苔少等肝阴不足之证者，应配伍养血滋阴之品同用。

【方论选录】

张介宾：柴胡、芍药以和肝解郁为主，香附、枳壳、陈皮以理气滞，川芎以活其血，甘草以和中缓痛。(《景岳全书》卷五十六）

秦伯未：本方即四逆散加川芎、香附和血理气，治疗胁痛，寒热往来，专以疏肝为目的。用柴胡、枳壳、香附理气为主，白芍、川芎和血为佐，再用甘草以缓之，系疏肝的正法，可谓善于运用古方。(《谦斋医学讲稿》)

【现代研究】

1. 治疗抑郁症　为探讨柴胡疏肝散联合草酸艾司西酞普兰对肝气郁结型

抑郁症病人 NE、5-HT 水平、社会功能及不良反应的影响。选取 96 例肝气郁结型抑郁症病人，按随机数字表法分为对照组和治疗组各 48 例。对照组应用草酸艾司西酞普兰治疗，治疗组在对照组基础上给予柴胡疏肝散口服，处方：柴胡、陈皮各 15 g，香附、枳壳、白芍、川芎各 10 g，炙甘草 6 g。肝郁化火者，加栀子 8 g，川楝子 6 g；心悸者，加龙骨、牡蛎各 30 g；心烦少寐者，加酸枣仁、首乌藤各 15 g；嗳气呃逆、脘闷不舒者，加旋覆花 6 g，代赭石 8 g，半夏 10 g，紫苏梗 6 g。每天 1 剂，水煎取汁 300 mL，分早晚 2 次服用，连服 8 周。比较两组临床疗效、抑郁状况、社会功能、血清 NE 及 5-HT 水平、不良反应发生率。治疗组总有效率为 95.83%，明显高于对照组 81.25%。治疗 8 周后，两组 HAMD、社会功能缺陷筛选量表（SDSS）评分较治疗前下降，SF-36 社会功能因子评分较治疗前增高；且治疗组 HAMD、SDSS 评分低于对照组，SF-36 社会功能因子评分高于对照组。治治疗 8 周后，两组 NE、5-HT 水平较治疗前增高，且治疗组 NE、5-HT 水平高于对照组。对肝气郁结型抑郁症病人采用柴胡疏肝散联合草酸艾司西酞普兰治疗，临床疗效确切，可显著改善抑郁状况，明显升高血清 NE 及 5-HT 水平，有效促进社会功能恢复，且用药安全性高。{孙丽霞．柴胡疏肝散联合草酸艾司西酞普兰治疗肝气郁结型抑郁症临床研究［J］．新中医，2020，52（2）：37-40.}

2. 治疗围绝经期综合征　为探讨柴胡疏肝散干预围绝经期气郁体质妇女的临床效果。将 70 例病人随机等分为两组，中药组予口服柴胡疏肝散，对照组未予任何治疗。观察两组干预前后气郁体质转化分、外周血中 FSH、LH、E_2 和睾酮（T）水平的变化。两组同步观察 12 周。与干预前比较，中药组气郁体质转化分下降，E_2、T 水平上升，FSH、LH 水平下降；对照组均无变化。结论：柴胡疏肝散可改善围绝经期气郁质妇女的偏颇体质状态，有助于妇女平稳渡过围绝经期。{李红，陈莹，吕绍光，郑姜钦．柴胡疏肝散干预围绝经期气郁体质妇女 35 例临床观察［J］．福建中医药大学学报，2014，24（6）：4-6.}

【验案举例】

抑郁症　病人女，46 岁，2009 年 12 月初就诊，自就诊前 1 年离婚后，情绪持续低落，近 3 个月来更甚，常独自流泪，不喜与人接触，夜不能寐，白天时发胸闷不得透气甚产生过自杀念头。纳减，二便调，舌淡苔薄，脉弦细，辨证为肝郁脾虚证。方药：柴胡 15 g，郁金 30 g，香附 15 g，合欢皮 30 g，合欢花 15 g，当归 15 g，炒白芍 30 g，川芎 10 g，陈皮 8 g，桔梗 5 g，龙骨 30 g（先煎），首乌藤 30 g，炙甘草 8 g。7 剂，水煎服，每日 1 剂。同时和病人谈心，开导病人。二诊：病人独自来院，自述睡眠、胸闷明显好转，遂去龙骨、桔梗，余方药同前，7 剂。嘱病人放平心态，心中郁闷可找信赖的人诉、交流，不能遇事总独自扛。三诊：病人面带微笑，精神状态趋于正常，自述已无明显不适，停药，建议服用逍遥丸、归脾丸善后。随访 2 年未复发，现已重组家庭。

按：郁证以心情抑郁，情绪不宁，胸部满闷，胁肋胀痛，或易怒喜哭，或咽中如有异物梗塞等症为主要表现。肝为风木之脏，主疏泄，其气升发，喜条达而恶抑郁。精神刺激，情志抑郁不扬，可使肝之疏泄功能失常，气机不畅形成郁结则肝经循行之处出现满闷、胀痛或梗塞不舒之症；同时，气机郁结会反过来加重情志抑郁，从而形成恶性循环。{孟胜利，张先雷，程根盼．柴胡疏肝散临床应用刍议［J］．中国乡村医药，2015，22（15）：20-22.}

越鞠丸

【方源】《丹溪心法》卷三

【组成】苍术、香附、川芎、神曲、栀子各等分。

【用法】上为末，水泛为丸，如绿豆大。

【功效】行气，解郁，养魂。

【主治】郁证。胸脘痞闷，脘腹胀痛，嗳腐吞酸，恶心呕吐，饮食不消，睡眠不安，精神反复异常，或情绪消极。

【证治机制】本方所治为郁证，朱震亨认为："人生诸病，多生于郁。"何为郁？其门人戴元礼曰："郁者，结聚而不得发越也，当升者不得升，当降者不得降，当变化者不得化也。"可见，郁的本质是"结聚"。人身之中，气、血、痰、火、湿、食皆结聚为病，故均可致郁，因而有"六郁"之称，六郁又以气郁为多为先。《难经》云："气者，人之根本也。"气机冲和调达，升降出入有序，周流运行不息，则脏腑功能协调，肢体百骸舒畅。若喜怒无常，忧思过度，寒温不适，饮食不节，则可引起气机失常而致病。气机郁滞，可影响血液运行而致血郁，影响魂之安定，影响津液敷布而致湿郁、痰郁，影响胃受纳运化而致食郁，气郁不解又可生热化火，诸郁随之起。六郁既生，故见胸膈痞闷，腹胀痛，吞酸呕吐，饮食不消，睡眠不安，精神反复异常，或情绪消极等症。

【组方原则】由于六郁之中以气郁为主，故本方立意重在行气、解郁、安魂，使气行则血行，气畅则痰、火、湿、食诸随之而消，魂魄自安。方中香附行气解郁，以治气郁，用为君药。川芎为血中气药，有活血行气之功，既能治血，又可加强君药行气解郁之力。苍术气味芳香雄烈，可以悦脾化湿，以治湿郁。苍术、川芎之升配香附之降，升降相因，令郁散而气行。山栀清热泻火，以治火郁。神曲消食和胃，以治食郁，《汤液本草》卷六云其"调中下气，开胃消宿食"。以上共为臣佐药，诸药配合，则气行血活，湿祛热清，食化脾健，气、血、湿、火、食五郁自解。至于痰郁，或因气滞湿聚而生，或因饮食积滞而致，或因火邪炼津而成，今五郁得解，则痰郁自消，故药虽只用五味，却可统治六郁之证，体现了治病求本的精神。

本方的配位特点：以五药医六郁，贵在治病求本。诸法并举，重在调理气机。

【临床运用】

1. 证治要点　本方为治疗六郁证的名方，临以胸膈痞闷，脘腹胀痛，饮食不消，睡眠不安，精神反复异常，或情绪消极为证治要点。

2. 加减法　本方示人以治郁大法，临床使用时可视何郁为重，重用相关药物，并适当加减。若气郁偏重，可重用香附，酌加木香、枳壳、郁金以加强行气解郁之力；若血郁偏重，可重用川芎，酌加桃仁、赤芍、红花等以助活血祛瘀；若湿郁偏重，可重用苍术，酌加茯苓、厚朴、白芷、泽泻等以祛湿；若火郁偏重，可重用栀子，酌加黄芩、黄连、青黛以清热泻火；若食郁偏重，可重用神曲，酌加山楂、麦芽、砂仁以消食化滞；若痰郁偏重，酌加半夏、瓜蒌、南星、海浮石以化痰。

3. 本方现代常用于治疗精神失调症、梅核气、脑血栓、失眠、抑郁、精神分裂等属气、血、湿、痰、火、食等郁滞病人。

【方论选录】

吴谦：夫人以气为本，气和则上下不失其度，运行不停其机，病从何生？若饮食不节，寒温不适，喜怒无常，忧思无度，使冲和之气升降失常，以致胃郁不思饮食，脾郁不消水谷，气郁胸腹胀满，血郁胸膈刺痛，湿郁痰饮，火郁为热，及呕吐恶心，吞酸吐酸，嘈杂嗳气，百病丛生。故用香附以开气郁，苍术以除湿郁，抚芎以行血郁，山栀以清火郁，神曲以消食郁。此朱震亨因五郁之法而变通者也。五药相须，共收五郁之效。然当何何郁病甚，便当以何药为主。至若气虚加人参，气痛加木香，郁甚加郁金，懒食加谷蘖，胀加厚朴，痞加枳实，呕痰加姜、夏，火盛加萸、连，则又存乎临证者之详审也。（《医宗金鉴·删补名医方论》卷五）

费伯雄：凡郁病必先气病，气得流通，郁于何有？此方注云统治六郁，岂有一时而六郁并集者乎？须知占人立方，不过昭示大法。气郁者，香附为君；湿郁者，苍术为君；血郁者，川芎为君；食郁者，神曲为君；火郁者，栀子为君。相其病在何处，酌量加减，方能得古人之意而不泥古人之方。读一切方书，皆当如是观。（《医方论》卷二）

【现代研究】

1. 治疗抑郁症　为探究越鞠丸对脂多糖（LPS）诱导抑郁模型小鼠的抗炎及抗抑郁作用的机制。腹腔注射 LPS4 天诱导小鼠产生抑郁样症状，给予越鞠丸或氯胺酮（Ket）24 小时后，对小鼠进行新奇抑制摄食（NSF）、糖水偏好（SPT）、悬尾测试（TST）和强迫游泳测试（FST）；采用蛋白免疫印迹法检测小鼠海马中 BDNF 和 TrkB 蛋白含量；利用 ELISA 法检测小鼠海马和血清中 IL-1β、TNF-α、IL-10 含量。与模型组相比，越鞠丸和 Ket 组小鼠糖水偏好均显著性升高；越鞠丸和 Ket 组摄食潜伏期明显减少、单位摄食量显著增加；而在 TST 和 FST 中，越鞠丸和 Ket 组的不动时间较模型组均显著降低。

蛋白免疫印迹检测中，与模型组相比，越鞠丸和Ket组小鼠海马中BDNF和TrkB含量均明显升高。ELISA检测中，与模型组相比，越鞠丸组小鼠血清中IL−1β、TNF−α、IL−10含量显著降低；而越鞠丸和Ket组小鼠海马中IL−1β、TNF−α、IL−10含量均没有明显变化。越鞠丸可能通过提高海马中BDNF、TrkB表达及降低外周血清中炎症因子含量来产生抗抑郁作用。{聂春莹，王江荟，张海楼，等.越鞠丸对LPS抑郁模型小鼠抗抑郁作用的机制研究［J］.时珍国医国药，2020，31（4）：774−778.}

2. 治疗失眠　为观察越鞠丸治疗失眠症的临床疗效。将符合病例纳入标准的失眠病人98例作为观察对象，按随机数字分成两组，治疗组服用越鞠丸加减治疗，处方如下：香附10 g，苍术9 g，川芎10 g，栀子9 g，神曲10 g。兼肝郁气滞，加柴胡、黄芩、郁金；兼痰湿内阻，加半夏、茯苓、远志；若阴血偏虚，则加知母、牡丹皮、麦冬；兼心火亢盛，加黄连、朱砂；兼汗出心悸，加龙骨、牡蛎；兼血瘀者，加丹参、红花、桃仁；兼大便秘结者，加大黄或火麻仁。每日1剂，水煎服，2周为1个疗程。对照组服艾司唑仑治疗。结果显示：治疗组治愈31例，好转20例，未愈3例，总有效率94.44%。对照组治愈13例，好转17例，未愈14例，总有效率68.18%。两组疗效比较有显著性差异。{王贝贝，屈艳艳.越鞠丸治疗失眠54例［J］.山东中医杂志，2012，31（2）：112.}

【验案举例】

郁证　王某，男，39岁。2010年2月14日初诊。3年前患精神分裂症，经住院治疗后病情一直稳定。近2个月来，头晕胸痞，心悸失眠，神思恍惚，多疑，困倦乏力，情绪不稳，疲劳时加剧，因拒服西药，曾予天王补心丹、舒眠胶囊等疗效不著，舌苔薄腻，脉弦滑。诊断：郁证。辨证：气血失和，痰瘀痹阻。治以解郁行气，活血化瘀，宁心安神。因病人不愿服汤剂，遂改用中成药越鞠丸早、中、晚各10 g；并予心理疏导。服药3个月，诸症渐消失，随访5年未复发。

按：该病人系精神分裂症轻症，以头晕胸痞，心悸失眠，神思恍惚，多疑等为基本临床表现，符合中医郁证诊断，故用越鞠丸收效甚佳。{韩卫军，王树锋，李霞，等.越鞠丸临床应用3则［J］.山西中医，2015，31（12）：35.}

第八节　清热调魂剂

清营汤

【方源】《温病条辨》卷一

【组成】犀角三钱（9 g），生地黄五钱（15 g），玄参三钱（9 g），竹叶心一钱（3 g），麦冬三钱（9 g），丹参二钱（6 g），黄连一钱五分（4.5 g），银花三钱（9 g），连翘（连心用）二钱（6 g）。

【用法】上药，水八杯，煮取三杯，日三服。

【功效】清热安魂，透热养阴。

【主治】热营分证之不寐。身热夜甚，神烦少寐，时有谵语，目常喜开或喜闭，口渴或不渴，斑疹隐隐，脉细数，舌绛而干。

【证治机制】本方证乃温热病邪热内传营分，导致营血亏虚引起失眠。因邪热入营，伤及营分阴血，以致魂失所养，故而发生不寐、心烦，甚则扰及心包出现神昏谵语；因热伤营阴，夜属阴，故而有身热夜甚之症；目常喜开或喜闭不一，是因为火热欲从外泄，阴阳不相既济所致；热蒸营阴上承，故本应口渴而反不渴；热入营分，虽未入血但已近于血分，血热妄行，溢于肌肤，故虽未发斑但已隐隐可见；舌为心之苗窍，心主营，营分有热，故舌绛而干；脉细数，亦为热伤营阴之象。

【组方原则】方中犀角苦咸性寒，清热凉血解毒，寒而不遏，且能散瘀；生地黄归肝经，专于凉血滋阴，二者共为君药。麦冬清热养阴生津；玄参长于滋阴降火解毒，二药共助君药清营凉血，养阴安魂，为方中臣药。佐以金银花、连翘，善于清热解毒，且芳香透达，轻宣透邪，可透热于外，使入营之邪不数于里，以防邪热进一步内陷，促其透出气分而解。竹叶用心，清香入心，专清心热，亦其轻清透达之性，佐药以透热向外；黄连苦寒，入心经，清心泻火，竹叶心和黄连又可助君药以清热。丹参性凉入心、肝经，清心而又凉血活血，不仅引者药入于肝经，以助君药清热凉血，且可活血祛瘀，以防热与血结。以上三药兼有使药之用。全方以犀角、生地黄、玄参清热谅血之品。配伍轻宣透热的银花、连翘，以及清心的竹叶心、黄连，共奏清营解毒热养阴之效。

本方配位特点：一是血药配伍滋阴清热之品，是为热入营分，渐及血分者而设，二者相合，加强清热解毒，凉血滋阴之功；二是清热凉血药中，伍以轻宣透热的气分之品，意在使初入营分之热邪，不致郁遏，且使热邪转出气分而解，是透热转气之法；是凉血药配伍活血药，以防热与血结。

【临床运用】

1. 证治要点　本方主治温病热邪传入营分证。以神烦少寐，身热夜甚，斑疹隐隐，舌绛而干，脉数为证治要点。

2. 加减法　若寸脉大，舌较甚者，可去黄连，以免苦燥伤阴；神昏谵语较重者，可与安宫牛黄丸、紫雪合用；若治热毒壅盛之喉痧重症，本方可加石膏、牡丹皮、甘草以加强清热火，凉血活血的作用。

3. 本方现代常用于治疗抑郁症、失眠、产后精神障碍、躁狂症等。

【使用注意】使用本方应注意舌诊。原书说："舌白滑者，不可与也。"苔白滑是挟有混邪之象，误用本方易助湿留邪。必须是舌质绛而干，方可使用。

【方论选录】

张秉成：治暑温内入心包，烦渴舌赤，身热谵语等证。夫暑为君火，其气通心，故暑必伤心。然心为君主，义不受邪，所受者皆包络代之。但心藏神，邪扰则神不宁，故谵语。心主血，热伤血分，故舌赤。金受火刑，故烦渴。暑为六淫之正邪，温乃时令之乖气，两邪相合，发为暑温，与春温、秋温等证，大抵相类，不过暑邪最易伤心。方中犀角、黄连，皆入心而清火。犀角有轻灵之性，能解疫毒；黄连具苦降之质，可燥湿邪，二味为治温之正药。热犯心包，营阴受灼，故以生地、玄参滋肾水，麦冬养肺金，而以丹参领之入心，皆得遂其增液救焚之助。连翘、银花、竹叶三味，皆能内彻于心，外通于表，辛凉清解，自可神安热退，邪自不留耳。（《成方便读》卷三）

【现代研究】

治疗术后谵妄　为研究清营汤加减联合氟哌啶醇治疗老年髋部骨折术后谵妄的临床疗效。选取76例老年髋部骨折术后谵妄病人为研究对象，根据随机数字表法分为治疗组40例和对照组36例。对照组口服氟哌啶醇片治疗，治疗组在对照组基础上加用以清营汤为底方的化裁汤剂治疗，处方：水牛角30 g，生地黄15 g，玄参9 g，竹叶心3 g，麦冬9 g，丹参6 g，黄连5 g，金银花9 g，连翘6 g。辨证加减：痰热盛，加竹沥、梨汁各25 mL；咯痰不清，加瓜蒌皮4.5 g；热毒盛，加金汁、人中黄；渐欲神昏，加金银花9 g，荷叶6 g，石菖蒲3 g。每日1剂，水煎服，早中晚餐后各1次，每次100 mL。两组连续治疗10天。治疗前后采用谵妄评定量表-98修订版评定两组谵妄程度，对比两组临床疗效及不良反应发生率。治疗组治疗第3天谵妄评分低于对照组；治疗第7天和第10天，两组谵妄评分比较，差异无统计学意义；两组治疗总有效率比较，差异无统计学意义；治疗组不良反应发生率为2.50%，明显低于对照组的19.44%（$P < 0.05$）。结论：采用清营汤加减联合氟哌啶醇片治疗术后谵妄病人，可以增强早期疗效，并减少药物的不良反应。{张勇，张营.清营汤加减治疗老年髋部骨折术后谵妄的疗效观察［J］.实用中西医结合临床，2021，21（13）：30-31，87.}

【验案举例】

精神分裂症　刘某，男，22岁。1985年10月因事不遂心，大怒伤肝，致情志失调，发病急骤，病发后对人横目怒视，躁扰不宁，持刀斗殴往来追逐于屋顶如步平地，行诸治疗罔效。曾先后3次住院治疗。经某医院诊断为“精神分裂症”。初用冬眠疗法尚觉有效，后又复发。症见神志昏愦，面目红赤，头痛剧烈，心烦躁扰，身热夜甚，失眠谵语，舌无苔质绛红，尖边有朱点，脉象细数。证属分热邪未尽，深入营分。治宜清营解，透热养阴。方用清营汤化裁：犀角3 g，生地黄、玄参各16 g，麦冬、丹参、金银花、连翘、草决明、青葙子各10 g，黄连6 g。安宫牛黄丸两丸，分2次交替服用。药进3剂，头痛烦躁减轻，神志稍清。效不更方。上方加牡丹皮10 g。牛黄清心丸6丸继进5剂，神志清楚，心烦躁扰减轻，头痛减，异常动作亦见减少。面目红赤，两目怒视，口干燥，时有谵语，夜寐不宁，鼻斑发斑，舌质红绛、苔黄，脉象弦滑大数。上方去丹参、青葙子、草决明，加黄连、黄芩、山栀各 10 g，大黄 5 g，玳瑁 20 g。3 剂后鼻衄止，夜寐渐安，食欲好转。头痛心烦躁扰，时有发作。药中病所，执前方加减继服 46 剂。头痛消失，精神语言行动均正常，停药后病情稳定。随访 5 年再未复发。

按：本病例为发病急骤的精神分裂症。病人怒无所泄，抑郁化火。证见舌质红绛，脉象细数。良由三焦热邪塞盛，气分未解，传营伤阴。故用清营汤使营分热邪转出气分而解。犀角清透营热、玄参、生地黄、麦冬甘寒养阴。黄连、竹叶、金银花、连翘清热解毒；丹参活血化瘀以防血与热结；黄芩、黄柏、山栀泻三焦之火，与黄连合用，苦寒直折，使火去毒解，诸症告愈。{冯士廉．清营汤临床治验举隅［J］．陕西中医，1992（4）：180-181.}

【附方】

清宫汤（《温病条辨》卷一） 组成：玄参心三钱（1 g），莲子心五分（2 g），竹叶卷心二钱（6 g），连翘心（6 g），犀角尖二线（磨冲）（2 g），连心麦冬三钱（9 g）。原书加减法："热痰甚，加竹沥、梨汁各五匙；咯痰不清，加瓜蒌皮一钱五分；热毒盛，加金汁、人中黄；渐欲神昏，加银花三钱、荷叶二钱、石菖蒲一钱。"功用：清心热，养阴液。主治神昏谵语，外感温病，发汗而汗出过多，耗伤心液，以致邪陷心包，出现神昏谵语等。

本方据《温病条辨》之方解大意：犀角味咸，辟秽解毒，玄参心味苦属水，二物为君；莲心甘苦咸为使；连翘象心，能退心热，竹叶心能通窍清火为佐；麦冬心散心中秽浊结气，故以之为臣。吴氏解释方中药物皆用心，是因心能入"心"，以清秽浊。本方与清营汤的主要区别：温热病营分有热，常易内陷心包，故吴瑭在《温病条辨》中提出先用清营汤，后用清宣汤。其原因在于营分有热与邪陷心包二者传变紧密。两方功用主要区别：清营汤侧重于清营透热，养阴活血；清宫汤则以清心秽为主。若温病邪热传营，兼内陷心包，清营汤和清宫汤亦可合用。

大秦艽汤

【方源】《素问病机气宜保命集》卷三

【组成】秦艽三两（90 g），甘草二两（60 g），川芎二两（60 g），当归二两（60 g），白芍药二两（60 g），细辛半两（15 g），川羌活、防风、黄芩各一两（各 30 g），石膏二两（60 g），白芷一两（30 g），白术一两（30 g），生地黄一两（30 g），熟地黄一两（30 g），白茯苓一两（30 g），川独活二两（60 g）。

【用法】上锉。每服一两（30 g），水煎，去滓温服。

【功效】祛风清热，养血活血。

【主治】风邪初中经络证。口眼㖞斜，舌强不能言语，手足不能运动，风邪散见，不拘一经者。

【证治机制】《医方集解·祛风之剂》称本方为“六经中风轻者之通剂也”。风邪中人，每因气血虚亏，而邪气得以乘虚而入。风邪入侵面部经络，则经络气血为之痹阻，筋肉失养，故不用而缓，无邪之处，气血运行通畅，筋肉相对而急，缓者为急者牵引，故口眼㖞斜。风邪入中舌本和四肢之经络，气血通行受阻，妨碍人体正常之功能，故舌强不能言语、手足不能运动。风邪散见，不拘一经者，谓风性弥散，其中经络，往往数经并中，故症状变化多端，邪在太阳则恶寒发热，邪在少阳则寒热往来，邪在阳明则但热不寒等。

针对气血虚亏，风中经络，气血痹阻之证，治宜祛风通络为主，配伍益气、养血、活血之品，以调其里，使风邪外解，气血调和，筋脉得养，则诸症自愈。方中以秦艽苦辛而平，祛风除邪，通经活络为君，《名医别录》卷二谓其“疗风，无问久新，通身急”，《本草纲目》卷十三则谓其善治“手足不遂”。配伍川羌活、川独活、防风、细辛、白芷诸辛温之药为臣，能疏散宣通，进一步加强秦艽祛风通络之功，其中川羌活主散太阳之风，可治“贼风失音不语……手足不遂，口面歪斜”（《重修政和经史证类备用本草》卷六）；白芷主散阳明之风；防风为诸风药中之走卒，能随风所引而无所不至以祛之；川独活祛风止痛，善治下部之痹，与羌活之善治上部之痹相合，则可宣通周身。

【方论选录】

张介宾：大秦艽汤在《机要》《发明》俱云治中风外无六经之形证，内尤便溺之阻隔，如是血弱不能养筋，宜养血而筋自荣，以大秦艽汤、羌活愈风汤主之。夫秦艽汤虽有补血之药，而寒散之剂居其半。夫既无六经之外邪，而用散何为也？既无阻隔之火邪，而用寒何为也？寒散既多，又果可养血气而壮筋骨乎？（《景岳全书》卷十）

按：此汤（大秦艽汤），自河间、东垣而下，俱用为中风之要药。夫既无六经之外证，而胡为用羌、辛、防、芷等药？既内无便溺之阻隔，而何用石膏、秦艽、黄芩之类？其为风寒痛痹而血虚有火者，乃宜此方耳。（《景岳全书》卷五十四）

龙胆泻肝汤

【方源】《医方集解》

【组成】龙胆草（酒炒）6 g，栀子（酒炒）9 g，黄芩 9 g，泽泻 2 g，木通 9 g，车前子 9 g，当归（酒洗）3 g，生地黄（酒炒）9 g，柴胡 6 g，生甘草 6 g。（原著本方无用量）

【用法】水煎服。

【功效】清肝火，止痉挛，安魂魄。

【主治】肝胆实火上炎所致癫狂，头痛目赤，胁痛，口苦，耳聋，耳肿，小便淋浊等，舌红苔黄，脉弦数有力。

【证治机制】本方证由于肝胆实火或湿热循经上炎所致。足厥阴肝经起于足大趾丛毛之际，上循足跗上臁……挟胃属肝络胆，上贯隔，布胁肋，循喉咙之后，上入鼻咽部，连目系，上出额与督脉会于颠、环唇内……别贯膈，上注肺；若肝胆经实火炽盛，循经上炎，则见颠顶疼痛，口苦目赤，耳聋耳肿等症；肝胆实火上炎，伤及阴分，魂魄不安，严重者可导致癫狂；实火循经至肋胁则见胁肋胀满疼痛；湿热之邪循经下注，则见小便淋浊，阴痒阴肿。至于舌红黄，脉弦数，皆主肝胆有热。

【组方原则】本方证为肝胆实火、湿热为患，治宜清肝火，泻湿热。方中龙胆草大苦大寒，入肝、胆经，《笔花医镜》谓其“凉肝猛将”；《药品化义》谓其“专泻肝胆之火，主治目颈痛，两胁疼痛……凡属肝经热邪为患，用之神妙。其气味厚重而沉下，普清下焦湿热”。故而龙胆草在上能清肝胆之实火、在下则泻肝胆之湿热，除肝经实火，以安魂魄，两擅其功，切中病情，故为方中之君药。黄芩、栀子两药性味寒，归胆及三焦经，泻火解毒，燥湿清热，用为臣药。湿热壅滞下焦，故用渗湿泄热之车前子、泽泻、木通导湿热下行，使邪有出路；肝乃藏血之脏，肝经实火，易耗伤阴血，且上述诸药又属苦燥渗利伤阴之品，故用生地黄养阴，当归补血，使法邪而不伤正；肝脏体阴用阳，性喜条达而恶抑郁，火邪内郁，肝气不舒，用大剂寒降泄之品，恐肝胆之气被抑，故用柴胡疏畅气机，并能引诸药归经肝胆，且柴胡与黄芩相配，既解肝胆之热，又增清上之力，以上六味皆为佐药。生甘草为使，一可缓苦寒之品其伤胃，二可调和诸药。诸药相伍，使火降热清，湿浊得消，循经所发诸症，皆可相应而愈。

本方配伍特点：泻中有补，降中寓升，祛邪而不正，泻火而不伐胃，配伍严谨，诚为泻肝之良方。

【临床运用】

1. 证治要点　本方清肝胆，利湿热，凡属肝胆实火上炎或湿热下注所致的各种证候，均可使用。但诸症不必悉具，以口若溺赤，舌苔黄，脉弦数有力为证治要点。

2. 加减法　肝胆实火较盛，可去木通、车前子，加黄连以助泻火之力；若盛热轻者，可去黄芩、生地黄，加滑石、薏苡仁以增利湿之功；若肝经湿热，带下色红者，可加莲须、赤芍等以清热燥湿凉血；肝火上炎致头痛眩晕，目赤多眵，口苦易怒，可加菊花、桑叶清肝明目。

3. 本方现代常用于治疗顽固性失眠、精神分裂症、癔症、癫症、多发性抽动症等属于肝经实火以及肝经湿热者。

【现代研究】

1. 治疗失眠　为探讨失眠应用中药龙胆泻肝汤治疗的效果。选择 75 例失眠病人作为研究对象，35 例行常规治疗作为对照组，40 例行龙胆泻肝汤治疗作为试验组，评估两组疗效，并检测神经递质水平。试验组治疗后神经递质（DA、NE、-GABA、5-HT）水平显著优于对照组；试验组治疗后 AIS 评分、中医证候积分显著低于对照组；试验组西医及中医治疗总有效率均显著高于对照组。针对失眠予以龙胆泻肝汤治疗，可调节神经递质平衡，减轻失眠不适，改善睡眠质量，值得推广。{尚晓琳，杨峥维，裴雁飞 . 观察中药龙胆泻肝汤治疗失眠的临床疗效［J］. 内蒙古中医药，2021，40（6）：46-47.}

2. 治疗偏执型精神分裂症　为探讨龙胆泻肝汤加减治疗偏执型精神分裂症病人的疗效。将 70 例偏执型精神分裂症病人随机分为利培酮组 35 例和中西医结合组（利培酮 + 龙胆泻肝汤）35 例，治疗 2 个月。在治疗前及治疗结束时使用 BPRS、临床总体印象量表（CGIS）评定临床疗效、TESS 评定不良反应。并于治疗前、后评定中医症状疗效积分。偏执型精神分裂症中医分型中慢性病人气滞血瘀型多见，非慢性病人以痰湿内阻型较多见；疗程结束后，两组的 BPRS 评分均有改善；中医症状积分改善情况利培酮组总有效率 71.4%；龙胆泻肝汤加减组总有效率 91.4%。两组疗效差异有统计学意义。结论：中西医结合使用龙胆泻肝汤加减方辅助治疗对偏执型分裂症病人明显有效。{符卫仙，侯乐，党亚梅 . 龙胆泻肝汤加减治疗偏执型分裂症 35 例［J］. 广州医药，2014，45（2）：71-73.}

3. 治疗更年期综合征　为研究龙胆泻肝汤加减对更年期综合征的疗效，研究者选取 32 例更年期综合征，年龄 45 ~ 57 岁，其中 45 ~ 47 岁 14 例，48 ~ 50 岁 15 例，51 ~ 57 岁 3 例。病程最短者 3 个月，最长者 2 年。治疗方法龙胆泻肝汤：龙胆草、当归各 12 g，柴胡、泽泻各 10 g，生地黄 24 g，栀子、黄芩、甘草各 6 g。烦躁失眠汗出，加炒酸枣仁 30 g，合欢 12 g，生龙骨、生牡蛎各 15 g。每日 1 剂，水煎服，由于本方苦寒，易伤脾胃，故服 3 剂，停 2 日为 1 个疗程，再服 3 剂停 2 日，共 4 个疗程。治疗结果显示：显效 18 例，有效11例，无效3例，总有效率90%。提示本方具有疏肝清热的作用，可用于临床治疗更年期综合征病人。{马瑞英.龙胆泻肝汤加减治疗更年期综合征32例[J].陕西中医，1995（6）：248.}

【验案举例】

精神分裂症　孙某，男，46岁。1986年11月27日入院。病人性禀刚躁，素多郁闷。1周前又因家事始起精神抑郁，精神恍惚，继之神昏颠倒，语无伦次，夜晚如见鬼状，妄言乱语，喧扰不宁，躁狂打骂。并自述咽中及腹中有异物，不食不寐，面红目赤，双手及双足时搐动，小便黄，大便结。舌淡红、苔薄白，脉细略数。因在当地诊治乏效而转我。检查：体温36.8℃，脉搏90次/分，呼吸频率20次/分，心率90次/分，律齐，肝肋下1.5cm，余正常。西医诊断：精神分裂症。中医诊断：癫狂，属肝火内炽，痰浊上扰证。治法：泻火涤痰，安神定志。处方：急予生大黄15g，开水浸泡取汁冲服芒硝10g。继予：龙胆草30g，山栀12g，黄连10g，胆南星128，石菖蒲128，远志12，磁石50g（先煎），柴胡10g，生地黄24g，酸枣仁30g，车前草308，木通15g。煎服。

按：方以龙胆草、山栀、黄连直泻肝火，胆南星、石菖蒲、远志、磁石涤痰定志，柴胡疏解肝郁，生地黄、酸枣仁滋养心脾，车前草、木通、大黄、芒硝前后分消，使痰浊郁火从两便而出。全方共奏火清痰消、神安志定之效。上方服用2剂，病人白昼较安静，能入睡少顷，解出稀、硬大便少许，血压恢复正常，但夜晚仍亢奋。继服上方1周，病人精神转佳，神志清醒，语言复常，纳食正常，两便自调，夜寐安静，仅入寐稍差。遂再予上方3剂现固治疗。最后来门诊以疏理肝脾之逍遥散5剂调理收功。随访年余无复发。{李余荣.龙胆泻肝汤加减治愈癫狂1例[J].江西中医药，1993（3）：61.}

泻青丸

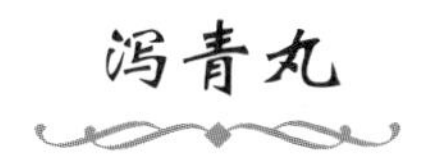

【方源】《小儿药证直诀》卷下

【组成】当归（去芦头，切，焙，秤）、龙脑（焙，秤）川芎、山栀子仁、川大黄（湿纸裹，煨）、羌活、防风（去芦头，切，焙，秤）各等分。

【用法】上为末。炼蜜为丸，如芡实大。每服半丸至一丸，煎竹叶汤同砂糖温水送下。

【功效】清肝泻火，安魂定魄。

【主治】肝经郁火之烦躁，目赤肿痛，烦躁易怒，不能安卧，尿赤便秘，脉洪实，以及小儿急惊，热盛抽搐等。

【证治机制】本方证乃肝经郁火所致。肝藏魂，肝经郁火则魂魄不安，肝主筋。肝经郁火经脉拘急，易导致烦躁、小儿急惊抽搐等；肝开窍于目，肝火上炎，则目赤肿痛；火热内郁，扰乱心神，则见心烦易怒，不能安卧；火郁于肝，热结津伤，故大便秘结，小便赤涩；脉洪实亦为火热内盛之象。

【组方原则】本方证乃肝经郁火所致，故治当清肝泻火。方中龙胆草大苦大寒，归肝经，直泻肝火以安魂魄，用为君药。川大黄、山栀子助龙胆草泻肝胆实火以安魂，导热下行，从二便分消，用为臣药。肝火郁结，木失条达，羌活、防风取其辛散，正如《素问》言“肝欲散，急食辛以散之”，且羌活、防风能祛风邪，散肝火，能畅遂肝木条达上升之性，乃“火郁发之”之意；竹叶清热除烦，引热从小便而出，当归、川芎养肝血以防火热伤及肝血，使泻肝而不伤肝，俱为佐药；蜂蜜、砂糖调和诸药，同为使药。诸药合用，共奏清肝泻火、安魂定魄之效。

本方的配伍特点：以清泻肝火为主，辅以升散之品，以散郁火，清中有疏，寓升于降，火而不凉遏，升散而不助火，更佐以养血之品，可使肝不伤肝，相辅成，故为泻肝之良方。

本方与龙胆泻肝汤均有清肝泻火之力，主治肝经实火之证。但龙胆泻肝汤泻火之力较强，而能清热利湿，用于治疗肝经实火上炎或肝胆湿热下注，为苦寒直折之方；泻青丸泻火之力较弱，但兼能疏散肝经火，用于治疗肝经火，为火部发越之剂。

【临床运用】

1. 证治要点　本方乃清肝安魂之剂，主治肝经郁火证，以目赤肿痛，烦躁易怒，不能安卧，尿赤便秘，脉洪实为证治要点。

2. 本方现代常用治失眠、儿童高热惊厥、小儿急惊风、癫狂、精神分裂症、小儿热惊风、多发性抽动症、小儿夜啼、睡眠障碍、小儿情感交叉擦腿综合征等属于肝经郁火证者。

【使用注意】 脾胃虚弱者，不宜使用本方。

【方论选录】

汪昂：此足厥阴、少阳药也，肝者将军之官，风淫火炽，不易平也。龙胆、大黄，苦寒味厚，沉阴下行，直入厥阴而散泻之，所以抑其怒而折之使下也。羌活气雄，防风善散，故能搜肝风而散肝火，所以从其性而升之于上也。少阳火郁多烦躁，栀子能散三焦郁火，而使邪热从小便下行。少阳火实多头痛目赤，川芎能上行头目而逐风邪。且川芎、当归乃血分之药，能养肝血而润肝燥，又皆血中气药，辛能散而温能和，兼以培之也。一泻、一散、一补，同为平肝之剂，故曰泻青。五脏之中，惟肝常有余，散之即所以补之，以木喜条达故也。(《医方集解》)

吴谦：龙胆草直入肝经，以泻其火，佐栀子、大黄，使其所泻之火、从大小便而出，是治火之标也。肝主风，风能生火，治肝不治风，非其治也，故用羌活、防风散肝之风，即所以散肝之火，是治火之本也。肝之情欲散，故用川之辛以散之；肝之质喜滋，故用当归之濡以润之，是于泻肝之中，寓有养肝之意。泻肝者，泻肝之病也；养肝者，悦肝之神也。(《医宗金鉴·删补名医方论》卷四)

【现代研究】

1. 治疗失眠伴焦虑　为观察泻青丸合升降散治疗肝郁化火型失眠症伴焦虑的临床疗效。将 80 例肝郁化火型失眠症伴焦虑病人随机分为观察组和对照组，每组 40 例。对照组采用阿普唑仑片治疗，观察组采用泻青丸合升降散治疗，两组均治疗 2 周。比较两组临床疗效，治疗前后采用 HAMA 及 PSQI 评估病人的焦虑状况和睡眠质量。观察组总有效率 95.0%，对照组总有效率 92.5%，两组比较，差异无统计学意义。治疗后，两组躯体性焦虑评分、精神性焦虑评分及 HAMA 总分均较治疗前降低；观察组躯体性焦虑评分、精神性焦虑评分及 HAMA 总分均低于对照组。治疗后，两组睡眠质量、入睡时间、睡眠时间、睡眠效率、睡眠障碍、日间功能障碍评分均较治疗前下降；对照组睡眠质量、入睡时间、睡眠时间、睡眠效率评分均低于观察组；两组睡眠障碍及日间功能障碍评分比较，差异无统计学意义。观察组不良反应发生率 5.0%，对照组不良反应发生率 20.0%，两组比较，差异有统计学意义。结论：泻青丸合升降散能有效改善肝郁化火型失眠症伴焦虑病人的症状。{陈星宇，蔡伟彬，林家羽，余恒旺．泻青丸合升降散治疗肝郁化火型失眠症伴焦虑疗效观察［J］．新中医，2018，50（4）：63-66.}

2. 治疗多发性抽动秽语综合征　为探讨泻青丸治疗多发性抽动秽语综合征在运动性抽动及学习记忆方面的作用，为临床从肝辨治提供依据。观察泻肝法的代表方剂泻青丸对小鼠自主活动的影响，对抗戊四唑致小鼠惊厥的作用以及对东莨菪碱致小鼠记忆获得障碍的影响。泻青丸Ⅰ、Ⅱ组均可延长小鼠惊厥潜伏期及死亡时间，减少 3 分钟内小鼠跳台的错误次数；泻青丸Ⅱ组可减少小鼠的自主活动次数，延长小鼠触电潜伏期。泻青丸具有镇静、对抗抽动、促进学习记忆的作用，提示泻肝法可能有助于多发性抽动秽语综合征的治疗。{崔霞，王素梅，尹英敏，等．泻青丸治疗多发性抽动秽语综合征的药效学研究［J］．中医儿科杂志，2013，9（2）：14-16.}

【验案举例】

周某，女，2 岁 10 个月。2012 年 11 月 21 日就诊。主诉：高热抽搐。患儿 3 天前受凉后出现鼻塞、流涕症状，当日夜间发热，体温上升至 39.8 ℃时突发抽搐，症见牙关紧闭，目光呆滞，四肢轻微抽搐，意识不清，症状持续 2 分钟左右后缓解，遂就近诊治，诊为“高热惊厥”“上呼吸道感染”，予鲁米那、来比林等对症治疗。11 月 20 日晨起热退，仍流涕、咳嗽，遂至我院就诊。现症见：流涕、咳嗽、有痰、不热，家长诉患儿平素烦躁易怒，寐欠佳、纳少、小便黄、大便头干。个人史：患儿系足月顺产，无窒息、否认脑外伤；既往史：热惊厥（患儿 1 岁及 1 岁半时因发热分别抽搐 1 次）；家族史：其父小时热惊厥史；查头颅 CT、动态脑电图示无异常。查体示：神经系统检查未见异常，心肺（－），指纹青紫，舌红、苔黄。西医诊断为高热惊厥。中医诊为惊风，证属肝热动风。治以泻青丸，每次 1 丸，每天 2 次，服药 1 个月。患儿服药期间发热 1 次，最高温度 39.5 ℃，未发作抽搐，嘱继用药 1 个月。随访 1 年，期间发热 2 次，均未发作抽搐。

按：小儿热惊厥属于中医学“急惊风”范畴，是儿科常见急症，多发于 5 ~ 6 岁儿童，男孩较女孩发病率高，多出现于呼吸道感染及肠道感染后，单纯发作为其主要类型。冬春之季气候多变，小儿易感受外邪，因脏腑娇嫩，形气未充，故邪易传变，郁而化火，内陷厥阴，引动肝风，在体温上升期易出现抽搐症状。治疗本证应以清泻心肝火热，息风止痉为要。明代儿科专著《幼幼集成》描述泻青丸为“此肝经之主药……凡小儿作热不退，将成风搐或已成搐，但服此丸，其应如响”，并极赞其为“幼科截风定搐之第一神药”。{蔡秋晗，魏小维．泻青丸验案举隅［J］．湖南中医杂志，2015，31（11）：114-116.}

【附方】

当归龙荟丸（原名龙脑丸，《黄帝素问宣明论方》卷四） 组成：当归、龙胆草、大栀子、黄连、黄柏、黄芩各一两（各 30 g），芦荟、青黛、大黄、各半两（各 15 g），木香一分（0.5 g），麝香半钱（1.5 g）。用法：上为末，炼蜜为丸，如小大，小儿如麻子大。生姜汤下，每服二十丸。功用：清泻肝胆实火。主治：肝胆实火证头晕目眩，神志不宁，谵语发狂或大便秘结，小便赤涩。

本方为肝胆实火证而设。方中龙胆草大苦大寒，专泻肝经实火。栀子泻三焦而导热从小便而解，大黄、芦荟通脑泻热，引热从大便而出，助龙胆草泻肝之力，使邪有出路。黄芩、黄连、黄柏、青黛泻火解毒更用木香行气散结，麝香开窍醒神。当归养血补肝，以防请苦寒性燥之药损伤阴血。诸药合用，共清肝胆之实火。

本方首见于《黄帝素问宣明论方》卷四，名龙脑丸，此书四库全书本作“当归龙胆丸”。《丹溪心法》卷四始名当龙荟丸，遂成通行方名。

泻青丸、当归龙荟丸同为泻肝胆实火之剂，其不同点：泻青丸泻肝火，兼能散肝胆郁火，宜于肝火内郁证；当归龙荟丸的组成以大苦大寒之药为主，着重于泻实火，使之从二便分消，乃攻降泻之剂，用于治疗肝经实火证，若非实火上盛之证，不可孟浪用之。

第十四章

调魄剂

第一节　温阳调魄剂

麻黄附子细辛汤

【方源】《伤寒论》卷六

【组成】麻黄（去节）二两（60 g），细辛二两（30 g），附子（去皮，炮）一枚（破）八片（120 g）。

【用法】上三味，用水一斗（一升），先煮麻黄，去上沫，纳诸药，煮取三升（300 mL），去滓，温服一升，日三服。

【功效】温阳定魄。

【主治】抑郁症（阳虚证）。素体阳虚，精神恍惚，神疲欲寐，悲伤欲哭，少言懒语，终日昏昏沉沉，脉沉微。

【证治机制】本方为素体阳虚，不能温养心神肺魄，神虚则精神恍惚，神疲欲寐，终日昏昏沉沉；肺魄虚则悲伤欲哭，阳气虚，则脉沉微。

【组方原则】本方麻黄，味辛温，性微苦，归肺、膀胱经，“通九窍，调血脉，御山岚瘴气”（《日华子本草》），辛以温魄开郁，肺魄得温，肺主皮毛腠理，腠理开，在里虚寒从腠理透出。附子辛、甘，大热，有毒，归心、肾、脾经，回阳救逆，补火助阳，逐风寒湿邪，在里振奋心阳，鼓邪外出，心阳得复，心藏神则复，精神抖擞。麻黄为发汗之峻品，凡阳虚之人，用之则更损气耗阳，附子与之同用，则无伤阳之弊，不仅能鼓邪外出，且可“追复散失之元阳”(《苍生司命·药性》)。细辛，辛，温，归心、肺、肾经，祛风散寒，既能入肺经以温肺魄，“开胸中滞”(《药性论》)，通利九窍以开郁，又能鼓舞肾中的真气。三药并用为治疗素体阳虚，精神恍惚，神疲欲寐，悲伤欲哭，少言懒语，终日昏昏沉沉，脉沉微的常用方剂。

【方论选录】

冯楚瞻：麻黄附子细辛汤，治感寒脉沉，或微细，反发热，或但欲寐者。……按此少阴经药也。盖欲寐，脉微细，少阴症也。太阳膀胱与少阴肾相为表里，肾虚，故太阳之邪直入而脉沉，但余邪未尽入里，故表热也。此症谓之表里传，非两感也。(《冯氏锦囊秘录》)

钱潢：以麻黄发太阳之汗，以解其在表之寒邪；以附子温少阴之里，以补其命门之真阳；又以细辛之气温味辛专走少阴者，以助其辛温发散。三者合用，补散兼施，虽微发汗，无损于阳气矣，故为温经散寒之神剂也。(《伤寒溯源集》卷九)

【临床运用】

1. 证治要点　本方为温阳定魄的之剂。临床以素体阳虚，精神恍惚，神疲欲寐，悲伤欲哭，少言懒语，终日昏昏沉沉，脉沉微甚为证治要点。

2. 加减法　若阳气虚弱，见语言低微，加人参、黄芪助阳益气定魄；若咳嗽吐痰加半夏、白芥子、紫苏子；若湿滞经络，加苍术、独活祛湿通络止痛。

3. 本方现代主要用于抑郁症、精神恍惚、神疲乏力、感冒、支气管炎、暴哑等。

【使用注意】若少阴阳虚，神疲欲寐，但见下利清谷，四肢厥逆，脉微欲绝，应遵循“先温其里，乃攻其表”的原则，否则误下发汗，必致亡阳危候，不可不慎。

【现代研究】

1. 抗抑郁　抑郁症的临床表现多见情绪低落、思维迟缓，并伴随有食欲降低、相应的认知和行为改变等，尤其是女性抑郁症病人，常伴有焦躁、激动等情绪异常，出现睡眠障碍或嗜睡的临床表现。全方以和阳解凝为宗旨，推测可能有助于提高抑郁症病人 5- 羟色胺、多巴胺、去甲肾上腺素在体内的水平，并可以促进神经递质在脑内的传递，调节身体机制，使之回归“阴平阳秘”的生理状态。张菁认为：“治疗抑郁症可从温振阳气的角度出发，阳气不到之处即湿浊阴凝之所，人身气血，贵乎流行，一有瘀凝，便成疾病，血不行则结瘀成积，气不行则留饮凝痰。”{姜文静，陈春凤，张菁.麻黄细辛附子汤治疗抑郁症验案举隅［J］.国医论坛，2020，35（4）：7-8.}

2. 治疗心悸欲寐　熊兴江用麻黄附子细辛汤治疗心悸，症见易心慌，每于心率低于 40 次 / 分钟加重，严重时悸动感上冲咽喉，运动出汗后好转，胸闷，无胸痛；下蹲起立眼前发黑，眼皮沉重；油烟刺激后干咳；易牙龈肿痛，严重时同侧颜面肿胀伴严重头痛，牙龈色淡白；纳差，易恶心；困倦思睡，入睡困难，夜间易憋醒；二便正常；舌质红，少苔，满舌裂纹，脉缓，效果佳。{熊兴江.体会麻黄附子细辛汤方证特征［N］.中国中医药报，2010-06-09：2.}

【病案举例】

1. 抑郁症　童某，女，39 岁。2017 年 12 月 27 日以郁郁不欢、健忘、纳差、嗜睡 1 年，加重 3 个月为主诉初诊。病人自去年起自觉工作压力过大，心神不定，多愁善感，病情逐渐加重，拒绝和外界接触，甚则悲伤欲哭，少言懒语，倍感烦闷，大便 2～3 天一行。曾服用氨氯平、怡诺思，效果不佳。无精神病家族史。刻诊：低头不语，舌淡嫩胖大，边有齿痕，苔薄黄腻，舌下络瘀，唇色紫暗，脉沉细。诊为郁证，辨属脾虚湿热、肝郁气滞、痰热内扰证。治宜清热除烦、疏肝解郁。予栀子豉汤、黄连温胆汤合小柴胡汤加减。处方：生栀子 9 g，淡豆豉 9 g，黄连 6 g，柴胡 9 g，枳实 6 g，半夏 9 g，陈皮 6 g，茯苓 9 g，甘草 3 g。3 剂，每日 1 剂，水煎取汁 400 mL，分早晚 2 次温服，同时配服逍遥丸。药尽二诊，病人自述疗效不佳，仍默默不语。张师仔细再询，病人提及每日睡眠 20 小时以上，终日昏昏沉沉。此乃少阴病主症也，治宜温阳散寒，和阳解凝。改投麻黄细辛附子汤、半夏秫米汤合黄连温胆汤加减。处方：附子（先煎）9 g，炙麻黄（后下）9 g，细辛（后下）6 g，川芎 10 g，石菖蒲 10 g，枳壳 6 g，白茯苓 15 g，半夏 10 g，秫米（包煎）30 g，合欢皮 15 g，蚕沙（包煎）10 g，香豆豉 10 g，桔梗 6 g，玫瑰花 9 g，柴胡

6 g，当归 10 g，赤芍 10 g，焦栀子 10 g，淫羊藿 15 g，胆南星 6 g，浙贝母 10 g，郁金 10 g，桂枝 6 g，莱菔子 10 g，白芥子 10 g。4 剂，煎服法同上。药尽三诊，病人精神、气色较前好转，每日睡眠时间大约 12 小时，白天稍感精神，但仍自觉心神不安，喉间有痰。守上方去蚕沙、香豆豉、焦栀子、胆南星、浙贝母，加鹿角霜 12 g，淮小麦 30 g，黄芪 9 g，白芥子 9 g，菟丝子 10 g。5 剂，煎服法同上。药尽四诊，病人就诊时笑颜逐开，二便调，喉间痰饮转清稀，食纳、精神、体力逐步恢复。7 剂，煎服法同上。另加服桂附地黄丸、逍遥丸，巩固疗效。

按语：初诊时张师依据症状，辨属脾虚湿热，肝郁气滞，痰热内扰而导致的郁证，方用栀子豉汤、黄连温胆汤合小柴胡汤加减，清热化痰、疏肝理气，但疗效不佳。二诊时病人自述嗜睡，重新辨证，考虑为少阴病，改用麻黄细辛附子汤合黄连温胆汤清热化痰，另合半夏秫米汤健脾安神，桂枝通阳散结。方中桔梗、枳壳一升一降，调畅中焦气机；当归、川芎引药上行；合欢皮解郁安神。三诊时病人仍感心神不安，考虑是肾阴不足，阴虚及阳所致，故用淮小麦宁心安神，清热除烦；鹿角霜温补督脉；菟丝子温肾阳填肾精；黄芪、当归行气活血；白芥子化皮里膜外之痰。四诊邪去正复，因肾阳为一身阳气之本，故加肉桂，与附子相伍，微微升火，补火助阳，引火归原；甘松醒脾解郁；再投桂附地黄丸温振肾阳，犹如烈日当空，阴霾自散，逍遥丸疏肝理气，诸药合用，效如桴鼓。{姜文静，陈春凤，张菁．麻黄细辛附子汤治疗抑郁症验案举隅［J］．国医论坛，2020，35（4）：7-8.}

2. 外感精神恍惚　庞氏以麻黄细辛附子汤加干姜、甘草、桂枝为主方，治疗两感证 31 例。其症以恶寒畏风，形寒肢冷，汗出如雨，汗出发冷，或有寒颤，或有高热，或有低热，头目眩晕，面色苍白，或肢冷，精神恍惚，精液自流，阴囊紧缩，舌质淡红，舌苔白腻，脉浮大或沉迟细小为特征。结果：30 例痊愈，1 例未治而亡。其中服药 3 剂而愈者 21 例，4 ~ 6 剂而愈者 4 例，10 剂而愈者 5 例。{庞存生．麻黄细辛附子汤治疗两感证 31 例［J］．甘肃中医学院学报，1988，（4）：48.}

3. 心悸欲寐　李某，女，52 岁。2009 年 6 月 24 日初诊。心慌时作 10 余年，咳嗽2年。病人10年前开始出现心慌不适，心率由50余次/分逐渐减至37次/分，西医诊断为窦性心动过缓、支气管炎。曾服益气养阴、补肾温阳药效果不明显。刻下症见：易心慌，每于心率低于40次/分加重，严重时悸动感上冲咽喉，运动出汗后好转，胸闷，无胸痛；下蹲起立眼前发黑，眼皮沉重；油烟刺激后干咳；易牙龈肿痛，严重时同侧颜面肿胀伴严重头痛，牙龈色淡白；纳差，易恶心；困倦思睡，入睡困难，夜间易憋醒；二便正常；舌质红，少苔，满舌裂纹，脉缓。中医诊断为心悸、咳嗽，证属心阳不振，肺失宣肃。治以益气温阳养心，肃肺止咳，拟麻黄附子细辛汤、保元汤、桂枝加桂汤、六味小柴胡汤加减。处方一：柴胡12 g，黄芩10 g，制半夏10 g，生甘草6 g，干姜6 g，五味子6 g，3剂，水煎服，日1剂；处方二：生麻黄6 g，熟附片20 g，细辛6 g，桂枝10 g，肉桂5 g，白芍10 g，党参20 g，黄芪20 g，炙甘草10 g，大枣20 g，7剂，水煎服，日1剂。嘱咐病人先服处方一3剂，咳止后再服处方二。2009年7月5日二诊：病人服处方3剂后咳嗽即止，后服处方二至第3剂药后牙龈肿痛加重，但不伴头痛；心率达50次/分，自觉较为舒适；血压平稳，无口干口渴，入睡较前容易；舌红有裂纹，脉转数。拟原方再进。病人坚持服药，心慌、牙痛、头痛再未发作。服药2个月余停药，目前病情一直稳定，心率50次/分，无特殊不适主诉。

按：病人初诊时诉说“困倦思睡，但又入睡困难”，这是麻黄附子细辛汤方证的经典重现，和少阴病提纲条文所不同的是，该病人脉象缓而不沉细微弱，可能与心肾阳气尚未虚弱到一定程度有关，根据方证对应“有是证用是方”的治疗原则，考虑麻黄附子细辛汤也在情理之中。{熊兴江. 体会麻黄附子细辛汤方证特征［N］. 中国中医药报，2010-06-09：2.}

麻黄附子甘草汤

【方源】《伤寒论》卷六

【组成】麻黄（去节）二两（6 g），甘草（炙）二两（6 g），附子（炮）一两（3 g）。

【用法】 上三味，用水七升，先煮麻黄一二沸，去上沫，纳诸药，煮取三升，去滓，分二次温服。

【功效】 温阳定魄。

【主治】 治少阴病，精神萎靡、嗜睡，恶寒身痛，无汗，微发热，脉沉微者。

【证治机制】 本方为素体阳虚，不能温养心神肺魄，神虚则精神萎靡，嗜睡，外感肺寒，出现恶寒无汗，阳气不足，抗邪力弱，则微发热，寒流骨节则身痛。脉沉微也是少阴证的佐证。

【组方原则】 本方麻黄味辛温，性微苦，归肺、膀胱经，"通九窍，调血脉，御山岚瘴气"(《日华子本草》)，辛以温魄开郁，肺魄得温，肺主皮毛腠理，腠理开，在里虚寒从腠理透出。附子，辛、甘，大热，有毒，归心、肾、脾经，回阳救逆，补火助阳，逐风寒湿邪，在里振奋心阳，鼓邪外出，心阳得复，心藏神则复，精神抖擞。麻黄为发汗之峻品，凡阳虚之人，用之则更损气耗阳，附子与之同用，则无伤阳之弊，不仅能鼓邪外出，且可"追复散失之元阳"(《苍生司命·药性》)。甘草"安魂定魄，补五劳七伤，一切虚损、惊悸、烦闷、健忘。通九窍，利百脉，益精养气，壮筋骨，解冷热"(《日华子本草》)。三药并用为治疗素体阳虚，精神萎靡，嗜睡，恶寒，微发热，脉沉微的常用方剂。

【临床运用】

1. 证治要点　本方为温阳定魄的之剂。临床以精神萎靡、嗜睡，恶寒身痛，无汗，微发热，脉沉微甚为证治要点。

2. 本方临床主要用于有精神萎靡，嗜睡等少阴证的疾病。

【现代研究】

1. 治疗精神萎靡　刘爱真应用麻黄附子甘草汤加减治疗发热和水肿各一例，伴精神萎靡，口淡不渴，舌质淡胖，苔白，脉沉细等症，疗效佳，多年随访如常人。{刘爱真.麻黄附子甘草汤临床运用体会[J].河南中医，2000，20(6)：10-11.}

2. 病窦综合征伴失眠、反应迟钝、心悸　张续春等研究南京市某医院内科从1990—1995年应用麻黄附子细辛甘草汤治疗病态窦房结综合症12例，取得满意的疗效。病例：12例中，男9例，女3例。年龄34～67岁。冠心病6例，高心病2例，心肌病4例。临床表现：均有心悸、胸闷、头昏、乏力、失眠、黑朦、反应迟纯等。反复晕厥发作者1例。阿托品试验均为阳性。心电图示严重窦性心动过缓6例，心动过缓伴心肌缺血4例，心动过缓与心动过速交替出现1例，窦性停搏、窦房阻滞1例。治疗：无伴快速性心律失常的病人，经常规使用阿托品、麻黄素或异丙肾上腺素以提高心率，针对原发病进行治疗。症状及体征不明显者，用麻黄附子细辛甘草汤治疗。处方：炙麻黄10 g，附子10 g，细辛3 g，甘草5 g。面色苍白、乏力气短者，加党参、黄芪；胸闷胸痛，加丹参、桂枝、广郁金；头昏、失眠、低血压，加黄精、炙远志、熟地黄等。用法：水煎服，每日1剂。疗效观察：心悸、胸闷、头昏、失眠等症减轻。12例心率增加明显。有4例窦性心动过缓伴心肌缺血。心电图复查心肌缺血明显改善。1例病情严重、反复晕厥发作，按置人工心脏起搏器。{张续春，夏三定．麻黄附子细辛甘草汤治疗病窦综合征疗效观察［J］．苏州医学院学报，1997（3）：425.}

【病案举例】

1. 嗜睡　余尝治上海电报局高君之公子，年五龄，身无热，亦不恶寒，二便如常，但欲寐，强呼之醒，与之食，食已，又呼呼睡去。按其脉，微细无力。余曰：此仲景先圣所谓少阴之为病，脉微细，但欲寐也。顾余知治之之方，尚不敢必治之之验，请另乞诊于高明。高君自明西医理，能注射强心针，顾又知强心针仅能取效于一时，非根本之图，强请立方。余不获已，书：熟附片（八分），净麻黄（一钱），炙甘草（一钱）与之，又恐其食而不化，略加六神曲、炒麦芽等消食健脾之品。次日复诊，脉略起，睡时略减。当与原方加减。五日，而痧疹出，微汗与俱。疹密布周身，稠逾其他痧孩。痧布达五日之久，而胸闷不除，大热不减，当与麻杏甘石重剂，始获痊愈。一月后，高公子又以微感风寒，复发嗜寐之恙，脉转微细，与前度仿佛。此时，余已成竹在胸，不虞其变，依然以麻黄附子甘草汤轻剂与之，四日而蒇。

按：麻黄能开肺气，附子能强心脏，甘草能安肠胃，三者合则为麻黄附子甘草汤，能治虚人之受邪，而力不足以达邪者。若麻黄附子细辛汤则以细辛易甘草，其力更伟。盖细辛芳香，能蠲痰饮而辟秽浊故也。夫脉微细但欲寐如本案所云固为少阴病，若更进而兼身热恶寒蜷卧，亦为少阴病，不过有轻重缓急之分尔。(《经方实验录》)

2. 中风伴精神萎靡、言语不利　吴某，男，53岁。1991年6月15日诊治。病人素体虚弱，近半年来，左侧面部及手背似有虫行皮中感，10日前突然晕倒，舌謇语拙，左半身偏瘫，初见喉中痰鸣，给予涤痰汤加味治疗，症状改善，但余留低热不退。继处柴葛解肌汤、清营汤等中药和西药治疗，发热仍未好转。症见低热无汗，形体消瘦，面色㿠白，精神萎靡，左半身偏瘫，言语不利，吐字不清，恶寒无汗，四肢欠温，口淡不渴，苔白多津，舌体左斜，脉迟细无力。此为肾阳衰弱，寒客脉络。由于素体阳虚，寒邪外侵，导致气血凝滞，痰湿内生。服用化痰祛湿之剂，湿痰稍减，但阳虚仍不能鼓气血之行，寒湿之邪留滞经络，郁发低热，用清热和解等药不效的原因，也就在于外不能祛其寒，内不能壮其阳。仲景有云："少阴病，始得之，反发热，脉沉者，麻黄附子甘草汤主之。"遵仲景之意，方用：麻黄6 g，炮附子12 g，甘草9 g，白芍12 g，黄芪30 g，大枣5枚。嘱其频服。上方服5剂时，微汗出，体温降至正常，语言较前好转。又服35剂，语言清楚，左侧上下肢能活动，弃杖行走，生活自理，并能参加工作。3年后追访，一如常人。{刘爱真.麻黄附子甘草汤临床运用体会［J］.河南中医，2000，20（6）：10-11.}

3. 发热伴精神萎靡　冯某，男，25岁。于1993年8月18日就诊。患者1个月前因劳过度，突然恶寒发热，肢体酸痛，随即面目及四肢浮肿，反复发作，下半身为甚，接之凹陷，卧床不起，继则全身高度浮肿，小便不利，时有呕吐。化验检查，尿蛋白（++++），复感寒邪，病情加重。症见：周身浮肿，四肢厥冷，发热无汗恶寒，精神萎靡，腰背酸痛，小便不利，咳吐清痰，微喘，不渴时呕吐酸水，舌苔白，脉沉细，体温37.5 ℃。化验检查：尿常规，蛋白（+++），白细胞（+），红细胞（+）。此属阴盛阳衰，风寒外袭。治宜温阳利水，解表散寒。方用麻黄9 g，附子20 g，甘草10 g，杏仁9 g，薏苡仁30 g。服上方后身微汗出，发热恶寒止。6剂后小便通利，肿消大半，咳喘止。但腰仍疼痛，继以上方加冬瓜皮、桑寄生各 20 g。共服 36 剂，水肿全消，腰痛愈，化验检查：尿蛋白（+）。继以健脾补肾之剂善后，临床治愈。随访 4 年已能参加劳动。{ 刘爱真 . 麻黄附子甘草汤临床运用体会［J］. 河南中医，2000，20（6）：10-11.}

第二节　补肺调魄剂

转愉汤

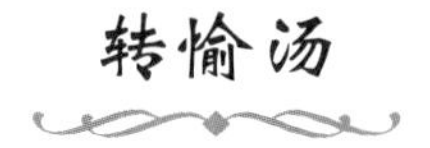

【方源】《辨证录》卷十

【组成】人参三钱（9 g），甘草二钱（6 g），小麦五钱（15 g），大枣十枚（6 g），白术五钱（15 g），茯神三钱（9 g）。

【用法】水煎服。

【功效】培土生金，补肺定魄。

【主治】肺虚脏躁，无故自悲，涕泣不止，哭笑无常，精神恍惚，不能自控。

【证治机制】脏躁属情志之病，多由思虑悲衰过度所数。曹颖甫于《金匮发微》提及“脏躁者，肺燥也”。《黄帝内经》曰肺“在志为悲”又曰：“精气并于肺则悲。”《素问 · 六节藏象论》说：“肺者，气之本，魄之处也。”《金匮方论义》卷一注曰：“并神出入者谓之魂，守神之舍者谓之魄，神不宁则悲，悲则魂魄则不安矣。”由于肺虚致肺阴不足，脏腑无所滋润，故而有哀伤欲哭之症。无故自悲，哭笑无常，精神恍惚，不能自控均为肺阴不足，气虚魄弱之征。总之，脏躁与肺关系密切，以脏阴不足为病机要点。

【组方原则】本方主治为自悲涕泣过度，肺阴不足，气虚不固之脏躁。肺虚本应补肺，然而肺为娇脏，故补肺之法肺脏难以直接受益，故而需补其母，土旺而肺金自旺，正如《难经》所言：“虚则补其母。”人参甘温，《神农本草经》卷一谓其“主补五脏”，尤擅大补元气，而且主入脾经，故本方用为君药，以大补脾胃之虚。白术甘温而兼苦燥之性，甘温补气，苦燥健脾，与脾喜燥恶湿以健运为本之性相合，故有“安脾胃之神品”（《神农本草经》卷六）以及“脾脏补气第一要药”之誉（《本草求真》卷一），与人参相协，益气补脾之力益著，用为臣药；小麦味甘性凉，归于心、肝经，《本草再新》言其能“养心，益肾，和血，健脾”，又因小麦成于麦秋之节，有秋金燥热之气，大量用于本方，配合人参、白术则秋金燥热之气不存，还有补肺润燥之功，与白术共为臣药。茯神甘淡平，《药性论》言其“主惊痫，安神定志，补劳乏；主心下急痛坚满，人虚而小肠不利”。《本草再新》言其可“治心虚气短，健脾利温”。本方中茯神配合人参、白术加强其健脾之功，以补肺气不足，用为佐药；大枣甘平质润性缓，可补脾益气，补血养心安神，既助甘草补中益气，又可协助小麦补肺阴不足用为佐药。甘草“安魂定魄。补五劳七伤，一切虚损、惊悸、烦闷、健忘。通九窍，利百脉，益精养气，壮筋骨，解冷热”（《日华子本草》），合人参、白术、茯神可加强益气补中之力，又能调和方中诸药，因而兼有佐使的双重作用。

【方论选录】

陈士铎：人有无故自悲，涕泣不止，人以为魅凭之也，谁知为脏躁之故乎。夫脏躁者，肺燥也。……肺经虚则肺气干燥，无所滋润，衰伤欲哭之象生。……肺乃娇脏，补肺而肺不能遽受益也，必须补其肺金之母，土旺而金自旺矣。虚则补母，正善于补肺耳。（《辨证录》）

【临床运用】

1. 本方适用于无故自悲，涕泣不止，哭笑无常，精神恍惚，不能自控等症状的肺虚脏躁。

2. 本方现在主要用于治疗抑郁症。

【附方】

加味参术汤（《辨证录》卷十） 组成：人参、天花粉、生地各五钱，白术、麦冬各一两。用法：水煎服。功用：此方健脾胃以补肺阴，补肺阴以润燥，阴平阳秘，魄强神安。况方中补阴药物为主，且滋肺阴为重，配合补气健脾药物，助土生火，助金生气则病证自愈。

补肺汤

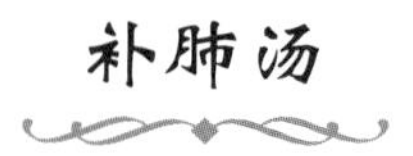

【方源】《千金翼方》卷十五

【组成】五味子三两（90 g），麦冬（去心）四两（120 g），白石英二两九铢（80 g），粳米三合（60 g），紫菀二两（60 g），干姜二两（60 g），款冬花二两（60 g），大枣（擘）40 枚（120 g），桂心六两（180 g）。

【用法】以水一斗二升，煮桑白皮至八升，去滓，纳药煮取三升，分三次服。

【功效】补肺降逆定魄。

【主治】惊悸。肺气不足，病苦气逆，胸腹满，咳逆上气抢喉，喉中闭塞，咳逆短气，气从背起，有时而痛，惕然自惊，或笑或歌或怒无常，或干呕心烦，耳闻风雨声，面色白，口中如含霜雪，言语无声，剧者吐血，舌淡苔薄白，脉弱。

【证治机制】《素问·六节藏象论》称“肺者，气之本”。《灵枢·本脏》又谓“肺者，五脏六腑之盖”。今肺阳气不足，一身之阳气不足，导致魂魄不安，心阳无以温煦致惕然自惊，情志异常，或笑或歌或怒无常。母病及子，肾为肺之子，肾在外之窍为耳，耳闻风雨声。子病及母，则见干呕，干呕频则烦。脾阳不足，不能统血，则吐血。肺失宣降，肺气上逆，导致胸腹满，咳逆上气抢喉，喉中闭塞，咳逆短气。面色白，口中如含霜雪，言语无声，舌淡苔薄白，脉弱均是肺阳虚的佐证。

【组方原则】干姜辛、热，归肺、脾、胃、肾、心经，主温中散寒，回阳通脉，燥湿消痰。《长沙药解》言其“燥湿温中，行郁降浊……下冲逆，平咳嗽”。白石英味辛、甘，微温，无毒，“主消渴，咳逆，胸膈间久寒，益气……补五脏，通日月光……日华子云：五色石英，平。治心腹邪气，女人心腹痛，镇心，疗胃冷气，益毛发，悦颜色，治惊悸，安魂定魄，壮阳道，下乳，通亮者为上。其补益随脏色而治……白者治肺”(《证类本草》)。二者合用，共奏补肺阳、降肺气、定肺魄之功。桂心辛、甘，大热，归肾、脾、心、肝经，补火助阳，引火归原，散寒止痛，活血通经，助肝经温肾阳，肾水得温，金水相生，肺阳恢复。五味子味酸、性温，归肺、心、肾经，“五味咸备，而酸独胜，能收敛肺气……盖肺性欲收，若久嗽则肺焦叶举，津液不生，虚劳则肺因气乏，烦渴不止，以此敛之、润之，遂其脏性，使咳嗽宁，精神自旺”(《药品化义》)，又可“收逆气而安肺”(《注解伤寒论》)、“除烦热”(《日华子本草》)。五味子收敛肺气，使上亢之逆气得降，肺的宣发肃降功能得复，咳嗽得止。紫菀辛、苦，温，归肺经，主治润肺下气，消痰止咳。“益肺气”(《本草衍义》)、“主咳逆上气，胸中寒热结气”(《神农本草经》)。款冬花辛、微苦，温，归肺经，主治润肺下气，止咳化痰。“润心肺，益五脏，除烦，补劳劣，消痰止嗽，肺痿吐血，心虚惊悸，洗肝明目及中风”(《日华子本草》)，四药共为臣药，使肺气得温，宣降得复，心神得安，惊悸得止。麦冬甘、微苦，微寒，归心、肺、胃经，主养阴生津，既能润肺防止上述温燥之药伤肺，又能清心除烦，使情志恢复。桑白皮甘，寒，归肺经，主治泻肺平喘，利水消肿，既能润肺防止上述温燥之药伤肺，又能助干姜、五味子降逆肺气。大枣补中益气，养血安神。粳米“利小便，止烦渴，养肠胃”(《本草纲目》)、“益气，止烦”(《名医别录》)、“治诸虚百损，长智”(《滇南本草》)，共为佐药。本方诸药共奏补肺降逆定魄之功，治疗肺气不足之惊悸。

【临床应用】

1. 证治要点　以胸腹满，咳逆上气抢喉，喉中闭塞，咳逆短气，气从背起，有时而痛，惕然自惊，或笑或歌或怒无常，或干呕心烦，耳闻风雨声，面色白，口中如含霜雪，言语无声，剧者吐血，舌淡苔薄白，脉弱为证治要点。

2. 加减法　肺阴虚者，加百合，天花粉；肺气虚重者，可加人参、黄芪、白术；肺寒重者加生姜、麻黄，减桑白皮。

3. 本方临床主要用于肺气虚导致的烦躁、惊悸、情志异常。

【附方】

1. 补肺汤(《备急千金要方》卷十七)　组成：款冬花二两，桂心二两，桑白皮一斤，生姜三两，五味子三两，钟乳三两，麦门冬四两，粳米五合，大枣十枚。主治：肺气不足，心腹支满，咳嗽喘逆上气，唾脓血，胸背痛，手足烦热，惕然自惊皮毛起，或哭或歌或怒，干呕心烦，耳中闻风雨声，面色白。

2. 补肺汤（《圣济总录》卷四十八） 组成：白石英（研）一两，钟乳（研）一两，天门冬（去心，焙）二两，款冬花（炒）二两，桂（去粗皮）二两，桑根白皮（锉，炒）二两，五味子（炒）二两，紫菀（去苗土）二两，人参二两。用法：上为粗末。每服五钱匕，以水一盏半，加大枣二枚（擘），糯米一百粒，生姜一分（切），同煎取七分，去滓，食后顿服。主治：肺气不足，烦满喘嗽，冲逆上气，唾中有血，心目惊恐，皮肤粟起，呕逆歌笑，心烦不定，耳中虚鸣，面色常白。

3. 护肺饮（《辨证录》卷八） 组成：白术二钱，人参二钱，百合二钱，白薇一钱，天冬一钱，麦冬三钱，款冬花五分，天花粉六分，桔梗六分。用法：水煎服。主治：心痨而传之肺，咳嗽吐痰，气逆作喘，卧倒更甚，鼻口干燥，不闻香臭，时偶有闻，即芬郁之味，尽是腐朽之气，恶心欲吐，肌肤枯燥，时作疼痛，肺管之内，恍似虫行，干皮细起，状如麸片。

太上延年万胜追魂散

【方源】《中藏经》卷下

【组成】人参（去芦）、柴胡（去苗）、杏仁（去皮尖）、天灵盖，上各一两（30 g），蜀椒一分（0.3 g），桃柳心一小握各（12 g）。

【用法】上为末。童子小便一升，末一两，置瓶中煎令熟。空心、日午各进一服，经五日效。

【功效】补肺定魄。

【主治】主治骨蒸肺痿，“劳瘦垂死”（《普济方》），劳伤，精神萎靡，烦躁，肉消毛落，妄血喘咳，舌红苔少，脉细小数。

【证治机制】由过度劳累，伤人之气。肺为华盖，肺为娇脏，肺主一身之气。劳伤气，先伤肺，发为肺痿。肺气伤则肺魄弱，出现精神萎靡。肺伤及阴，阴虚蕴热，不能涵养皮毛，故见毛落。肺失宣降，故出现喘咳。阴虚不能养心，故见烦躁。子病及母，脾主肉，主统血，故出现肉消、妄血。

【组方原则】人参补气生津，“主补五脏”（《神农本草经》卷一），尤擅大补元气，而且主入脾、肺经，补脾肺之气，润肺之阴，培土生金，肺魄得补故为君药。天灵盖味咸，平，无毒。血肉有情之品，补虚定魄。柴胡苦，微寒，“补五劳七伤，除烦止惊，益气力，消痰止嗽，润心肺，添精补髓，天行温疾热狂乏绝，胸胁气满，健忘”（《日华子本草》）。二者助人参补肺定魄，为臣药。杏仁苦，温，有毒，入肺、大肠经，润肺祛痰，止咳平喘，为臣药。桃柳心为桃叶和柳叶嫩者。桃叶苦，平，清热解毒，杀虫止痒；柳心苦，寒，归肺、肾、心经，清热解毒、利尿平肝、止痛透疹。“治天行热病，疔疮，传尸骨蒸劳；汤火疮毒入腹热闷；并下水气；煎膏续筋骨，长肉止痛”（《日华子本草》）。柳桃心助君药清虚热，为佐药。蜀椒味辛，性温，“散寒除湿，解郁结，消宿食，通三焦”（《本草纲目》），味辛发表，载药入在上，入肺经为佐使药。

【临床运用】

本方主要用于治疗骨蒸肺痿，临床以劳伤，肉消毛落，妄血喘咳，舌瘦红苔少，脉细小数为证治要点。

【使用注意】阴虚咳嗽及大便溏泄者忌服。

【附方】

茯苓汤（《圣济总录》卷九十三） 组成：白茯苓（去黑皮）、人参、麦门冬（去心，焙）、独活（去芦头）、槟榔各三分（1 g），桂（去粗皮壳，去瓤，麸炒）各四两（12 g）。用法：上一十三味，锉如麻豆大，每服五钱匕，以水一盏半，入生姜半分切碎，枣二枚擘破，煎取八分，去滓顿服，早晚食后，各一用银器煎，尤妙。功用：调和营卫，养肺定魄。主治：治骨蒸肺痿，心悸战栗，烦热善忘，精神不宁，梦寐飞扬，吐血，身体疼重或痒。本证由营卫虚损，蕴热熏蒸上焦，传播肓膜，使人肺热叶焦，发为肺痿，肺魄受损，扰乱心神，出现心悸、烦躁。子病及母，损伤脾意，故善忘，脾伤统血功能减弱，出现吐血，脾主肉，脾伤肉消，脾虚湿淫，则身体疼重。肺主皮毛，湿邪侵淫，则痒。金不克木，木疏太过，出现魂梦飞扬。

第三节　调和营卫调魄剂

桂枝汤

【方源】《伤寒论》卷二

【组成】桂枝（去皮）三两（9 g），芍药三两（9 g），甘草（炙）二两（6 g），生姜（切）三两（9 g），大枣 12 枚（3 枚）（擘）。

【用法】上五味，㕮咀三味。以水七升，微火煮取三升，去滓。适寒温，服一升。服已须臾，啜热稀粥适量，以助药力。温覆一时许，遍身微汗者为佳。若一服汗出病愈，停后服，不必尽剂，若不汗，更服，依前法，又不汗，后服小促其间，半日许，令三服尽。服一剂尽，病证犹在者，更作服，若汗不出者，乃服至二三剂。

【功效】调和营卫，解表定魄。

【主治】

1. 伤寒，谵语狂笑，头痛有汗，脉浮缓。

2. 治外感风寒，发热恶风，头痛项强，身痛有汗，鼻鸣，干呕，苔白不渴，脉浮缓或浮弱。现用于感冒、流行性感冒等见上述症状者。

【证治机制】外感风寒，营卫失和。外感风寒，出现头痛。风性疏泄，每致腠理开泄，加之卫阳奋起抗邪，出现发热恶寒。卫阳失固于外，不能固护营阴，营阴外泄，汗自出。汗出过度，伤津液，心神失养，故出现谵语狂笑。肺在窍为鼻，肺气不宣，鼻塞流涕，呼吸时鼻鸣有声。肺主以上之气，肺气不利影响中焦气机，出现干呕，脉浮缓佐证病邪在表不在里。本方证为风寒伤人肌表，腠理不固，卫气外泄，营阴不得内守，汗出过度，伤津液，神魄失养，肺胃失和所致。治疗以解肌发表，调和营卫为主。

【组方原则】本方证属表虚，腠理不固，且卫强营弱，所以既用桂枝为君药，解肌发表，散外感风寒，又用芍药为臣，益阴敛营。桂枝、芍药相合，一治卫强，一治营弱，合则调和营卫，是相须为用。生姜辛温，既助桂枝解肌，又能暖胃止呕。大枣甘平，既能益气补中，又能滋脾生津。生姜、大枣相合，还可以升腾脾胃生发之气而调和营卫，所以并为佐药。炙甘草之用有二：一为佐药，益气和中，合桂枝以解肌，合芍药以益阴；一为使药，调和诸药。所以本方虽只有五味药，但配伍严谨，散中有补，正如柯琴在《伤寒论附翼》中赞桂枝汤“为仲景群方之魁，乃滋阴和阳，调和营卫，解肌发汗之总方也”。本方桂枝辛温，辛能散邪，温从阳而扶卫，故为君药。芍药酸寒，酸能敛汗，寒走阴而益营。桂枝君芍药，是于发散中寓敛汗之意；芍药臣桂枝，是于固表中有微汗之道焉。生姜之辛，佐桂枝以解肌表；大枣之甘，佐芍药以和营里。炙甘草甘平，有安内攘外之能，用以调和中气，即以调和表里，且以调和诸药矣。以桂枝、芍药之相须，生姜、大枣之相得，借炙甘草之调和阳表阴里，气卫血营，并行而不悖，是刚柔相济以为和也。

【方论选录】烦多属热，亦有阴寒而烦者，伤寒热在表而烦，宜散，桂枝汤。(《类证治裁》)

【临床运用】

1. 证治要点　本方以伤寒，谵语狂笑，头痛有汗，脉浮缓为证治要点。

2. 加减法　恶风寒较甚者，宜加防风、荆芥、淡豆豉疏散风寒；体质素虚者，可加黄芪益气，以扶正祛邪；兼见咳喘者，宜加杏仁、紫苏子、桔梗宣肺止咳平喘。

3. 本方本方现代常用于神经官能症、多动症、不宁腿综合征等。

【使用注意】服药期间，禁食生冷、黏滑、肉、面、五辛、酒酪、臭恶等物。表实无汗，表寒里热，及温病初起，见发热口渴者，均忌用。

【现代研究】

1. 治疗不宁腿综合征　桂枝汤在神经系统疾病中不宁腿综合征、脑卒中后肩手综合征有优势。桂枝汤治疗脑卒中后肩手综合征可有效缓解瘫痪侧肢体的疼痛，消除皮肤出汗、发紫、发凉等现象，缩短病程，减少脑卒中病人的致残程度，提高脑卒中病人的治愈好转率。{马云枝，沈晓明．桂枝汤治疗脑卒中后肩手综合征50例［J］．中国临床康复，2004（1）：166.}

在治疗不宁腿综合征的研究中，将44例病人按治疗倾向分为两组，治疗组21例，对照组23例。治疗组给予桂枝汤为主加减的中医药治疗，对照组给予氯硝西泮治疗。4周为1个疗程，观察两组治疗后的临床疗效，并在治疗3个月后继续观察两组疗效的持续效果。结果证实桂枝汤加减治疗不宁腿综合征临床疗效确切，复发较少。{金华锋，单红梅，李锐鹏，等．桂枝汤加减治疗不宁腿综合症21例［J］．黑龙江中医药，2014，43（4）：19.}

有学者以桂枝汤加减治疗不宁腿综合征38例，痊愈9例，显效15例，有效10例，总有效率89.50%。{李彩霞，岳会杰．桂枝汤加减治疗不安腿综合征38例［J］．河南中医，2007，27（12）：12.}

以桂枝汤治疗小儿多动症30例，痊愈8例，显效17例，改善3例，总有效率达93。3%。{赵启然，彭红星．桂枝汤治疗小儿多动症30例［J］．湖北中医杂志，1994，16（3）：33.}

2. 改善心脏自主神经病变　桂枝汤加减能显著改善糖尿病心脏自主神经病变病人的临床症状，改善炎症状态，纠正心脏自主神经失衡。{魏芹，赵晓鹏，李晓．桂枝汤加减治疗糖尿病心脏自主神经病变81例临床观察［J］．中医杂志，2016，57（9）：753.}

研究者纳入糖尿病心脏自主神经病变的80例病人，对照组包含40例病人，在接受常规治疗的同时加用弥可保口服治疗；治疗组包含40例病人，在接受常规治疗的同时加用中药方剂桂枝汤加减，发现治疗组病人治疗后的心率变异性指标显著优于治疗前及参考组治疗后。{李家柱．桂枝汤加减治疗糖尿病心脏自主神经病变的临床疗效［J］．药品评价，2016，13（9）：29.}

此外，桂枝汤加减可以有效改善糖尿病心脏自主神经病变中医证候积分、心率变异指标。{田瑛．桂枝汤加减治疗糖尿病心脏自主神经病变临床观察［J］．糖尿病新世界，2017，（21）：170.}

【病案举例】

谵语　一人伤寒六日，谵语狂笑，头痛有汗，大便不通，小便自利。众议承气汤下之。脉之，洪而大。因思仲景云：伤寒不大便六七日，头疼有热，小便清，知不在里，仍在表也。方今仲冬，宜与桂枝汤。众皆咋舌掩口，谤甚力，以谵语为阳盛，桂枝入口必毙矣。李曰：汗多神昏，故发谵妄，虽不大便，腹无所苦，和其营卫，必自愈矣。遂违众用之，及夜笑语皆止，明日大便自通。故夫病变多端，不可胶执。向使狐疑而用下药，其可活乎？（有汗不可用麻黄，无汗不可用桂枝，古人之定例也。此症明明有汗，岂可执谵妄一端，而误用下药乎？且不大便，腹无所苦，即不可下之的据。（《续名医类案》）

柴胡桂枝汤

【方源】《伤寒论》卷十

【组成】桂枝一两半（4.5 g），芍药一两半（4.5 g），甘草一两（炙）（3 g），柴胡四两（12 g），半夏二合半（5 g），人参一两半（4.5 g），黄芩一两半（4.5 g），生姜一两半（4.5 g），大枣六枚（擘）。

【用法】上九味，以水七升，煮取三升，去滓，温服一升，日三服。

【功效】调和营卫，安魂定魄。

【主治】伤寒六七日，发汗后出现谵语，失眠，关节疼痛，微呕，心下满，舌红苔薄白，脉浮略弦。

【证治机制】伤寒六七日，外邪渐入里，发汗多，肺在液为汗，亡津液伤肺魄，发为谵语；津液伤，表邪入少阳，则微呕、心下满；表证未解，故见关节疼痛。

【组方原则】桂枝辛、甘，性温，解肌发表，散外感风寒，柴胡苦，微寒，透解邪热，可疏解少阳之邪，共为君药。又用芍药为臣，益阴敛营。桂枝、芍药相合，一治卫强，一治营弱，合则调和营卫，是相须为用。黄芩为臣，助柴胡清泄邪热和少阳相火。人参、半夏、生姜和大枣能够益气、和胃、止呕，共为佐药。生姜辛温，既助桂枝解肌，又能暖胃止呕。大枣甘、平，既能益气补中，又能滋脾生津。生姜、大枣相合，还可以升腾脾胃生发之气而调和营卫，所以并为佐药。炙甘草之用有二：一为佐药，益气和中，合桂枝以解肌，合芍药以益阴；一为使药，调和诸药。

全方配伍严谨，和解表里，调和营卫，畅少阳枢机，营卫和，魂魄安，谵语止，是治疗太阳少阳合病谵语的经典方药。

【方论选录】

李中梓：脉弦头痛，发热，属少阳，不可汗，汗则谵语，汗多亡阳，谵语，不可下，柴胡桂枝汤和营卫以通津液自愈。（《伤寒括要》卷上）

李梴：谵者，妄也。或闭目言平生常事，或开目言人所未见事，或独语，或睡中呢喃，或呻吟不已，甚则狂言恶骂，俱谓之谵语。（《医学入门》外集卷三）

【临床运用】

1. 证治要点　本方为治疗太阳少阳合病出现谵语烦躁的经典方药。临床以谵语或烦躁、发热恶寒、呕恶、舌苔薄白、脉浮弦等太阳表不解而兼见少阳证为证治要点。

2. 加减法　手足寒者，加干姜；心神不宁者，加龙骨、牡蛎；津亏甚者，加大白芍之量。

3. 本方现代主要用于治疗抑郁症、焦虑症、睡眠障碍、发热伴谵语等。

【使用注意】表实无汗，表寒里热，少阳证，以及温病初起，见发热口渴者，均忌用。

【现代研究】

1. 抗抑郁　柴胡桂枝汤在临床上治疗抑郁症有显著的疗效，柴胡桂枝汤合并盐酸帕罗西汀或文拉法辛在明显改善抑郁症病人临床症状的同时，还可以降低服用盐酸帕罗西汀的副作用，其抗抑郁作用机制可能与升高抑郁大鼠脑内单胺类神经递质 5-HT、NE、DA 的含量，调节神经生长因子（NGF）和 BDNF 相关。李岳芳在其整理的柴胡桂枝汤治疗郁证的诸多医案中，女性病人占 80%，且发病年龄以 40 ~ 60 岁居多，这提示柴胡桂枝汤治疗抑郁症可能与更年期抑郁症相关。{李耀洋，尚立芝，许二平. 仲景方药辨治抑郁症研究进展 [J].

中国实验方剂学杂志，2020，26（23）：3-4.｝

2. 治疗睡眠障碍　程元洪运用柴胡桂枝汤和解少阳，调和营卫治疗太阳少阳合病的睡眠障碍，取得很好的疗效。｛程元洪．柴胡桂枝汤治疗失眠［J］，中国社区医师，2018，34（24）：79，81.｝

【病例分析】

1. 焦虑障碍　病人，女，性格急躁，3 年前开始无故出现恐惧心态，常感害怕独处，曾服食中西药治疗均未见效，刻下神疲肢倦，畏寒，纳眠尚可，口中和，二便尚调，舌淡边有齿痕，苔薄白，脉沉细。因断其急躁易怒属肝气不舒，心胆气虚则见不敢独处的恐惧心态，处方柴胡桂枝汤加茯苓、干姜、磁石。加减服 1 个月后病情好转，急躁改善，舌红，苔薄白，脉细，续以上方加炒酸枣仁 15 g，柏子仁 15 g，黄芪 30 g，补益心胆气血半月后基本痊愈。｛段云飞，张怀亮．张怀亮教授运用柴胡桂枝汤经验［J］，中医药学报，2013，41（2）：41-42.｝

2. 睡眠障碍　病人，女，48 岁，经行周期紊乱，3 个月一行伴小腹疼痛、双乳房胀痛，经后复常。平素时感发热，汗出，心烦，心悸，胸闷，目胀，胸背胀，情绪欠佳，善叹息，经常入睡困难，噩梦纷纭，已有数年失眠病史。曾就诊他处获予抗抑郁药及安眠剂治疗，效果一般。舌苔薄白，脉弦缓。辨证为少阳太阳合病，治宜和解少阳，调和营卫。处方：柴胡 10 g，黄芩 10 g，法半夏 10 g，太子参 10 g，桂枝 10 g，白芍 10 g，生姜 10 g，炙甘草 6 g，当归 10 g，川芎 10 g，郁金 10 g，橘核 10 g，茜草 10 g。服药 2 周，诸症消失。｛程元洪．柴胡桂枝汤治疗失眠［J］．中国社区医师，2018，34（24）：79，81.｝

黄芪桂枝五物汤

【方源】《金匮要略》卷上

【组成】黄芪三两（9 g），芍药三两（9 g），桂枝三两（9 g），生姜六两（18 g），大枣 12 枚（4 枚）（一方有人参）。

【用法】以上五味，以水六升，煎取二升，温服七合，日三服。

【功效】调和营卫，益气定魄。

【主治】抑郁症（气虚络瘀证）。症见呆滞少神，精神疲惫，少气懒言，或语出木讷，对工作、家务懒怠，周身酸乏不适，眠差多梦，无食欲，纳呆，舌质淡紫暗，苔薄白，脉虚或细弱。

【证治机制】营卫失和，卫气在外失守护之责，营血在内失滋养之任，气血不利，出现肺魄弱，魄弱则呆滞，语出木讷，精神疲惫。夜里卫气游行而不入营，则出现失眠多梦，气虚则少气懒言，营气瘀滞则周身酸乏不适。脾胃为营卫之源，营卫失和，必将影响脾胃功能，出现无食欲、纳呆症状。舌质淡紫，苔薄白，脉虚或细弱也是营卫失和，气虚血瘀的表现。

【组方原则】黄芪桂枝五物汤，即桂枝汤去甘草倍生姜，加入黄芪。方中桂枝辛温，解肌以调卫气，温散寒温阳通脉以通血络，为君药。芍药养血和营而通血痹，桂枝、芍药相合，一治卫强，一治营弱，合则调和营卫。生姜辛散温通血络，桂枝生姜合用助卫气畅行；黄芪甘温，归肺脾经，益气固表，益气以行血，固表以强卫气，三者共为臣药。大枣养血益气，以资黄芪、白芍之功，还可以升腾脾胃生发之气而调和营卫，所以为佐药。本方五药合用共奏调和营卫、益气定魄之功。

【临床应用】

1. 证治要点　本方以呆滞少神，精神疲惫，面色萎黄，少气懒言，舌质淡紫暗，苔薄白，脉虚或细弱为证治要点。

2. 加减法　加以当归活血养血，酸枣仁、茯苓养心健脾安神；刺五加、红景天可调整脏腑气血功能，改善血液循环，有效治疗因营气滞涩、卫气鼓动乏力、经脉瘀阻所致的心脉失充、神失所养而致的抑郁症。血虚，加当归、鸡血藤；阴虚，可加石斛、麦冬；气虚甚者，可加人参、西洋参等。

3. 本方现在主要用于治疗抑郁症、睡眠障碍等。

【现代研究】

1. 急性期脑梗死偏身感觉障碍　黄芪桂枝五物汤治疗急性期脑梗死偏身感觉障碍的临床效果。选取我科住院的急性期脑梗死偏身感觉障碍病人 60 例，根据随机数字表法将其分为治疗组和对照组，各 30 例。对照组予常规抗血小板聚集、降脂稳定斑块、脑保护促进侧支循环治疗，治疗组在此基础上加用黄芪桂枝五物汤。治疗2周后，比较两组病人的感觉障碍评定积分、总有效率。结果：治疗组的感觉障碍评定积分评分高于对照组，差异有统计学意义（$P < 0.05$）。治疗组的总有效率为90.0%，高于对照组的66.7%，差异有统计学意义（$P < 0.05$）。结论：在常规治疗基础上加用黄芪桂枝五物汤治疗急性期脑梗死偏身感觉障碍可改善病人的症状，提高临床效果，值得临床推广。{曾胜，许石隆，潘海珍，等.黄芪桂枝五物汤治疗急性期脑梗死偏身感觉障碍的临床效果[J].中国当代医药，2019，26（11）：157-160.}

2.精神类疾病　丁德正认为黄芪桂枝五物汤具有温阳益气，调和营卫的作用。对阳气虚欠，营卫不和之精神疾病，如精神分裂症、躁狂抑郁性精神病抑郁状态（单相型）、原发性人格解体综合征、隐匿性抑郁症，效果颇佳。{丁德正.黄芪桂枝五物汤在精神疾病中的应用[J].河南中医.2009，29（8）：743-744.}

【验案举例】

1.抑郁症　女，26岁，2016年1月13日初诊。主诉：四肢沉重、双下肢乏力1年。病人1年前出现产后四肢沉重、僵硬，双下肢乏力，背部沉僵，遇寒加重。刻诊：情绪低落，兴趣减退，反应迟滞，自觉下肢肌肉萎缩，四肢乏力、沉重、僵硬，易烦躁，记忆力可。无口干口苦，饮水可，纳可，鼾眠，二便正常。末次月经2015年12月29日，月经色质量可。舌质暗红，边见齿痕，苔黄腻乏津，脉弦细。西医诊断：抑郁症。中医诊断：神颓。辨证：气虚络瘀、神机不振。治法：益气通络，调畅营卫，振奋神机。方予黄芪桂枝五物汤加减，处方：生黄芪30 g，桂枝9 g，生白芍15 g，炙甘草15 g，当归15 g，巴戟天12 g，石斛18 g，刺五加20 g，天麻18 g，红景天15 g，怀牛膝20 g，炒酸枣仁30 g。14剂，水煎服，日1剂，早中各1次温服。二诊：14剂后诸症明显改善，情绪较前平稳。右踝乏力，活动后明显，背部僵紧。舌质暗红，苔黄腻，脉弦细。上方加葛根24 g，黄柏6 g，继服14剂。三诊：上方尽剂，精力、兴趣增加，背痛消失，情绪低落、烦躁减轻，下肢较前有力。仍有思维迟滞，记忆力欠佳，晨重暮轻。饮食正常，入睡困难，等待1～2小时，二便正常，口干，饮水少。舌暗红，边齿痕，苔黄腻乏津，脉细弦无力。此为阳气不充、瘀浊内结、神机困顿。仍须益气通阳、振奋神机。上方去葛根，改巴戟天 18 g，加仙茅 6 g，麦冬 30 g。14 剂。病人一直坚持随诊服药，病情趋于好转，至 2016 年 5 月 31 日七诊时药量已减为每 2 日 1 剂。2017 年 2 月 21 日十六诊时病人已能正常工作。{李佳静，丁元庆．黄芪桂枝五物汤治疗抑郁症气虚络瘀证探析［J］．山东中医杂志，2019，38（2）：154-158.}

2. 精神分裂症　程某，女，26 岁。1992 年 6 月 22 日入院。病人不承认自己患了精神病，认为入院是其夫欲将她整死，故反抗诊疗，大骂其夫；骂毕，气喘嘘嘘而神色凄惶地哀求医生："不要毒死我。"说她听到其夫打电话，授意医生"毒死"她；还说其夫不断给她"投毒"，"毒"得她肢体麻木，并让大家狠掐她的皮肤，痛感确实近无。据询，病已 5 年，嫉妒类妄想与幻觉突出，认为其夫有"外遇"，可听到其夫和"情妇"之"笑语"和看到他们"偷情交欢"；病人十分恼怒，时时紧盯其夫，其夫常在矿上通宵工作，其则匿伏沟壑彻夜监视，饥馁体虚而受风致肢体麻木后，谓其夫予之"投毒"所致，愈加恼怒，常大骂其夫，并欲伺机杀害"情妇"。诊之，肤瘦，神疲乏力，肤色暗黄而隐现青晦，目光惶惑，舌质淡紫暗，苔灰黑浊腻，脉沉细而涩；诊为痰瘀毒邪惑乱心神；兼气虚受风而营卫失和所致之肢体麻木。治疗先予黄芪桂枝五物汤加减：黄芪 60 g，白芍 30 g，桂枝 18 g，当归 15 g，防风 5 g，羌活 5 g，生姜 15 g，大枣 6 枚，每日 1 剂，煎 3 次，早、午、晚服（下同）。治至第 27 日，肌肤趋充，肢体麻木感消失。随肢体麻木感消失，病人不再认为其夫予之投毒；但仍认为其夫有"外遇"，遂改投涤痰化瘀解毒之重剂，酌加黄芪；并辅以针灸疗法。治至第 86 日，嫉妒类妄想与幻觉消失，提起其夫"外遇"事，病人颇感荒唐。

按：此例偏执型精神分裂症，先予黄芪桂枝五物汤加减，"和营之滞，助卫之行"以治其肢体麻木；肢体麻木消失而正气复充后，方改投涤泻痰瘀毒重剂以治其主症，从而顺利祛除了痰瘀毒邪而使主症向愈。之所以暂弃主症之治而先顾兼症，一者肢体麻木之尽早解除，可促助"被毒"之妄想较快消失，并减轻病人对治疗之拒抗；二者若非黄芪桂枝五物汤温阳益气以扶正，此"阴阳形气俱不足"之躯，岂堪重剂攻伐？盖"凡治病，必先固正气"者也。{丁德正．黄芪桂枝五物汤在精神疾病中的应用［J］．河南中医.2009，29（8）：743-744.}

第四节 润燥调魄剂

白虎汤

【方源】《伤寒论》卷四

【组成】知母六两（18 g），石膏一斤（50 g），甘草二两（6 g），粳米六合（30 g）。

【用法】上四味，以水一斗，煮米熟汤成，去滓，温服一升，日三服。

【功效】清热定魄。

【主治】烦躁，甚至谵语狂妄，壮热，面赤，大渴引饮，汗出恶热，脉洪有力。

【证治机制】烦躁、谵语、狂妄之由，在于伤寒在表热邪内传阳明，或外感寒邪入里化热，或温热病热传入气分，正盛邪实，热邪炽盛，出现烦躁；热盛则神志不清，谵语狂妄，壮热面赤；热灼津伤，无以滋养神志，出现精神呆滞，大渴引饮；热迫津液从腠理外泄，因而出现大汗。

【组方原则】石膏辛、甘大寒，辛能透热，寒能胜热，“清心肺，治烦躁，泄郁热，止燥渴，治热狂，火嗽”（《长沙药解》）。石膏长于透热除烦，退大热，复津液，故为君药。知母苦寒质润，苦寒泻火，润以滋燥，既助石膏清热除烦，又助石膏生津液复神志，主治心烦躁闷，为臣药。粳米可“利小便，止烦渴，养肠胃”（《本草纲目》），又可“益气，止烦”（《名医别录》），“治诸虚百损，长智”（《滇南本草》）。甘草“安魂定魄。补五劳七伤，一切虚损、惊悸、烦闷、健忘。通九窍，利百脉，益精养气，壮筋骨，解冷热”（《日华子本草》），两药合用，缓石膏、知母之寒，以防伤中，共为佐使药。以上诸药配伍，共成清热定魄之剂。

【方论选录】

张锡纯：伤寒温病皆有谵语神昏之证，论者责之阳明胃实。然又当详辨其脉象之虚实，热度之高下，时日之浅深，非可概以阳明胃实论也。其脉象果洪而有力，按之甚实者，可按阳明胃实治之。盖胃腑之热上蒸，则脑中之元神，心中之识神皆受其累，是以神昏谵语，不省人事，或更大便燥结，不但胃实，且又肠实，阻塞肾气不能上交于心，则亢阳无制，心神恍惚，亦多谵妄，或精神不支，昏愦似睡。若斯者，可投以大剂白虎汤，遵《伤寒论》一煎三服之法，煎汤三盅，分三次温饮下。其大便燥结之甚者，可酌用大、小承气汤（若大便燥结不甚者但投以大剂白虎汤大便即可通下），其神昏谵语自愈也。（《医学衷中参西录》）

陶华：有被火劫取汗而谵语者，有亡阳谵语者，有下利清谷，不渴，谵语者，此为虚也。或脉来沉实，洪数有力，大便不通，小水赤，燥渴，谵语狂妄，腹中胀满硬痛，或潮热自汗，或下利纯清水，心腹硬痛者，皆里证，邪热燥屎也，俱大承气下之。下后利不止，与夫喘满气逆而上奔，自利气脱而下夺，皆为逆也。其三阳合病，脉实，身重难转，口中不仁，面垢遗尿，白虎汤。（《伤寒六书》）

李中梓：三阳合病，腹满，身重，口中不仁面垢遗尿，自汗，谵语，（白虎汤）。（《伤寒括要》）

【临床运用】

1. 证治要点　本方是清法定魄的代表方。清热力强，临床以烦躁，甚至谵语狂妄等精神类症状，兼有身热、汗出、口渴、脉洪为证治要点。

2. 加减法　温热病，气血两燔，见神昏谵语，高热烦渴，抽搐等症状，加羚羊角、水牛角以清热凉血，息风止痉。胃火炽盛，高热烦躁，大汗出，口渴多饮，大便干燥，小便短赤，甚则谵语狂躁，或昏不识人，舌苔老黄起刺，脉弦数有力者，加生大黄、玄明粉，以泻热攻积，软坚润燥。

3. 目前临床主要用于精神分裂症、阿尔茨海默病、发热伴谵语狂躁症状。

【使用注意】《伤寒论》“伤寒脉浮，发热无汗，其表不解者，不可与白虎汤。”《温病条辨》提出：“白虎本为达热出表，若其人脉浮弦而细者，不可与也；脉沉者，不可与也；不渴者，不可与也；汗不出者，不可与也。”

【现代研究】

1. 阿尔茨海默病　周荣根使用白虎汤，随证加祛痰、活血、益髓等药物，治疗老年痴呆，发现白虎汤对老年痴呆病人在认知、记忆力、读写等方面有很好的疗效。{周荣根.白虎汤加减治疗老年性痴呆23例[J].陕西中医，2003，23(8)：700.}

2. 精神类药物等各类并发症　耿小英等报道用白虎汤加减治疗抗精神病类药物引起的各类并发症，如迟发性运动障碍、流涎、闭经综合征、药疹、药物性肝损害、性功能障碍等均可收到良好的效果。{耿小英，王彦恒.白虎汤加减治疗抗精神病药物所致副反应性病证临床体会[J].中国医药学报，1997，12(4)：43-44.}

陈五一在抢救急性氯氮平中毒合并多脏器功能障碍综合征中，当病人出现体温升高，大汗出，口大渴，脉洪大的症状，心率增快，肝功能受损、心肌酶继续升高时使用白虎汤口服，能起到很好的退热及保护重要器官的作用。{陈五一.急性氯氮平中毒合并多脏器功能障碍综合征抢救成功1例[J].中国中医急诊，2008，17(5)：708.}

3. 脑出血缓解期　仝战旗使用白虎汤加沙参、麦冬、扁豆治疗老年病人脑出血缓解期肌肉震颤、发热、大汗病人，取得了良好效果，治愈后随访3个月无复发。{仝战旗.古方治疗老年疑难病症验案剖析[J].中国临床医师，2004，32(1)：55-56.}

【病案举例】

1. 热病兼脑膜炎　天津侯姓幼男，年八岁，学暑假乍放，幼童贪玩，群在烈日中嬉戏，出汗受风，遂得斯证。证候见闭目昏昏，呼之不应，周身灼热无汗，其脉洪滑而长，两寸尤盛。其母言病已三日，昨日犹省人事，惟言心中发热，至夜间即昏无知觉。然以水灌之犹知下咽，问其大便三日未行。此温热之病，阳明腑热已实，其热循经上升兼发生脑膜炎也。脑藏神明主知觉，神经因热受伤，是以知觉全无，宜投以大剂白虎汤以清胃腑之热，而复佐以轻清之品，以引药之凉力上行，则脑中之热与胃腑之热全清，神识自明了矣。生石膏（三两，捣细），知母（八钱），连翘（三钱），茵陈（钱半），甘草（三钱），粳米（五钱）。煎至米熟其汤即成。取清汁三茶杯，徐徐分三次温服，病愈无须尽剂。服至两次已明了能言，自言心中犹发热，将药服完，其热遂尽消，霍然全愈。（张锡纯《医学衷中参西录》）

2. 高热谵语　曾治一人，温病之热传入阳明，脉象洪实有力，谵语昏瞀。投以大剂白虎汤，热退强半，脉力亦减，而其至数转数，一息六至，谵语更甚。细询其病之经过，言数日前因有梅毒服降药两次。遂急改用白虎加人参汤，亦倍用人参（此两案中用白虎加人参汤皆将人参倍加者，因从前误用白虎汤也，若开首即用白虎加人参汤，则人参无事加倍矣），煎汤三杯，分三次温饮下，亦尽剂而愈。有伏气为病，因肾虚窜入少阴，遏抑肾气不能上升与心相济，致心脉跳动无力，燥热郁中不能外透，闭目昏昏似睡，间作谵语。此在冬为少阴伤寒之热证，在春为少阴温病。宜治以大剂白虎加人参汤，用鲜白茅根煮水以之煎药，取汤三盅，分数次饮下自愈。其证若在汗吐下后，脉虽洪实，用白虎汤时亦宜加人参。（张锡纯《医学衷中参西录》）

3. 温病谵语　有温而兼疹，其毒热内攻瞀乱其神明者。曾治一少年，温病热入阳明，连次用凉药清之，大热已退强半，而心神骚扰不安，合目恒作谵语。其脉有余热，似兼紧象。因其脉象热而兼紧，疑其伏有疹毒未出。遂投以小剂白虎汤，送服羚羊角细末一钱，西药阿斯匹林二分。表出痧粒满身而愈。又治一幼女患温疹，其疹出次日即靥，精神昏昏似睡，时有惊悸，脉象数而有力。投以白虎东加羚羊角钱半（另煎兑服），用鲜芦根三两煮水以之煎药，取汤两茶盅，分三次温饮下，其疹得出，病亦遂愈。（张锡纯《医学衷中参西录》）

【附方】

1. 白虎加栀子汤（《此事难知》）　组成：白虎汤加栀子一钱半。用法：上为粗散。每服五钱匕，水一盏半，煎至八分，米熟为度，去滓温服。功用：清心除烦。主治：治疗老、幼、虚人伤寒五六日，昏冒谵语，或虚烦不得眠。

2. 白虎解毒汤（《寿世保元》）　组成：以白虎汤去粳米，合黄连解毒汤。用法：水煎服。功用：清热解毒。主治：麻疹已出，谵语烦躁，作渴者。

3. 化斑汤（《温病条辨》）　组成：石膏 30 g，知母 12 g，生甘草 9 g，玄参9 g，犀角6 g，白粳米9 g，以白虎汤加犀角（现在用水牛角代）、玄参凉血解毒透疹。主治：温病误汗，热入气营，神昏谵语，发斑者。

4. 白虎加人参汤（《伤寒论》） 组成：知母六两（18 g），石膏一斤（50 g）碎，绵裹甘草（炙）二两（6 g），粳米六合（9 g），人参三两（10 g）。用法：上五味，以水一斗，煮米熟，汤成去滓，温服一升，日三服。主治：太阳中暍，身热，疼重，而脉微弱者。热结在里，表里俱热，舌上或白或黑，不滑而涩，治用白虎汤加人参（《卫生宝鉴》）。痘疮烦躁兼喘者，火毒在肺也，宜人参白虎汤加栀子仁。（《景岳全书》）验案：有脉象确有实热，其人神昏谵语，似可用白虎汤矣，而其脉或兼弦、兼数，或重按仍不甚实者，宜治以白虎加人参汤。曾治一农家童子，劳力过度，因得温病。脉象弦而有力，数近六至。谵语不休，所言皆劳力之事。本拟治以白虎加人参汤，因时当仲夏，且又童年少阳之体，遂先与以白虎汤。服后脉搏力减，而谵语益甚。幸其大便犹未通下，急改用白虎加人参汤，将方中人参加倍，煎汤三茶杯，分三次温饮下，尽剂而愈。盖脉象弦数，真阴必然亏损，白虎加人参汤能于邪热炽盛之中滋其真阴，即以退其邪热。盖当邪热正炽时，但用玄参、沙参、生地诸药不能滋阴，因其不能胜邪热，阴分即无由滋长也。惟治以白虎加人参汤，则滋阴退热一举两得，且能起下焦真阴与上焦亢甚之阳相济，是以投之有捷效也。（张锡纯《医学衷中参西录》）

竹叶石膏汤

【方源】《伤寒论》卷七

【组成】竹叶两把（10 g），石膏一斤（30 g），半夏（洗）半斤（9 g），麦冬（去心）一升（20 g），人参二两（6 g），甘草（炙）二两（6 g），粳米半升（9 g）。

【用法】上七味，用水一斗（1 000 mL），煮取六升（600 mL），去滓，纳粳米，煮米熟汤成，去米。温服一升（100 mL），日三服。

【功效】清热生津定魄，益气和胃除烦。

【主治】伤寒、温病、暑病余热未清，烦躁，胸闷，或虚烦不眠，身热，多汗，气逆欲呕，口干喜饮，舌红少苔，脉虚数。

【证治机制】热病之后，余邪留恋，里热未清，阻止气机，故见烦躁、胸闷，热扰心神，故见虚烦不得眠，热在里故见身热，热迫津液外泄，故见多汗，热扰胃气，胃气失和，故见气逆欲呕。其热乃实中有虚，热虽不高，不易退尽。

【组方原则】石膏辛、甘大寒，辛能透热，寒能胜热，“清心肺，治烦躁，泄郁热，止燥渴，治热狂，火嗽”(《长沙药解》)，石膏长于透热除烦，退大热，复津液，故为君药。竹叶甘、淡性寒，归心、肺、胃经，具有清热除烦、生津利尿的作用，长于“退虚热烦躁不眠，止烦渴，生津液”(《本草正》)，“消痰，治热狂烦闷”(《日华子本草》)。人参“主补五脏，安精神，止惊悸，除邪气，明目，开心益智”(《神农本草经》)。麦冬润肺养阴，清心除烦，以上三药相配，既可清热定魄，又能益气生津除烦，共为臣药。佐半夏，“辛者散也，半夏之辛以散逆气，以除烦呕，辛入肺而散气，辛以散结气”(成无己)。粳米甘平益胃。甘草，“安魂定魄，补五劳七伤，一切虚损、惊悸、烦闷、健忘。通九窍，利百脉，益精养气，壮筋骨，解冷热”(《日华子本草》)，为使，即可助人参益气补五脏，定魂魄，安精神，又调和药性。诸药合用，使热清烦止魄定，诸症自愈。

【方论选录】

何梦瑶：烦，有实有虚。虚烦者，或气虚，或血虚也。血虚则无以养心，而怔忡不宁，不得寐则烦矣。气虚则火旺，(东垣所谓邪火与元气不两立，此衰则彼旺是也。)故乘心而烦也。治法：热在心肺，起卧不安，宜栀子豉汤、竹叶石膏汤、竹茹汤、朱砂安神丸。(《医碥》卷四)

张璐：此汤即人参白虎去知母，而益半夏、麦冬、竹叶也，病后虚烦少气，为余热未尽，故加麦冬、竹叶于人参、甘草之温中益气药中，以清热生津；加半夏者，痰饮上逆欲呕故也。(《伤寒缵论》)

罗天益：烦为烦扰，躁为躁愦，皆为热证。然烦有虚烦，躁有阴躁。古人所谓阴极发躁，烦躁发热，胸中烦闷，或已经汗解，内耗，胸中烦满，其证不虚不实，治用三黄泻心汤、或用竹叶石膏汤治之。(《卫生宝鉴》)

吴谦：是方也，即白虎汤去知母加人参、麦冬、半夏、竹叶也。以大寒之剂，易为清补之方，此仲景白虎变方也。(《医宗金鉴》)

【临床应用】

1. 证治要点　凡热病过程中见气津两伤，烦躁，身热不退、胃失和降等均可应用。以身热汗多，烦渴欲饮，气逆欲呕，口干，舌红少津，脉虚数为证治要点。

2. 加减法　若胃阴虚，胃火上逆加知母、天花粉清热养阴；若胃火炽盛，消谷善饥，加知母；天花粉，加强清热生津的作用。

3. 临床多用于失眠、怔忡、抑郁症伴焦虑、热病后期精神异常等。

【使用注意】热病正盛邪实，大热未衰，气阴未伤，不宜用本方。

【现代研究】

1. 脑震荡　陈华鹰用竹叶石膏汤治疗临床表现为头痛欲裂，烦乱不堪，少眠或不寐，或昏瞀，溲赤便结，口臭纳呆等阴虚烦热的脑震荡 4 例，都很快缓解症状。{陈华鹰 . 竹叶石膏温临床运用体会［J］. 福建中医药，1966（2）：29-30.}

2. 鼻衄伴精神紧张心烦　潘凤芝用竹叶石膏汤加减治疗临床表现为情绪紧张，时汗出，心烦，口干苦，恶心欲呕，失眠，大便干，小便黄。舌质红，苔黄少津，脉细数之鼻衄，疗效满意。{潘凤芝 . 竹叶石膏汤临床验案举隅［J］. 辽宁中医杂志，2002，29（11）：687-687.}

3. 消化道疾病伴精神烦躁　邱金山用竹叶石膏汤加减治疗慢性食管炎临床表现为呃逆，呃声有力，声短频繁，令人不能自制。夜间入睡后，呃逆停止，清晨醒来时，呃声又起，伴有口干舌燥，口腔溃烂，精神烦躁，小便色黄，大便偏干，2 ~ 3 天 1 次，舌质红，苔黄厚脉滑数，取得较好疗效。用竹叶石膏汤加减治疗胃大部切除术后临床表现为呃逆昼夜不止，伴有口干舌燥，烦躁不安，舌红而干，苔薄黄，中有裂纹。脉弦细数，取得了满意疗效。{邱金山 . 竹叶石膏汤疗呃逆临床体会［J］. 时珍国医国药，2001，12（1）：77-77.}

4. 小儿中毒性消化不良伴精神烦躁　陈华鹰用竹叶石膏汤治疗临床表现为脱水严重，眼凹囟陷，神疲烦躁，舌红脉数，尿少或无尿的小儿中毒性消化不良，配合西医补液有显著效果。{陈华鹰 . 竹叶石膏温临床运用体会［J］，福建中

医药，1966（2）：29-30.}

【病案举例】

1. 伤寒谵语　四明虞吉卿，因三十外出疹，不忌猪肉，兼之好饮，作泄八载矣。忽患伤寒，头疼如裂，满面发赤，（汗出不彻）。舌生黑苔，烦躁口渴，时发谵语，两眼不合者七日，（皆属阳明）。洞泄如注，较前益无度。（协热也）。脉之，洪大而数，（实热）。为疏竹叶石膏汤方。因其有腹泻之病，石膏只用一两。病初不减，此兄素不谨，一友疑其虚也，云宜用肉桂、附子。（凡诊病，浅见者反若深虑，多令病者无所适从。）或以其言来告。缪曰：诚有是理，但前者按脉，似非此症，岂不数日而脉顿变耶？复往视，仍洪大而数，曰：此时一投桂、附，即发狂登屋，必不救矣。一照前方，但加石膏至二两。或曰：得毋与泻有妨乎？曰：邪热作祟，此客病也，不治立殆。（《续名医类案》）

2. 便秘　隋某，男，65岁。2009年4月7日初诊。呃逆已作1个月。病人素有便秘病史15余年，5天来未大便，曾服泻下药及灌肠治疗则便通，停药则如故。刻诊：神疲倦怠，舌红少泽，口干纳呆，大便燥结，小便短赤涩痛，肛门灼热，小腹胀痛，舌暗红，苔薄黄，脉细数。证属气阴两虚，虚火上逆。治宜益气养阴，通腑止呃。处方：生石膏45 g，竹叶12 g，麦冬15 g，法半夏12 g，陈皮15 g，薏苡仁30 g，党参15 g，黄芪12 g，黄柏10 g，代赭石12 g，生甘草10 g，生白术30 g，肉苁蓉20 g。3剂，水煎服，日2次。药后，大便已通，小便涩痛大减，呃逆明显好转，上方加减共服9剂，呃逆已止，二便通调，诸症向愈。

按：此案病人年事已高，脾胃亏虚，气阴不足。气虚则肠蠕动减慢，阴虚则粪易燥结。阴虚则内热，加生白术、肉苁蓉滋补脾肾，意在补气润肠而通便。浊气得降，清气得升，气机调畅，升降有序，气顺呃止。标本兼治，恙疾转安。{郑昱．经方辨治呃逆6例［J］．《中国中医药报》，2011，10（3）：53-54.}

3. 抑郁症　病人，女，82岁。2018年7月31日初诊。主诉：抑郁症多年，近日复发，伴焦虑。刻诊：幻听，耳边能听见火车响动，身热，纳差，寐可，小便黄，大便可，舌质淡，苔黄。脉诊：左寸浮滑、关滑、尺弦滑，右寸浮滑、关滑、尺弦滑弱。中医诊断：郁证（少阳阳明合病）。治宜清泄二经热邪。予百合地黄汤合竹叶石膏汤加减。处方：百合 30 g，麦冬 30 g，淡竹叶 10 g，生石膏 30 g（先煎），炙甘草 15 g，生地黄 30 g，山萸肉 30 g，砂仁 15 g（后下），干姜 30 g，花椒 15 g，牡蛎 30 g（先煎），生姜 30 g，肉桂 10 g。12 剂，水煎服，每日 1 剂，早晚分服。复诊：耳边火车响较前减轻，焦虑减轻，身热无，纳寐可，二便正常，舌淡苔黄。脉诊：左寸浮滑、关弦滑、尺弦滑，右寸浮滑、关浮滑、尺沉弱滑。增加重镇之力，予柴胡桂枝干姜汤合风引汤加减。处方：柴胡 10 g，黄芩片 10 g，生地黄 60 g，肉桂 20 g，桂枝 15 g，天花粉 30 g，炙甘草 15 g，生石膏 30 g（先煎），磁石 20 g（先煎），赭石 20 g（先煎），紫石英 30 g（先煎），防风 30 g，砂仁 10 g（后下），干姜 15 g，牡蛎 30 g（先煎），生姜 30 g。20 剂，水煎服，每日 1 剂，早晚分服。服药尽剂，诸症消失。

按语：病人初诊时整体脉象为阳脉，左脉寸浮滑、关滑，乃因长期肝气郁结所致；郁而化火，火热循经上扰心神，神不潜藏，故出现幻听；右脉关滑乃阳明胃热盛、胃气不降，寸浮滑乃肺气不收，故赵师治以清泄少阳、阳明二经热邪为主，选用百合地黄汤合竹叶石膏汤化裁施治。百合地黄汤出自《金匮要略》，专治百合病，该病类似于现在的抑郁症。竹叶石膏汤出自《伤寒论》，主治“伤寒解后，虚羸少气，气逆欲吐”，一般认为此方用于治疗热病后期，余邪未清，气阴两伤证。赵师认为凡出现反复高热不退，加之阳明胃热盛，皆可化裁使用此方。百合地黄汤中，百合清心安神，生地黄滋肝凉血。赵师取竹叶石膏汤中的麦冬，配百合以降肺气；取淡竹叶、石膏清阳明胃热，使肺胃之气通达。病人为年老女性，下元虚损，脾胃运化功能较差，故加山萸肉补益肝肾，肉桂温补命门，砂仁、干姜、花椒、生姜运化中阳。二诊时病人幻听减轻，稍有焦虑情绪，赵师综合考虑，增强全方的重镇潜藏之力以收敛浮阳，阳气归藏则神安虑解，故取风引汤中的石膏、紫石英、牡蛎，加磁石、赭石，以矿物的重坠之力收摄浮阳；恐寒药过多伤胃，加砂仁、生姜助干姜温运中阳，克制寒凉之弊；又加防风升阳，与诸药配伍，降中寓升，使气机升降出入正常。以柴胡桂枝干姜汤清少阳郁热，宣通阳气，加生地黄滋肝，肉桂温肾，补年老之亏虚。全方寒热相配，降中寓升，清散相合，补益得当。服药尽剂，病愈。{张艺，赵杰.辨治抑郁症验案举偶［J］.医话医案中国民间疗法，2021，29（6）：99-100.}

4.偏头痛谵语　潘某，男，30岁。1982年2月18日突然憎寒壮热，头痛，服解表药汗出后，高热仍不减，体温在39～40℃，并出现神昏谵语，烦躁不安，饮食俱废。化验检查大小便常规均未见异常，血象亦属正常范围。经静滴葡萄糖、氢化可地松、维生素C等及口服中药清热、泻火、解毒剂7日，精神好转，惟左侧偏头痛不但不减，反日益加重。西医诊断：额窦炎、血管神经性头痛、颅内占位性病变待排除。又用中西药治疗十余日疗效不显。于1982年2月28日余应邀会诊。诊查所见，病人心中烦乱，头部左侧剧痛频作，昼夜不息，虽服大量镇痛剂亦不能控制，发作时必央人用力按捺痛处，仍呼喊不已，目赤，左眼胀痛，口渴，食欲不振，食后胃脘满闷不适，有时恶心，自汗出，四肢酸软无力，二便如常，舌质红，苔薄黄少津，脉右虚而数，左弦，眼科检查示眼底血管痉挛。经讨论认为证属春温病，余热未清、气阴两伤、肝阳上亢。拟仲景竹叶石膏汤加减。1982年3月2日复诊：服上方1剂，头痛即大减，停用西药镇痛剂亦未大发作。服2剂后头痛若失，只感隐隐不适，热退汗止，精神清爽，饮食增加，腹胀恶心已愈，起坐基本自如，夜间已能安睡。既获显效，仍守原方，减其制以善后。{于世良.竹叶石膏汤治疗偏头痛1例［J］.中医杂志，1983，1（8）：18.}

5.怔忡　谷某，男，45岁。1987年6月8日诊。2个月前，患者饮酒大醉，醒后头晕耳鸣，倦怠乏力，心慌心跳，动悸不安，烦躁不寐，口渴欲饮，自按脉搏，时有暂停，服炙甘草汤10余剂无效。检查：消瘦，颜面红晕似醉，语声低微，舌红苔黄干燥，脉细数无力，时有暂停。心电图：心室率96次/分，房性早搏伴差异性传导。辨证：心经郁热，气阴两伤。治法：清热养心，益气滋阴。拟竹叶石膏汤加味：红参、麦冬、酸枣仁各20 g，淡竹叶18 g，石膏、丹参各30 g，半夏、甘草、梗米各10 g。服4剂后症大减，脉搏已无暂停，心电图正常，仍倦怠纳差。上方减丹参、酸枣仁，加扁豆25 g，山药30 g，4剂病愈。{魏传余.竹叶石膏汤治怔忡不寐［J］.四川中医，1988（1）：9.}

6. 失眠　刘某，女，31 岁。1987 年 5 月 3 日诊。近 2 个月，患者每晚仅能入寐二三小时，寐时恶梦纷纭，易于惊醒，心慌心跳，短气懒言，五心烦热，急躁易怒。服黄连阿胶汤数剂无效。舌质红，苔花剥，脉细数。辨证：热扰心神，气阴两伤。治法：清热安神，益气滋阴，拟竹叶石膏汤加味：党参、丹参、首乌藤各 30 g，淡竹叶、麦冬各 18 g，半夏 15 g，酸枣仁 20 g，甘草、粳米各 10 g。服 4 剂后，诸症痊愈。{魏传余．竹叶石膏汤治怔忡不寐［J］．四川中医，1988（1）：9.}

加减葳蕤汤

【方源】《重订通俗伤寒论》

【组成】生葳蕤（二钱至三钱）6 ~ 9 g，生葱白 2 ~ 3 枚，桔梗（一钱至钱半）3 ~ 4.5 g，东白薇（五分至一钱）1.5 ~ 3 g，淡豆豉（三钱至四钱）9 ~ 12 g，苏薄荷（一钱至钱半）3 ~ 4.5 g，炙甘草（五分）1.5 g，红枣 2 枚。

【用法】水煎服。

【功效】滋阴解表，清热除烦。

【主治】烦躁，头痛身热，微恶风寒口渴，咳嗽咽干，痰稠难出，无汗或有汗不多，舌赤脉数者。

【证治机制】素体阴虚，津液不足，复感风热之邪，故出现头痛身热，微恶风寒。阴虚之体，易从热化，热扰心，则心神失养而心烦。热扰肺，肺气上逆则咳嗽。又有热邪灼肺津，津伤则口渴，咽干，炼液为痰，痰稠难出，无汗或有汗不多。

【组方原则】方中生葳蕤甘，微寒，归肺、胃经，滋肺养胃，清热生津，“定狂止惊”(《本草新编》)，为君药。葱白辛温，发汗解表通阳利尿，治“头痛热狂”(《日华子本草》)；豆豉辛、甘，气味轻薄，入肺、胃经，治“伤寒头痛，懊侬不眠，烦躁满闷”(《本草择要纲目》)，“烦躁满闷，热毒郁于胸中，非宣剂无以除之，故用豆豉苦寒，所以涌之也”(《本草经解》)。薄荷辛凉，归肺、肝经，疏散风热、清利头目；桔梗辛苦平，归肺经，宣肺利咽，祛痰排脓。四药合用，苦咸泄降，清热除烦为佐；甘草、大枣甘润增液，以助生葳蕤之滋阴润燥为使。

【方论选录】头痛身热与伤寒同，而其人身重，默默但欲眠，鼻息鼾，语言难出，四肢不收者，风温也，不可发汗，加减葳蕤汤主之。（《医学心悟》卷二）

【临床运用】

1. 证治要点　本方专为阴虚复感风热，而致虚烦之证而设，临床应用以烦躁，身热微，咽干口燥，舌红苔薄白，脉细数为证治要点。

2. 加减法　咳嗽明显者，加炙紫菀 10 g，杏仁 10 g，前胡 10 g；咽喉干痛明显者，加牛蒡子 12 g，天花粉 10 g；痰少不易咯出者，加浙贝母 8 g，茯苓 15 g；心烦甚者加麦冬 10 g，沙参 10 g，黄连 6 g。

【使用注意】在处方用药时，大凡滋阴之品在表证未解时，不宜早用，以免留邪而变生他患。但在津液内亏，表邪未解的情况下，单用发汗药，不仅不为汗解，反有涸竭阴液之虞。

【附方】

葳蕤汤（《备急千金要方》卷九）　组成：葳蕤、白薇、麻黄、独活、杏仁、芎䓖、甘草、青木香各 6 g（如无木香，可用麝香 0.3 g 代之）石膏 9 g。用法：上九味，㕮咀。滋阴清热，宣肺解表。主治：阴虚外感风热，发热头痛，咽干舌燥，气喘有汗，胸脘痞闷，体重嗜睡，苔白，脉浮者。服药期间，忌食海藻、菘菜。方中用葳蕤滋阴生津为君；白薇、石膏清热凉血为臣；麻黄、杏仁宣降肺气而透邪平喘，独活、芎䓖、青木香以舒经活络，理气行血为佐；甘草清热解毒，调和诸药为使。故可用于外感而兼津液不足者。

清燥救肺汤

【方源】《医门法律》

【组成】桑叶（经霜者，去枝、梗）三钱（9 g），石膏（煅）二钱五分

（7.5 g），甘草一钱（3 g），人参七分（2.1 g），胡麻仁（炒，研）一钱（3 g），真阿胶八分（2.4 g），麦冬（去心）一钱二分（3.6 g），杏仁（泡，去皮、尖，炒黄）七分（2.1 g），枇杷叶（刷去毛，蜜涂炙黄）1片（3 g）。

【用法】水煎服，水一碗，煎至六分，频频二三次，滚热服。

【功效】清燥救肺，益气养阴。

【主治】

1. 温燥伤肺证。心烦，口渴，身热头痛，干咳无痰，气逆而喘，咽喉干燥，鼻燥，胸满胁痛，舌干无苔，脉虚大而数。

2. 治诸气郁，诸痿喘呕之因于燥者。(《时病论》)

【证治机制】温燥伤肺，肺合皮毛主表，故身热头痛，不恶寒，说明邪不在卫，已入气分。燥热入里伤肺魄，故出现烦燥。肺伤肺气上逆，肺无津液滋养，出现干咳无痰，气逆而喘，咽喉干燥，鼻燥。

【组方原则】桑叶甘、苦，寒，归肺、肝经，疏散风热，清肺润燥，清肝除烦。石膏辛甘大寒，辛能透热，寒能胜热，“清心肺，治烦躁，泄郁热，止燥渴，治热狂，火嗽”(《长沙药解》)，石膏长于透热除烦，退大热，复津液。上药共为君药。麦冬润肺养阴，清心除烦。杏仁之苦以降气，气降火亦降，而治节有权，气行则不郁，诸痿喘呕自除矣。杏仁苦，温，有毒，入肺、大肠经，润肺祛痰，止咳平喘。枇杷叶苦，微寒，归肺、胃经，清肺止咳，降逆止呕。四药辅助君药润肺，清燥，除烦，为臣药。胡麻仁甘，平，归脾、胃、大肠经，润肠通便。肺与大肠相表里，腑气通肺气得降。真阿胶甘，平，归肺、肝、肾经，补血滋阴，润燥，止血。人参“主补五脏，安精神，止惊悸，除邪气，明目，开心益智”(《神农本草经》)，三者为佐药。甘草“安魂定魄，补五劳七伤，一切虚损、惊悸、烦闷、健忘。通九窍，利百脉，益精养气，壮筋骨，解冷热”(《日华子本草》)，调和诸药为佐使。

全方宣、清、润、降四法并用，气阴双补，且宣散不耗气，清热不伤中，滋润不腻膈。

【方论选录】古方用香燥之品以治气郁，不获奏效者，以火就燥也。惟缪仲淳知之，故用甘凉滋润之品，以清金保肺立法。喻氏宗其旨，集诸润剂而制清燥救肺汤，用意深，取药当，无遗蕴矣。石膏、麦冬秉西方之色，多液而甘寒，培肺金主气之源，而气不可郁。土为金母，子病则母虚，用甘草调补中宫生气之源，而金有所持。金燥则水无以食气而相生，母令子虚矣，取阿胶、胡麻黑色通肾者，滋其阴以上通生水之源，而金始不孤。西方虚，则东方实矣，木实金平之，二叶秉东方之色，入通于肝，枇杷叶外应毫毛，固肝家之肺药，而经霜之桑叶，非肺家之肝药乎？损其肺者，益其气，人参之甘以补气。气有余便是火，故佐杏仁之苦以降气，气降火亦降，而治节有权，气行则不郁，诸痿喘呕自除矣。要知诸气膹郁，则肺气必大虚，若泥于肺热伤肺之说，而不用人参，必郁不开而火愈炽，皮聚毛落，喘而不休，此名之救肺，凉而能补之谓也。若谓实火可泻，而久服芩、连，反从火化，亡可立待耳。愚所以服膺此方而深赞之。(《古今名医方论》卷一)

【临床应用】

1. 证治要点　本方为治疗温燥伤肺重证的常用方。临床应用以心烦，身热，干咳无痰，气逆而喘，舌红少苔，脉虚大而数为辨证要点。

2. 加减法　痰多，加贝母、瓜蒌；血枯，加生地黄；热甚，加犀角、羚羊角，或加牛黄。

【病案举例】

伏暑秋燥　伏暑秋燥，缠有二十四日，烦躁，身热，口渴，咳喘呕秽。阴液已涸，最恐风动，急与喻西昌法，清燥救肺汤。秋燥伤及肺络，咳嗽失血，近则恐惊，远则恐痨。清燥救肺汤用砂仁，去阿胶、麻仁。(《顾氏医案》)

第五节　宣肺开郁调魄剂

大青龙汤

【方源】《伤寒论》卷三

【组成】麻黄（去节）六两（12 g），桂枝（去皮）二两（6 g），甘草（炙）二两（6 g），杏仁（去皮、尖）四两（6 g），生姜（切）三两（9 g），大枣（擘）12 枚，石膏（碎如鸽子蛋大）（18 g）。

【功效】发汗解表，清热除烦。

【用法】上七味，用水九升，先煮麻黄，减两升，去上沫，纳诸药，煮取三升，去滓，温服一升。取微似汗。汗出多者，温粉粉之，一服汗者，停后服。若复服，汗多亡阳，恶风烦躁，不得眠。

【主治】胸中异常烦躁，发热，恶寒，身疼痛，或四肢浮肿，无汗，脉浮紧。

【证治机制】素体阳盛，表寒闭郁胸中化热，热无宣泄之径，扰于胸中则烦，烦甚则燥。《成方便读》："阳盛之人，外为风寒骤加，则阳气内郁而不伸，故见烦躁不宁之象。"外受风寒，寒邪束表，卫阳被遏，营阴郁滞，出现发热，恶寒，身疼痛，无汗，脉浮紧等症状。

【组方原则】本方麻黄味辛温，性微苦，归肺、膀胱经，发汗散寒，泄腠理，解外感之风寒，风寒去，卫阳不被遏制，内郁阳气得伸，热有出路。石膏辛甘而寒，归肺、胃经，"其性散凉润之性，既能助麻、桂达表，又善化胸中蕴蓄之热为汗，随麻、桂透表而出也"（《医学衷中参西录》）。石膏长于透热除烦，退大热，复津液，津液得复，发汗有源，热随汗去。二者合用，共为君药，共达清热除烦之功。桂枝，辛温，解肌发汗，助麻黄解表和营卫为臣药。佐药为杏仁、生姜、大枣。杏仁，归肺经，降肺气，配麻黄，宣降肺气，恢复肺的宣降功能；生姜辛温，助麻黄发汗解表；大枣，补中益气，养血安神，补中以滋汗源，养血以助安魄之神。炙甘草为佐使药，益气和中，既缓诸药之峻烈，又调和诸药。诸药同用，辛温解表以祛寒，辛凉清热以除烦。

【方论选录】

吕震名：烦热者病在外，虚烦者病在内。至所称烦躁者，谓心中郁郁而烦，又加以手足躁扰，则谓之烦躁。有属于阳者，有属于阴者。其中表里殊因，温凉异用，宜细辨之。有邪热在表，欲汗不汗，因作烦躁者。经云：太阳中风，脉浮紧，发热恶寒，身疼痛不汗出而烦躁，大青龙汤主之。此乃发汗之峻剂，必辨其无少阴证相杂，方可大发其汗。盖少阴病之烦躁，由于阳气微，故忌发汗。太阳病之烦躁，由于阳气盛，故宜发汗。何以辨之，则以太阳之脉或浮缓或浮紧，而少阴之脉必沉细也。(《伤寒寻源》中集)

张锡纯：此大青龙汤所主之证，原系胸中先有蕴热，又为风寒锢其外表，致其胸中之蕴热有蓄极外越之势。而其锢闭之风寒，而犹恐芍药苦降酸敛之性，似于发汗不宜，而代以石膏，且多用之以厚其力，其辛散凉润之性，既能助麻、桂达表，又善化胸中蕴蓄之热为汗，随麻、桂透表而出也，为有云腾致雨之象，是以名为大青龙也。至于脉微弱汗出恶风者，原系胸中大气虚损，不能固摄卫气，即使有热亦是虚阳外浮，若误投以大青龙汤，人必至虚者益虚，其人之元阳因气分虚极而欲脱，遂致肝风萌动而筋惕肉瞤也。夫大青龙汤既不可用，遇此证者自当另有治法，拟用生黄、生杭芍各五钱，麻黄钱半，煎汤一次服下，此用麻黄以逐其外感，黄以补其气虚，芍药以清其虚热也。为方中有黄以补助气分，故麻黄仍可少用也。若其人已误服大青龙汤，而大汗亡阳，筋惕肉瞤者，宜去方中麻黄，加净萸肉一两。(《医学衷中参西录》)

冯世纶：大青龙汤是麻黄汤与越婢汤的合方。其证表实而不得汗出，内热不能外越，因而烦且躁也，故以麻黄汤与越婢汤合之的本方主之。(《伤寒论传真》)

【临床运用】

1. 证治要点　本方为治疗外感重寒，内有郁热的代表方剂。临床以胸中异常烦躁，发热，恶寒，无汗，脉浮紧为证治要点。

2. 加减法　里热重，身热甚，烦躁明细者，可增加石膏用量。表寒轻，可减少麻黄、桂枝用量。若咳嗽，咳痰清稀，增加杏仁用量，加紫苏子、半夏等化痰止咳的药。若兼浮肿，小便不利，加葶苈子、桑白皮、猪苓、茯苓等泻肺行水的药物。

3. 本方现代临床主要应用于抑郁症伴焦虑、失眠伴焦虑、精神分裂症、高热谵语等

【使用注意】本方发汗之力最强，故汗出多者，温粉粉之，一服汗者，停后服，以防过剂。若复服，汗多亡阳。少阴阳虚、中风表虚等有汗而烦的均应禁用。风寒在表，里有寒饮者也不宜使用。

【现代研究】

高热谵语　王秀珍等从 1985 年以来运用大青龙汤在儿科治疗多种原因引起的高热急症，取得较为满意的临床效果。现将观察的 88 例病例总结报道如下。疗效标准为显效：服药 1 ~ 2 天后汗出，热降至 37.7 ℃。有效：服药 1 ~ 2 天后汗出，热降至 38.5 ℃以下。无效：服药 3 天仍无汗，体温仍在 39 ℃以上。治疗结果：显效 43 例，占 49%；有效 30 例，占 34%；无效 15 例，占 17%。有效率为 83%。{王秀珍，顾为瑛．大青龙汤治疗小儿高热 88 例［J］．陕西中医，2000，21（8）：346.}

闫仲超选取外感高热病人 160 例，随机均分为两组（$n = 80$）。治疗组给予大青龙汤加减治疗，对照组给予西药治疗，两组 1 个疗程均为 10 天，用药 2 个疗程后判定疗效。治疗组给予大青龙汤加减治疗，对照组给予西药治疗，两组 1 个疗程均为 10 天，用药 2 个疗程后判定疗效。结果显示：治疗组总有效率为 93.75%，明显高于对照组 81.25%，差异有统计学意义（$P < 0.05$）。{闫仲超．大青龙汤加减治疗小儿外感高热的疗效分析［J］．当代医学，2015，21（24）：158–159.}

【医案举例】

1. 抑郁症　刘某，男，36 岁。2010 年 11 月 7 日初诊。失眠半年余，西医诊为失眠、抑郁症，给服多种药物而疗效不显。求治于他处中医，疗效亦不佳。现入睡困难，服舒乐安定 2 片仅睡 2 ~ 3 小时，且睡眠不深，第二天昏昏

沉沉，周身乏力，身重，常有头痛，胸闷烦躁，神情郁闷；鼻塞，喉中有痰，鼻塞重则头痛重，身重乏力，舌苔白腻根厚，脉弦滑而左寸浮。观其既往所服中药，多是枣仁口服液、朱砂安神丸、天王补心丹等，汤剂皆是养血安神、补心滋肾再加镇静之品。辨六经为太阳阳明太阴合病夹湿，辨方证属大青龙汤加桔梗薏苡败酱苍术方证。处方：麻黄 18 g，桂枝 10 g，杏仁 10 g，炙甘草 6 g，大枣 4 枚，生姜 15 g，生石膏 45 g，生薏苡仁 18 g，败酱草 18 g，桔梗 10 g，苍术 18 g。1 剂，水煎服。嘱其明日上午 9 时服头煎，午后 4 点服二煎。二诊，药后安眠一宿，详问已无头痛，身体自感有劲，精神好转，因尚有鼻塞及喉中有痰，考虑虽然症减，但证尚未变，故原方减麻黄为 10 g，续服 1 周。三诊时，睡眠基本正常，再据证加减调理半月，诸症消而眠如常。服药期间，禁食生冷、黏滑、肉、面、五辛、酒酪、臭恶等物。表实无汗，表寒里热，及温病初起，见发热口渴者，均忌用。{马家驹，陈建国，陶有强．冯世纶大青龙汤治失眠［J］．中国中医药报，2011，4（4）：1.}

2. 高热谵语　高某，女，14 岁。因高热 3 天，谵妄抽搐 24 小时入院。病儿肌肤炕热无汗，四肢末端不温，神志不清，时有抽搐，舌质深红、苔薄微黄，脉数，大便 3 天未行。予石膏 60 g，菖蒲 10 g，生麻黄、桂枝各 6 g，杏仁 8 g，生姜、甘草各 3 g，大枣 4 枚，经鼻饲二剂后汗出，四肢温暖，体温降至 37.8 ℃，再配合以上西药综合治疗 14 天痊愈出院。

按：发热本是人体防御疾病和适应内外环境温度变化的一种代偿性反应。若高热持续过久，使体内调节功能失常，则可成为病儿健康乃至生命的威胁。高热过久的危害表现为各种营养素的代谢和氧耗量增加；消化酶活力降低可至纳呆、腹胀、便秘、脱水，进一步可发生代谢障碍；由于氧耗量增加，产热过多需加速散热，从而心搏加快加重了心血管的负担；持续高热可使人体免疫功能下降；高热还可使颅内血流量增加引起颅内压增高，大脑皮质过度兴奋（表现为头痛、烦躁、高热惊厥）或高度抑制（表现为澹语、昏睡以至昏迷），往往危及生命。大青龙汤为发汗峻剂，方中重用麻黄配桂枝、生姜发汗解表，大枣和中以资汗源，石膏可除内热，使在里之郁热向外透解。所以本方有外解束表之风寒、内泄不宣之蕴热，能走内达外、开上泄中、表里双解之功效，犹如龙升雨降，郁热顿除。临床如见热重而寒较轻者，石膏用量宜增，而麻黄、桂枝用量酌减；对热轻寒重者，麻黄、桂枝用量略重，石膏用量酌减。{王秀珍，顾为琰．大青龙汤治疗小儿高热88例［J］．陕西中医，2000，21（8）：346.}

小青龙加石膏汤

【方源】《金匮要略》

【组成】麻黄、芍药、桂枝、细辛、甘草、干姜各三两（9 g），五味子、半夏各半升（9 g），石膏二两（15 g）。

【用法】上九味，以水一斗，先煮麻黄，去上洗，纳诸药，煮取三升。强人服一升，羸者减之，日三服，小儿服四合。

【功效】解表蠲饮，清热除烦。

【主治】肺胀。胸中烦躁而喘，心下有水气，咳而上气，舌苔滑而略黄，脉浮者。

【证治机制】素有水饮，肺主肃降，通调水道，外合皮毛。风寒外束，皮毛闭塞，表寒闭郁胸中化热，热无宣泄之径，扰于胸中则烦，烦甚则燥。热扰肺脏，肺失肃降，出现喘息。心下水寒，郁热咳而上气，重者则喘。舌苔滑而略黄，脉浮者是外寒内饮，兼有郁热之佐证。

【组方原则】本方麻黄味辛温，性微苦，归肺、膀胱经，发汗解表，宣肺平喘，利水消肿，既能解外感之风寒，风寒去，卫阳不被遏制，内郁阳气得伸，热有出路，又能恢复肺脏宣肺肃降功能以平喘，还能利在内之水气，从小便出，一药三功。石膏辛甘而寒，归肺、胃经，“其性散凉润之性，既能助麻、桂达表，又善化胸中蕴蓄之热为汗，随麻、桂透表而出也”（《医学衷中参西录》）。石膏长于透热除烦，使胸中之热透于腠理，在麻黄发汗之功力下，随汗而出。二者合用，共为君药，共达解表蠲饮，清热除烦之功。桂枝辛温，解肌发汗，温化水饮，助麻黄解表蠲饮为臣药。干姜、细辛、半夏温肺化饮，燥湿祛痰，使在内之水饮得化。佐五味子敛肺止咳，芍药味酸，收敛上逆之气，又能和营养血，以制上药之辛散，固护津液。炙甘草为佐使药，即可益气和中，又能调和诸药。诸药合用，共奏解表蠲饮、清热除烦之效。

【方论选录】

张璐：接二方分治肺胀，皆以其脉浮，当从汗解之例。越婢方中有石膏无半夏，小青龙方中有半夏无石膏，观二方所加之意，全重在半夏、石膏二味协力建功。石膏清热，藉辛温亦能豁痰；半夏豁痰，藉辛凉亦能清热也。（《张氏医通》卷四）

吕震名：又有因水气而烦躁者，金匮云：肺胀咳而上气，烦躁而喘，脉浮者，心下有水，小青龙加石膏汤主之。盖心下有水，上射及肺，肺为之胀，故烦躁而喘。乃立此泄肺行水之法。然此病不独风寒之从外入者，足以与内饮相合，即湿热之在里者，或因热甚而恣啖生冷，或湿邪未解，误投寒凉，皆能停饮于胸膈之间，寒饮怫郁其邪，外不能达表，内不能传胃，故烦躁转甚。必先消其水气，则邪得有出路，而烦躁自能渐除，又治法之变也。（《伤寒寻源》中集）

【临床运用】

1. 证治要点　本方为治疗风寒入里化热，内有水饮的代表方剂。临床以胸中烦躁，心下有水气，脉浮为证治要点。

2. 加减法　里热重，身热甚，烦躁明细者，可增加石膏用量，或加黄芩，清郁热。表寒轻，可减少麻黄、桂枝用量。若水饮重，加葶苈子、猪苓、茯苓等泻肺行水药。若咳嗽，咳痰清稀，增加杏仁用量，加紫苏子、半夏等化痰止咳药。

【使用注意】本方应用时注意是否兼有外寒、水饮和郁热之象，只有外寒，无水饮，无郁热的不可应用本方。

【现代研究】

高热兼烦躁　朱宗元运用小青龙加石膏汤加味治疗小儿重症肺炎，高热兼烦躁，效果佳。{付剑楠，付建霆．朱宗元运用小青龙加石膏汤加味治疗小儿重症肺炎验案2则［J］．湖南中医杂志，2016，32（1）：98-99.}

马振兴运用小青龙加石膏汤加味治疗一老年人，发热伴烦躁盗汗，效果佳。{马振兴，李云峰．小青龙加石膏汤临床应用体会［J］．总装备部医学学报，2011，13

（3）：167-168.｝

【医案举例】

高热烦躁　患儿，男，10岁。2015年1月15日就诊。病史：昨日夜间患儿突然发热，体温38.9 ℃，伴精神稍烦躁。然刻诊见：低热，呼吸急促，气喘明显，咳嗽有痰，痰液清稀，下肢轻度水肿，四肢发凉，未进食，小便量少不利，大便未见明显异常。舌淡红，苔厚腻，苔心稍黄，脉浮滑数。予以小青龙加石膏汤合真武汤加味：炙麻黄9 g，桂枝6 g，炙甘草3 g，干姜6 g，细辛4 g，石膏45 g（打碎先煎），五味子12 g，法半夏12 g，苦杏仁12 g，白芍12 g，茯苓10 g，白术10 g，生姜10 g，附子15 g（先煎），青黛6 g，海蛤壳6 g，生寒水石10 g，人参15 g（冲末另服）。3剂，水煎服，每天1剂，鉴于患儿幼小，分数次频服。二诊：服上方药物后，患儿未再发热，咳嗽明显减轻，精神未见烦躁，气喘略减，脉象逐渐转为浮滑，舌苔转白厚腻。前方去麻黄、青黛、海蛤壳、生寒水石，加苍术10 g，厚朴10 g，陈皮12 g，桔梗12 g，白前12 g。3剂，水煎服。三诊：患儿体温平稳，痰量减少，气喘明显减轻，已可平卧，可下地活动，活动后轻度气喘，舌红，苔厚腻程度逐渐减轻，脉浮滑。经过2次诊治，患儿咳喘程度已大大减轻、精神食欲转佳，遂以金匮肾气丸合四君子汤加蛤蚧10余剂善后，随访2个月余，未见复发。｛付剑楠，付建霆．朱宗元运用小青龙加石膏汤加味治疗小儿重症肺炎验案2则［J］．湖南中医杂志，2016，32（1）：98-99.｝

【附方】

越婢加半夏汤（《金匮要略》）　组成：麻黄六两，石膏半斤，生姜三两，大枣十五枚，甘草二两，半夏半斤。用法：上六味，以水六升，先煮麻黄，去上沫，内诸药，煮取三升，分温三服。主治：肺胀，咳而上气，其人喘，目如脱状，脉浮大者。

石膏汤

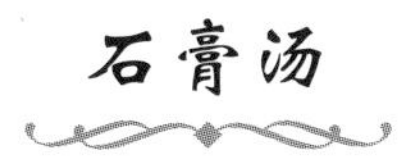

【方源】《外台秘要》卷一引《深师方》

【组成】石膏二两（30 g），麻黄（去节）三两（9 g），黄连二两（6 g），黄柏二两（6 g），黄芩二两（6 g），香豉（绵裹）一升（9 g），栀子（擘）10 枚（9 g）。

【用法】上切，水煎服。

【功效】清热燥湿，解表散寒。

【主治】

1. 伤寒发汗或下或误吐后，谵语不休，昼夜喘息，鼻中屡衄而疾势不解，身目如发黄，狂躁欲走，壮热，脉滑数。

2. 伤寒病已八九日，邪攻内而表未解，三焦热，昏愦，身体壮热，沉重拘挛，或时呼呻，体犹沉重拘挛，脉滑数。

【证治机制】素有湿热之体，感伤寒因发汗多或下或误吐伤津液之后或伤寒病已八九日，外邪内陷入里化热，邪正相搏，出现壮热；热扰神志，出现谵语不休，甚至狂躁欲走；热陷于肺，则昼夜喘息，肺在窍为鼻，火破鼻络则鼻中屡屡衄而疾势不解；湿热陷于胆，则身目俱黄；肝胆相表里，热过盛扰肝经，肝气刚强而柔韧差，出现拘挛，湿热并重，脉滑数是佐证。

【组方原则】石膏辛甘而寒，归肺、胃经，长于清在里气分之热，退大热，热去则神明清，为君药。黄芩苦寒，归肺、胆、脾、大肠、小肠经，清热燥湿，泻火解毒。黄连苦寒，归心、脾、胃、肝、胆、大肠经，清热燥湿，泻火解毒。黄柏苦寒，归肾、膀胱经，清热燥湿，泻火除蒸。三药合用清三焦之热，助石膏清泻里热，同时又能燥湿，四药相配则湿热之实邪尽除，为臣药。栀子苦寒，入肺、心、肝、胃、三焦经，长于清泄郁热，解郁除烦，又可导热下行，降而不升，助石膏大清在内的郁热，神明得复。麻黄解表散寒，发汗之功力下，随汗而出，配石膏有解表清热除烦之功。豆豉辛、甘，入肺、胃经，善于解表宣热。配麻黄共解在表之寒，气味轻薄，配石膏使郁热从汗而解，同时又能和胃气，防止过寒伤中，三者共为佐药。

【方论选录】

王焘：今直用解毒汤，则挛急不愈；直用汗药，则毒因加剧。而方无表里疗者，意思以三黄汤以救其内，有所增加以解其外，故名石膏汤。(《外台

秘要》引《深师方》)

汪昂：此足太阳、手少阳药也。表里之邪俱盛，欲治内则表不除，欲发表则里又急，故以黄芩泻上焦之火，黄连泻中焦之火，黄柏泻下焦之火，栀子通泻三焦之火，而以麻黄、淡豉发散表邪，石膏泻胃火，能解肌，亦表里分消之药也。(《医方集解》)

【临床运用】

证治要点　本方为治疗外寒内陷，里热炽盛，扰乱神明的常用方。临床以谵语、壮热、脉滑数为证治要点。

【使用注意】忌猪肉、冷水。

【现代研究】

肺炎高热神昏、烦躁　周仲瑛研究 40 例肺炎住院病人，其中 1 例为高热谵语，辨证为温邪上受，风热夹痰浊痹阻于肺，邪恋气分，深恐内传心包，热入营血，邪闭正脱生变。先予辛凉重剂清热宣肺，仿麻杏甘膏汤加味，药后汗出蒸蒸，但夜间身热仍在 40 ~ 40.5 ℃，痰热郁阻肺气，翌晨取白虎合千金苇茎汤意，入晚身热持续，咳嗽痰黏，胸痛气粗，神识不爽，似清非清，言语应对异常。属痰热闭肺，内传心营。加宣表清里，透热转气之剂，仿三黄石膏汤意增减，效果佳，神清。{周仲瑛，周光，陈文恺．辨证施治肺炎 40 例的临床分析[J]．新中医，1982，(3)：32−36.}

【病案举例】

谵语　男，24 岁。初诊：月初因感寒而致恶寒发热，经投辛凉解表剂汗出热不衰，乃予住院治疗。症见壮热有汗不解，不恶寒，咳嗽气急，胸闷，右胸作痛，痰多色白质黏起沫，面赤心烦，口干苦，喜饮但饮水不多，入暮时有错语，溲黄，大便近数日下稀水，色深黄气臭，日二行，舌尖红，苔淡黄浊腻，脉浮滑数。检查：体温 40.5 ℃，脉搏 120 次 / 分，血压 90/60 mmHg。胸片：右肺第一二前肋间可见大片状密度增加阴影。辨证施治：温邪上受，风热挟痰浊痹阻于肺，邪恋气分，深恐内传心包，热入营血，邪闭正脱生变。先予辛凉重剂清热宣肺，仿麻杏甘膏汤加味，药后汗出蒸蒸，但夜间身热仍在 40 ~ 40.5 ℃，痰热郁阻肺气，翌晨取白虎合千金苇茎汤意，入晚身热持续，咳嗽痰黏，胸痛气粗，神识不爽，似清非清，言语应对异常。属痰热闭肺，内传心营。加宣表清里，透热转气之剂，仿三黄石膏汤意增减。处方：炙麻黄3 g，杏仁9 g，石膏60 g，甘草3 g，黄连3 g，黄芩6 g，豆豉、山栀、连翘心、天竺黄、郁金各9 g，胆南星3 g。另万氏牛黄丸1粒化服。二诊：第3日体温39.6 ℃，神清，邪热从营转气，再投大剂清化痰热药。处方：葶苈子、全瓜蒌各9 g，川贝母6 g，竺黄9 g，连翘5 g，金银花30 g，黄芩9 g，黄连2 g，郁金、桑白皮、山栀子各9 g，鱼腥草、芦根各30 g。三诊：早晨体温降至38.6 ℃，气急得平，咳嗽亦减。处方：原方去川贝母、桑白皮，加荸荠7枚，海蜇60 g。暮夜神情安静，胸痛得减，至第5日热平，继而转予清宣泄化。1周后胸透复查：右上肺部炎症吸收。

按：本证属于心营证。热入心营多属肺经热毒炽盛，加之素体正气不足，阴血内亏所致，间亦有正气未衰，邪热过盛，直趋心营，以致心肺同病，热伤营阴，但仍以邪实为主。营气通于心，营分有热，或痰与热结，蒙蔽神明，均可见心经证候，临床表现热扰心神或窍闭神昏的特点。治疗以清营泄热，化痰开窍为大法。心肺同居上焦，风热犯肺以后，如病人出现烦躁不安，神志不爽，错言乱语时即应注意早期治疗，防止邪传心包，若已出现谵语、神昏，舌蹇肢厥，则示病已内陷，当清心开窍，以救其急。{周仲瑛，周光，陈文恺．辨证施治肺炎40例的临床分析［J］．新中医，1982，（3）：32-36.}

柴葛解肌汤

【方源】《伤寒六书》卷三

【组成】柴胡二钱（6 g），干葛三钱（9 g），甘草一钱（3 g），黄芩二钱（6 g），芍药二钱（6 g），羌活一钱（3 g），白芷一钱（3 g），桔梗一钱（3 g）。

【用法】用水两盅，加生姜3片、大枣2枚，槌法加石膏一钱（5 g），煎之热服。

【功效】解肌清热除烦。

【主治】外感风寒，郁而化热证。心烦不眠，发热，恶寒，头痛，眼眶疼痛，目疼鼻干，肢酸，舌苔薄黄，脉浮微洪者。

【证治机制】本方所治证候为表寒未解，化热入里。热扰心神，见心烦不眠。表寒未解，仍见发热、恶寒、头痛、无汗、脉浮微洪等症状。热入阳明、少阳经，出现眼眶疼痛，目疼鼻干。此证为太阳未解，化热入里传少阳、阳明，乃三阳合病。

【组方原则】方中干葛味辛，性凉，辛能外散肌热，凉能内清热邪；柴胡味辛，性寒，有较强的透表退热功能，柴胡气味轻清芳香疏泄，为解表之药，两药共为君。石膏辛甘而寒，归肺、胃经，长于透热除烦，使胸中之热透于腠理；黄芩苦寒，归肺、胆、脾、大肠、小肠经，清热燥湿，泻火解毒，二者合用为臣，助君药清热除烦。羌活辛、苦，温，归膀胱、肾经，散寒，祛风，除湿，止痛；白芷辛，温，归胃、大肠、肺经，散风除湿，通窍止痛，二者疏散太阳阳明之寒邪，寒去痛止，为佐药；桔梗宣肺利咽，芍药和营泄热为佐药。生姜、大枣和营卫，健脾胃为使。诸药相配，共奏辛凉解肌、兼清郁热之效。

【方论选录】

汪昂：此足太阳、阳明药也。寒邪在经，羌活散太阳之邪（用此以代麻黄），芷、葛散阳明之邪，柴胡散少阳之邪；寒将为热，故以黄芩、石膏、桔梗清之（三药并泄肺热），以芍药、甘草和之也。（《医方集解》）

吴谦：葛根、白芷解阳明正病之邪；羌活解太阳不尽之邪；柴胡解少阳初入之邪；佐膏、芩治诸经热，而专意在清阳明；佐芍药敛诸散药而不令过汗；桔梗载诸药上行三阳；甘草和诸药通调表里。（《医宗金鉴·删补名医方论》）

张秉成：以柴胡解少阳之表，葛根、白芷解阳明之表，羌活解太阳之表，如是则表邪无容足之地矣。然表邪盛者，必内郁而为热，热则必伤阴，故以石膏、黄芩清其热，芍药、甘草护其阴，桔梗能升能降，可导可宣，使内外不留余蕴耳。用姜、枣者，亦不过借其和营卫，致津液，通表里，而邪去正安也。（《成方便读》）

余国俊：古今医书解释柴葛解肌汤，大多注重于单味药物的性味功效，而很少从复方的化合、协同作用角度去理解。我认为本方配伍高明之处，在于以“药对”的形式，巧妙地取法或浓缩 5 个复方，汲其精华而创制出新的复方。但制方者却含而不露，引而不发。我的分析是：羌活 - 石膏，辛温配辛寒，师大青龙汤法，发越恋表的风寒，清透内蕴的实热；葛根 - 白芷，轻清扬散，有升麻葛根汤意，善解阳明肌肉之热；柴胡 - 黄芩，寓小柴胡汤，旋转少阳枢机，引领邪热外出；桔梗 - 甘草，即桔梗甘草汤，轻清上浮，盖除胸膈、咽嗌的浮热；白芍 - 甘草，即芍药甘草汤，酸甘化阴，和营泄肌腠的郁热。综合来看，柴葛解肌汤一方，因其取法或浓缩以上 5 个复方在内，故能同时兼顾外感邪热的表、里和半表半里 3 个病理层次，从而发越之、清透之、引领之，直令邪热无所遁形。我临床反复体验，深知使用本方时若剂量、加味恰当，煎服得法，最善退小儿上呼吸道感染引起的高热，且一般不会热退复热。(《名师垂教》)

【临床运用】

1. 证治要点　本方为表寒未解，入里化热，出现烦躁的常用方剂。临床以发热重，恶寒轻，胸中烦燥，头痛、眼眶痛、鼻干、脉浮微洪为证治要点。

2. 加减法　无汗，恶寒甚，烦躁轻者，去黄芩，加麻黄；恶寒不明显，里热较甚者，发热重，烦躁，舌质偏红，宜增加石膏之量，或加金银花、连翘，增强清透郁热之效果。

【使用注意】若太阳证未入里，或入里未化热，不宜用本方，恐引邪入内。若里热见腑实者，也不适用本方。

【验案举例】

1. 小儿高热烦躁　陈某，男，10 岁，1985 年 8 月 2 日初诊。刻诊：患儿仰卧病床，精神萎靡不振，时而烦躁不安，面容消瘦少华，唇红而燥，汗少，微恶寒，微咳，额热身热，手足冷，大便 3 日未行，口干思饮，咽微红，舌红，苔薄白微黄欠润，脉紧数。体温 39.5 ℃。此为风寒自表入里化热，三阳合病之证，治宜疏风散寒，清透里热。用柴葛解肌汤加味：柴胡 25 g，葛根 30 g，白芷 10 g，羌活 10 g，桔梗 10 g，生甘草 5 g，白芍 10 g，黄芩 6 g，生石膏 50 g，连翘 10 g，钩藤 10 g，地龙 6 g。1 剂。煎服法：用水 500 mL，先煎生石膏半小时，纳余药，文火煎 10 分钟；再纳钩藤，煎 3 分钟。滤取药液约 300 mL，每次服 60 mL，半小时服 1 次。诊毕，已是下午 3 时。效果：服药 4 次后，全身开始微微汗出，高热渐退；至下午 4 时服完全部药液后，曾大便 1 次，质软；至 11 时热已退尽，体温 36.8 ℃。当夜安睡未醒，次晨体温正常。乃改予竹叶石膏汤 2 剂以善后。从此未再发热，嘱其注意饮食调理，身体逐渐康复。{余国俊．高热 7 天［J］．中国社区医师，1991（5）：20−21.}

2. 小儿高热烦躁　刘某，男，4 岁，恶寒发热已 2 日，烦躁，哭闹不休，口渴，频频欲饮，饮不解渴。曾用西药庆大霉素、四环素等治疗，热势不减，后在某医院注射青霉素、链霉素每日 2 次，连用 3 日，加服退热药片，未效。家长抱来就诊，体温 39.4 ℃，神扰、脸红、哭闹要喝水，脉洪，舌质红瘦，苔薄白，投以柴葛解肌汤去桔梗，加薄荷 2.5 g，1 剂，热减至 38.2 ℃，再进 1 剂，热退神清，唯胃纳不佳，以吴瑭的"益胃汤"化裁，2 剂，以善其后。{张良民，柴葛解肌汤的临床应用［J］．甘肃中医学院学报，1993（3）：32.}

3. 小儿高热谵语　廖某，男，8 岁。1991 年 10 月 5 日初诊。入院第 3 天（10 月 5 日）晚上 8 时多，患儿除高热外，伴烦躁谵语。家人忧心如焚，急邀余前往诊治。刻诊：体温 40.3 ℃。神志模糊，烦躁谵语，胸腹灼热，四末不温，肌肤无汗，舌红苔黄，脉浮数。辨为风温，证属风邪犯肺，热扰心神。治宜辛凉透表，清热宣肺。因表邪未解，里热已炽，故仿柴葛解肌汤之意，处方：柴胡、葛根、青蒿、黄芩各 15 g，荆芥、牛蒡子、竹叶、连翘、桔梗、天竺黄各 10 g，生石膏（先煎）30 g，薄荷（后下）6 g。配药 2 剂，嘱即刻煎 1 剂，温服以助药力。9 时许服药药后不足 1 小时，患儿开始出汗，四肢转温，体温降至 39.1 ℃。药后 2 小时，体温为 38 ℃。当晚患儿全身微汗不断，安然入睡。翌晨（10 月 6 日）7 时，体温为 37.5 ℃，神志清爽，咳嗽锐减。再服 1 剂，当天下午体温恢复正常，咳嗽消失，尔后未再发热，痊愈出院。

按：本例虽发热咳嗽 8 天，但表邪未解而里热已炽。前医投药重在清热泻肺，化痰止咳，而未用一味解表透邪之品。药过用寒凉，邪非但不解，反而受遏。玄府不通，热郁于里，不达四末则手脚不温。邪热内蕴，热扰心神则神昏谵语。叶天士云："在卫汗之可也，到气才可清气。"病人表里同病，若徒发汗，则阴伤而热更盛；若徒清里，则邪受凉遏而热不解。惟有外透表那，内清里热，使邪从里外而解，方为万全之策。因邪已受凉遏，昨用解表峻剂而不能取效，故仿柴葛解肌汤之意，用柴胡、葛根、荆芥、薄荷、牛蒡子、青蒿解表透那，黄芩、生石膏清泄里热，桔梗开宣肺气以泄郁热，竹叶、连翘、天竺黄清心化痰以宁心安神，诸药合用，有辛凉透表、清泄里热之功。因谨守病机，方证合拍，故立收良效。{肖旭腾. 柴葛解肌汤治肺炎高热验案 1 则［J］. 新中医，1994（6）：1.}

竹叶柳蒡汤

【方源】《先醒斋医学广笔记》卷三

【组成】西河柳五钱（15 g），荆芥穗一钱（3 g），蝉蜕一钱（3 g），薄荷一钱（3 g），甘草、知母（蜜炙）一钱（3 g），牛蒡子（炒）五分（4.5 g）、干葛五分（4.5 g），玄参二钱（6 g），麦冬（去心）三钱（9 g），淡竹叶 30 片（3 g）。

【用法】水煎服。

【功效】透疹解毒，清热除烦。

【主治】治痧疹透发不出，烦闷躁乱，恶寒轻，发热重，咳嗽喘急，鼻塞流涕，咽喉肿痛，唇干口渴，苔薄黄而干，脉浮数。

【证治机制】“凡痘未出而烦躁者，毒火内郁，或风寒壅遏不能即出，宜发散为主。痘未尽出而烦躁者，亦毒火盛也”（《张氏医通》卷十二）。本方主治麻疹透发不出，麻毒时邪犯表，卫阳被遏，故见发热恶寒。肌表复闭，热不得泄，扰乱神志，出现烦闷燥乱，热伤津液，神无所养，烦燥更深，另外唇干口渴也是津伤佐证。热壅于肺，肺失宣发肃降，故见咳嗽喘急，鼻塞流涕，咽喉肿痛。

【组方原则】方中西河柳、牛蒡子、竹叶为君，西河柳味甘、辛，性平，入肺经，疏风解表，透疹解毒；牛蒡子味辛、苦，性寒，归肺经，疏散风热，宣肺透疹，解毒利咽；竹叶味甘、淡，性寒，入肺经，清热除烦。蝉蜕甘寒，归肺、肝经，散风除热，利咽，透疹；薄荷辛凉，归肺、肝经，宣散风热，清利头目，透疹；干葛甘辛凉，升阳解肌，透疹止泻，除烦止温；荆芥穗辛，微温，归肺、肝经，解表散风，透疹为臣，辛透泄热，解表祛风。知母、玄参、麦冬为佐，清热解毒，滋阴凉营；甘草为使，清热解毒，调和诸药。诸药同用，能解肌透疹，疹出烦止，故治痧疹透发不出者。

【临床运用】

1. 证治要点　本方为邪热较甚，入里化热的麻疹透发不出的常用方剂。临床以麻疹透发不出，烦躁不止，发热，喘咳，苔薄黄而干，脉数为证治要点。

2. 加减法　热甚者，加石膏、连翘，清透里热，清热解毒，清热除烦。若里热不甚，烦躁较轻者，宜减去知母、玄参、麦冬。

【使用注意】麻疹热不甚，津未伤，或已透及体虚汗多者忌服。

【验案举例】

1. 神经性皮炎伴烦躁　陈某，男，40 岁。1980 年 6 月 4 日诊。周身瘙痒 2 个月。用西药则愈，停药后又复发。症见：躯干、四肢及颈部可见形态不一、大小不等的丘疹，色红，压之褪色，部分皮损融合成片，抓破处有血痂，伴有烦躁，口干，大便干结，已 3 日未解，舌红、少苔，脉浮数。西医诊断为神经性皮炎。中医辨证为风热邪毒外郁于肌肤，邪热伤阴，皮肤失养。治用疏散风热，凉血养阴，宣肺通腑。方用竹叶柳蒡汤化裁。处方：干柳枝 30 g，荆芥、蝉蜕、薄荷、杏仁各 8 g，淡竹叶、牛蒡子、玄参、麦冬各 5 g，知母、生地黄、干葛各 15 g，生大黄、生甘草各 5 g。服药 3 剂、瘙痒明显减轻，无新皮损出现，上方减生地黄，再服 15 剂，疹痒消失，皮损痊愈，仅留少许色素斑，随访1年半，病未发。{杨德明. 竹叶柳劳汤治疗皮肤病［J］. 新中医，1994（6）：44，49.}

2. 过敏性紫癜　纪某，女，9 岁。2009 年 5 月 21 日初诊。双下肢皮疹 10 余天。病人于 10 余天前不明原因双下肢、臀部出现红色皮疹、对称性分布、高于皮面，伴瘙痒，舌红、苔黄，脉浮数。服用氯雷他定、迪巧等药物，症状改善不明显，查血小板、出凝血时间皆正常。西医诊断：过敏性紫癜。中医辨证属风热毒邪，迫血妄行。治宜疏风清热，除湿通络。方用竹叶柳蒡汤加减，药用：柽柳 20 g，知母、葛根、赤芍、薏苡仁各 15 g，蝉蜕、荆芥、淡竹叶、薄荷、生地黄各10 g，生甘草6 g。每日1剂，水煎服。同时嘱患儿注意禁动物蛋白饮食，服用5剂后，皮疹基本消失，守方继服5剂，病告痊愈。3个月后随访，未复发。{解德平，解淑梅，赵显芳.竹叶柳蒡汤治疗小儿皮肤病验案举隅[J].山西中医，2020，26（7）：56.}

栀子豉汤

【方源】《伤寒论》卷三

【组成】栀子（擘）十四个（9 g），香豉（绵裹）四合（6 g）。

【用法】上以水四升，先煮栀子，得二升半，纳豆豉，煮取一升半，去滓，分为二服，温进一服，得吐，止后服。

【功效】清热除烦定魄。

【主治】身热懊侬，虚烦不得眠，胸脘痞闷，按之软而不痛，嘈杂似饥，但不欲食，舌质红，苔薄黄腻，脉数。

【证治机制】本方证病机为汗、吐、下后，余热未尽，热扰胸膈则心烦也。热邪内陷，但未与有形之物相结合，只是无形之邪扰乱胸膈而蕴郁不去，其轻者心烦不得眠，其重者，必反复颠倒，心中懊侬。胸脘痞闷说明火郁影响气机运行，胃热则饥饿，气滞则不能食，今饥而不能食，可见热郁气滞。脉数为有热，舌苔薄黄而腻，表明邪已去表入里。

【组方原则】栀子苦寒，入肺、心、肝、胃、三焦经，长于清泄郁热，解郁除烦，又可导热下行，降而不升。“治心烦懊侬而不得眠，心神颠倒欲绝”（《药类法象》），“泻心肺之邪热，使之屈曲下行从小便出，而三焦郁火以解”（《本草备要》卷二）。豆豉辛、甘，气味轻薄，入肺、胃经，治“伤寒头痛，懊侬不眠，烦躁满闷”（《本草择要纲目》），“烦躁满闷，热毒郁于胸中，非宣剂无以除之，故用豆豉苦寒，所以涌之也。”（《本草经解》），善于解表宣热，又能和胃气。两药合用，降中有宣，为清热除烦定魄的良方。

【方论选录】

成无己：《内经》曰：其高者，因而越之。其下者，引而竭之。中满者，泻之于内。其有邪者，渍形以为汗。其在皮者，汗而发之。治伤寒之妙，虽有变通，终不越此数法也……若发汗吐下后，邪气乘虚留于胸中，则谓之虚烦，应以栀子豉汤吐之。栀子豉汤，吐胸中虚烦者也。栀子味苦寒，《内经》曰：酸苦涌泄为阴。涌者吐之也。涌吐虚烦，必以苦为主。是以栀子为君，烦为热胜也。香豉味苦寒，助栀予以吐虚烦，是以香豉为臣。内经曰：气有高下，病有远近，证有中外，治有轻重，适其所以为治，根据而行之，所谓良矣。（《伤寒明理论》卷下）

罗天益：发汗吐下后，虚烦不得眠。若剧者必反复颠倒，心中懊侬，栀子豉汤主之。若汗若下之后而烦热者，胸中窒者。亦以栀子豉汤。仲景云：病患旧微溏者，不可与之。（《卫生宝鉴》二十四）

【临床运用】

1. 证治要点　使用本方以虚烦不得眠，心中懊侬、舌苔薄黄腻，脉数为证治要点。

2. 加减法　热郁气滞甚者，可加郁金、瓜蒌、枳壳等理气开郁；热甚加连翘、黄芩以清透邪热；湿热郁阻，可加厚朴、石菖蒲以化湿理气。虚烦懊侬者，栀子豉汤加解毒之药。

3. 本方临床主要用于抑郁症、睡眠障碍、焦虑症等。

【使用注意】方中豆豉宜后下。素有脾虚便躺者，慎服本方。

【现代研究】

1. 抗抑郁　陈丽艳研究栀子豉能明显提高抑郁大鼠糖水偏好比、缩短悬尾不动时间和强迫游泳漂浮不动时间（$P < 0.05$），能够修复受损的海马体和肝组织，作用优于栀子豉汤；Biolog-ECO 板测定结果表明，模型组肠道菌群平均碳源利用率明显下降，对糖类和氨基酸类碳源代谢水平降低，给药组平均碳源利用率均升高，栀子豉组对 2 类碳源利用能力均提高，而栀子豉汤组仅提高了糖类代谢水平；肠道菌群宏基因组分析结果表明，对照组厚壁菌门与拟杆菌门比值为 3.87，模型组该比值升至 21.77，栀子豉使二者比值调整至 5.91，而栀子豉汤组则为 18.48；从属水平分析，与对照组相比，模型组乳杆菌属增加了 3.28 倍，普雷沃菌属和拟杆菌属分别下降了 75.59% 和 76.39%，栀子豉组

乳杆菌属比模型组下降了31.13%，普雷沃菌和拟杆菌属均增加3倍以上，而栀子豉汤组相应的菌属变化不显著。结论：栀子豉可通过调节抑郁大鼠肠道菌群结构和代谢功能、修复受损的海马体和肝组织而改善抑郁样行为，其抗抑郁作用优于栀子豉汤。该研究为开发新型抗抑郁食疗产品提供依据。{陈丽艳，陈雨竹，宓月光，等.栀子豉汤及其固体发酵菌质对CUMS大鼠抗抑郁作用对比研究［J］.中国中药杂志，2021，46（19）：5044-5051.}

王宝仙探讨抑郁症采取加味栀子豉汤治疗的临床效果。方法：取2016年4月到2017年4月本院收治的60例抑郁症病人进行研究，按病人治疗方案分为常规组（$n=30$，盐酸氟西汀）和中药组（$n=30$，盐酸氟西汀+加味栀子豉汤），统计分析两组病人的治疗效果及安全性。结果：中药组病人治疗总有效率与常规组相比明显较高，$P<0.05$；两组用药不良反应发生率与常规组相比无明显差异，$P>0.05$。结论：抑郁症采取加味栀子豉汤治疗疗效显著。{王宝仙，张艳，贾锡莲.加味栀子豉汤治疗抑郁症临床研究［J］，内蒙古中医药，2017，36（15）：38.}

2. 镇静催眠　唐璐等观察栀子豉汤镇静催眠的作用，发现与空白对照组比较，栀子豉汤高、中剂量组和天王补心丹组小鼠的翻正反射消失时间显著缩短，栀子豉汤高、中剂量组、天王补心丹组小鼠睡眠持续时间延长，且小鼠脑组织中的5-HIAA含量水平显著升高，NE含量水平显著降低，差异均有统计学意义（$P<0.05$）。{唐璐，刘倩，刘玉晔，等.栀子豉汤镇静催眠作用机制研究［J］.中国民间疗法，2020，28（6）：82-84.}

香薷饮

【方源】《太平惠民和剂局方》卷二

【组成】白扁豆（微炒）、厚朴（去粗皮，姜汁炙熟）各半斤（6g），香薷（去土）一斤（9g）。

【用法】上为粗末。每三钱（9g），水一盏，入酒一分，煎七分，去滓，水中沉冷，连吃二服，立有神效，随病不拘时。

【功效】祛暑解表，除湿和中。

【主治】治脏腑冷热不调，饮食不节，或食腥、生冷过度，或起居不节，或露卧湿地，或当风取凉，而风冷之气归于三焦，传于脾胃，脾胃得冷，不能消化水谷，致令真邪相干，肠胃虚弱，因饮食变乱于肠胃之间，便致吐利，心腹疼痛，霍乱气逆。有心痛而先吐者，有腹痛而先利者，有吐利俱发者，有发热头痛，体疼而复吐利虚烦者，或但吐利心腹刺痛者，或转筋拘急疼痛，或但呕而无物出，或四肢逆冷而脉欲绝，或烦闷昏塞而欲死者，此药悉能主之。

【证治机制】本证多由暑月外感于寒，内伤于湿所致，治疗以祛暑解表，化湿和中为主。外感寒邪，腠理闭塞，故见恶寒发热、头痛头重、脉浮等表症。饮食生冷，湿伤脾胃，气机不畅，故见胸闷泛恶、四肢倦怠，甚或腹痛吐泻。

【组方原则】方中香薷辛温芳香，解表散寒，祛暑化湿，是夏月解表之要药，李时珍称其“犹冬月之麻黄”，为君药。厚朴苦辛而温，行气除满，燥湿行滞，为臣药。更用甘平之白扁豆以消暑和中，兼能化湿，为佐使药。

【临床运用】若兼内热者，加黄连以清热；湿盛于里者，加茯苓、甘草以利湿和中；素体脾虚，中气不足者，加人参、黄芪、白术以益气健脾燥湿。

半夏厚朴汤

【方源】《金匮要略》卷下

【组成】半夏一升（12 g）、厚朴三两（9 g）、茯苓四两（12 g）、生姜五两（15 g）、苏叶二两（6 g）。

【用法】水煎服。

【功效】行气开郁，降逆化痰。

【主治】梅核气。主妇人咽中如有炙脔，如梅核，在咽喉之间，咯不出，咽不下，或痞满，呕逆，或咳痰喘急，舌淡红苔白腻，脉滑。

【证治机制】本证为喜、怒、悲、思，忧、恐、惊之气结成痰涎，状如破絮，或如梅核，在咽喉之间，咯不出，咽不下。忧思伤脾，中脘痞满，气不舒快，呕逆恶心或悲思伤肺，肺失宣降，痰涎壅盛，上气喘急。凡郁病必先气病，肺作为气之大主，诸气愤郁，皆属于肺，故治郁先理肺，肺气畅达则一身之气畅达，郁证自除。

【组方原则】本方以半夏为君，味辛，性温，有毒，归肺、脾、胃经，燥湿化痰，降逆止呕，消痞散结。臣药为厚朴、茯苓。厚朴，苦、辛，温，归肺、脾、胃、大肠经，燥湿消痰，下气除满；茯苓甘、淡，平，归肺、心、脾、肾经，利水渗湿，健脾宁心。二者配半夏，燥湿健脾使脾的运化功能恢复，肺为脾之子，土生金，肺气得补，有助于肺的宣降功能的恢复。佐药为紫苏叶和生姜。紫苏叶辛，温，归肺、脾经，行气和胃；生姜，味辛，微温，归肺、脾、胃经，温中止呕，化痰止咳。二者辛散助半夏、厚朴开郁，使气顺痰消，共为佐药。诸药合用，共奏辛散行气开郁，降逆化痰散结之功。

【方论选录】

此病得于七情郁气，凝涎而生，故用半夏、厚朴、生姜辛以散结，苦以降逆，茯苓佐半夏，以利饮行涎，紫苏芳香，以宣通郁气，俾气舒涎去，病自愈矣。(《医宗金鉴》)

方中半夏降逆气，厚朴解结气，茯苓消痰；尤妙以生姜通神明，助正祛邪；以紫苏之辛香，散其郁气。郁散气行，而凝结焉有不化哉。(《金匮方歌括》)

【临床运用】

1. 证治要点　本方是治疗梅核气的经典方。症见主妇人咽中如有炙脔如梅核，在咽喉之间，咯不出，咽不下为证治要点。

2. 加减法　若气郁较甚者，可酌加香附、郁金助行气解郁之功；胁肋疼痛者，酌加川楝子、延胡索以疏肝理气止痛；咽痛者，酌加玄参、桔梗以解毒散结，宣肺利咽。

3. 该方常用于癔症、胃神经官能症、慢性咽炎、慢性支气管炎、食道痉挛等属气滞痰阻者。

【使用注意】方中多辛温苦燥之品，仅适宜于痰气互结而无热者。若见颧红口苦、舌红少苔属于气郁化火，阴伤津少者，虽具梅核气之特征，亦不宜使用该方。

【现代研究】

1. 抗抑郁机制研究　李南等建立抑郁大鼠模型，并予以低、中、高剂量加味半夏厚朴汤灌胃，末次给药后测得血清生化指标分析发现，半夏厚朴汤可改善模型大鼠的抑郁症状，同时可调节 SOD 活力、MDA 水平，为半夏厚朴汤治疗抑郁症提供理论支持。{李南，赵献敏，杜彩霞，等．加味半夏厚朴汤对抑郁大鼠的干预作用［J］．中医学报，2018，33（12）：2379–2382.}

2. ICU 伴精神异常　罗瑜等应用半夏厚朴汤治疗在 ICU 住院期间出现的精神情绪异常病人的临床研究，将纳入的 46 例病人分为两组，每组 23 例，其中对照组应用氟哌啶醇片治疗，治疗组给予半夏厚朴汤治疗，1 个月后对疗效、不良反应及生活质量改善情况进行对比发现，半夏厚朴汤组的疗效及生活质量的改善情况高于对照组，同时不良反应较对照组少。{罗瑜，陈华峰．半夏厚朴汤治疗 ICU 综合征临床研究［J］．实用中医药杂志，2017，33（9）：1001–1002.}

3. 治疗失眠　有实验依托代谢组－磁共振技术来研究半夏厚朴汤治疗失眠的作用机制，分析结果推测，半夏厚朴汤通过调控谷氨酸、2–酮戊二酸的含量进而降低机体兴奋，发挥镇静催眠的作用。{沈淑洁，郭春华，刘少磊，等．基于 1H–NMR 技术的半夏厚朴汤镇静催眠代谢组学研究［J］．中国中药杂志，2016，41（8）：1511–1515.}

【病案举例】

1. 梅核气　病人，女，51 岁。2019 年 1 月 12 日初诊。病人喉间不舒两年有余，每于心情不舒或进甜腻食物后加重，苔薄腻带黄，脉弦。前医诊此病为梅核气，予半夏厚朴汤治疗，药后效果不甚理想，不适感仅略为减轻。钱师诊其脉弦，追问病发前曾有家庭变故，心情时多不畅，时有叹息，嘱可继用半夏厚朴汤，但适当调整方中药物。处方：香附、老苏梗、旋覆花（包）、温郁金、枳壳各 12 g，陈皮、茯苓、半夏各 10 g，厚朴 5 g，阳春砂（后入）3 g，淡吴茱萸、黄连各 3 g，7 剂。二诊：病人药后喉梗稍减，略有干咳，痰咯不爽，加用麦冬、玄参各 10 g，7 剂。三诊：病人咳止，喉间之痰渐有消失之势，苔转薄，梅核气已愈十之九，继宗原法。2 月 20 日六诊：病人梅核气已痊愈，嘱间断服逍遥丸 3 个月。

按：钱师指出，痰气交阻于咽喉是梅核气产生的主要原因。然痰气有轻、重，先发、继发之不同，当详加辨识，于方药中体现，方能药效相应。本案病人郁而气滞，进而津液不得正常疏布，凝结为痰，痰气交阻，以成梅核。{尚唱，崔向宁．半夏厚朴汤治疗情志病验案举隅［J］．环球中医药，2021，14（3）：502-504.}

2. 不寐　张某，女，53 岁，2019 年 2 月 15 日初诊。现病史：夜寐欠安，入睡困难，寐后易醒，醒后难以再次入睡，咽中异物感，嗳气频作，四肢不温，急躁易怒，舌淡暗苔薄白，脉弦细。诊断为睡眠障碍。治拟疏肝解郁，行气安神之法，方用半夏厚朴汤合四逆散加减：柴胡 10 g，枳实 10 g，炒白芍 10 g，甘草 6 g，半夏 9 g，厚朴 10 g，茯苓 15 g，紫苏梗 10 g，陈皮 10 g，龙骨 30 g（先煎），牡蛎 30 g（先煎），当归 10 g，桂枝 10 g。7 剂。随症加减服用 1 个月后，病人复诊时诉夜间可入睡 5 小时，余症已愈。{黄慧琳，夏永良．夏永良运用半夏厚朴汤验案五则［J］．浙江中医药大学学报，2020，44（2）：182-184.}

3. 抑郁　病人，男，69 岁，主诉：情绪低落 1 个月。现病史：1 个月前退休后出现情绪低落，心情抑郁，伴阵发性心慌、胸闷。刻下症：心情低落，感口苦，乏力，平素怕热，性急，易发火，纳少，食欲差，呃逆，嗳气，胃胀，两肋胀，入睡慢，易醒，醒后能再睡，大便成形，每日 1 ~ 2 次，舌暗，苔黄腻，脉沉。中医诊断：郁病。辨证：肝胆郁热，痰气内伤，心气不足。治则：疏肝泄热，理气化痰，补益心气。方以半夏厚朴汤加减。处方：法半夏 15 g，姜厚朴 15 g，茯苓 30 g，醋青皮 10 g，紫苏梗 20 g，煅赭石 30 g，黄芩 15 g，牡丹皮 10 g，生龙骨 30 g，生牡蛎 30 g，姜炭 10 g，黄连 6 g，麸炒枳实 15 g，柴胡 10 g，木香 10 g，白芍 20 g，泽泻 20 g，夏枯草 15 g，钩藤 30 g。7 剂，颗粒剂，温开水冲服，日 1 剂，并辅以心理疏导。二诊：情绪低落较前改善，心慌、胸闷减轻，口苦减轻，仍觉心烦，食欲好转，纳食增加，胃胀、呃逆、嗳气减轻，饭后感两肋胀满不适，睡眠较前改善，舌紫，苔黄厚，脉滑。上方加牡丹皮 20 g，炒栀子 6 g，体外牛黄 0.15 g，继服 7 剂，服法同前。三诊：自诉心情平和，心慌、胸闷较前明显改善，心烦减轻，纳眠可，二便调。继服前方 7 剂，服法同前。四诊：诸症状基本消失，守方继服 7 剂以巩固疗效，嘱其调畅情志，适当运动。

按：抑郁归属于中医“郁病”“郁证”“卑惵”“百合病”范畴。其描述最早见于《素问·六元正纪大论》，后于《金匮要略·妇人杂病脉证并治》中有脏躁、梅核气之说，至明代《医学正传·郁证》方有郁证病名。{尚唱，崔向宁.半夏厚朴汤治疗情志病验案举隅［J］.环球中医药，2021，14（3）：502-504.}

4. 惊恐障碍　病人，女，41 岁，主诉：紧张、害怕 3 个月余。现病史：3 个月前因工作压力过大频繁出现紧张、害怕，伴心慌，头晕，出汗，身体震颤。刻下症：心情郁闷，欲舒长气，脾气急躁，控制不住情绪，遇事常觉心烦燥热，腹胀，打嗝，排气少，疲劳，咽部似有气堵感，形体肥胖，平素怕冷。近 2 个月来月经淋漓不尽，色鲜红，有血块，夜间梦多，睡觉时易惊醒，纳可，大便不成形，每日 1～2 次。舌紫，苔白，脉沉。自述心电图及 24 h 动态心电图无明显异常。中医诊断：惊悸。辨证：肝郁痰凝，瘀血阻滞。治则：解郁化痰，活血化瘀。方以半夏厚朴汤加减，处方：法半夏 15 g，姜厚朴 10 g，茯苓 30 g，紫苏梗 20 g，柴胡 10 g，枳实（麸炒）10 g，旋覆花 20 g，煅赭石 30 g，生龙骨 30 g，生牡蛎 30 g，姜炭 10 g，黄芩 10 g，炒栀子 6 g，醋香附 10 g，炒酸枣仁 30 g，炙淫羊藿 15 g，地骨皮 15 g，白芍 20 g，木香 10 g，砂仁 10 g，党参 15 g，煅瓦楞子 30 g，侧柏炭 15 g。7 剂，颗粒剂，温开水冲服，日 1 剂。二诊：紧张、害怕发作次数减少，咽部气堵感有改善，排气较前增多。守方继服 7 剂，服法同前。三诊：紧张、害怕感较少发作，自觉喉中舒畅，眠可、夜间少有惊醒。嘱继服此方 14 剂以巩固疗效。未再复诊，1 个月后电话回访，诸症已愈。

按：惊恐障碍归属于中医“惊悸”“怔忡”“百合病”“卑惵”。本证属肝郁痰凝、瘀血阻滞，以半夏厚朴汤行气散结、解郁化痰，以柴胡加龙骨牡蛎汤化裁助其透邪解郁、补养心神，加地骨皮、瓦楞子、侧柏炭以化瘀凉血止血，恐其寒凉太过加姜炭温暖胞宫。二诊时病人诸症减轻，守方继服。三诊时症状皆已大好，诸药配伍，施治得法，终获痊愈。{尚唱，崔向宁.半夏厚朴汤治疗情志病验案举隅［J］.环球中医药，2021，14（3）：502-504.}

第六节　涤痰开窍调魄剂

涤痰汤

【方源】《奇效良方》卷一

【组成】南星（姜制）、半夏（汤洗七次）各二钱半（各7.5 g），枳实（麸炒）、茯苓（去皮）各二钱（各6 g），橘红一钱半（4.5 g），石菖蒲、人参各一钱（各3 g），竹茹七分（2 g），甘草半钱（2 g）。

【用法】上作一服。水二盅，加生姜五片，煎至一盅，食后服（现代用法：加生姜3片，水煎服）。

【功效】涤痰开窍。

【主治】痰迷心窍，舌强不能言。

【证治机制】本方主治湿痰内迷心窍之证。是证源于脾虚而运化失权，遂湿聚痰生，痰浊不化，内迷心窍。舌乃心之苗，痰迷心窍，则舌强而不能言。

【组方原则】方中君以姜制南星，意在取其温燥之性以祛湿痰，且兼祛风之能。臣以半夏燥湿化痰，与姜制南星相配，助其祛痰之力。佐以枳实破气化痰，橘红理气化痰，二者相合，共行痰阻之气，增君药祛痰之效，而达“气顺痰消”之功。配伍茯苓健脾渗湿，杜绝生痰之源，与半夏、橘红相伍，寓二陈燥湿化痰健脾之用；人参补气健脾，与茯苓共健脾运，助后天之本，使脾气得健，则痰无由以生；石菖蒲一则祛痰，二则开窍，与君臣相配，则豁痰而开郁，蠲其痰浊以醒神，疗舌强不能言；竹茹既可化痰，又以其甘而微寒之性，姜制南星、半夏等温燥之性，防伤阴之弊，以上俱为佐药。使以甘草，调和诸药。且与人参、茯苓为伍，取四君之用，益中焦之脾。用法中加生姜，既能化痰，又善解姜制南星、半夏之毒。诸药相配，共奏涤痰开窍之功。

【临床运用】

1. 证治要点　本方主治中风痰迷心窍，临床以舌强不能言为证治要点。

2. 加减法　若见高热烦躁，神昏谵语，舌质红绛者，为痰郁化热，内陷心包，可加黄连、天竺黄，以清热化痰；若舌质紫暗，为内有瘀血，可酌加丹参、桃仁、牡丹皮等，以活血化瘀通络。

3. 癫痫、眩晕病等属痰迷心窍，以舌强不能言为主者，均可以本方加减治之

【现代研究】

1. 脑梗死　涤痰汤加减治疗脑梗死的疗效及血流动力学的研究 2017 年 10 月—2018 年 10 月收治脑梗死病人 84 例，随机分为两组。对照组给予常规治疗，观察组在常规治疗的基础上给予涤痰汤加减治疗。比较两组临床疗效、血流动力学及不良反应。结果显示：观察组总有效率优于对照组，两组治疗后血流动力学指标明显降低，观察组血流动力学指标明显低于对照组，差异均有统计学意义（$P < 0.05$）。两组均无严重不良反应。结论：涤痰汤加减治疗脑梗死效果显著，并对改善病人血流动力学有一定作用。{姜长贵，陈永顺，刘旭，等.涤痰汤加减治疗脑梗死的疗效及血液动力学的研究［J］.中国社区医师，2020，36（8）：100-111.}

2. 血管性痴呆　涤痰汤低剂量、涤痰汤高剂量治疗后，大鼠空间学习记忆能力改善（$P < 0.05$，$P < 0.01$）海马神经元数量增多，TNF-α、NF-κB 表达降低（$P < 0.05$，$P < 0.01$），IL-1β 含量下降、IL-10 含量升高（$P < 0.05$，$P < 0.01$）；涤痰汤高剂量组大鼠的各项检测指标均优于低剂量组。结论：涤痰汤可以保护血管性痴呆大鼠海马神经元，改善大鼠认知障碍，其作用机制可能与调控 IL-1β、IL-10、TNF-α、NF-κB 等炎性因子的表达有关。{杨超，杨佳，刘玲.涤痰汤对血管性痴呆大鼠海马 TNF-α、NF-κB、IL-1β、IL-10 表达的影响［J］.中国老年学杂志，2021，41（17）：3796-3799.}

【病案举例】

病毒性脑炎伴神志不清　某男，44 岁。病人头痛呕吐，神志欠清 5 日，经某院检查确诊为病毒性脑炎，用西药治疗不效，即来求治。症见：神志欠清，闭目呻吟，频频呕吐，口臭，大便秘结，苔黄厚腻，脉弦滑数。体温 38 ℃。拟涤痰汤加减。处方：茯苓、臭牡丹各 15 g，半夏、竹茹、枳实、石

菖蒲、大黄各10 g，陈皮、胆南星各6 g，大青叶30 g，岗梅根50 g。6剂，日服2剂。药尽呻吟止，便秘除原方去大黄，仍每日2剂。服14剂后，神志转清，呕吐止，体温及血象恢复正常，仍有间歇性头痛。遂每日1剂，守方14剂，头痛除，唯觉头晕乏力，视物不清。上方去臭牡丹、岗梅根，加党参15 g，何首乌20 g，天麻10 g，以益气养血，祛风定晕。服药30剂，诸症平息，复查眼底及脑电图均恢复正常。改以补中益气丸合杞菊地黄丸善后。半年后随访，工作生活如常。

按：此为痰热酿毒，蒙蔽清窍所致。故取涤痰汤祛痰化浊开窍外，加大剂大青叶、臭牡丹、岗梅根之类，以达清热解毒之功。{王桂枝.涤痰汤加减治颅内病变[J].四川中医，1989（4）：27.}

定痫丸

【方源】《医学心悟》卷四

【组成】明天麻、川贝母、半夏（姜汁炒）、茯苓（蒸）、茯神（去木，蒸）各一两（各30 g），胆南星（九制者）、石菖蒲（石杵碎，取粉）、全蝎（去尾，甘草水洗）、僵蚕（甘草水洗，去咀，炒）、真琥珀（腐煮，灯草研）各五钱（各15 g），陈皮（洗，去白）、远志（去心，甘草水泡）各七钱（各4.5 g），丹参（酒蒸）、麦冬（去心）各二两（各60 g），辰砂（细研，水飞）三钱（9 g）。

【用法】用竹沥一小碗，姜汁一杯，再用甘草四两煮膏，和药为丸，如弹子大，辰砂为衣。每服一丸，一日二次（现代用法：共为细末，用甘草120 g熬膏，加竹沥100 mL、姜汁50 mL，和匀调药为小丸，每服6 g，早晚各1次，温开水送下）。

【功效】涤痰息风，清热定痫。

【主治】痰热痫证。忽然发作，眩仆倒地，不省人事，甚则抽搐，目斜口歪，痰涎直流，叫喊作声。亦用于癫狂。

【证治机制】痫证之由，多缘于七情失调，先天因素，头部外伤，饮食不节，劳累过度或罹患他疾之后。情志失调，每致惊恐恚怒，惊则气乱，恐则气下，怒则气上，气机紊乱，触动积痰，或始于幼年“病从胎气而得”，或外伤之后，则神志逆乱，脏腑失调，或饮食不节，劳累过度，脾胃受损，致精微不布，痰浊内聚，经久失调，一遇诱因，肝气失和，肝风夹痰浊随气上逆，壅闭经络，蒙蔽清窍，以致突然发作。

【组方原则】本方主治风痰有热之痫证，故宜涤痰息风清热之法。方中竹沥为君，味甘、苦，性寒，善于清热滑痰，镇惊利窍。臣以胆南星味苦性凉，清火化痰，镇惊定痫，以助竹沥豁痰利窍之功。佐以半夏性温味辛，具燥湿化痰，降逆止呕之功，配以姜汁，化痰涎，通神明，且可解半夏之毒。川贝母性寒味苦，清热化痰，陈皮味辛苦，性温，燥湿化痰，善行肺经气滞，茯苓性平，味甘淡，利水渗湿健脾以杜生痰之源。其与半夏、陈皮为伍，共成二陈之意，而助君臣化痰之功。全蝎味辛，性平，主入肝经，尤善息风止痉。僵蚕味咸辛，性微寒，入肝经，有息风止痉，化痰泄热之效。息风止痉之力倍增，以定抽搐。丹参性味苦，微寒，凉血活血，清心除烦，兼有安神之功，麦冬味甘、微苦，养阴清心除烦，兼防燥药伤津。石菖蒲味辛、苦，性温，开窍化痰，化湿和胃。辰砂性寒，味甘质重，重可镇怯，寒能清热，主入心经，有重镇清心，安神定惊之效。炒真琥珀味甘性平，安五脏，定魂魄，有镇惊安神之功。茯神味甘性平，平肝安神。远志味辛苦，性微温，既利心窍以宁神，又祛痰止咳以利肺，诸药共为佐药，镇惊安神，共助君臣醒神定痫之效。使以甘草调和诸药，补虚缓急，可解抽搐之拘急。综观全方，涤痰利窍以醒神，清热息风以定痫，故适用于痰热内闭之癫痫。

本方配伍特点：清热化痰与平肝息风并施，醒神开窍与镇惊安神相济，实为治疗痫证的常用良方。

【临床运用】

1. 证治要点　本方用于痫证发作之时，证属痰热者为宜。以舌苔白腻微黄，或脉滑略数为证治要点。

2. 加减法　原书云：“照五痫分引下：犬痫，杏仁五枚，煎汤化下；羊痫，薄荷三分，煎汤化下；马痫，麦冬二钱，煎汤化下；牛痫，大枣二枚，煎汤化下；猪痫，黑料豆三钱，煎汤化下。”

【使用注意】痫证的发作有轻有重，来势有急有缓，病程有短有长。一般初起较轻，反复发作则正气渐衰，痰结日深，愈发愈频，证情逐渐加重。其发作期间，应着重涤痰息风，先治其标。发作之后，则宜健脾养心，补益肝肾，调补气血，缓治其本。本方乃涤痰息风之剂，故适用于由痰热上扰而致痫证发作者。待其痫证缓解，则须化痰与培本兼顾，并应注意饮食，调摄精神，扶其正气，以收全功。

【现代研究】

1. 抗癫痫药理研究　定痫丸有抗 L−EK 的作用，认为其抗痫作用可能与抑制内源性致痫物质的释放或加速其灭活有关。其能明显减轻青霉素的致痫作用，减少模型大鼠癫痫发作的频率，显著升高模型大鼠脑组织中超氧化物歧化酶活性、降低丙二醛含量，显著升高脑组织中环腺苷酸含量、降低环鸟苷酸含量；抗癫痫的机制可能与抑制自由基引起的脂质过氧化反应、增加自由基的清除等有关。在定痫丸对抗戊四唑致大鼠癫痫的作用研究中，结论为其作用机制与降低脑内神经递质谷氨酸含量、升高 γ− 氨基丁酸含量以及阻断脑内 c−fos 蛋白的表达有关。{吴界辰，陈少玫．定痫丸临证应用探微［J］．中国中医急症，2013，22（10）：1724−1726.}

2. 抗癫痫临床观察研究　痫三针结合定痫丸加减治疗癫痫的临床观察，痫三针结合定痫丸加减治疗癫痫的临床观察 50 例癫痫病人，采用随机数字表法分为对照组和观察组，每组各 25 例。对照组采用常规西药进行治疗，观察组采用常规西药基础上加上痫三针结合定痫丸加减进行治疗，比较两组临床疗效及不良反应。结果显示：观察组总有效率高于对照组（$P > 0.05$）；不良反应发生率观察组低于对照组（$P < 0.05$）。痫三针联合定痫丸加减治疗癫痫有明确疗效，不良反应发生率较低，具有应用及推广价值。{周红，张璐璐，王佳．痫三针结合定痫丸加减治疗癫痫的临床观察［J］．江汉大学学报（自然科学版），2021，49（1）：37−40.}

【验案举例】

癫痫　陈某，男，17 岁。患痫证 10 余年，久治未愈，1 年数次发作。近

1个月来发作频繁，发作时突然昏倒，口吐白沫，双目上视，肢体抽动，牙关紧闭，约数分钟后苏醒，神疲气怯，头晕健忘，舌红苔黄腻，脉弦滑。此痫证日久，脏腑失调，痰瘀阻滞，气机逆乱，风阳内动，宜平阴阳，调脏腑，镇静安神，化痰祛瘀，予定痫丸吞服。1个月后发作次数明显减少，症状减轻，嘱继服该丸6个月。随访多次，未复发。{何钱.石氏定痫丸治疗癫痫[N].中国中医药报，2013-11-1.}

定魄丸

【方源】《医学入门》卷六

【组成】人参、琥珀、茯苓、远志、朱砂、天麻、菖蒲、天冬、酸枣仁、甘草各等分。

【用法】上为末，炼蜜为丸，如皂子大，朱砂为衣。每服一丸，灯心、薄荷煎汤化下。

【功效】镇惊豁痰，开窍定魄。

【主治】小儿惊风已退，神魂魄志未定者。症见易惊吓，夜间频频啼哭，睡卧不安，精神恍惚，食乳减少，脉虚数，舌红苔薄白。

【证治机制】小儿惊风已退，但神魄未定，出现易受惊吓，夜间频频啼哭，则睡卧不安。神不定则恍惚，精神不佳，失眠不足，食乳减少。脉虚数，舌红苔薄白也是佐证。

【组方原则】

菖蒲辛、苦，温，归心、胃经，开窍豁痰，醒神益智，化湿开胃，用于神昏癫痫，健忘失眠。茯苓甘、淡，平，归心、肺、脾、肾经，利水渗湿，健脾，宁心，治心神不安，惊悸失眠。天麻甘，平，归肝经，息风止痉，平抑肝阳，祛风通络，“能治语多恍惚，多惊失志”（《药性论》），“强筋骨，安神志，通血脉，止惊恐恍惚，杀鬼精虫毒及小儿风痫惊气”（《景岳全书》）。朱砂甘，微寒，有毒，归心经，镇惊安神，主治益气，身体五脏百病，养精神，安魂魄（《神农本草经》）。琥珀甘，平，无毒，归心、肝、小肠经，镇惊安神，散瘀止血，尤善治疗惊风癫痫，惊悸失眠。远志苦、辛，温，归心、肾、肺经，安神益智，交通心肾，主治心肾不交引起的失眠多梦、健忘惊悸、神志恍惚。酸枣仁甘、酸，平，归肝、胆、心经，养心补肝，宁心安神，敛汗，生津，用于虚烦不眠，惊悸多梦。天冬滋阴清心。人参甘温，入肺、脾、心经，"主补五脏"（《神农本草经》卷一），补脾益肺，生津养血，以定神魂志魄。甘草甘，平，归心、肺、脾、胃经，调和诸药，又能"安魂定魄，补五劳七伤，一切虚损，惊悸烦闷、健忘，通九窍，利百脉，益精养气，壮筋骨，解冷热"（《日华子本草》）。薄荷清利头目。以上十一味药等分合用，共奏镇惊安神定魄之功。

【临床应用】

1. 证治要点　本方以小儿惊风已退，神魂魄志未定者。症见易惊吓，夜间频频啼哭，睡卧不安，精神恍惚，食乳减少，脉虚数，舌红苔薄白为证治要点。

2. 加减法　若心神不安，加龙骨、牡蛎；若肺魄虚，加黄芪、桂枝；若痰多，加胆南星；若睡眠不安，去茯苓，加茯神。

3. 本方现代主要用于治疗小儿夜啼。

【使用注意】本方朱砂有毒，一定小剂量开始服用，中病即止，以防中毒。